J. P. Schadé's Einführung in die Neurologie

J. P. Schadé's
Einführung in die Neurologie

Grundlagen und Klinik

6., deutsche Auflage neu bearbeitet von

Professor Dr. R. M. A. SUCHENWIRTH
Universität Erlangen

Priv. Doz. Dr. Ch. J. G. LANG
Universität Erlangen

167 Abbildungen

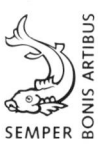
SEMPER BONIS ARTIBUS

Gustav Fischer Verlag
Stuttgart · Jena · New York · 1994

Titel der Originalausgabe: «Compendium Neurologie», 4. Auflage erschienen 1982
© bei N. V. Uitgeversmaatschappij de Tijdstroom, Lochem

Titelbild: Multiple Sklerose (Enzephalomyelitis disseminata). Multiple, unregelmäßige, fleckige signalintense Herde des frontoparietalen Marklagers sind typisch für die Erkrankung, v. a. wenn sie periventrikulär gelegen sind. T2-gewichtetes Kernspintomogramm. Die Stirnseite ist im Bild unten.

Anschrift der Bearbeiter:

Prof. Dr. Richard M. A. Suchenwirth
Seestr. 12
D-82211 Herrsching-Breitbrunn

Priv. Doz. Dr. Ch. Lang
Neurolog. Universitätsklinik
Schwabachanlage 6
D-91054 Erlangen

Die Deutsche Bibliothek – CIP-Einheitsaufnahme

Schadé, Johannes P.:
[Einführung in die Neurologie]
J. P. Schadé's Einführung in die Neurologie : Grundlagen und Klinik. –
6., dt. Aufl. / neu bearb. von R. M. A. Suchenwirth ; Ch. J. G. Lang. –
Stuttgart ; Jena ; New York : G. Fischer, 1994
    Einheitssacht.: Compendium neurologie <dt.>
    ISBN 3-437-000782-3
NE: Suchenwirth, Richard M. A. [Bearb.]

Gesamtherstellung: Friedrich Pustet, Regensburg
Printed in Germany

0 1 2 3 4 5

VORWORT ZUR DEUTSCHEN NEUBEARBEITUNG

Kein anderes Fach der Medizin setzt so viele anatomische, physiologische und neuerdings auch biochemische Kenntnisse voraus wie die Neurologie. Die Grundlagen der Neuroanatomie und Neurophysiologie, aber auch Neurochemie, für ein wirkliches Verständnis der neurologischen Erkrankungen unentbehrlich, werden im vorklinischen Studium gelehrt, vom Medizinstudenten und Arzt aber leider meist schnell vergessen. Die in der heutigen Neurologie unentbehrlichen Helfer (Krankengymnastinnen, medizinisch-technische Assistentinnen, Intensivschwestern, Intensivpfleger und andere) lernen verhältnismäßig wenig Neuroanatomie und Neurophysiologie, obwohl sie immer wieder Problemen gegenüber stehen, die derartige Grundkenntnisse verlangen.

Die Grundüberlegungen dieses Buches gehen von der Feststellung aus, daß es neben mehreren hervorragenden Lehrbüchern der klinischen Neurologie kein Buch gibt, in dem die Grundlagen der Neurologie und deren klinische Anwendung so zusammengefaßt und aufeinander abgestimmt sind, wie in der Darstellung von SCHADÉ. Der Autor hat mit seinen neuroanatomischen und neurophysiologischen Büchern eine breite wissenschaftliche Fundierung und ein hohes diadaktisches Geschick gezeigt.

Schon bei den früheren Auflagen, besonders aber bei der jetzigen 6. Auflage wurden die klinischen Kapitel immer wieder neu durchgesehen, umgeändert, erweitert und teilweise neu geschrieben. Das Ziel war eine Einführung vorzulegen, die die im deutschen Sprachraum üblichen Meinungen und Auffassungen hinreichend berücksichtigt.

In der vorliegenden 6. Auflage wurden die Kapitel 25–29 weitgehend neu gegliedert und teilweise neu formuliert – aber auch zahlreiche andere Kapitel auf den neuesten Stand gebracht. Dabei erschien es ratsam einen jüngeren Wissenschaftler mit heranzuziehen.

Die Autoren danken für die freundliche Aufnahme, die die bisherigen Auflagen zumeist gefunden haben; sie konnten die eine oder andere Anregung aufnehmen.

Die klinische Neurologie hat, gestützt auf die Grundlagenforschung, in den beiden letzten Jahrzehnten fast einen Sprung nach vorne getan. Nicht umsonst wurde davon gesprochen, daß wir derzeit im Jahrzehnt des Gehirns stehen. Möge das Buch in bewährter Weise zu Überleitung und ersten Einführung in die schwierige, aber so interessante Materie der Neurologie dienen!

Erlangen und Herrsching April 1994

RICHARD M. A. SUCHENWIRTH
CHRISTOPH J. G. LANG

VORWORT ZUR 1. AUFLAGE

In dieser Einführung wird eine Zusammenfassung der Neuroanatomie, Neurophysiologie und klinischen Neurologie gegeben, ausgerichtet auch auf die Bedürfnisse der Medizinstudenten und der Angehörigen der medizinischen Hilfsberufe. Es muß ausdrücklich festgestellt werden, daß das Buch als Einführung und Repetitorium gedacht ist; für ein vertieftes Studium der Neurologie wird auf die Werke verwiesen, die in der Literaturübersicht aufgeführt sind. Hier werden zahlreiche Lehrbücher angegeben, die den Stoff ausführlicher und von wissenschaftlichen Gesichtspunkten her behandeln.

Besonderen Dank schulde ich Herrn Dr. HAYMAKER, Dr. CHUZEID, Dr. NETTER, Dr. VAN DER LOOS sowie dem Medical Research Council für die Genehmigung zur Reproduktion von Abbildungen. P. VAN LOBBEREGT und C. J. VAN DER GROND machten sich um die Herstellung von Zeichnungen und Frl. J. SELS bei der Textbearbeitung verdient.

Amsterdam, im August 1967

J. P. SCHADÉ

VORWORT ZUR 4. AUFLAGE

Die vierte Auflage der «Einführung in die Neurologie» wurde in wesentlichen Teilen neu geschrieben und durch zahlreiche neue Abbildungen ergänzt. Obwohl der Text wesentlich erweitert wurde, hat das Werk den Charakter einer Einführung behalten, insbesondere für Medizinstudenten, aber auch für medizinische Assistenzberufe. Der Schwerpunkt der Darstellung bleibt daher bei den neurologischen Grundlagen, den peripheren neurologischen Erkrankungen und der neurologischen Untersuchung.

Ausführliche Darstellungen mit Berücksichtigung der Therapie sind an anderer Stelle veröffentlicht.

August 1982

J. P. SCHADÉ

INHALT

GRUNDLAGEN DER NEUROLOGIE

Als Grundlagen der Neurologie werden die Hilfswissenschaften der klinischen Neurologie zusammengefaßt. Dazu gehören nicht nur eine Anzahl von klassischen Disziplinen wie die Neuroanatomie, Neurophysiologie und Neuroendokrinologie, die bereits in wesentlichem Maße beigetragen haben, das Verständnis der klinischen Neurologie zu vertiefen, sondern auch Wissenschaften wie die Neuropharmakologie und Neurokybernetik, die als neue Zweige am immer weiter wachsenden Stamm angesehen werden müssen. Auch die Neuroimmunologie ist dabei, sich einen festen Platz zu sichern.

Im Rahmen dieses Kompendiums werden im ersten Teil hauptsächlich die neuroanatomischen und neurophysiologischen Gegebenheiten besprochen, damit eine bessere Einsicht in die Erkrankungen von Hirn, Rückenmark und peripheren Nerven gewonnen wird. Viel von dem hier Abgehandelten kann erst richtig verstanden werden, wenn man die Abbildungen zum Lernen mit heranzieht. Die Illustrationen müssen deswegen als integrierender Teil des Textes angesehen werden.

Die Beschreibung der Anatomie und Physiologie der Rückenmarks- und Hirnnerven wird im klinischen Teil gebracht; hier schließt sich dann die Darstellung der Erkrankungen der peripheren Nerven an.

1. NEUROANATOMIE

Das Nervensystem der Wirbeltiere besteht aus einem *zentralen* und einem *peripheren* Anteil. Man unterscheidet zwischen einem animalen und einem autonomen Nervensystem. Obwohl der zentrale Anteil beider Systeme sehr eng miteinander verbunden ist, besteht doch eine deutliche Abgrenzung hinsichtlich ihrer Funktionen. Das *animale* Nervensystem dient unter anderem zur Aufnahme und Verarbeitung von Sinneseindrükken aus der Umwelt, zur Innervation der quergestreiften Muskulatur und für so vielschichtige Prozesse wie Denken u. a. Das *autonome* Nervensystem reguliert die Funktionen des Vegetativums wie auch der inneren Organe, so des Herzens, der Lungen, des Magens und anderer.

Das Zentralnervensystem besteht aus Hirn und Rückenmark, die hervorragend geschützt im Schädel bzw. im Wirbelkanal liegen. Das periphere Nervensystem besteht aus

a) *12 Paar Hirnnerven*, je einem linken und einem rechten, die aus dem Hirn austreten und durch besondere Öffnungen den Schädel verlassen, sowie

b) aus *31 bis 33 Paar Rückenmarksnerven*, die vom Rückenmark her kommen und ihren Weg aus dem Wirbelkanal durch kleine Öffnungen zwischen den Wirbeln *(Foramina intervertebralia)* nehmen.

Die einfachste Form des Nervensystems bei den Wirbeltieren besteht aus einem vom Kopf bis zum Schwanz reichenden Neuralohr, das sich aus dem Ektoderm entwickelt hat. Während der Ontogenese differenziert sich vor allem der Kopfteil in erheblichem Maße, und hieraus entwickelt sich das Gehirn.

Die erste Differenzierung führt zum Stadium der drei primären Hirnbläschen: *Prosencephalon* (Vorderhirn), *Mesencephalon* (Mittelhirn) und *Rhombencephalon* (Rautenhirn). Es folgt das Stadium der fünf Hirnbläschen: Das Vorderhirn entwickelt sich zum *Telencephalon* (Endhirn) und *Diencephalon* (Zwischenhirn); das Rautenhirn wird zum *Metencephalon* (Hinterhirn) und *Myelencephalon* (verlängertes Rückenmark).

Am ausgereiften Zentralnervensystem unterscheiden wir von kranial nach kaudal: *Cerebrum* (Großhirn), *Diencephalon* (Zwischenhirn), *Truncus cerebri* (Hirnstamm), *Cerebellum* (Kleinhirn) und *Medulla spinalis* (Rückenmark).

a) *Großhirn.* Es besteht aus zwei nahezu symmetrischen Hemisphären, die durch einen tiefen längsverlaufenden Einschnitt *(Fissura longitudinalis cerebri)* voneinander getrennt sind. Die linke und rechte Hälfte sind durch ein dickes Faserbündel miteinander verbunden, das *Corpus callosum* (Hirnbalken). Die Oberfläche der Hemisphären ist nicht glatt; Vertiefungen *(Sulci)* begrenzen die Hirnwindungen *(Gyri)*, wodurch eine erhebliche Oberflächenvergrößerung entsteht.

b) *Zwischenhirn.* Die unteren, ventralen Anteile heißen *Hypothalamus*; hier liegen die wichtigsten Zentren des autonomen Nervensystems. Der Hypothalamus ist über den Hypophysenstiel mit der *Hypophyse* verbunden, die für die innere Sekretion von größter Bedeutung ist. Der übrige Teil wird dorsaler Thalamus oder kurzweg *Thalamus (Thalamus opticus)* genannt; hier finden sehr viele Faserzüge, die zum Großhirn ziehen, eine Unterbrechung. Aus dorsalen Anteilen entwickelt sich die Epiphyse oder Zirbeldrüse.

c) *Hirnstamm*. Dieser besteht von kranial nach kaudal aus Mittelhirn, Brücke und verlängertem Mark. Im Gebiet vom Mittelhirn bis einschließlich zum verlängerten Mark befinden sich die Kerne der Hirnnerven und gleichzeitig eine Anzahl spezieller Zentren für die Regulation der Atmung, Herzfunktion und dergleichen. Die Funktion des Hirnstammes zeigt große Ähnlichkeit mit der des Rückenmarks: Hier kommen viele Reflexe von Kopf und Hals zustande.

Abb. 1: Medianschnitt durch den Kopf

1. Schädelkalotte
2. Chiasma opticum
3. Hypophyse
4. Schädelbasis
5. Großhirn
6. Corpus callosum (Hirnbalken)
7. Epiphyse (Zirbeldrüse)
8. Vierhügelplatte
9. Kleinhirn (Cerebellum)
10. Hirnstamm
11. Rückenmark (Medulla spinalis)
12. Dornfortsatz (Proc. spinalis) eines Halswirbels
13. Halswirbelkörper

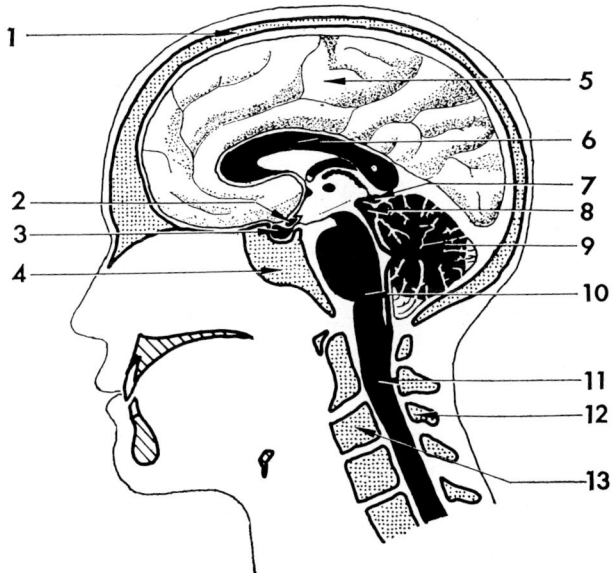

d) *Kleinhirn*. Es ist entstanden aus einer stark gefalteten Verdickung in der oberen Wand des Hinterhirns. Seine Funktion betrifft vor allem die Regelung von Bewegungsabläufen und des aufrechten Standes im Raum.

Abbildungen 3–6 zeigen an Hand von Photos die Topographie des Gehirns. Makroskopisch können wir am Großhirn unterscheiden: – Das Stirnhirn (Lobus = L. frontalis), in dessen hinteren Anteilen die motorischen Impulse für die Muskelfasern entstehen.

– Das Schläfenhirn (L. temporalis), in dem auch akustische Reize verarbeitet werden.

– Das Scheitelhirn (L. parietalis). In Teilen davon werden die sensiblen Impulse aus Haut und Subkutis registriert.

– Das Okzipitalhirn (L. occipitalis), das optische Impulse empfängt und verarbeitet. Für manche Gebiete ist die Funktion noch unzureichend geklärt.

e) *Das Rückenmark*. Das Rückenmark ist ein mehr oder weniger zylinderförmiges fingerdickes Rohr, das im kranialen Bereich unmerklich in den Hirnstamm übergeht und in Höhe des 1. Lendenwirbels endet.

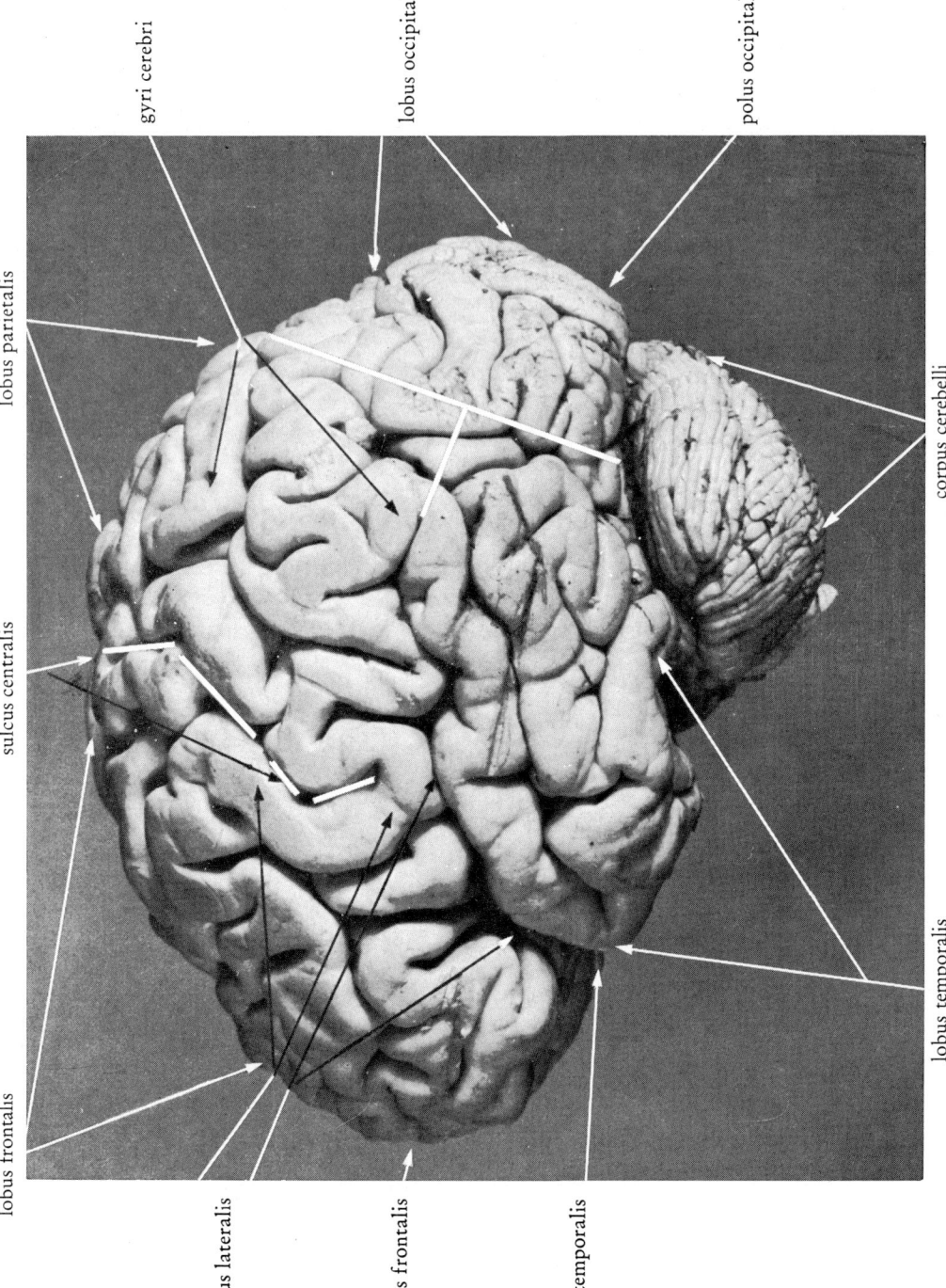

gyri cerebri

lobus occipitalis

polus occipitalis

lobus parietalis

corpus cerebelli

sulcus centralis

lobus temporalis

lobus frontalis

sulcus lateralis

polus frontalis

polus temporalis

Abb. 2: Seitenansicht des menschlichen Gehirns

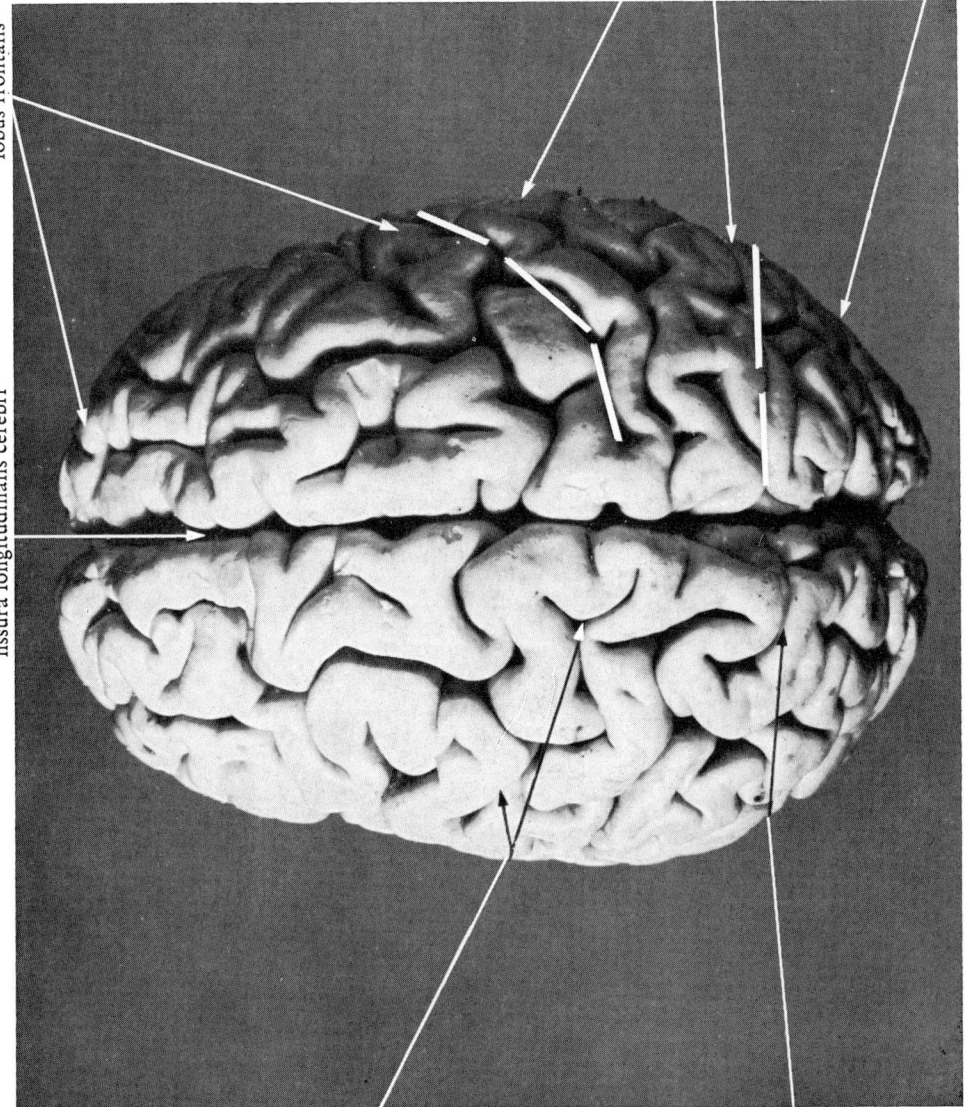

lobus parietalis

lobus occipitalis

lobus frontalis

fissura longitudinalis cerebri

sulcus centralis

sulcus parietooccipitalis

Abb. 3: Das Großhirn von oben

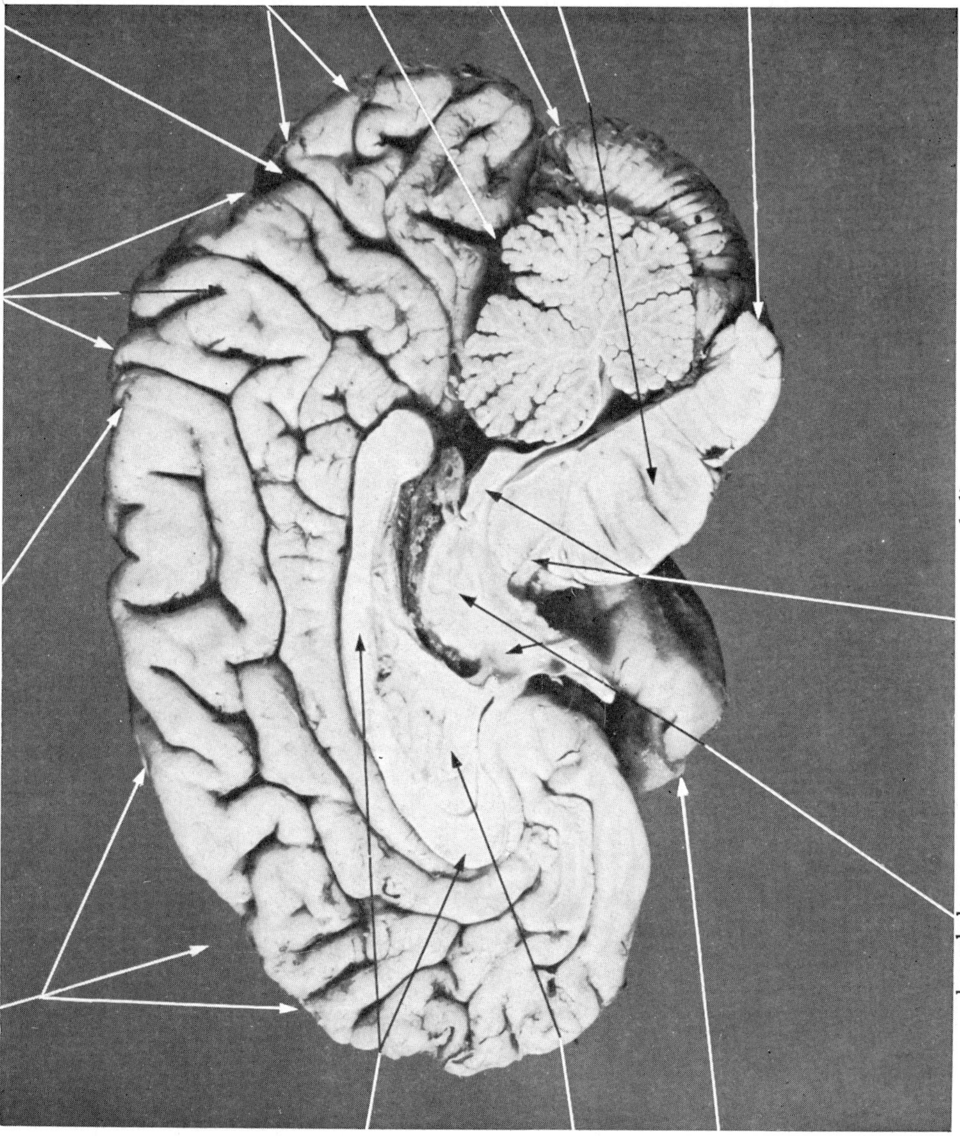

sulcus parietooccipitalis

lobus occipitalis

cerebellum

pons

medulla oblongata

lobus parietalis

sulcus cinguli – pars marginalis

tegmentum mesencephali

lobus frontalis

corpus callosum

septum pellucidum

lobus temporalis

hypothalamus

Abb. 4: Medialansicht des Großhirns

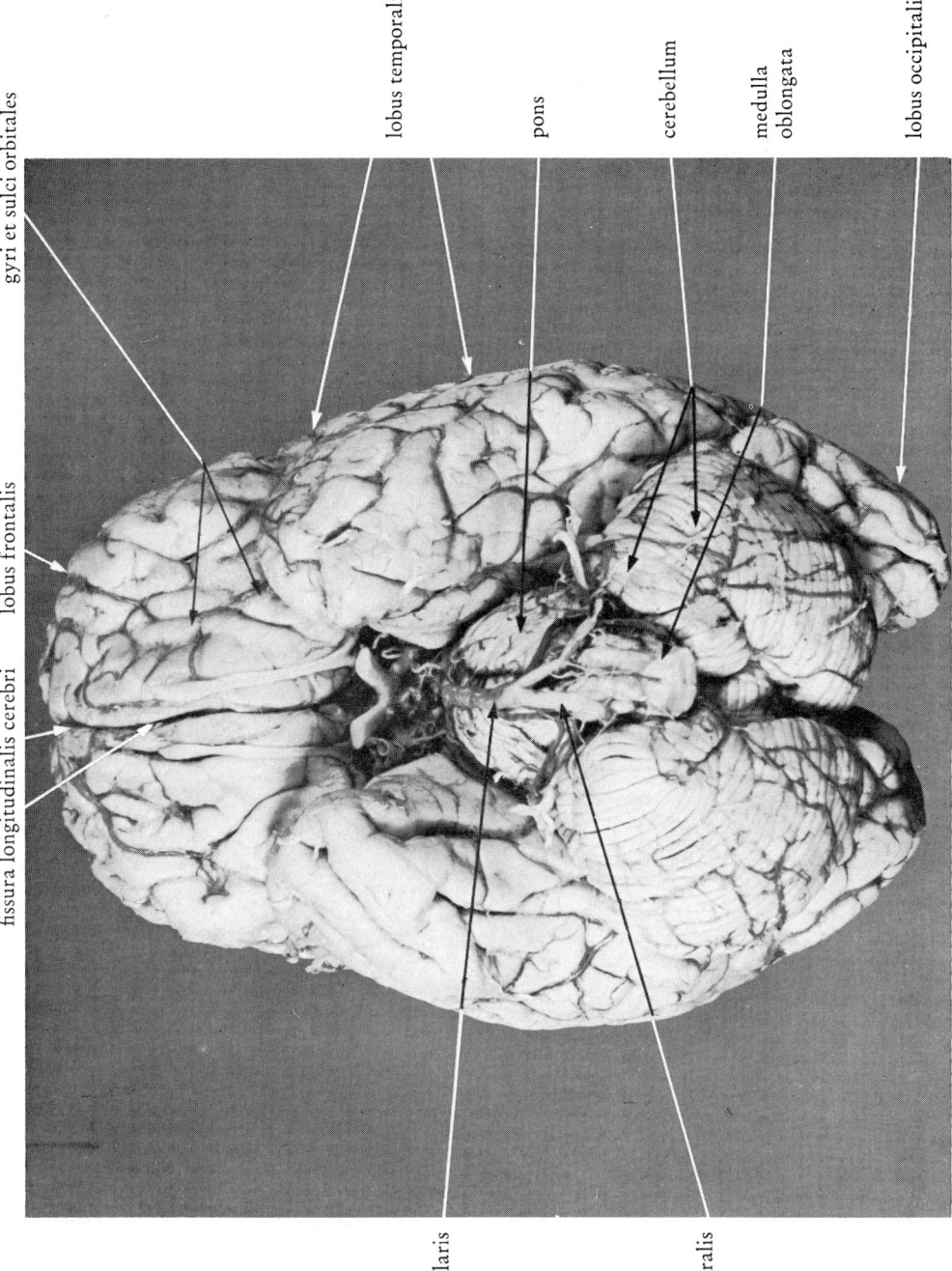

gyri et sulci orbitales

lobus temporalis

pons

cerebellum

medulla oblongata

lobus occipitalis

lobus frontalis

fissura longitudinalis cerebri

arteria basilaris

arteria vertebralis

Abb. 5: Großhirn, Brücke (Pons), Kleinhirn und Medulla oblongata von unten

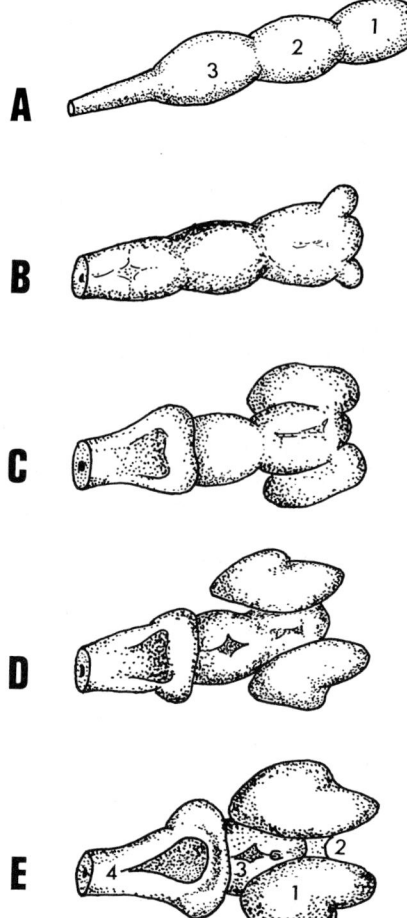

Abb. 6: Entwicklungsstadien
des Nervensystems

A: Dreibläschenstadium
   1. Prosencephalon
   2. Mesencephalon
   3. Rhombencephalon

B, C und D: Entwicklung des Vorder-
   und Hinterhirns:

E: 1. Telencephalon
   2. Diencephalon
   3. Mesencephalon
   4. Metencephalon
     und Myelencephalon

Die Entwicklung von Stadium A–E
vollzieht sich von der 4. bis
9. Embryonalwoche

2. BLUTVERSORGUNG VON HIRN UND RÜCKENMARK

Der Kreislauf in Schädel und Wirbelkanal besteht aus drei Systemen, die in enger Beziehung zueinander stehen: die arterielle Blutversorgung (S. 11), der venöse Abfluß (S. 16) und die Liquorzirkulation (S. 18).

A. ARTERIELLE BLUTVERSORGUNG

Das Hirn wird durch die beiden Halsschlagadern und die beiden Wirbelschlagadern mit Blut versorgt. Aus dem Aortenbogen (Arcus aortae) entspringen der Truncus brachiocephalicus, die linke A.carotis communis und die linke A.subclavia. Der Truncus brachiocephalicus gabelt sich in die A.subclavia dextra und die A.carotis communis dextra. Die A.carotis communis teilt sich ihrerseits in die A.carotis interna und die A.carotis externa.

Die *A.carotis interna* versorgt hauptsächlich das Schädelinnere, während die *A.carotis externa* den Hals und die Außen- und Innenseite des Schädels mit Blut versorgt.

Die *A.vertebralis* entspringt beidseits aus der A.subclavia. Sie verläuft durch die

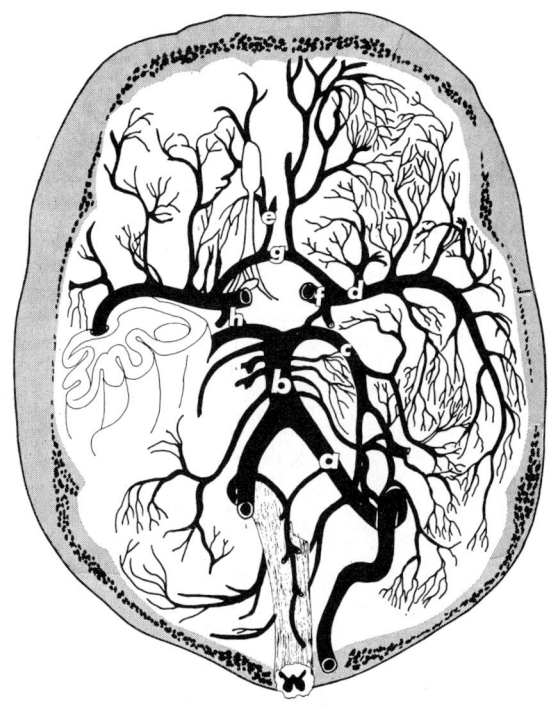

Abb. 7: Aufsicht
auf die Schädelbasis;
dargestellt ist der circulus
arteriosus mit seinen
Hauptverzweigungen

a) a.vertebralis
b) a.basilaris
c) a.cerebri posterior
d) a.cerebri media
e) a.cerebri anterior
f) a.carotis interna
g) a.communicans anterior
h) a.communicans posterior

(s. a. Abb. 9 und 10,
S. 12 und 13)

Foramina der Querfortsätze der Halswirbel, um anschließend durch das Foramen magnum in das Schädelinnere zu treten.

Die *A.carotis interna* nimmt ihren Weg durch eine Öffnung im Felsenbein, das Foramen caroticum oder den Canalis caroticus, zur Innenseite des Schädels. Bevor sich die A.carotis interna in zwei große Gefäße gabelt, die das Hirngewebe mit Blut versorgen, werden zwei kleinere Äste abgegeben: Die *A.meningea (meningica) anterior*, die für die extrazerebrale Zirkulation von Bedeutung ist, und die *A.ophthalmica*, die zum Auge zieht. Dann teilt sich die A.carotis interna in zwei wichtige Äste: die A.cerebri media und die A.cerebri anterior.

Die Aa.vertebrales vereinigen sich nach Eintritt in den Schädel zur A.basilaris, die unter dem Hirnstamm nach vorne verläuft. In Höhe des Mittelhirns gabelt sich diese Arterie in die linke und rechte A.cerebri posterior. Die drei wichtigsten Hirnarterien haben folgende Verzweigungen und Versorgungsgebiete: (s. a. Abb. 7, 8)

1. Die *A.cerebri anterior* läuft nach medial und anschließend in der Fissura longitudinalis cerebri zwischen den beiden Hemisphären über dem Corpus callosum nach hinten. Ihr Versorgungsgebiet ist hauptsächlich der mittlere und vordere Anteil des Stirnhirns (Lobus frontalis), den oberen Bereich des Scheitelhirns (Lobus parietalis) und des Balkens (Corpus callosum) (s. Abbildung auf S. 11).
2. Die *A.cerebri media* zieht seitlich zwischen dem Lobus frontalis und dem Lobus temporalis im Sulcus lateralis nahe der seitlichen Oberfläche der Hemisphären. Auf ihrem Weg gibt sie eine Reihe bedeutsamer Äste für die basalen Kerne des Großhirns ab. An der Außenseite der Hemisphäre angekommen, versorgt diese Arterie die seitlichen Anteile des Stirnhirns, des Scheitelhirns und des Schläfenhirns (Lobus temporalis).
3. Die *A.cerebri posterior* windet sich in Nachbarschaft des N.oculomotorius um die Hirnschenkel (Pedunculi cerebri) und gibt eine größere Zahl von Ästen für das Schläfenhirn und das Occipitalhirn (Lobus occipitalis) ab. Die Blutversorgung des Kleinhirns geschieht über Äste der A.vertebralis und der A.basilaris.

Auf Grund des Ursprungs und des Verlaufs aus den drei großen Hirnarterien unterscheidet man zwischen einem linken und einem rechten Karotiskreislauf sowie einem Vertebralis-Basilariskreislauf. Zwischen den benachbarten Gefäßgebieten besteht ein wichtiger Kollateralkreislauf durch Kapillaren, so zwischen dem Versorgungsgebiet der A.cerebri anterior und der A.cerebri media. Das Kleinhirn wird durch Äste der A.vertebralis und der A.basilaris mit arteriellem Blut versorgt.

Aus den Verbindungen zwischen den wichtigsten Hirnarterien entsteht der *Circulus arteriosus*. Dieser wird dadurch gebildet, daß die A.carotis interna links und rechts je eine A.communicans posterior abgeben; die Letzterwähnte nimmt Verbindung mit der A.cerebri posterior auf. Die beiden Aa.cerebri anteriores sind durch die A.communicans anterior verbunden. Dieser Ring von Blutgefäßen, genannt nach dem Neuroanatomen WILLIS, umgibt den Hypophysenstiel. Die Verbindungen zwischen den großen Hirnarterien sind von Bedeutung für den Kollateralkreislauf: Ist die Blutzufuhr durch eine der großen Hirnarterien unzureichend, so kann das entsprechende Hirngebiet trotzdem ausreichend durch arterielles Blut versorgt werden.

Das Rückenmark hat sowohl eine *longitudinale* als auch *transversale* arterielle Versorgung. Die longitudinale Versorgung geschieht durch Äste der Aa.vertebrales, die die A.spinalis anterior bilden. Sie verläuft als unpaarige Arterie an der Vorderseite des Rückenmarks. Von den beiden Aa.vertebrales entspringen auch die paarigen Aa.spinales posteriores, die ihren Verlauf an der Rückseite des Rückenmarks nehmen. Die transver-

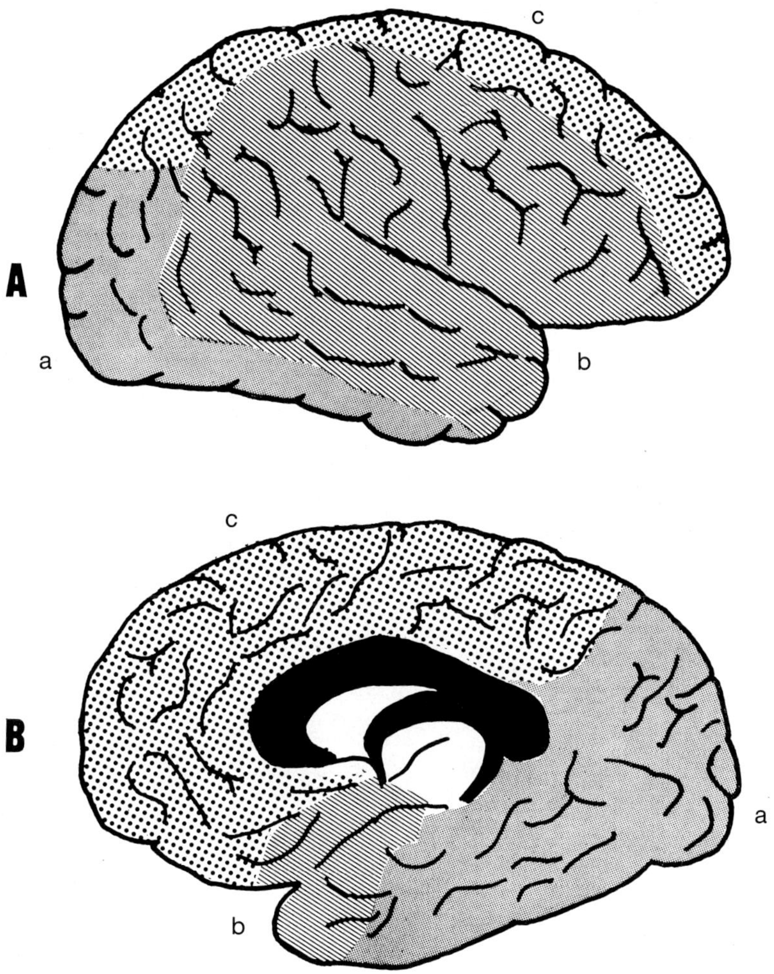

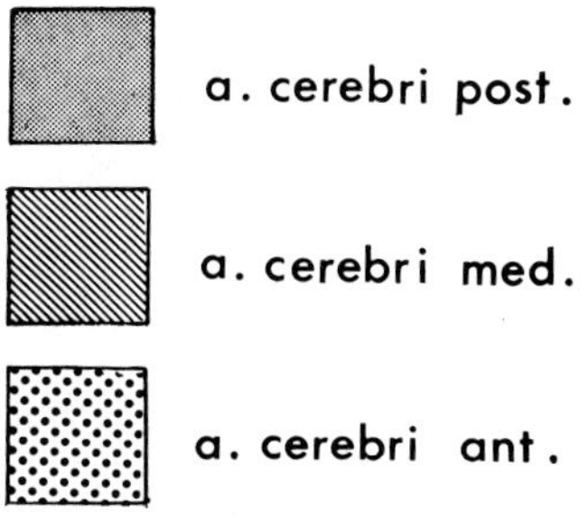

A

c

a

b

B

c

a

b

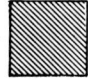 a. cerebri post.

a. cerebri med.

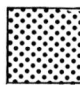 a. cerebri ant.

Abb. 8: Versorgungsgebiete
der drei Hirnarterien an der
(A) lateralen
und (B) medialen Oberfläche
einer Großhirnhemisphäre
schwarz: Balken und Fornix

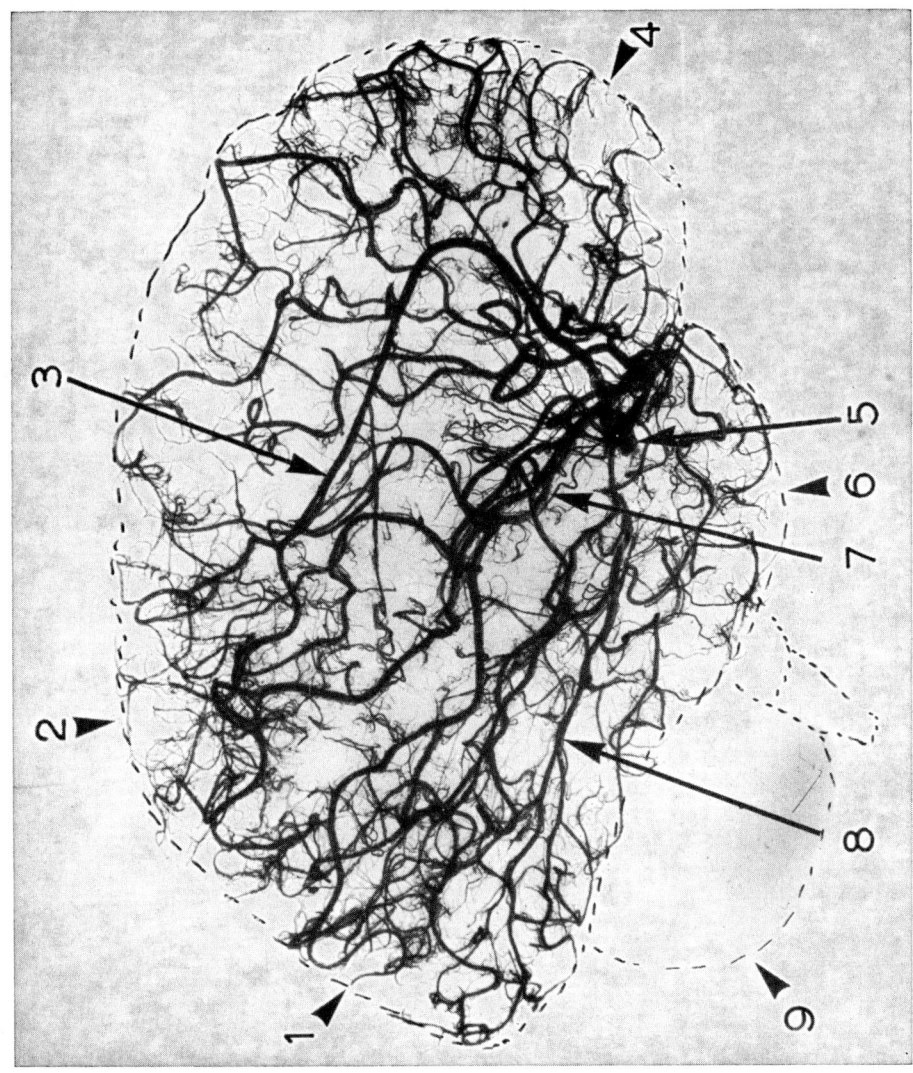

Abb. 9: Arteriogramm des cerebralen Gefäßsystems – projiziert auf die laterale Hirnoberfläche (nach KAPLAN)

1. lobus occipitalis
2. lobus parietalis
3. a. pericallosa
   aus a. cerebri anterior
4. lobus frontalis
5. a. carotis interna
6. lobus temporalis
7. a. cerebri media
8. a. cerebri posterior
9. Kleinhirn

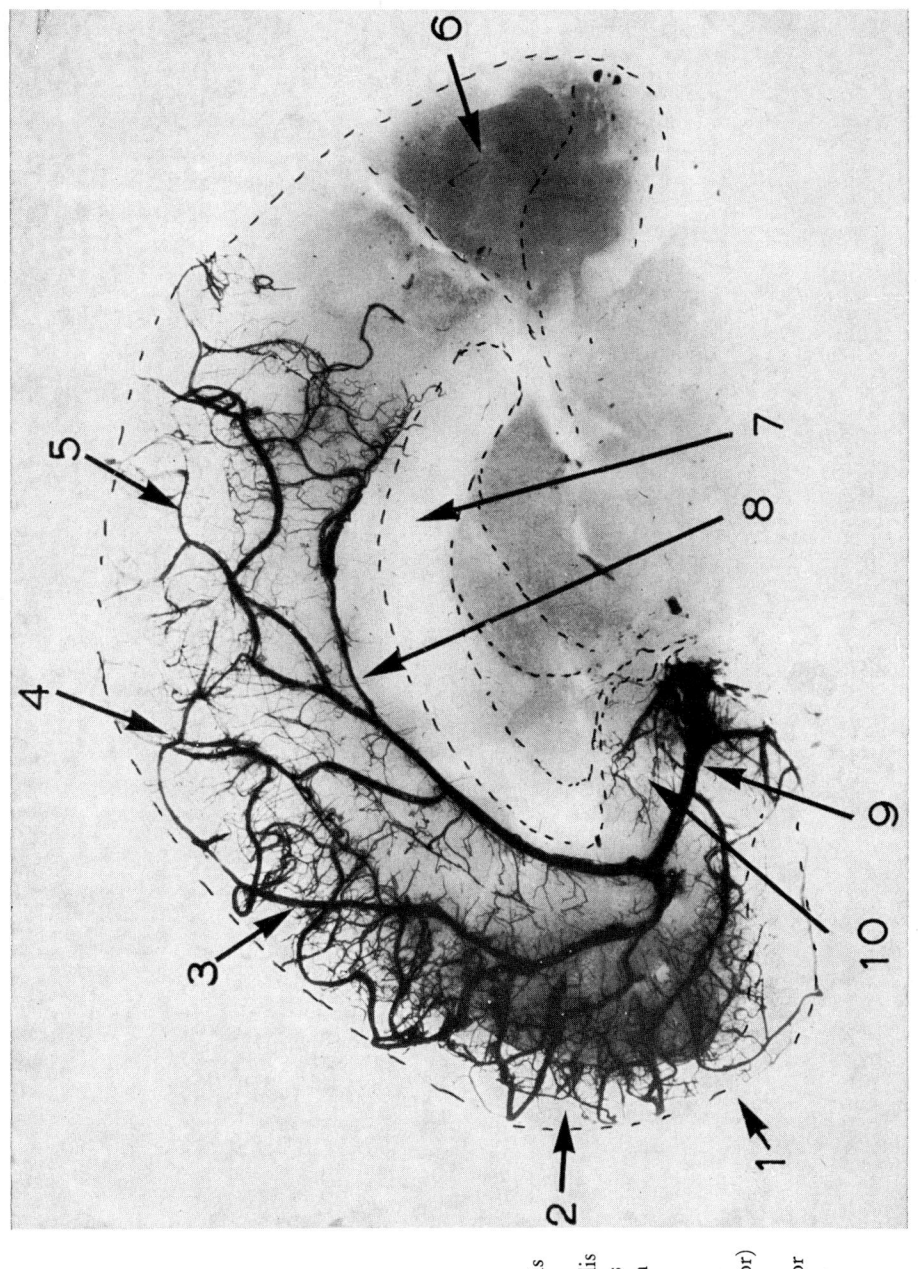

Abb. 10:
Arteriogramm der
a.cerebri anterior
(nach KAPLAN)

1. lobus frontalis

2., 3. + 4.
   Verzweigungen
   z. lobus frontalis

5. Verzweigungen
   z. lobus parietalis

6. lobus occipitalis

7. corpus callosum
   (Balken)

8. a.pericallosa
   (Hauptast der
   a.cerebri anterior)

9. Stamm der
   a.cerebri anterior

10. Verzweigungen
    zu den Basal-
    ganglien

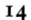

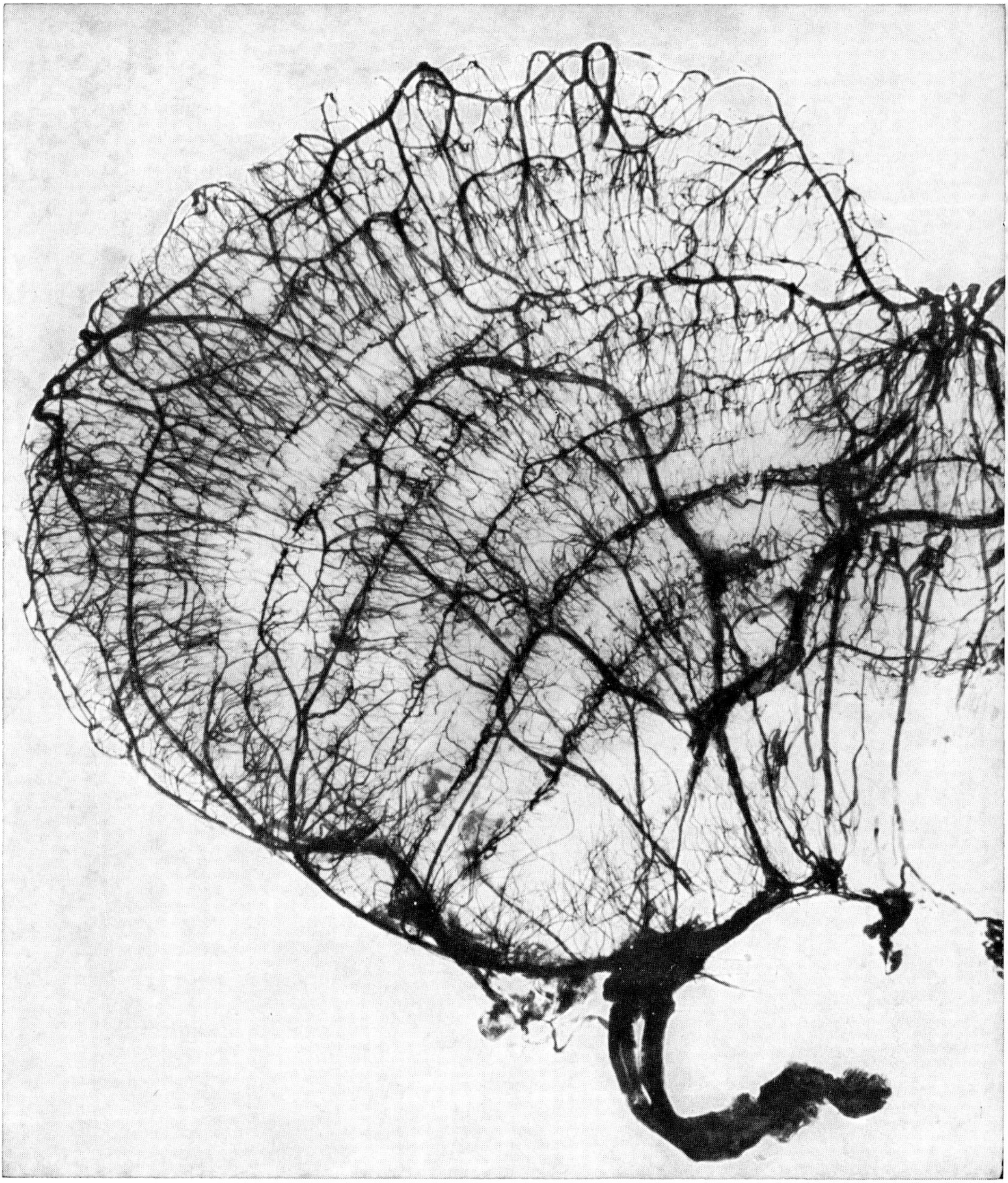

Abb. 11: Gefäßmuster des Kleinhirns. Die regelmäßige Anordnung der kleinen und großen Gefäße ist gut zu erkennen (nach KAPLAN).

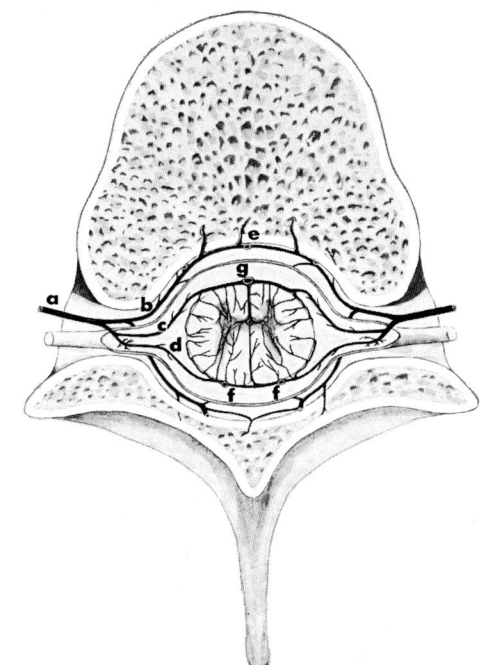

Abb. 12: Die arterielle Versorgung
des Rückenmarks

a) r.spinalis
b) r.postcentralis
c) a.radicularis anterior
d) a.radicularis posterior
e) kleine Duraarterien
f) aa.spinales posteriores
g) a.spinalis anterior
   (mit den aa.sulcocommissurales)

sale oder segmentale arterielle Versorgung erfolgt aus Interkostalarterien. Im intraduralen Bereich können wir unterscheiden zwischen der A.radicularis anterior und posterior, die wichtige Anastomosegebiete haben mit der A.spinalis anterior und der A.spinalis posterior. Die Aa.sulcocommissurales kommen paarweise oder auch abwechselnd versetzt und versorgen je eine innere Rückenmarkshälfte.

Ein zweiter arterieller Kreislauf befindet sich außerhalb des Gehirns und außerhalb der harten Hirnhäute an der Innenseite des Schädels. Wir kennen drei wichtige Gefäße der Hirnhäute: Die *A.meningea (meningica) anterior* (ein Ast der A.carotis interna), die *A.meningica media* (ein Ast der A.maxillaris interna, die die Schädelinnenseite durch das Foramen spinosum erreicht) und die *A.meningea (meningica) posterior* (ein Ast der A.occipitalis, die durch das Foramen jugulare in den Schädel gelangt). Diese Gefäße versorgen die harten Hirnhäute und auch einen Teil des Schädels, besonders der vorderen, mittleren und hinteren Schädelgrube.

Bedeutsam für den arteriellen Kreislauf im Schädel sind u. a.: a) die Druckunterschiede zwischen dem arteriellen und dem venösen System; b) der sogenannte zerebrovaskuläre Widerstand; darunter wird die Summe aller Kräfte, die dem Blutstrom entgegenwirken, verstanden. Der zerebrovaskuläre Widerstand hängt hauptsächlich vom Durchmesser der Gefäße ab. Wenn das Gefäßlumen eingeengt ist (z. B. durch einen krankhaften Prozeß der Gefäßwand), nimmt dieser Widerstand zu.

B. DER VENÖSE ABFLUSS

Das sauerstoffarme Blut des Gehirns fließt durch ein System von Venen ab, die in die Sinus münden. Die Hirnvenen liegen in den weichen Hirnhäuten. Sogenannte Ankervenen verlaufen durch die weiche Hirnhaut zu den Sinus. Es handelt sich dabei um weite

Gefäße, die in einer Umschlagsfalte der harten Hirnhaut (Dura mater) gelegen sind. Ein Sinus hat dadurch eine feste Wand. Er kann seinen Durchmesser nicht wie die anderen Venen verändern. Der *Sinus sagittalis superior* liegt in der Mittellinie zwischen den beiden Hemisphären; eine Anzahl kleinerer Sinus führt das Blut vom Hirnstamm, dem Kleinhirn und anderen Hirnteilen ab. Der Sinus sagittalis superior bildet zusammen mit dem Sinus rectus (s. Abb. 13) einen größeren Raum: den Confluens sinuum. Über den Sinus transversus wird das Blut aus diesem Raum weitertransportiert. Von hier aus geht

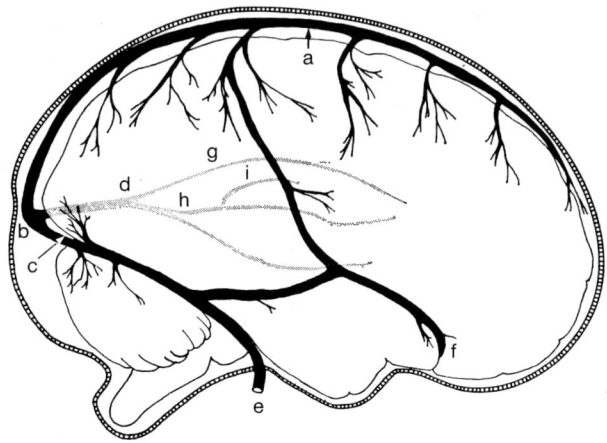

Abb. 13: Schematische Darstellung des venösen Abflusses des Gehirns

a) s.sagittalis superior
b) confluens sinuum
c) s.transversus
d) s.rectus
e) s.sigmoideus
f) v.cerebri media
g) s.sagittalis inferior
h) v.cerebri interna
i) v.thalamostriata
(s. a. Abb. 156, S. 257ff.)

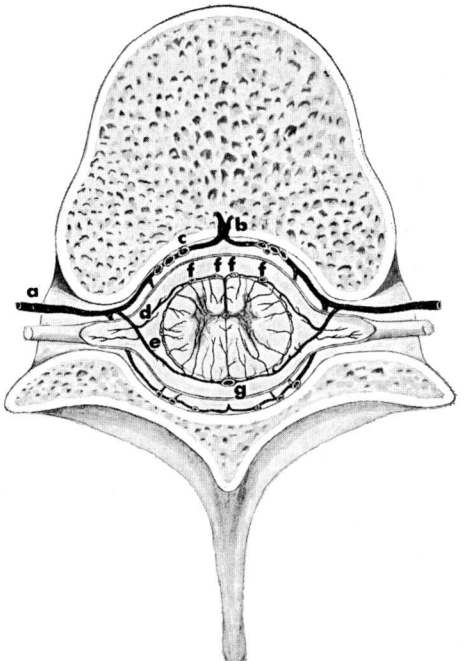

Abb. 14:
Der venöse Abfluß des Rückenmarks

a) v.intervertebralis
b) v.basivertebralis
c) plexus vertebralis anterior
d) v.radicularis anterior
e) v.radicularis posterior
f) vv.spinales anteriores exteriores

es in den Sinus sigmoideus, der in die Vena jugularis interna mündet. Der Sinus cavernosus liegt kreisförmig um die Hirnanhangsdrüse herum. Er empfängt Blut vom Gehirn und aus der Augenhöhle. Ein Teil des venösen Blutes aus Großhirn, Zwischenhirn und Mittelhirn wird durch die V.cerebri magna abgeleitet, die in den Sinus rectus mündet.

Das gesamte venöse Blut des Gehirns sammelt sich schließlich in der inneren Halsvene (V.jugularis interna), die durch das Foramen jugulare das Blut in den Hals ableitet. Das Blut gelangt weiter über Vv.cavae superiores in den rechten Vorhof. Der Druck in den Sinus wird hauptsächlich bestimmt durch den Blutstrom zum venösen Sinus und durch den Druck in der rechten Herzkammer und in den Halsvenen. Wenn das Abströmen des Blutes in den Halsvenen behindert wird, dann steigt der Druck im Schädelinneren (intrakranielle Druckerhöhung).

3. HIRNHÄUTE
UND LIQUOR CEREBROSPINALIS

Hirn und Rückenmark werden von drei Hirnhäuten umgeben:

a) *Dura mater* (harte Hirnhaut),
b) *Arachnoidea* (Spinngewebshaut), mit innerem und äußeren Blatt,
c) *Pia mater* (weiche Hirnhaut).

Die Dura mater ist eine feste, durchscheinende Membran, die an vielen Stellen dem Schädel anliegt und hier mehr oder weniger stark befestigt ist. Sie bildet eine Anzahl von Falten und Duplikaturen, wodurch der Schädel in verschiedene Räume eingeteilt wird. Wir unterscheiden:

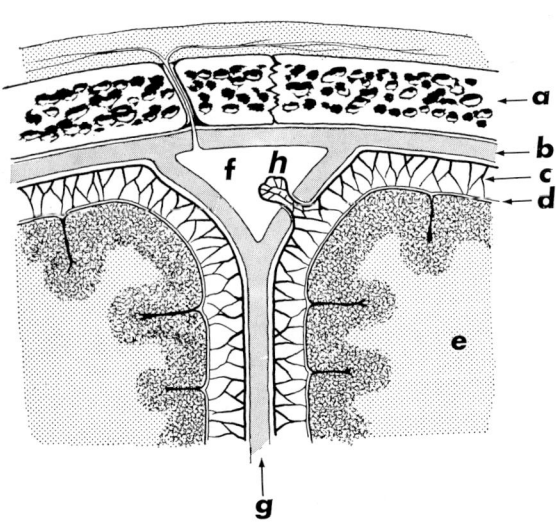

Abb. 15: Hirnhäute und (z. T. nur «potentielle») Räume an der Schädelinnenseite

a) Schädelknochen
b) Dura (dura mater)
c) Arachnoidea (mit dem äußeren u. inneren Blatt und den verbindenden Septen und kleinen Brückenvenen)
d) Pia (pia mater)
e) Gehirn: Rinde und Mark
f) Sinus sagittalis superior
g) Falx cerebri
h) Pacchioni'sche Granulation

Epiduralraum zwischen a) u. b) als Spalt angedeutet
Subduralraum zwischen b) u. c) als Spalt angedeutet
Subarachnoidalraum zwischen dem äußeren u. inneren Blatt der Arachnoidea (etwa bei c)

1. Die *Falx cerebri* («Hirnsichel»), die sich zwischen der linken und der rechten Hemisphäre des Großhirns befindet. Im unteren Rand bildet sie den Kanal für den Sinus sagittalis inferior und im oberen den Kanal für den Sinus sagittalis superior;
2. das *Tentorium cerebelli*, eine zeltartige Membran, die Großhirn und Kleinhirn voneinander trennt;
3. die *Falx cerebelli*, eine dreieckige Membran, die die beiden Hälften des Kleinhirns voneinander trennt und an der Unterfläche in die Dura des Foramen magnum übergeht.

Zwei kleinere Duraduplikaturen liegen rund um das Ganglion semilunare des fünften Hirnnerven (Cavum trigeminale) und um die Hirnanhangsdrüse (Diaphragma sellae). Auch im Wirbelkanal finden wir diese drei Hirnhäute; aber hier ist die Dura mit den Wirbeln nicht verbunden.

Wir können folgende Räume unterscheiden: a) Den *Epiduralraum* zwischen Dura und Schädel bzw. Wirbelkörper. Dieser ist im Schädelbereich normalerweise nicht vorhanden, wohl aber im Wirbelbereich. b) Den *Subduralraum* zwischen Dura und Arachnoidea; auch dieser ist – vergleichbar mit den Verhältnissen an der Pleura – nur unter pathologischen Bedingungen vorhanden («virtuell»). Sammelt sich hier Blut an, dann spricht man von einem subduralen Hämatom. c) Darunter finden wir den *Subarachnoidalraum*; das ist das Gebiet zwischen dem äußeren und inneren Blatt der Arachnoidea (und Pia mater). Die Pia folgt sehr genau den Windungen des Gehirns. So ist dieser Raum an einigen Stellen recht weit. Wir sprechen hier von *Zisternen*. Wichtige Zisternen sind die Cisterna magna an der Rückseite des verlängerten Marks und die Cisterna terminalis kaudal des Rückenmarks. Durch den Subarachnoidalraum ziehen die großen Hirngefäße; er ist angefüllt mit dem Liquor cerebrospinalis, der Hirn-Rückenmarksflüssigkeit.

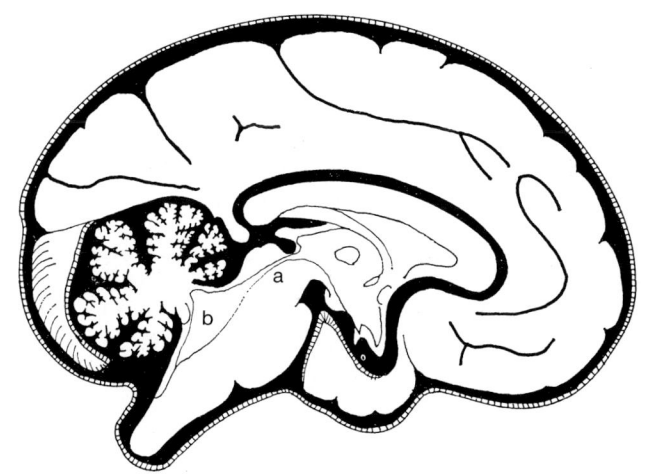

Abb. 16: Zisternen
im Schädelinneren
(schwarz dargestellt)
a) Aquaedukt
b) IV. Ventrikel

Im Wirbelkanal folgen aufeinander: der Knochen, das Periost der Wirbel (auch äußeres Durablatt genannt), der Epiduralraum (worin sich außer Blutgefäßen auch ziemlich viel Fett befindet), die Dura, der Subduralraum und die Arachnoidea. Die Dura und die anderen Häute setzen sich rund um die austretenden Hirn- und Rückenmarksnerven fort. Pia mater und Arachnoidea heißen zusammen *Leptomeninx*, die Dura wird auch *Pachymeninx* genannt.

Im Gehirn befindet sich eine Anzahl von Hohlräumen, die *Ventrikel* oder Hirnkammern. Wir unterscheiden: die beiden Seitenventrikel (Ventriculi laterales cerebri) im Großhirn, den dritten Ventrikel (Ventriculus tertius cerebri) im Zwischenhirn, und den vierten Ventrikel (Ventriculus quartus cerebri) im Hirnstamm unterhalb des Kleinhirns. Der dritte und vierte Ventrikel sind miteinander durch einen engen Kanal, den *Aquaeductus cerebri*, verbunden. Der vierte Ventrikel setzt sich als *Canalis centralis* ins Rückenmark hin fort.

In den Ventrikeln wird der Liquor cerebrospinalis gebildet, und zwar in einem lockeren gefäßreichen Gewebe, den *Plexus chorioidei*. Der Liquor ist ein Sekretionsprodukt der Plexus chorioidei, kein Ultrafiltrat des arteriellen Blutes. Seine Ionenzusammenstellung weicht in einigen Punkten von der des Blutplasmas ab. Die Liquormenge beträgt normalerweise ungefähr 150 ml; die Flüssigkeit enthält nur wenig Eiweiß (Tab. S. 21). Der Kreislauf beträgt 4 bis 7 Liter binnen 24 Stunden. Der *Liquor* strömt durch die Hirninnenräume und kann durch einige Öffnungen im Dach des vierten Ventrikels (die beiden lateralen Foramina Luschkae und das mediane Foramen Magendii) in den Subarachnoidalraum gelangen. Er umspült das Nervensystem und wird dann resorbiert – vor allem in kleinen Ausstülpungen der Arachnoidea in den Sinus sagittalis superior

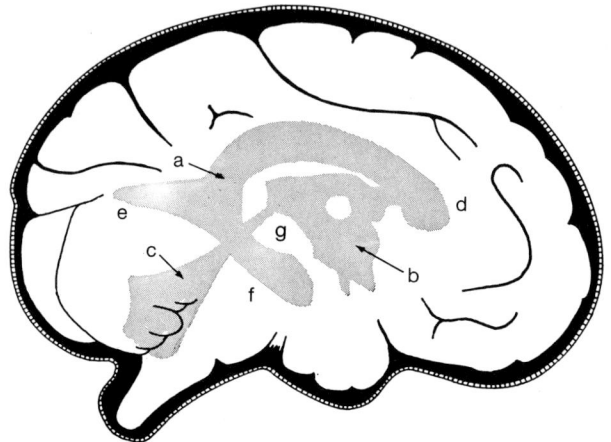

Abb. 17:
a) Seitenventrikel
b) 3. Ventrikel
c) 4. Ventrikel
d) Vorderhorn
e) Hinterhorn
f) Unterhorn
(links okzipital,
rechts frontal)
g) Aquaedukt

(Pacchioni'sche Granulationen). Auch fließt ein wenig Liquor an den Hirn- und Rückenmarksnerven ab. Der Liquorstrom kann als Kreislaufsystem angesehen werden. Die Flüssigkeit wird von dem arteriellen Anteil der Plexus chorioidei produziert, zirkuliert innerhalb und außerhalb des Zentralnervensystems und wird schließlich größtenteils wieder ins venöse Blut abgeführt. Der Bildung des Liquors liegt ein sehr komplizierter Prozeß zugrunde. Auch die Liquorströmung ist verwickelter, als man früher dachte; so findet auch ein Liquortransport im Wirbelkanal von lumbal nach kranial statt. Der Liquor steht unter einem gewissen Druck; dieser hängt ab vom Ort der Druckmessung und der Lage des Patienten. Die Normalwerte liegen zwischen 70 und 140 mm H_2O. Systole und Diastole sowie die Atmungsbewegungen beeinflussen die Liquorzirkulation. Während der Systole wird der Liquor von den Zisternen in die Liquorräume des Wirbelkanals gepreßt, während der Diastole findet eine Strömung in umgekehrter Richtung statt. Das steht hauptsächlich im Zusammenhang mit Änderungen des Hirnvolumens: Während der Systole wird das Hirnvolumen größer, während der Diastole kleiner. Veränderungen der Liquorströmung hängen auch zusammen mit der wechselnden Füllung des venösen Systems als Folge der Atmungsbewegungen.

Die Funktionen des Liquors können wie folgt zusammengefaßt werden: Erstens wirkt er als ein mechanisches Schutzsystem; ein Stoß oder Schlag gegen den Schädel wird dadurch nur in abgeschwächter Form auf das Gehirn weitergeleitet. Zweitens dient der Liquor als Wärmeschutz. Er sorgt drittens für den Abtransport von bestimmten Stoffwechselprodukten.

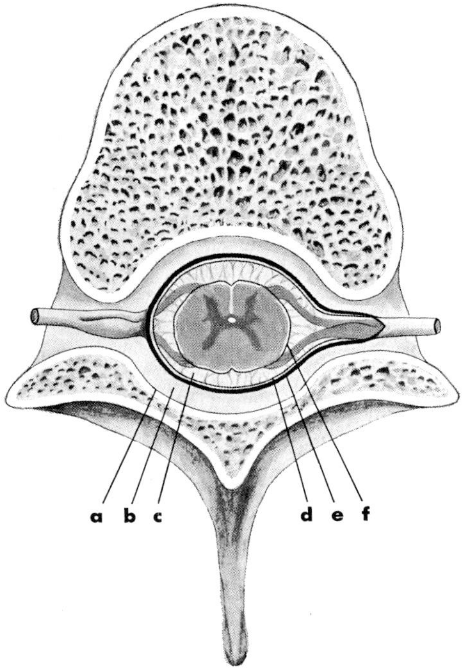

Abb. 18: Rückenmarkshäute und Hohlräume im Wirbelkanal

a) ligamentum flavum
b) Bindegewebsraum
c) Subarachnoidalraum
d) Arachnoidea (äußeres Blatt)
e) Dura (dura mater spinalis)
f) Inneres Blatt der Arachnoidea, daran anschließend gegen das Rückenmark zu Pia (pia mater)

Zusammensetzung des Liquor cerebrospinalis (im Vergleich mit der des Blutplasmas)

	Liquor	Blutplasma
Spezifisches Gewicht	1,0075	1,025
Feste Substanzen (g/100 ml)	1	8,8
Wassergehalt (g/100 ml)	99	91,4
Glukose (mg/100 ml)	61 (48–74)	92 (62–130)
Natrium (mval/l)	141	137
Kalium	3,5	5
Chloride	125	100
Calcium	2,5	5
Cholesterin (mg/100 ml)	0,15	150
Eiweiß (mg/100 ml)	30	7000
Albumine	24	4450
Globuline	6	2250
Fibrinogen	–	300
IgG	2–4	800–1800 mg/dl
IgA	0,4	90– 450
IgM	Spur	60– 250

4. STRUKTUR DES NEURONS

Die Nervenzelle oder das *Neuron* ist sowohl in morphologischer als auch in physiologischer Hinsicht die Grundeinheit des Nervensystems. Das Neuron besitzt nicht nur, wie die anderen Körperzellen, die Möglichkeit der Reproduktion und der Manifestation von Erbanlagen, sondern auch zwei besondere Eigenschaften: Erregbarkeit und Leitungsvermögen. Diese beiden Funktionen sind charakteristisch für das Nerven- und Muskelgewebe sowie für die Sinnesorgane. Das Neuron besteht aus einem Zellkörper mit dem Zellkern und einem oder mehreren Ausläufern. In seinem Neuroplasma finden sich viele Arten von Organellen (hierunter versteht man organisierte Strukturen, die eine besondere Funktion besitzen). Moderne Untersuchungsmethoden, wobei vor allem die Ultra-

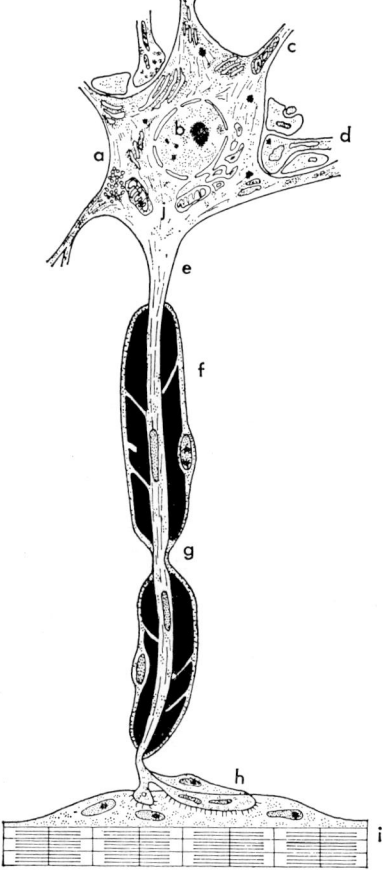

Abb. 19: Schematische Darstellung eines Neurons mit seinen Verbindungen zur quergestreiften Muskelfaser

a) Zellkörper
b) Zellkern (nucleus) und Nucleolus
c) Dendrit
d) Axonendigung eines anderen Neurons mit Synapse
e) Achsenzylinder (Axon)
f) Myelinscheide
g) Ranvierscher Schnürring zwischen zwei Schwannschen Zellen
h) motorische Endplatte
i) quergestreifte Muskelfaser
j) Neuroplasma des Zellkörpers mit Mitochondrien und endoplasmatischem Retikulum

zentrifuge und das Elektronenmikroskop herangezogen wurden, haben wesentliche Beiträge zur besseren Kenntnis der Zellorganellen wie der Mitochondrien und des endoplasmatischen Reticulum geliefert. Die Nervenzelle unterscheidet sich in mehrfacher Hinsicht von anderen Zellen, so in der Struktur der Membranen und durch die vielen Ausläufer, die Kontakt zu anderen Nervenzellen aufnehmen.

A. DIE NERVENZELLMEMBRAN

An einer Nervenzelle unterscheidet man zwei Arten von Ausläufern: Die *Dendriten* sind meist klein und reich verzweigt; die *Axone* oder *Neuriten* sind im allgemeinen viel länger und nicht oder kaum verästelt. Die Wand jeder tierischen Zelle, so auch die der Dendriten und des Axons, besteht aus einer Membran, die aus drei Schichten aufgebaut

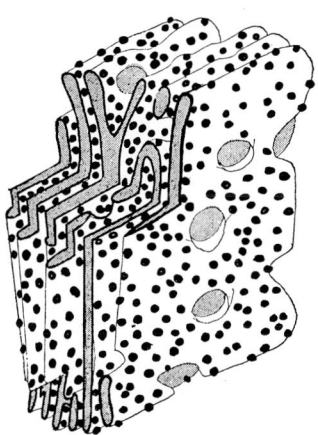

Abb. 20: Schema des endoplasmatischen Retikulums (Ausschnitt)

ist: Elektronenoptisch sieht man zwei dunkle Schichten, die ungefähr 2 nm dick sind, dazwischen liegt eine helle Schicht, die ungefähr 3,5 nm Durchmesser hat. Die dunkleren Schichten bestehen aus Eiweißmolekülen, die hellere Schicht aus Fettmolekülen. Die gesamte Membrandicke beträgt ungefähr 7,5 nm. Viele Axone besitzen einen besonderen Mantel, die *Myelinscheide*; diese wird durch die *Ranvier'schen Schnürringe* unterbrochen. Die Myelinscheide besteht aus einer Anzahl von fest eingerollten Doppelmembranen, den sogenannten Myelinlamellen. Jede Lamelle ist aus zwei bimolekularen Lipidschichten – je ungefähr 3,5 nm – dick aufgebaut, die zwischen zwei je 2 nm dicken Eiweißlagen eingelagert sind. Diese sich wiederholenden Einheiten sind ungefähr 10 bis 15 nm dick. Die Myelinscheiden eines Axons können aus zahlreichen derartigen Myelinlamellen aufgebaut sein. Die Nervenfasern sind von den Schwannschen Zellen umgeben. Eine derartige Zelle kann man sich vorstellen als Teil einer Röhre mit einer in der Längsrichtung laufenden Krümmung, in der der Achsenzylinder liegt. Bei den myelin- oder markscheidenlosen Nervenfasern umgibt eine Schwann'sche Zelle eine Anzahl von Fasern; myelin- oder markhaltige Fasern werden dagegen einzeln von Schwann'schen Zellen umgeben (auch Schwann'sche Scheide genannt).

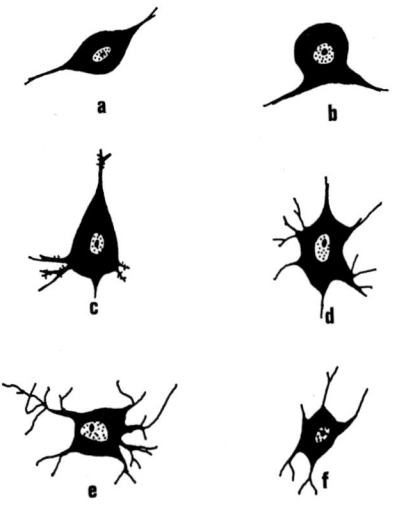

Abb. 21:
Beispiele für typische Neurone
a) bipolares sensibles Neuron
b) pseudo-unipolares sensibles
   Neuron
c) Pyramidenzelle
d) Motorische Vorderhornzelle
e) Neuron des Sympathicus
f) Neuron aus dem
   Parasympathicus-System

B. ORGANELLEN DES NEURONS

Die wichtigsten Organellen sind das endoplasmatische Retikulum, die Mitochondrien, die Mikrosomen und die Lysosomen. Das *endoplasmatische Retikulum* besteht aus einem Irrgarten von konzentrischen Höhlen. Dieses Netzwerk von kleinsten Kanälen wird

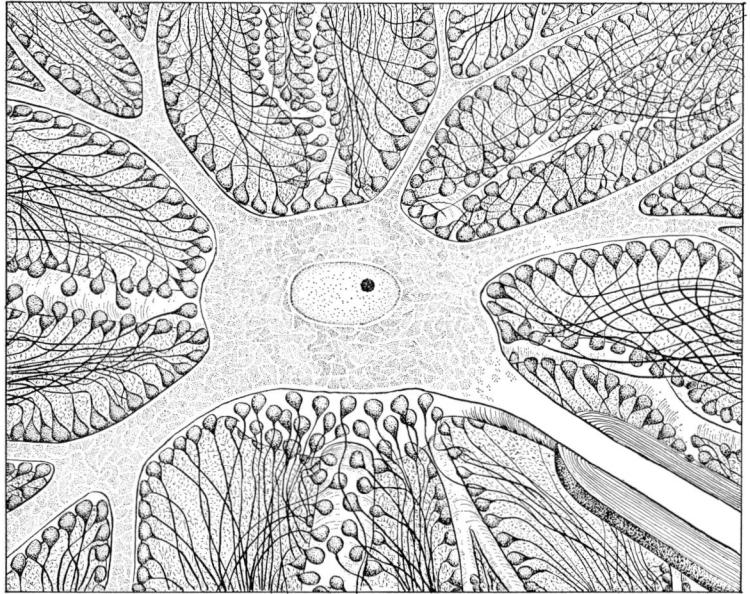

Abb. 22: Schematische Zeichnung einer motorischen Vorderhornzelle mit mehreren Hunderten von Synapsen. Rechts unten Achsenzylinder mit Myelinscheide.

durch die Membranen begrenzt. Im Außenbereich finden sich Körnchen, die aus Eiweißkörpern und Nucleinsäuren aufgebaut sind. Die *Mitochondrien* sind Strukturen von der Länge eines halben bis einiger nm, die von einer Doppelmembran umgeben sind. In den Mitochondrien befindet sich wiederum ein System von Membranen. Eine große Nervenzelle besitzt zwischen 5000 und 10000 dieser Organellen, die vor allem für die Zellatmung bedeutsam sind. Die Mitochondrien sind die wichtigen Kraftzentralen (Energiequellen) der Zelle. *Mikrosomen* sind kleine Körnchen, die Bedeutung besitzen für die Eiweißsynthese. Lysosomen sind fast kugelförmige Gebilde, die von einer Membran umgeben sind. Sie enthalten lytische Enzyme, die bestimmte Substanzen in der Zelle abbauen können. Sie treten in Beziehung zum Golgi-Apparat, einer typischen Struktur in der Nervenzelle.

C. AUSLÄUFER UND SYNAPSEN

Die Verbindung zwischen zwei Neuronen heißt *Synapse*. Hier findet die Erregungsübertragung von einer Nervenzelle auf die andere statt. Der impulsliefernde Anteil der Synapse wird das *praesynaptische Element* genannt, der impulsempfangende das *postsynaptische Element*. Der Abstand zwischen diesen beiden Elementen, der synaptische Spalt, beträgt 20–30 nm. Im praesynaptischen Anteil befinden sich Mitochondrien und

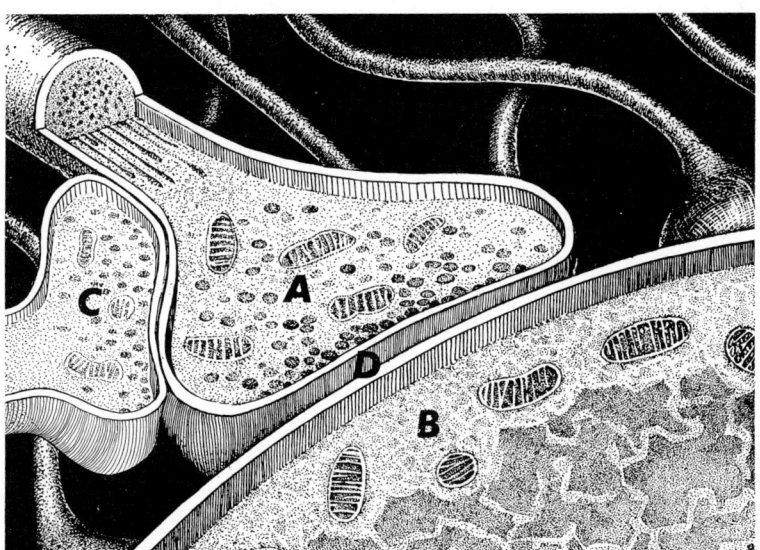

Abb. 23: Typen synaptischer Verbindungen

A. präsynaptische Endigung
    des Axons
B. postsynaptisches Neuron
    (Perykaryon)

C. präsynaptische Endigung, die eine
    axo-axonale Verbindung mit A eingeht
D. Synapsenspalt

Zwischen A und B axosomatische Synapse

eine große Anzahl sogenannter synaptischer Bläschen, die Transmittersubstanzen enthalten. Diese Substanzen sind notwendig für die Erregungsübertragung von einer Nervenzelle auf die andere; sie haben einen Durchmesser von 40–60 nm. Die großen Nervenzellen im Rückenmark und Gehirn nehmen mit ihren Ausläufern Kontakt zu vielen Tausenden anderer Nervenzellen auf. Sie erhalten dann im allgemeinen auch viele Tausende von Signalen in der Sekunde. Wir können *axodendritische, axosomatische* und *axoaxonale* Synapsen unterscheiden. Die axodendritischen Synapsen bilden eine Verbindung zwischen Axon und Dendrit, die axosomatischen zwischen Axon und Zellkörper und die axoaxonalen zwischen zwei Axonen.

D. NERVENBÜNDEL

Was im Sprachgebrauch Nerv genannt wird, ist im allgemeinen die Bezeichnung für den dünnen weißen Faden, der mit bloßem Auge im anatomischen Präparat gesehen werden kann. Ein derartiger Nerv besteht jedoch aus Hunderten oder Tausenden von Nervenfasern verschiedenen Durchmessers und dem umgebenden Bindegewebe. Durch das Bindegewebe werden die parallel laufenden Axone im Gewebe fixiert und vor Schäden geschützt. Auf diese Weise bilden sie ein zusammenhängendes Ganzes mit zahlreichen Bindegewebszellen, Bindegewebsfasern und -lamellen. Die beiden letzten geben dem Nervenbündel seine Festigkeit. Nach Lage und Aufbau wird das Bindegewebe eingeteilt in *Endoneurium, Perineurium* und *Epineurium* (beim Muskel spricht man entsprechend von *Endomysium, Perimysium* und *Epimysium*). Das feinfaserige Endoneurium umhüllt direkt das Neurilemm oder die Schwann'sche Scheide. Das Perineurium besteht aus dünnen Bindegewebslamellen; es liegt zwischen den Axonen und gruppiert sie zu kleinen Bündeln. Das Epineurium schließlich ist die feste Bindegewebsscheide, die den Nerven als ganzen umgibt und ihm eine sehnenartige Beschaffenheit verleiht.

5. PHYSIOLOGIE DES NEURONS

Erregbarkeit und Erregungsleitung sind die charakteristischen Eigenschaften von Nerven- und Muskelgewebe sowie des Gewebes der Sinnesorgane. Diese Erscheinungen spielen sich an den Zellmembranen ab.

A. TRANSMEMBRANPOTENTIAL

In den Zellen (intrazellulär) findet sich eine hohe Konzentration von K^+ und organischen Anionen (Aminosäuren), außerhalb der Zellen (extrazellulär) dagegen von Na^+, Cl^- und HCO_3^-. Ein enzymatisches Pumpsystem (die Natrium-Kalium-Pumpe) sorgt dafür, daß intrazellulär eine hohe Kaliumkonzentration und extrazellulär eine hohe Natrium- und Chlorkonzentration bestehen bleibt. Im Zustand der Ruhe ist die neuronale Membran nahezu undurchdringlich für Kaliumionen. Auf diese Weise entsteht ein Ladungsunterschied zwischen Innenseite (negativ) und Außenseite (positiv) der neuronalen Membranen: das Transmembranpotential, das 70–80 mV beträgt.

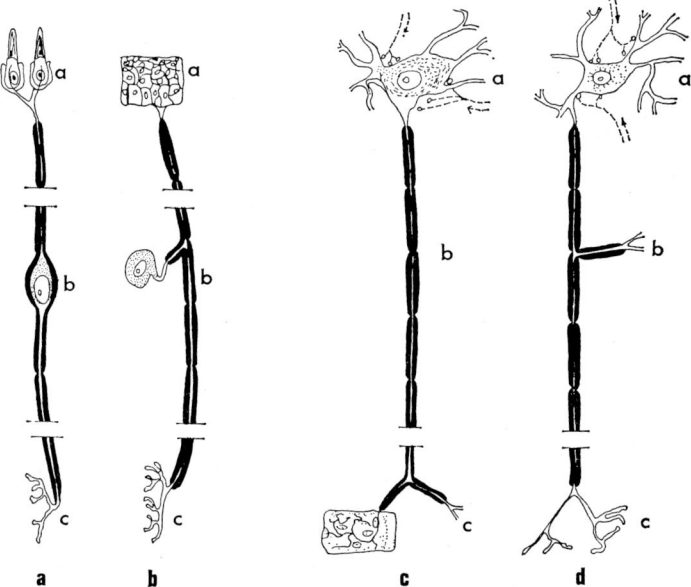

Abb. 24: Rezeptiver Anteil (a), Leitungsteil (b)
und Überleitungsabschnitt (c) einiger typischer Neuronen

a) sensorisches Neuron der Hörbahn   c) motorische Vorderhornzelle
b) afferentes Neuron   d) Schaltzelle
    des Rückenmarks

Eine der wichtigsten Aufgaben der Nervenzelle ist die Weiterleitung von Informationen: Dies geschieht mit Hilfe elektrischer Signale. Schematisch können diese elektrischen Signale in zwei Gruppen eingeteilt werden: in *Aktionspotentiale* und *synaptische Potentiale*. Die Aktionspotentiale leiten die elektrische Erregung am Axon entlang. Die synaptischen Potentiale sorgen für die Übertragung von Informationen zwischen Sinneszelle und Nervenzelle, zwischen den Nervenzellen untereinander sowie zwischen Nervenzellen und Muskelfasern. Auf Grund von physiologischen Eigenschaften können wir an einer Nervenzelle folgende Teile unterscheiden:

1. Der *rezeptive Bereich*, die Empfangsstation für die Erregungen; er besteht meist aus Dendriten und dem Zellkörper. Der Zellkörper gehört jedoch nicht immer zum rezeptiven Teil des Neurons; so etwa bei den primären afferenten Neuronen des Rückenmarks.

2. Der *leitende Teil*; hier handelt es sich um das Axon, das die Erregungen so schnell als möglich vom rezeptiven Abschnitt zum Überleitungsbereich hin leitet.

3. Der *Überleitungsbereich*; dieser sorgt für die Erregungsübertragung zu einem anderen erregbaren Element, z. B. einem anderen Neuron oder einer Muskelfaser.

B. AKTIONSPOTENTIAL

Eine Reihe wirksamer Erregungen erniedrigt (depolarisiert) das Membranpotential zum Schwellenwert. Es tritt dann eine Reihe physikalisch-chemischer Erscheinungen auf, wodurch der Impuls an der Nervenzelle entlang geleitet wird. Am Aktionspotential kann man einen ansteigenden und einen absteigenden Bereich unterscheiden. Während des Anstiegs des Aktionspotentials, wenn die Ladung an der Innenseite der Membran umpolt von negativ auf positiv, wird die Membran besonders durchlässig für Natriumionen. Da die Konzentration von Natriumionen außerhalb der Membran mehr als zehnmal höher ist als innerhalb, können leicht Natriumionen von außen nach innen eintreten: *«Influx» der Natriumionen*. Von daher rührt der Name «Natriumhypothese» für die Erklärung dieser Erscheinungen. Sofort danach wird die ursprünglich negative Ladung der Innenseite der Membran wiederhergestellt; dies geschieht durch eine Bewegung von Kaliumionen von innen nach außen: *«Efflux» von Kaliumionen*. Im Gefolge der Veränderungen des Membranpotentials treten in dem Teil der Membran, der aktiv ist, kleine elektrische Kreisströme auf, die schematisch in der Abb. auf S. 29 dargestellt sind. Der elektrische Widerstand der Membran nimmt während des Aktionspotentials stark ab. Die Kreisströme depolarisieren das folgende Stück der Membran und verursachen auf diese Weise Permeabilitätsveränderungen, die ihrerseits die Leitungsfähigkeit dieser Membran der Nervenfaser steigern. Das Aktionspotential ist jedoch kein elektrischer Strom, sondern eine Welle von Aktivität, die sich schnell der Membran entlang ausbreitet und einhergeht mit einer Potentialänderung. Die Leitgeschwindigkeit in myelinisierten Fasern steht in Abhängigkeit vom Durchmesser derselben, bei den nicht myelinisierten von der Wurzel des Durchmessers. Die Leitgeschwindigkeit schwankt von 120 Metern pro Sekunde (Fasern mit einem Durchmesser von 25 μm) bis ½ Meter pro Sekunde (Faserdurchmesser 0,3 μm). In myelinisierten Achsenzylindern treten die oben genannten Erscheinungen nur an den Ranvier'schen Schnürringen auf.

Die Messung der Nervenleitgeschwindigkeit ist heute auch klinisch möglich und hier von großer Bedeutung.

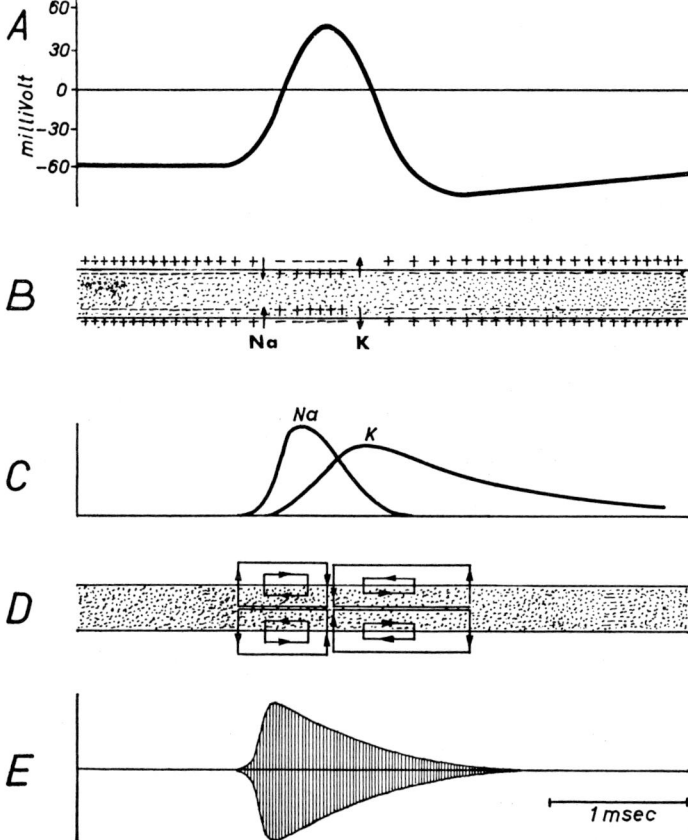

Abb. 25: Das Aktionspotential und die Begleiterscheinungen

A. Aktionspotential
B. Ionenbewegungen (Einströmen von Natrium, Ausströmen von Kalium)
C. Permeabilitätsveränderungen
D. Kreisströme
E. Leitfähigkeitsveränderung

C. ZUSAMMENGESETZTE AKTIONSPOTENTIALE

Selten hat man die Gelegenheit, beim Menschen die elektrischen Potentiale an Einzelaxonen abzuleiten. Meistens muß man sich begnügen, an Nervenbündeln zu messen und zu registrieren. Ein derartiges Nervenbündel besteht aus Fasern verschiedenen Durchmessers und es ist deshalb nicht verwunderlich, daß die Potentiale ein recht vielschichtiges Bild geben (s. die Abbildungen auf S. 30). In Abb. 26 können mindestens drei Gruppen von Potentialen unterschieden werden, nämlich A, B und C, die verschiedenen Größenklassen von Nervenfasern zugeordnet werden müssen. Obwohl dieser Potentialkomplex so ganz anders aussieht, als das Aktionspotential von einer einzelnen Nervenfaser, hat

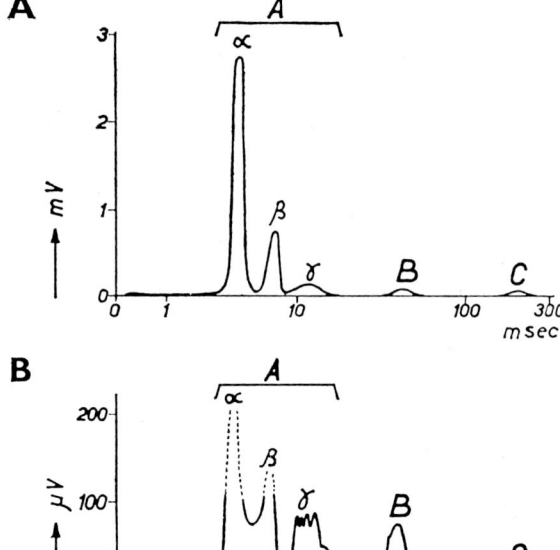

Abb. 26
Das Aktionspotential setzt sich aus mehreren Einzelpotentialen zusammen, wobei mit A die schnellsten, B die mittel-schnellen und C die langsamen Potentiale bezeichnet werden. Bei A gibt es Untergruppen. Oben ist das elektrische Signal schwächen als unten.

Einteilung der Nervenfasern nach Durchmesser und Leitgeschwindigkeit

	A	B	C
Faserdurchmesser (μm) mit Myelinscheide	1 – 15	3	0,3–1,3
Leitgeschwindigkeit (m/sec.)	5 –120	2 –14	0,6–2,5
Dauer des Aktionspotentials (msec.)	0,4– 0,5	1,1– 1,4	1,9–2,1
Absolute Refraktärzeit (msec.)	0,4– 1,0	1,1– 1,4	1,9–2,1

Einteilung der afferenten Nervenfasern des sensiblen Systems*

	Ia	Ib	II	III
Faserdurchmesser (μm) mit Myelinscheide	12– 20	12– 17	4–12	1– 4
Leitgeschwindigkeit (m/sec.)	80–120	60–100	25–70	5–35
Ursprung	Primäre sensible Endigungen	van Golgi-sche Zellen	Sekundäre sensible Endigungen	Druck- und Schmerz-Rezeptoren

* Alle Fasern gehören zur A-Gruppe der obenstehenden Tabelle.

doch eine differenzierende Analyse gezeigt, daß diese sogenannten zusammengesetzten Aktionspotentiale aus einer großen Anzahl von Einzelpotentialen aufgebaut sind. Der A-Komplex, der wiederum aufgeteilt werden kann in Alpha-, Beta- und Gamma-Potentiale, ist eine Widerspiegelung der elektrischen Veränderungen in den Fasern des Bündels mit dem größten Querschnitt und der schnellsten Leitfähigkeit. Der B- und C-Komplex, der von dünneren Fasern herrührt, wird auch langsamer geleitet. Die Erregungsschwelle ist gleichfalls abhängig vom Durchmesser der Nervenfaser; ein größerer Durchmesser bedeutet im allgemeinen eine niedrigere Erregungsschwelle. Eine A-Faser wird also durch einen schwächeren Reiz als eine C-Faser zur Entladung gebracht. Wenn man ein ganzes Bündel von Axonen mit einem Reiz stimuliert, der eben noch die A-Fasern zur Entladung bringt, so wird man einen geringeren Signalkomplex erhalten, weil in den B- und C-Fasern keine Impulse entstehen.

Die Erfassung des zusammengesetzten Aktionspotentials kann zur Bestimmung der Leitgeschwindigkeit in peripheren Nerven verhelfen. Auf diese Art kann man einen Eindruck von der Leitung der schnellsten Fasern (diese werden als erste registriert) erhalten, aber auch von der der langsamsten Fasern (diese werden zuletzt gemessen). Siehe für die Bestimmung der Leitgeschwindigkeit beim Menschen die Abschnitte Elektroneurographie und Elektromyographie im Kapitel 16.

D. SYNAPTISCHE POTENTIALE

Während der Übertragung des Impulses vom praesynaptischen zum postsynaptischen Abschnitt findet eine Reihe von Vorgängen statt, die die exzitierende Synapse betreffen: Beim Eintreffen des Aktionspotentials in der praesynaptischen Endung werden die synaptischen Bläschen aktiviert, so daß sie sich zur Membran hin bewegen. Die dort vorhandenen exzitierenden Transmittersubstanzen werden freigesetzt, überbrücken den synaptischen Spalt und wirken auf die postsynaptische Membran ein. Hierdurch verän-

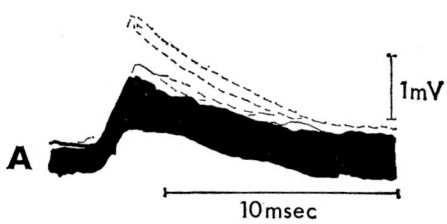

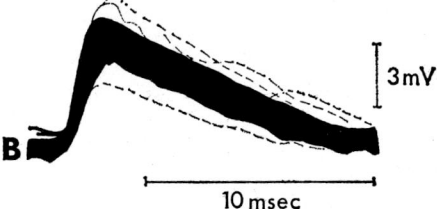

Abb. 27:
Erregendes (exzitierendes)
postsynaptisches Potential
In B ist die Reizintensität
höher als in A

dert sich in geringem Maße die Durchlässigkeit der Membran, so daß Ionenverschiebungen eintreten (Einströmen von Natrium, Ausströmen von Kalium); dadurch werden kleine Potentialunterschiede erzeugt. Diese verursachen lokale Depolarisationen der Membran: das *exzitatorische* (erregende) *postsynaptische Potential* (E. P. S. P.). Das E. P. S. P. zeigt zwei wichtige Unterschiede gegenüber dem Aktionspotential: *Summation* und *Abnahme der Wirkung* mit zunehmendem Abstand. Wenn das E. P. S. P. die Schwellenwerte des Neurons erreicht hat, entsteht an der Grenze vom rezeptiven zum Leitungsteil ein Aktionspotential, das dann am Leitungsteil entlang zum Übertragungsteil geleitet wird. Nicht jeder Kontakt zwischen zwei Neuronen ist eine erregende Synapse. Viele ineinandergreifende Zellen scheiden an ihrem Ende *inhibierende* (hemmende) *Neurotransmittersubstanzen* ab. Es wird deshalb von *inhibierenden Synapsen* gesprochen. Die inhibierenden Neurotransmitter erhöhen die Kaliumdurchlässigkeit, wodurch das Membranpotential steigt (Hyperpolarisation). Jetzt entstehen *inhibierende*

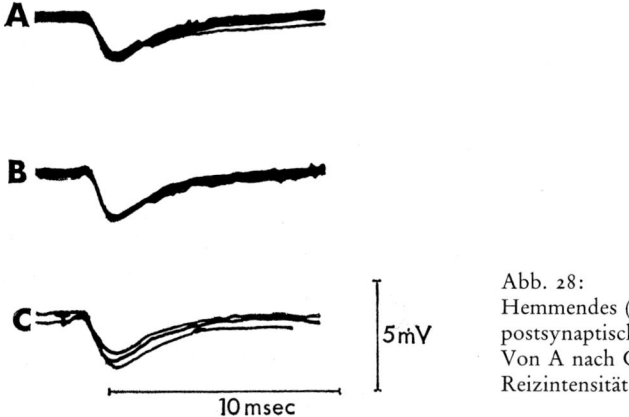

Abb. 28:
Hemmendes (inhibierendes)
postsynaptisches Potential
Von A nach C nimmt die
Reizintensität zu

5 mV

10 msec

postsynaptische Potentiale (I. P. S. P.), die die Erregbarkeit des postsynaptischen Neurons vermindern. Wenn inhibierende und exzitierende Synapsen gleichzeitig aktiviert werden, ergibt sich ein mathematischer Mittelwert. Exzitierende synaptische Vorgänge treten bei folgenden Synapsen auf:

a) zwischen Sinneszellen und afferenter Nervenzelle;
b) zwischen zwei Neuronen in exzitierenden Synapsen;
c) in den neuromuskulären Synapsen (den Kontaktflächen zwischen Nerv und quergestreiften Muskelfasern).

Die erwähnten Synapsen findet man vor allem in den Anteilen des zerebrospinalen Nervensystems, die die quergestreiften Skelettmuskeln regulieren und die Eindrücke der Außenwelt auf die Sinnesorgane sowie die der vielen hunderttausend Rezeptoren des Bewegungsapparates verarbeiten.

Auch das autonome Nervensystem hat viele Milliarden von Synapsen. Aber diese haben zumeist eine andere Struktur; man trifft hier oft ein diffuses synaptisches System zwischen Endfasern und Effektorgan (Endorgan) an. So sieht man im Bereich des Darmes oft lange dünne Nervenfasern eine große Anzahl von synaptischen Verbindungen mit den glatten Muskelfasern des Darms eingehen.

E. NEUROTRANSMITTER

Das elektrische Signal, das in der Nervenzelle schnell fortgeleitet wird, kann im allgemeinen nicht direkt auf die darauffolgende Nervenzelle übermittelt werden. Obwohl der Zwischenraum zwischen den beiden Nervenzellen unglaublich klein ist – nicht mehr als 50 nm, also der zwanzigtausendste Teil eines Millimeter – ist der Impuls doch nicht in der Lage diesen Abstand direkt zu überbrücken. Das Signal wird vielmehr durch chemische Übertragungsstoffe, Neurotransmitter genannt, von der einen Nervenzelle auf die nächste, oder von den Ausläufern einer Nervenzelle auf den Effektor (Muskelfaser oder Drüsenzelle) übertragen.

Das Phänomen der Freisetzung von Neurotransmittersubstanz durch die Aktionspotentiale in den präsynaptischen Endigungen und die Diffusion in den Synapsenspalt ist noch nicht völlig aufgeklärt; wir haben aber Einsicht gewonnen in die quantitativen Verhältnisse, die für die Reizübertragung von Bedeutung sind. Da die Dauer und die Amplitude des Aktionspotentials gleich groß sind, hat man hinlänglich Anlaß anzunehmen, daß jedes Aktionspotential eine konstante Menge von Neurotransmittern freisetzt. Schätzungen gehen davon aus, daß sich in jeder präsynaptischen Endung 10 000–15 000 Synapsenbläschen befinden. Bevor der Vorrat an Neurotransmittern aufgebraucht ist kann die Nervenzelle also lange aktiv sein. Die einmal freigesetzten Neurotransmittersubstanzen werden normalerweise sehr schnell im Synapsenspalt abgebaut und zwar an der postsynaptischen Membran durch spezifische Enzyme.

Man kann eine ganze Anzahl von Neurotransmittern unterscheiden, aber für alle gelten gewisse gemeinsame Regeln:

– Alle präsynaptischen Endigungen eines bestimmten Neurons enthalten die gleichen Neurotransmitter.
– Die Neurotransmitter von zwei hintereinander geschalteten Neuronen können sich chemisch gesehen voneinander unterscheiden. Aber obwohl man zahlreiche Neurotransmitter mit chemisch unterschiedlicher Struktur entdeckt hat, haben sie nur zweierlei Wirkung auf die postsynaptische Membran: Erregung (Exzitation) oder Hemmung (Inhibition).
– Die einmal freigesetzte Neurotransmittersubstanz wird normalerweise schnell durch Enzyme abgebaut. Diese Enzyme sind im allgemeinen am postsynaptischen Anteil des Synapsenspaltes lokalisiert.
– Der synaptische Übergangsbereich bildet einen Raum verminderter Resistenz gegenüber Medikamenten und Toxinen, so daß sie hier besonders intensiv einwirken können.
– Die Ansprechbarkeit der postsynaptischen Membran kann durch viele Faktoren beeinflußt werden.

Das Aktionspotential wird in der Synapse nach dem Alles- oder Nichts-Prinzip in ein Signal mit ganz anderen Eigenschaften übergeleitet.

Gegenwärtig kann man drei Gruppen von Neurotransmittern unterscheiden: Die erste Gruppe sind die *Amine*, zu denen das Acetylcholin, das Dopamin, das Noradrenalin und das Serotonin zu rechnen sind. Das *Acetylcholin* erfüllt eine wichtige Aufgabe als exzitierender Neurotransmitter; es findet sich in weiten Bereichen des Nervensystems – so in der Hirnrinde, dem Thalamus, den vorderen Vierhügeln und anderswo; es ist auch zuständig für die Reizübermittlung von motorischen Nerven auf die Muskelfasern. *Noradrenalin* findet sich vor allem u. a. am Locus caeruleus (einem bläulich aussehenden Bereich am Boden des 4. Ventrikels), sowie im peripheren autono-

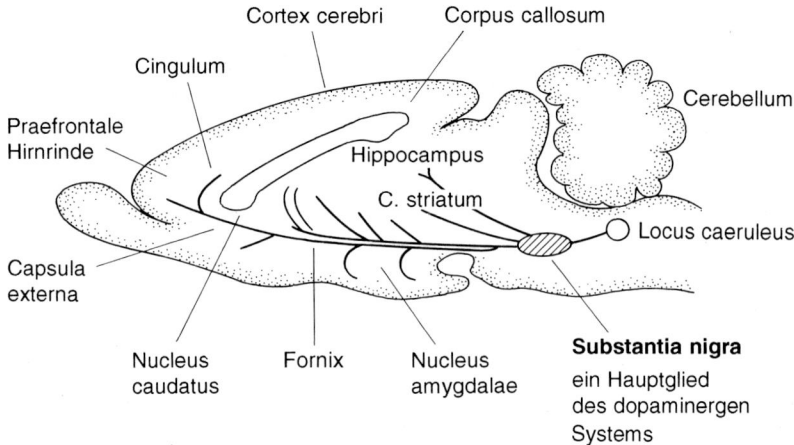

Abb. 29: Das dopaminerge System mit seinem Schwerpunkt in der Substantia nigra und einigen wichtigen Verbindungen

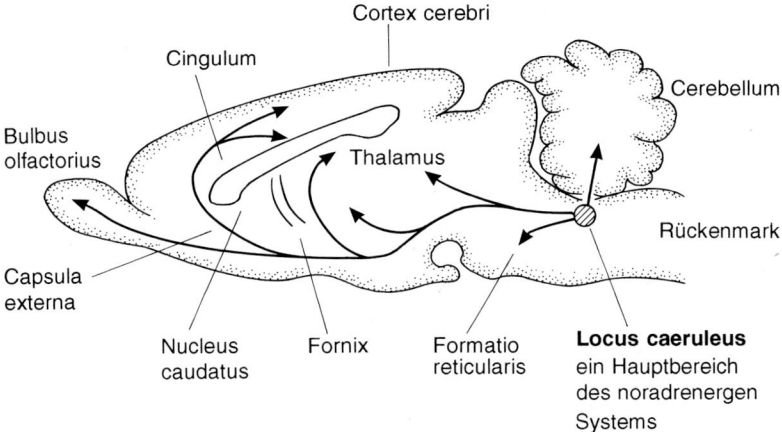

Abb. 30: Das noradrenerge System mit Schwerpunkt im Locus caeruleus und einigen wichtigen Verbindungen

men Nervensystem, wo es die Übertragung der Impulse von den Sympathikusfasern bewerkstelligt. Es dient der Vigilanz, der Lernfähigkeit und der Stimmung. *Dopamin* findet sich vor allem in der Substantia nigra, wie überhaupt den Stammganglien und im Hippokampus (des Schläfenhirns). Es fördert Motorik, Lernfähigkeit und Gedächtnis. *Serotonin* ist u. a. vor allem im Bereich der Raphekerne nachzuweisen; es ist für die Schlafregulation, die Gewöhnung an repetitive sensorische Reize und die Anhebung der Schmerzschwelle bedeutsam. Ein histaminerges Neuronsystem – bei Ratten nachgewiesen – bedarf weiterer Abklärung.

Die zweite Gruppe der Neurotransmitter besteht aus *Aminosäuren,* vor allem der *Gamma-Aminobuttersäure*, die jedoch vorwiegend hemmende Wirkungen auf das

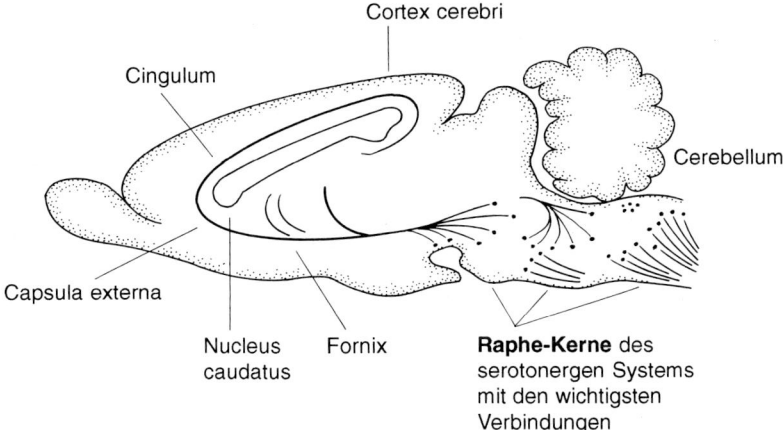

Abb. 31: Das serotonerge System besonders im Bereich der Raphe-Kerne und einige wichtigste Verbindungen

Nervensystem ausübt. Auch das *Glutamat* – und Aspartat wäre hier zu erwähnen. Beide Aminosäuren kommen als Neurotransmitter in vielen Hirnteilen vor. Ein eindeutiger Inhibitor ist das *Glycin.* Das glycinerge System ist vorzugsweise im Rückenmark (und Dienzephalon) nachzuweisen.

Bei der dritten Gruppe – teilweise erst in den letzten Jahren entdeckt – handelt es sich um *Polypeptide.* Dies ist eine Gruppe äußerst wichtiger Substanzen, die einen großen Einfluß auf das Verhalten nehmen. Ein Teil derselben sind als Hormone des Hypothalamus bekannt, so das Vasopressin und Oxytocin. Beide Transmitter sind in verschiedenen Bereichen des Stammhirns nachzuweisen; Vasopressin stimuliert im Tierversuch Lernverhalten, Oxytocin fördert das Brutpflegeverhalten. Vor allem in Hypothalamus, Kleinhirn und Corpus amygdaloideum findet sich das hirnautonome Renin- und diffuser das Angiotensin-II-System. Letzteres stimuliert im Tierversuch Trinken. Der Nachweis zahlreicher weiterer Neuropeptide bedarf noch der Abklärung.

Eine weitere Gruppe von Polypeptiden wird gebildet aus einem großen Vorläufer-Molekül, dem Pro-opiocortin, das auch im Gehirn (bzw. der Hirnanhangdrüse) erzeugt und sezerniert wird. Hierzu gehören das bereits lange bekannte ACTH, die Endorphine und das Enkepalin.

Die *Endorphine* sind Stoffe von morphinhaltiger Wirkung, die bei der Wahrnehmung von Schmerzreizen eine wesentliche Rolle spielen. Durch die wichtigen Untersuchungen von de Wied und Mitarbeitern konnten auch Verhaltensweisen durch die Endorphine beeinflußt werden. Das α-Endorphin enthemmt angelernte Verhaltensweisen. Das β-Endorphin hat einen starken schmerzstillenden Effekt. Das γ-Endorphin hat eine dem α-Endorphin entgegengesetzte Wirkung: Es beschleunigt die Aufhebung erlernter Verhaltensweisen. Wenn das Gleichgewicht zwischen diesen Substanzen gestört ist verlernen die Menschen sich an veränderte Situationen anzupassen und sie verhalten sich inadaequat in Situationen, in denen sie normalerweise ihr Verhalten ändern. Man nimmt an, daß dadurch ernsthafte psychische Störungen auftreten können.

Eine besonders starke schmerzstillende Wirkung hat das Dynorphin.

Die Wirkung der Opioide kann durch Naloxon unterdrückt werden.

Weiterhin müssen das Neurotensin-, das Cholecystokinin-, das Substanz-P-, das Somatostatin-, das Luliberin-, das Thymoliberin- und das Corticoliberinsystem erwähnt werden. Die Forschung ist hier sehr im Fluß, die ausgeübten Funktionen dieser Systeme sind teilweise schwer beurteilbar.

Inzwischen gibt es aber zahlreiche Ansätze, von Neurotransmittern abgeleitete Substanzen als Medikamente zu nutzen, vor allem beim Parkinsonsyndrom, bei der Epilepsie und als Psychopharmaka. Auch lassen sich Dystonien (durch Anticholinergika und Gabaergika), Myoklonismen (durch Serotonergika und Gabaergika) sowie Chorea und Tics (durch Antidopaminergika und Gabaergika) beeinflussen.

6. NEUROGLIA

Neben den Neuronen kommt im Nervensystem ein weiterer Zelltyp vor, der mit verschiedenen Namen bezeichnet wird: Glia, Neuroglia, gliöse Elemente u. a. Das griechische Wort «glia» bedeutet Leim. Es wurde in die Medizin übernommen, weil man anfangs annahm, daß die Neurogliazellen nichts anderes wären als eine Klebesubstanz, die die Neuronen zusammenhalten müßte.

A. STRUKTUR DER NEUROGLIA

Wir können vier Zelltypen unterscheiden: Astrozyten, Oligodendrogliazellen, Ependymzellen und Mikrogliazellen. In diesen drei Gruppen kommt eine Anzahl von Varianten vor.

a) *Astrozyten.* Diese sternförmigen Zellen haben im allgemeinen viele Ausläufer. Sie sind zahlreich in der weißen und grauen Substanz. Viele haben sogenannte «Füß-

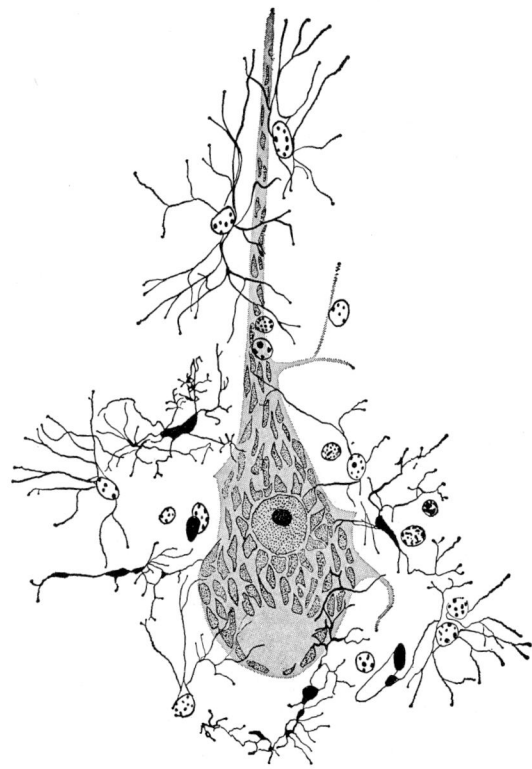

Abb. 32:
Große Nervenzelle
mit den sie umgebenden
Neuroglia-Elementen
(nach GLEES)

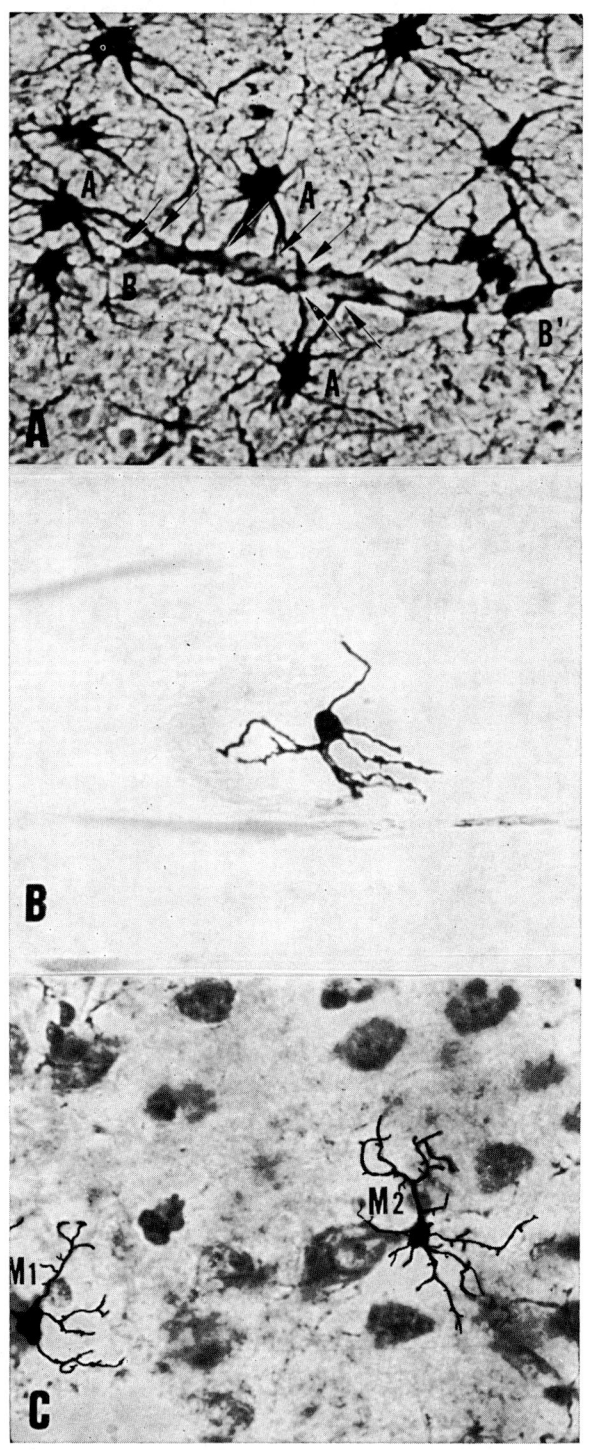

Abb. 33:
Mikrophotographien
von Neurogliazellen

A = Astrocyten (A), die mit
    ihren Endfüßchen
    Kontakt zu den
    Blutgefäßen (B') haben
B = Oligodendrogliazelle
C = Mikrogliazellen

chen», die sowohl mit den Blutgefäßen als mit den Neuronen eine enge Verbindung aufnehmen. Daher nimmt man an, daß sie als Vermittler bei der Energieversorgung der Neuronen dienen, nämlich für die Zufuhr von Nahrungs- und den Abtransport von Schlackenstoffen.

b) *Oligodendrogliazellen*. Diese Zellen haben nur wenige Ausläufer: Sie kommen vor allem in der grauen Substanz vor, und zwar in der Nähe des Zellkörpers. Hier werden sie auch Satellitenzellen genannt. In der weißen Substanz finden sich ihre Ausläufer rund um die Axone, wo sie für die Ausbildung der Myelinscheiden bedeutsam sind.

c) *Mikrogliazellen*. Diese Zellen sind häufig bipolar mit reich verzweigten Ausläufern. Sie werden aktiv bei Abräumvorgängen von Resten degenerierter Neuronen. – Der letzterwähnte Zelltyp hat enge Beziehungen zum Makrophagensystem, so daß hier eine mesodermale Herkunft angenommen wird.

d) *Ependymzellen*. Die Ependymzellen kleiden die Ventrikel aus und eine Variante hat als Plexusepithelzellen eine besondere sekretorische Funktion. Zahlreiche Ependym-Zellen tragen Kinozilien, deren Bewegung in den Ventrikeln die Liquorbewegung fördert.

Die Zahl der Neurogliazellen übertrifft die Zahl der Neuronen. Abhängig von ihrer Lokalisation im Nervensystem kommen drei – bis neunmal so viele Gliazellen wie Nervenzellen vor.

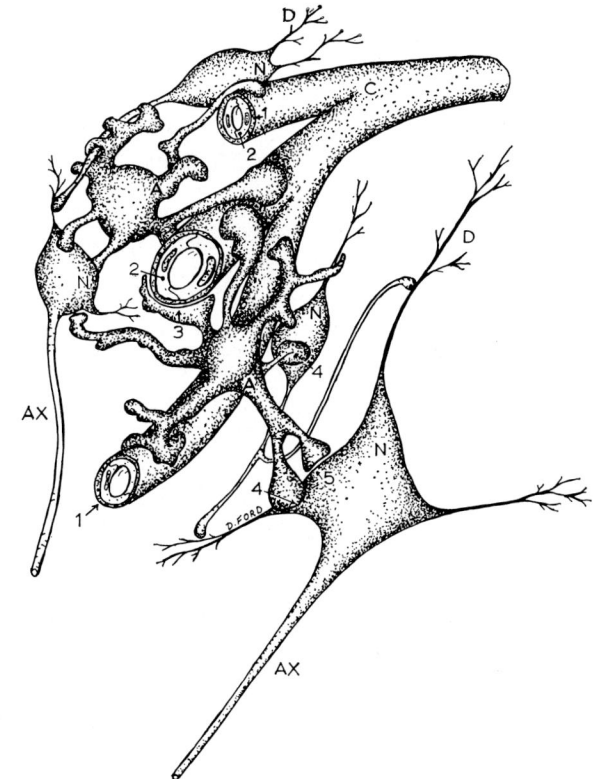

Abb. 34: Beziehung zwischen Blutgefäßen, Neuroglia und Neuronen

A   : Astrocyt
N   : Nervenzelle
C   : Kapillare
AX : Axon
D : Dendrit
1–5 : Berührungen zwischen
      den verschiedenen
      Membranen
1:   Basalmembran
     der Kapillare
2:   Endothelmembran
     der Kapillare
3+4: Membranen
     des Astrocyten
5:   Membran
     der Nervenzelle

B. FUNKTION DER NEUROGLIA

Nachfolgend seien einige Funktionen der Neuroglia zusammengefaßt:

1. Bestimmte Typen von Gliazellen fungieren als Depot für Elektrolyte, die für die Funktion der Neuronen von Bedeutung sind.
2. Sie dienen als Stützsubstanz (in Analogie zu den Bindegewebszellen anderer Organe) und haben eine Aufgabe bei der Isolierung der Neuronen.
3. Sie wirken als Vermittler beim Energiestoffwechsel der Nervenzellen.
4. Sie besitzen eine besondere Bedeutung beim Aufbau der Myelinscheiden.
5. Sie haben eine Makrophagenfunktion und können den Platz von degenerierten Neuronen einnehmen.

Die wichtigste Aufgabe der Neuroglia wird an den Umstand angeknüpft, daß die Neuronen niemals einen direkten Kontakt mit den Kapillaren des Kreislaufs haben. In der grauen Substanz des Hirngewebes, wo sich mehr als ein Meter Kapillaren pro Kubikmillimeter Nervengewebe befindet, liegt das Netzwerk der Kapillaren direkt an der Membran der Gliazellen. Die Nervenzellen sind also sowohl hinsichtlich ihrer Ernährung als auch hinsichtlich des Abstransportes von Schlackenstoffen von der Neuroglia abhängig. Deshalb hat man die Neuroglia als einen integrierenden Teil der sogenannten Blut-Hirnschranke angesehen, die das Nervensystem sozusagen schützt gegen Einflüsse von außerhalb, die auf dem Blutweg herangetragen werden (schädliche Substanzen, Mikroorganismen, aber auch viele Medikamente). Die Blut-Hirnschranke ist ein ziemlich umstrittener Begriff, da man das Substrat hiervon bisher nie hat nachweisen können. Dieses System muß deshalb mehr dynamisch als statisch gesehen werden.

Wahrscheinlich besteht noch eine weitere Schranke. Die Ventrikel des Gehirns und der Zentralkanal im Rückenmark werden von Ependymzellen begrenzt. Der in den Plexus chorioidei gebildete Liquor muß an den Ependymzellen vorbeiströmen. Man könnte von einer Hirn-Liquorschranke sprechen. Schließlich kann auch zwischen den Kapillaren des Plexus und dem Liquorraum eine Blut-Liquorschranke vermutet werden.

Im Gegensatz zu den Nervenzellen können sich Gliazellen teilen, was sich vor allem bei reparativen Vorgängen günstig auswirkt. Dadurch können sie aber auch zum Ausgangsgewebe der meisten Hirntumoren und Rückenmarktumoren sowie der Neurinome werden (s. Kap. 27).

7. DAS RÜCKENMARK

A. Strukturen

Das Rückenmark zeigt im Querschnitt eine typische Zeichnung. In der Mitte befindet sich eine H- oder schmetterlingsförmige Figur, die von der grauen Substanz gebildet wird. Hier liegen die Zellkörper und Dendriten von Nervenzellen, die ihre Ausläufer entweder zur Peripherie schicken, um die Endorgane zu innervieren, oder zu den höheren Zentren im Hirnstamm, Klein- und Großhirn, um Impulse von den Sinnesorganen zu übermitteln. Die graue Substanz kann vor allem als Reflexzentrum betrachtet werden, weil hier die Erregung von den Sinnesrezeptoren (z. B. von der Haut oder den Muskelspindeln) direkt oder über ein oder mehrere Neuronen auf die motorischen Zellen überspringen können, die dann die Muskeln zur Kontraktion bringen.

Die weiße Substanz, die gänzlich rund um die graue liegt, besteht überwiegend aus myelinisierten Nervenfasern, die in Längsrichtung verlaufen. Gruppen zusammengehöriger Fasern nennt man Bahnen; diese steigen entweder ab – sie übertragen dann Impulse von höheren Zentren zum Rückenmark – oder sie steigen auf, wobei Impulse vom Rückenmarksniveau zu Zentren des Hirnstamms, des Großhirns und anderer Hirnteile geleitet werden. Die weiße Substanz teilt sich in einen Hinterstrang, einen Seitenstrang und einen Vorderstrang auf.

Zwei Bündel Nervenfasern sind mit je einem Segment des Rückenmarks verbunden: Eine *dorsale Gruppe*: die Hinterwurzel oder dorsale Wurzel. Diese besteht aus Axonen von afferenten Neuronen. Ein afferentes Neuron übermittelt sensible Impulse von der Peripherie (z. B. der Haut) zum Rückenmark hin. Die Zellkörper dieser Nervenzellen liegen im Spinalganglion, das eine Verdickung der Hinterwurzel ist.

Eine ventrale Gruppe: die Vorderwurzel oder ventrale Wurzel. Diese besteht aus Axonen von efferenten Neuronen. Ein efferentes Neuron vermittelt Impulse vom Rückenmark zur quergestreiften oder glatten Muskulatur und zu den Drüsen.

Das Rückenmark ist aufgeteilt in Segmente, die im Querschnitt von zervikal nach sakral nicht ganz gleich aufgebaut sind. Wir unterscheiden 8 zervikale, 12 thorakale, 5 lumbale, 5 sakrale und 1 (oder mehrere) coccygeale Segmente. An zwei Stellen ist das Rückenmark deutlich dicker: Die *Intumescentiae cervicalis* und *lumbalis* zeigen sich an der Austrittstelle der Arm- und Beinnerven.

Jedes Segment hat beidseits eine Vorder- und Hinterwurzel. Analog dazu ist der Körper in Segmente oder *Metamere* aufzugliedern. Die Muskeln eines Metamers werden als *Myotom*, der Hautbereich eines Metamers als *Dermatom* bezeichnet. In der grauen Substanz des Rückenmarks können wir folgende Abschnitte unterscheiden:

a) das *Hinterhorn (Cornu dorsale)*. Hier treten die sensiblen Fasern ein, die dann vielfach mono- oder polysynaptisch Kontakt mit anderen Neuronen der grauen Substanz aufnehmen.

b) das *Seitenhorn (Cornu laterale)*. Im Thorakal- und oberen Lendenmark liegen hier Zellkörper des peripheren Sympathikussystems.

c) das *Vorderhorn (Cornu ventrale)*. Hier befinden sich nicht allein die Zellkörper der Motoneurone (motorische Vorderhornzellen), sondern auch viele sogenannte Schaltneurone. Im Vorderhorn liegen die Neuronen auf eine besondere Weise gruppiert, die sich auf die Innervation der peripheren Nerven bezieht.

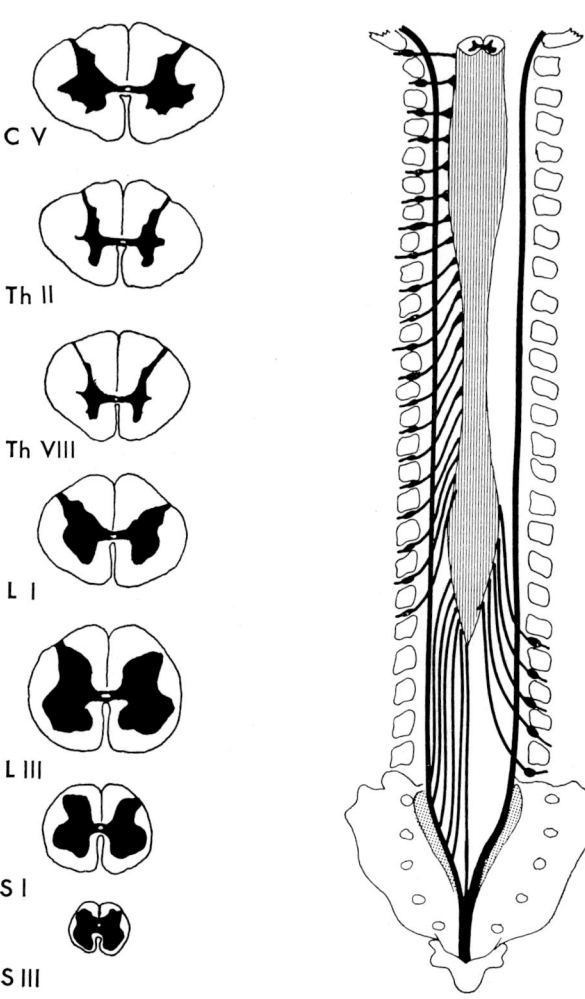

C V

Th II

Th VIII

L I

L III

S I

S III

Abb. 35: Querschnitt durch das Rückenmark in verschiedener Höhe zur Darstellung des Verhältnisses zwischen grauer (schwarz) und weißer (weiß) Substanz des Rückenmarks

a

b

Abb. 36: Das Rückenmark und die austretenden Nervenwurzeln im Wirbelkanal
a. Intumescentia cervicalis
b. Intumescentia lumbalis

Das Rückenmark endigt in Höhe des ersten Lendenwirbels. Während der embryonalen Entwicklung nimmt das Rückenmark weniger schnell an Länge zu als die Wirbelsäule, so daß das Rückenmark sozusagen im Wirbelkanal aufsteigt (Ascensus medullae). Man nützt das bei der Lumbalpunktion aus. Dabei wird der spinale Subarachnoidalraum mit einer Nadel erreicht, die man zwischen die untersten Lendenwirbel (meistens zwischen den vierten und fünften) bei stark gekrümmtem Rücken schiebt. Dadurch kann man Liquor cerebrospinalis zum Zweck einer chemischen, serologischen und mikroskopischen Untersuchung entnehmen.

Eine Verletzung des Rückenmarks bei der Lumbalpunktion ist hier nahezu unmöglich.

B. Reflexfunktionen des Rückenmarks

Das Rückenmark hat vielerlei Aufgaben. Es ermöglicht eine große Anzahl von Reflexen an Rumpf und Gliedmaßen (Reflexfunktion). Auch leitet es die Erregungen von den Sinnesorganen in Rumpf und Gliedmaßen zum Gehirn und von dieser Zentrale wieder zurück zur Peripherie (Leitungsfunktion). Das Rückenmark ermöglicht gleichzeitig Leitungen des autonomen Nervensystems.

Ein *Reflex* ist eine unwillkürliche Reaktion auf einen Reiz, der außerhalb des Nervensystems zustandekommt, aber über das Zentralnervensystem geleitet wird. Da der Ort des Reizes und die Antwort meistens dicht beieinander liegen, sprechen wir von einem *Reflexkreis* oder *Reflexbogen*.

AUFBAU EINES REFLEXBOGENS

Der Reflexbogen besteht aus folgenden Komponenten:

a) dem Rezeptor oder der Sinneszelle, die den Reiz aufnimmt;

b) dem afferenten System: die Nervenzelle, die den Reiz zum Rückenmark oder zum Hirnstamm leitet;

c) den Schaltzellen, die für die Erregungsübertragung im Rückenmark oder Hirnstamm sorgen. Abhängig vom Typ des Reflexes sehen wir keine, eine oder mehrere Schaltzellen im Reflexbogen;

d) dem efferenten System: die Nervenzelle, die den Reiz vom Rückenmark oder vom Hirnstamm zur Peripherie trägt;

e) dem Effektor, das ausführende Organ: meistens ein Muskel oder eine Drüse.

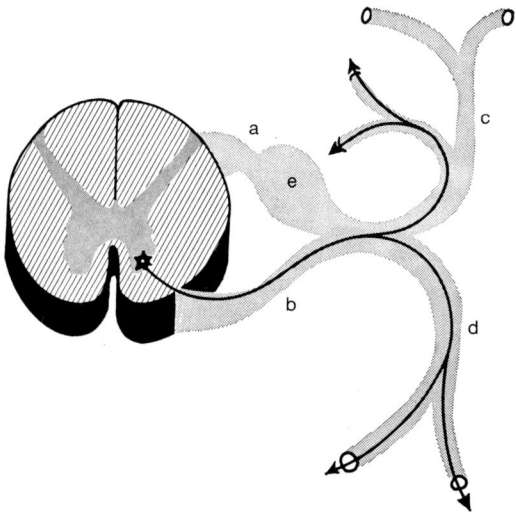

Abb. 37: Querschnitt
des Rückenmarks und schematische
Darstellung des efferenten
oder motorischen Neurons

a) Hinterwurzel
b) Vorderwurzel
c) Verzweigungen zu den
   hinteren Körperbereichen
d) Verzweigungen zu den
   vorderen Körperbereichen
e) Spinalganglion

EINTEILUNG DER REFLEXE

a) **nach der Art und der Lage der Rezeptoren:**

    1. Exterozeptive Reflexe: die Repeztoren liegen im Haut- oder Unterhautgewebe.
    2. Propriozeptive Reflexe: die Rezeptoren liegen in den Muskeln (Muskelspindeln), Sehnen (Sehnenkörperchen von Golgi), in den Gelenkskapseln oder -bändern.
    3. Interozeptive Reflexe: die Rezeptoren liegen in den Eingeweiden, Blutgefäßen, und anderem.

b) **nach der Anzahl der Synapsen:**

    1. Monosynaptische Reflexe: im Reflexbogen findet sich kein Schaltneuron (auch direkte Reflexe genannt).
    2. Polysynaptische Reflexe: es befinden sich eine oder mehrere Schaltneurone im Reflexbogen (auch indirekte Reflexe genannt).

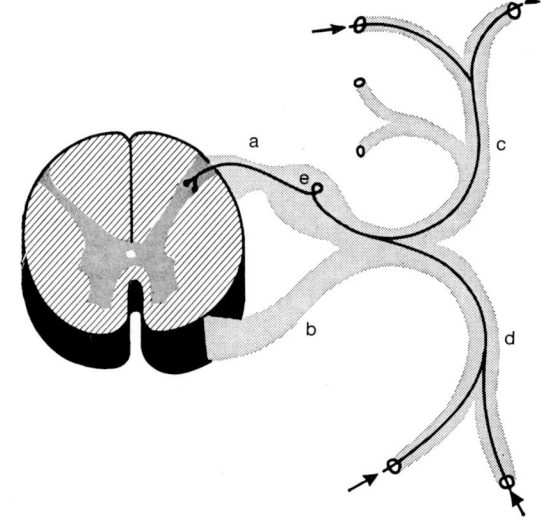

Abb. 38: Querschnitt des Rückenmarks und schematische Darstellung des afferenten oder sensiblen Neurons

a) Hinterwurzel
b) Vorderwurzel
c) Nervenfasern von den hinteren Körperbereichen
d) Nervenfasern von den vorderen Körperbereichen
e) Spinalganglion

UNTERSCHIEDE ZWISCHEN PROPRIOZEPTIVEN UND EXTEROZEPTIVEN REFLEXEN

Propriozeptive Reflexe (Muskeleigenreflexe)

1. Die Wirkung ist auf einen einzelnen Muskel oder eine Muskelgruppe beschränkt; beim «Patellarsehnenreflex» wird nur der M.quadriceps erregt.
2. Die Reflexzeit ist kurz; damit ist die Zeit gemeint, die vergeht zwischen dem Moment der Reizung und der Reaktion.

3. Geringe Ermüdbarkeit.
4. Der Muskel reagiert nur kurz auf den Reiz.
5. Es kommt nach dem Reflex nur zu einer kurzen Refraktärzeit.
6. Willenseinflüsse: die Reaktion kann gebremst, aber nicht unterdrückt werden.
7. Funktion: vor allem wichtig für die Regulation der Körperhaltung.

Exterozeptive Reflexe:

1. Die Wirkung ist ausgedehnter; es ist immer mehr als ein Muskel von der Antwort betroffen; die Schaltneurone sorgen für eine Ausbreitung der ankommenden Erregung.
2. Die Reflexzeit dauert länger, weil die Erregung mehrere Synapsen durcheilen muß.
3. Schnelle Ermüdbarkeit, die der Erregungsübertragung in den Synapsen zugeschrieben werden muß.
4. Die Reaktion auf den Reiz dauert viel länger, wahrscheinlich durch eine spezifische Aktivität der Schaltneurone.
5. Lange Refraktärzeit.
6. Die Reaktion kann sowohl gebremst als auch unterdrückt werden.
7. Funktion: vornehmlich Schutzaufgaben.

Die propriozeptiven Reflexe wie der Patellarsehnen- und der Bizepssehnenreflex werden zu Unrecht Sehnenreflexe genannt. Durch das Beklopfen der Sehne mit dem Reflexhammer wird sowohl die Sehne als der Muskel gedehnt. Die Muskelspindeln haben jedoch einen viel niedrigeren Schwellenwert für Dehnung und sie schicken dann Impulse zum Rückenmark zur Aktivierung der motorischen Vorderhornzellen. Die Aktivität der Sehnenkörperchen wirkt auf dem Weg über die Schaltzellen meistens hemmend auf die motorischen Vorderhornzellen, die die zugehörigen und synergistischen Muskeln innervieren. Es ist nicht richtig, von monosynaptischen Reflexen zu sprechen, da jeder Muskelspindelreflex eine mono- und eine polysynaptische Komponente besitzt (s. Abb. 39). Die Erregung aus den Muskelspindeln aktiviert die motorischen Vorderhornzellen der eigenen und synergistischen Muskeln, aber gleichzeitig werden die motorischen Vorderhornzellen von einer Anzahl antagonistischer Muskeln gehemmt. Ohne Hemmung der antagonistischen Muskeln würde nie ein Reflex zustandekommen.

Quadricepsreflex («Patellarsehnenreflex»):

Durch kurzes Klopfen mit dem Reflexhammer auf die Sehne des M. quadriceps kontrahiert sich dieser Muskel mit der Wirkung, daß der Unterschenkel gestreckt wird. Die Rezeptoren für diesen Reflex sind Muskelspindeln, die in diesem Muskel selbst liegen; die Erregung führt zu einer Veränderung des Dehnungszustandes des Muskels.

Sowohl die afferenten als die efferenten Nervenfasern laufen im *N. femoralis*. Als adäquater Reiz für diesen Reflex muß jede schnelle Veränderung des Dehnungszustandes des Muskels angesehen werden. Der Muskel reagiert nicht allein auf die Veränderung des Dehnungszustandes, sondern auch auf den bestehenden Dehnungszustand. Sogar in Ruhe sind die Muskeln mehr oder weniger gedehnt: Wir sprechen von der Ruhespannung oder dem *Grundtonus*, der reflektorisch erhalten wird.

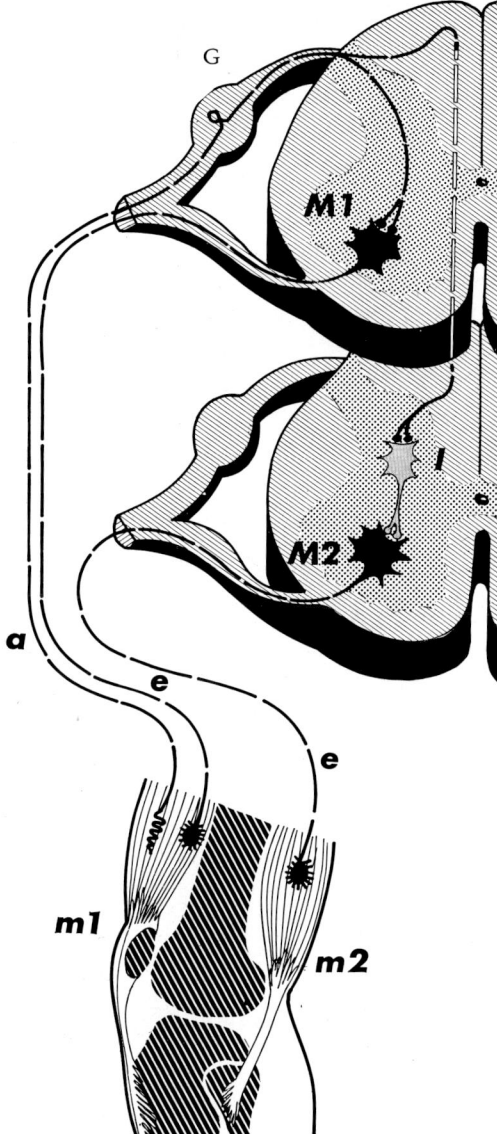

Abb. 39: Schematische Darstellung
der monosynaptischen und der
polysynaptischen Komponente
des Quadricepsreflexes
(früher Patellarsehnenreflex
genannt)

m1 = m.quadriceps
m2 = m.biceps femoris
a   = afferente Nervenfasern
e   = efferente Nervenfasern
M1 = motorische Vorderhornzelle,
       die erregt wird
M2 = motorische Vorderhornzelle,
       die gehemmt wird durch die
       inhibierende Schaltzelle I
G   = ganglion spinale

Flucht- und Stützreflexe

Oft handelt es sich um komplexe Reaktionsmuster. Wenn ein starker Hautreiz einwirkt
folgt eine komplexe Reaktion, bei der die Beugemuskeln aktiviert und die Streckmuskeln
gehemmt werden. Dies bewirkt eine Entfernung des Gliedes aus dem Bereich, in dem der
Reiz einwirkt. Dies kann mit einer Streckung des anderen Beins verbunden sein, um das
Gleichgewicht zu bewahren.

Normale Reflexe

Reflex	*Art des Reizes und reflexogene Zone*	*Wirkung*
1. Biceps-brachii-Reflex	Schlag auf die Bicepssehne	Beugung im Ellbogengelenk
2. Brachioradialisreflex	Schlag auf das distale Radiusende	Beugung im Ellbogengelenk
3. Tricepsreflex	Schlag auf die Tricepssehne	Streckung im Ellbogengelenk
4. Ulnareflex	Schlag auf das distale Ulnaende	Pronation
5. Daumenreflex	Schlag auf den Flexor pollicis longus	Daumenbeugung
6. Bauchhautreflex	Streichen auf der Bauchhaut von lateral nach medial	Verziehen des Nabels
7. Cremasterreflex	Streichen an der Innenseite des Oberschenkels	Hochziehen des gleichseitigen Testis
8. Adduktorenreflex	Schlag auf den Condylus femoris medialis	Adduktion des Beins
9. Quadricepsreflex «(Patellarsehnenreflex»)»	Schlag auf die Kniesehne	Streckung im Kniegelenk
10. «Semi»-Reflex	Schlag auf die Sehnen der medialen Kniebeuger	Kontraktion des M.semimembranosus und des M.semitendineus
11. Biceps-femoris-Reflex	Schlag auf die Sehnen der lateralen Kniebeuger	Kontraktion des M.biceps femoris
12. Triceps-surae-Reflex («Achillessehnenreflex»)	Schlag auf die Achillessehne	Plantarflexion des Fußes
13. Tibialis-posterior-Reflex	Schlag auf die Sehne des M.tibialis posterior	Einwärtsbewegung des Fußes
14. Mayer'sches Zeichen	Druck auf eine Grundphalange der Hand	Opposition und Adduktion des Daumens
15. Fußsohlenreflex	Streichen am lateralen Fußrand	Plantarflexion der Zehen u. Fluchtbewegung des Fußes

Muskel	Peripherer Nerv	Wurzel	Rückenmarks-segment
M.biceps brachii	N.musculo-cutaneus	C 5–C 6	C 5
M.brachioradialis (und M.brachialis)	N.radialis	C 5–C 6	C 5
M.triceps brachii	N.radialis	C 6–C 7	C 7
M.pronator quadratus	N.medianus	C 7–C 8	C 8
M.flexor pollicis longus	N.medianus	C 6–C 8	C 8
Bauchwandmuskeln	Nn.intercostales, N.hypogastricus, N.ilioinguinalis	Th 7–Th 12	Th 12
M.cremaster	R.genitalis N.genitofemoralis	L 1–L 2	L 2
Mm.adductores	N.obturatorius	L 2–L 4	L 3
M.quadriceps femoris	N.femoralis	L 2–L 4	L 3
M.semimembranosus M.semitendineus	N.ischiadicus	S 1	S 1
M.biceps femoris	N.ischiadicus	S 1–S 2	
M.triceps surae	N.tibialis	S 1–S 2	
M.tibialis posterior	N.tibialis	L 5	
M.opponens und adductor pollicis	N.ulnaris, N.medianus	C 8–Th 1	
Zehenbeuger	N.tibialis	S 1–S 2	

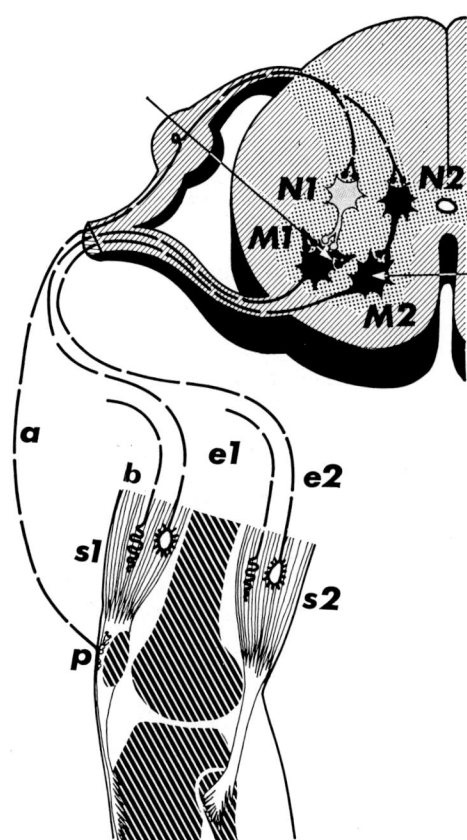

Abb. 40: Schematische Darstellung
der Verbindungen beim
Patellarsehnen-(Quadriceps-)Reflex

p   = Sehnenkörperchen (Golgi-Zellen)
a   = afferente Fasern zum
        Rückenmark
b   = afferente Fasern von den
        Muskelspindeln
e_1, e_2 = efferente Fasern zu den
        Endplatten
N_1 = erregende Schaltzellen
N_2 = hemmende Schaltzellen
        (z. B. Renshaw-Zellen)
M_1 = motorische Vorderhornzelle,
        die erregt wird
M_2 = motorische Vorderhornzelle,
        die gehemmt wird
s_1 = Strecker
s_2 = Beuger
        im Kniegelenk, die ge-
        hemmt bzw. erregt werden

Aus der Pyramidenbahn kommen
zusätzlich reflexhemmende oder
auch -fördernde Impulse

Einige pathologische Reflexe

Bei Leitungsstörungen im Reflexbogen kann ein Reflex aufgehoben (Areflexie) oder abgeschwächt (Hyporeflexie) sein. Diese Erscheinung kann bei einer Nervenschädigung auftreten, einer Störung der Erregungsübertragung oder einer Muskelschädigung.

Unter pathologischen Bedingungen kann auch eine Enthemmung der Reflexe auftreten (Schädigung der motorischen Rinde oder der motorischen Bahnen). So treten Phänomene auf, die beim Gesunden (jedenfalls nach dem 1. Lebensjahr) nicht vorkommen.

Die Reflexe 5–8 sind dabei von geringerer Bedeutung, da sie wohl nur Ausdruck einer lebhaften (gesteigerten) Reflexfunktion der entsprechenden Muskeln sind. Sie stellen also wohl verstärkt auftretende Muskeleigenreflexe dar.

Reflex	Reiz	Wirkung
1. Babinski	Streichen am lateralen Fußrand	Langsame Dorsalflexion der großen Zehe, Spreizung der anderen Zehen
2. Chaddock	Streichen unterhalb des lateralen Fußgelenks	Streckbewegung der großen Zehe wie beim Babinskischen Zeichen
3. Oppenheim	Festes Streichen von proximal nach distal an der Tibiakante	wie beim Babinskischen Zeichen
4. Gordon	Zusammenpressen der Wadenmuskulatur	wie beim Babinskischen Zeichen
5. Hoffmann-Trömner	Schlag gegen die Fingerkuppen der Finger 2–4	Beugung der Finger
6. Rossolimo	Schlag gegen die Kuppen der Zehen 2–4 von unten	Plantarbeugung der Zehen
7. Mendel-Bechterew	Beklopfen des Fußrückens	Plantarbeugung der Zehen
8. Schäfer	Druck auf die Achillessehne	Dorsalflexion der Zehen und des Fußes

C. Leitungsfunktion des Rückenmarks

Das Rückenmark enthält viele Bahnen (Nervenfaserbündel), die – in der weißen Substanz gelegen – Impulse heran- und fortführen. Die aufsteigenden oder aszendierenden Bahnen haben im allgemeinen eine *sensible* Funktion, denn sie leiten die Impulse von den Sinneszellen zu den höher gelegenen Teilen des Zentralnervensystems. Die absteigenden oder deszendierenden Bahnen haben eine *motorische* Funktion: Sie leiten Impulse von höhergelegenen Zentren zu den Zellen im Vorderhorn des Rückenmarks, die sie ihrerseits an die quergestreiften Muskeln weitergeben.

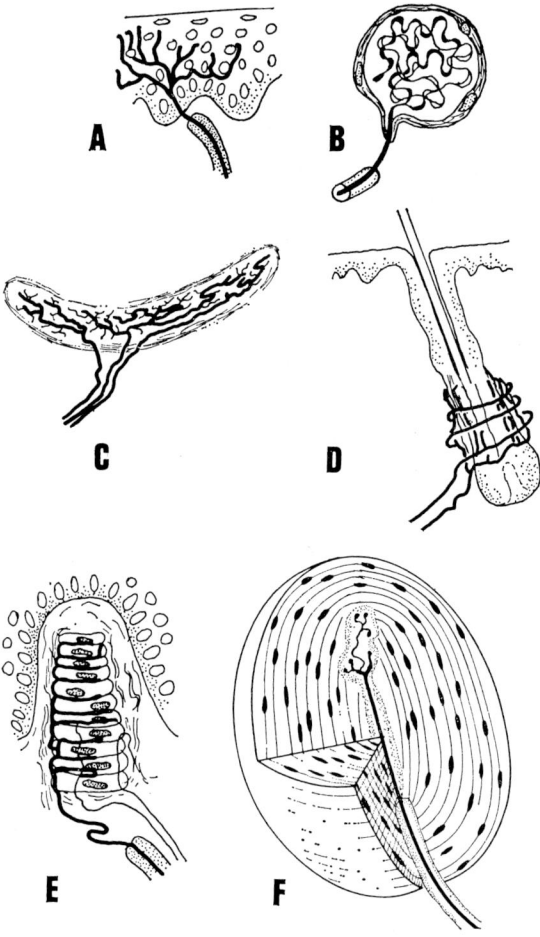

Abb. 41: Einige Beispiele von Exteroceptoren die Reize von der Außenwelt aufnehmen

A = Schmerzrezeptoren (freie Endigungen afferenter Nervenfasern)

B = Kälterezeptoren (KRAUSE)

C = Wärmerezeptoren (RUFFINische Körperchen u. a.)

D + E = Tastrezeptoren (E. MEISSNER)

F = Druckrezeptoren (VATER-PACINische Körperchen u. a.)

Wir kennen noch ein drittes System von kurzen Assoziationsbahnen. Es liegt an der Grenze zwischen grauer und weißer Substanz und verbindet die einzelnen Rückenmarkssegmente funktionell.

A. SENSIBLE BAHNEN

Die drei wichtigsten sensiblen Bahnen, das *spinothalamische*, das *dorsale* und das *spinozerebellare System*, bringen die Erregung von den Sinnesorganen in der Peripherie oder in den Muskeln zu den wichtigen Endstationen im Großhirn, Hirnstamm und Kleinhirn. Diese drei Bahnen vermitteln Informationen von allen Sinneszellen des Körpers mit Ausnahme des Kopfes (Ohr, Auge usw.). Alle sensiblen Nervenfasern treten ins Rückenmark über die Hinterwurzeln ein. Hier kann man zwei Bündel unterscheiden: Ein *mediales* Bündel, das aus dicken myelinisierten Fasern besteht, deren Axone von den Propriozeptoren kommen, den Muskelspindeln und den Sehnenkörperchen, aber auch beispielsweise von den Druckrezeptoren (Vater-Pacini'sche Körperchen). Ein *laterales* Bündel besteht aus dünnen Axonen, die von den Tast-, Temperatur- und Schmerzrezeptoren aufsteigen. Alle eintretenden Nervenfasern haben im allgemeinen einen aufsteigenden und einen absteigenden Ast sowie eine große Anzahl von Kollateralen (Seitenästen).

I. Spinothalamische Bahnen

Das erste Neuron dieses Systems, das *periphere sensible Neuron* genannt, nimmt im Haut- oder Unterhautbindegewebe Kontakt mit den Schmerz-, Temperatur- und Tastrezeptoren auf. Die Zellkörper dieses Neurons liegen im *Ganglion spinale*. Die Fasern erreichen das Rückenmark über die Hinterwurzeln und endigen im hinteren Teil des Hinterhorns. Hier liegen die Zellkörper des zweiten Neurons, dessen Axone die Mittellinie in der *Commissura anterior* kreuzen, verteilt über eine Anzahl von Segmenten. Es gibt zwei spinothalamische Bahnen:

a) *Tractus spinothalamicus lateralis*, in den Seitensträngen;
b) *Tractus spinothalamicus anterior*, in den Vordersträngen.

In beiden Bahnen finden wir eine somatotopische Gliederung. Das bedeutet, daß die einzelnen Körperteile von bestimmten Bereichen der Bahnen repräsentiert werden. So sind die Faserzüge aus dem Bein im seitlichen, aus dem Arm vor allem im mittleren Teil der Bahn angeordnet. Im Grenzbereich von Rückenmark und Hirnstamm vereinigen sich die beiden Bahnen zu einem einheitlichen System. Kranialwärts wird die Bahn im Hirnstamm immer dünner, weil viele Faserzüge in der Formatio reticularis enden.

Das zweite Neuron, dessen Zellkörper im Hinterhorn liegt, endigt in einem Kern des Thalamus: dem *Nucleus posterolateralis ventralis*. Von hier zieht das dritte Neuron über die *Capsula interna* zur sensiblen Rinde, und zwar an der hinteren Zentralwindung (Gyrus postcentralis) im Lobus parietalis des Großhirns. Auch hier findet sich eine charakteristische somatotopische Gliederung. Die Endigungen der Neuronen sind in der Hirnrinde systemisch so angeordnet, daß jedes Körperteil einen eigenen Bereich in dieser Region hat. Fuß- und Beinbahnen projizieren sich in den am stärksten kranial gelegenen Teil der hinteren Zentralwindung; danach folgen nach unten die Projektionsfelder von Rumpf, Arm und Gesicht. Der ganze Körper wird gewissermaßen umgekehrt

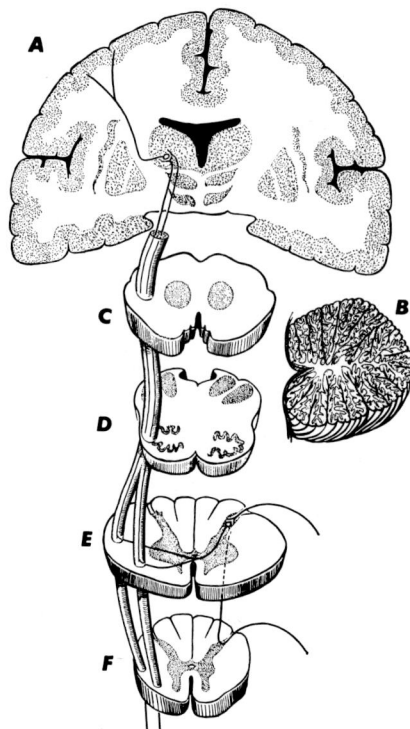

Abb. 42: Tractus spinothalamicus
A: Frontalschnitt durch das Großhirn
B: Kleinhirn
C: Mittelhirn
D: Medulla oblongata
E+F: Rückenmarksquerschnitte

und stark verkleinert (man hat ihm den Namen *Homunculus* gegeben) auf die hintere Zentralwindung projiziert.

Der Tractus spinothalamicus lateralis ist der bedeutendere der beiden; wird er geschädigt, so kommt es zu einer *Analgesie* (Aufhebung der Schmerzempfindung) und *Thermanaesthesie* (Aufhebung der Kälte- und Wärmeempfindung). Zumeist beginnt der Ausfall ungefähr ein Segment unterhalb der Schadensstelle im Rückenmark. Das spinothalamische System hat als wichtigste Aufgabe die Vermittlung der vitalen oder protopathischen Sensibilität, des Temperatur-, Schmerz- und Tastsinns. Bei Erkrankungen im Zentrum des Rückenmarks (z. B. bei der Syringomyelie oder einem Tumor) kann das zweite Neuron unterbrochen sein, wodurch erhebliche Störungen in der protopathischen Sensibilität auftreten können. Bei der Behandlung schwerster Schmerzzustände wird diese Bahn gelegentlich durchtrennt.

2. Das Hinterstrangsystem (Tractus gracilis und cuneatus)

Das periphere Neuron nimmt Kontakt auf mit einer großen Gruppe von Rezeptoren, die in Muskeln, Sehnen und Gelenkskapseln, aber auch in Haut- und Unterhautgewebe gelegen sind. Der Zellkörper des ersten Neurons liegt im Spinalganglion und die Nervenfasern, die über die Hinterwurzel eintreten, biegen direkt nach dorsal um, um kranialwärts im Hinterstrang zu verlaufen; der Hinterstrang wird weitgehend aus derartigen Fasern aufgebaut. Die eintretenden Faserzüge sind Teil des medialen Bündels der Hinterwurzeln und haben zahlreiche aufsteigende und absteigende Verzweigungen. Die aufsteigenden Fasern legen sich jeweils seitlich am Hinterstrang an, wodurch eine vertikal geschichtete Struktur entsteht. Die Faserzüge aus den sakralen und lumbalen Segmenten und auch aus dem untersten Teil des thorakalen Rückenmarks liegen medial und werden zum *Fasciculus gracilis*, die Faserzüge aus dem übrigen Teil des thorakalen Rückenmarks und aus den zervikalen Segmenten liegen lateral und bilden den *Fasciculus cuneatus*.

Das erste Neuron läuft ohne Synapsen in den Hintersträngen bis zum Hirnstamm, wo die Faserzüge in zwei Kernen endigen, die dorsal und kaudal von der Medulla oblongata gelegen sind: der *Nucleus gracilis* (GOLL) und der *Nucleus cuneatus* (BURDACH). Die Zellkörper des zweiten Neurons liegen hier. Ihre Axone kreuzen ventromedial und laufen kranialwärts als *Lemniscus medialis* weiter, bis sie in einem Kern des Thalamus, dem *Nucleus posterolateralis*, enden. Über dem hintersten Teil der Capsula interna ziehen dann die Fasern des dritten Neurons zu dem gleichen Gebiet der Hirnrinde wie die spinothalamischen Bahnen. Bereits im Hirnstamm laufen diese Bahnen als Lemniscus medialis zusammen.

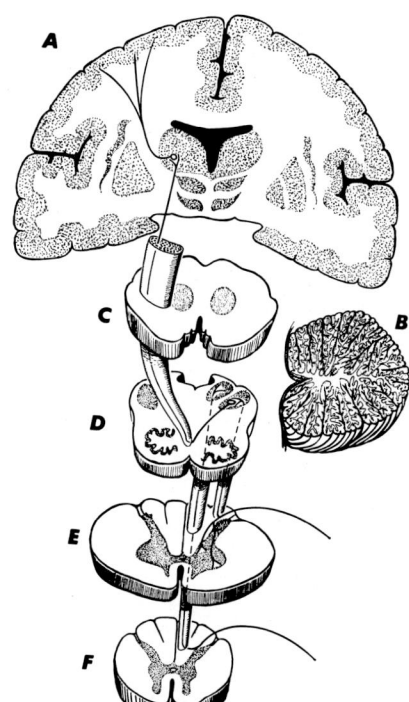

Abb. 43: Tractus gracilis (GOLL) vom unteren – und cuneatus (BURDACH), vom oberen Rückenmark her

Die Fasern dieses Systems leiten die Tiefensensibilität und die feine Tastempfindung, auch *epikritische* oder *gnostische Sensibilität* genannt. Wir können hier eine propriozeptive Komponente unterscheiden, die für Lage und Bewegung bedeutsam ist, und eine Tastkomponente, die die *räumliche* und *zeitliche* Diskrimination erlaubt.

Fasciculus gracilis und cuneatus spielen eine wichtige Rolle bei der Koordination der Bewegungen, weil sie viele stereognostische Impulse vermitteln. Diese werden hervorgerufen durch die Änderungen in der Haltung der Extremitäten und des Rumpfes im Raum. Sie informieren uns ferner über Bewegungen, die in den Gelenken stattfinden.

Auch eine bestimmte Modalität des Schmerzes wird durch dieses System geleitet: Der epikritische Schmerz, der die Art der Schmerzempfindung angibt. Eine Schädigung dieser Bahnen führt zu Störungen der Tiefensensibilität und einem Verlust des Muskelgefühls, wie sie bei der Tabes dorsalis und kombinierten Strangerkrankungen vorkommen.

3. Spinozerebellare Bahnen

Das periphere Neuron steht in Berührung mit Sinneszellen in Muskeln, Sehnen und Gelenkkapseln. Die Fasern treten über die Hinterwurzel ins Rückenmark und endigen im dorsalen und mittleren Teil der grauen Substanz. Wir können zwei Bahnen unterscheiden: den *Tractus spinocerebellaris posterior* (FLECHSIG) und *Tractus spinocerebellaris anterior* (GOWERS). Die Fasern der dorsalen Bahnen kommen aus Neuronen im

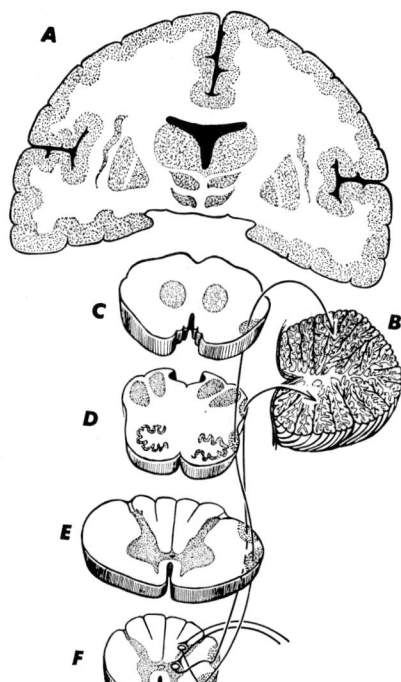

Abb. 44: Spinocerebelläre Bahnsysteme

Hinterhorn. Im allgemeinen ziehen sie erst einige Segmente hoch und biegen dann nach lateral um, um an der gleichen Seite des Rückenmarks eine Bahn zu bilden. Der Tractus spinocerebellaris posterior liegt im Rückenmark ganz seitlich, direkt ventral von den Hinterwurzeln.

Nach ihrer Ankunft im Hirnstamm zieht diese Bahn über den *Pedunculus cerebellaris inferior* (auch Corpus restiforme oder Crus medullocerebellare genannt) zum Kleinhirn (s. Abbildung 44). Man sieht die Bahn im Rückenmark vom dritten Lumbal- bis zum achten Zervikalsegment. Die Fasern des Halsteils des Rückenmarks gehen zu einem eigenen Kern im Hirnstamm, dem *Nucleus cuneatus accessorius*, und von dort zum Kleinhirn. Die Fasern des Tractus spinocerebellaris anterior entspringen von Zellkörpern, die im mittleren Teil der grauen Substanz und dicht am Vorderhorn liegen. Die meisten Fasern dieser Bahnen kreuzen die Medianlinie und formen ein Bündel im seitlichen Bereich des Rückenmarks, direkt hinter dem Eintritt der Vorderwurzeln. Diese Bahn geht indirekt zum Zerebellum; die Fasern verlaufen zuerst durch verlängertes Mark und Brücke, um dann über den Pedunculus cerebellaris superior (Brachium pontis) zum Kleinhirn zu gelangen.

Durch diese Bahnen werden propriozeptive Impulse von den Muskelspindeln, den Sehnenkörperchen und den Rezeptoren in den Gelenkkapseln dem Kleinhirn vermittelt. Das Zerebellum ist also nicht nur informiert über die Lage von Gelenken und Körperteilen, sondern auch über den Tonus der Muskeln.

Die drei vorgenannten sensiblen Systeme sind primäre sensible Bahnen, die Impulse von den Sinnesorganen zum Klein- und Großhirn übermitteln; viele ihrer Fasern endigen in der Formatio reticularis. Es gibt aber auch noch andere sensible Systeme, die sekundären sensiblen Bahnen, die Impulse vom Rückenmark zu einer Anzahl von Kerngebieten im Hirnstamm vermitteln. Eine ausführliche Besprechung dieser Bahnen liegt außerhalb der Aufgabe dieses Kompendiums; es können nur eine Anzahl Bahnen kurz angedeutet werden. Der *Tractus spinoreticularis* läuft vom Rückenmark zur Formatio reticularis, der *Tractus spinoolivaris* zu den Kernen der Olive im verlängerten Mark, der *Tractus spinovestibularis* zu den Vestibularkernen in der Medulla oblongata, der *Tractus spinopontinus* zu einer Anzahl kleiner Kerne in der Pons und *Tractus spinotectalis* zum dorsalen Teil des Mittelhirns, wo Reflexzentren für Auge und Ohr liegen.

B. MOTORISCHE BAHNEN

Die Systeme, die die Neuronen von Hirn- und Rückenmarknerven steuern, werden von je her in zwei Gruppen geteilt: die *Pyramidenbahn*, die von der Großhirnrinde kommt, und die *extrapyramidalen Bahnen*, die von subkortikalen Kernen und Kernen im Hirnstamm herstammen. Pyramidenbahn ist eine veraltete Bezeichnung, weil sich gezeigt hat, daß nur ein kleiner Teil der Pyramidenbahn von den typischen Pyramidenzellen im Großhirn stammt. Die Bahnen enthalten je ungefähr eine Million Fasern, während nur rund 30 000 große Pyramidenzellen (Betz'sche Zellen) vorhanden sind. Weiter teilt man die Bahnen, die von Zellen der Großhirnrinde entspringen, ein

a) in *corticospinale Bahnen* (Tractus corticospinalis). Diese ziehen zum Rückenmark.

b) in *corticonucleäre Bahnen* (Tractus corticobulbaris). Diese ziehen zu den motorischen Kernen der Hirnnerven.

Diese Fasern entspringen nicht nur von Zellen in der motorischen, sondern auch in der sensiblen Hirnrinde. Die Faserbündel vereinigen sich und laufen durch die Capsula interna über die Pedunculi cerebri und die Brücke zum verlängerten Mark. Der Tractus corticobulbaris gibt in den verschiedenen Ebenen des Hirnstamms Fasern zu den Kernen der motorischen Hirnnerven ab. Im allgemeinen kreuzen diese Fasern, bevor sie Synapsen mit den Hirnnervenkernen haben. Im übrigen läuft die Bahn wie der Tractus

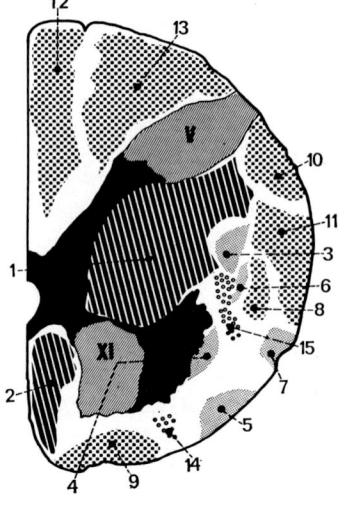

Abb. 45: Querschnitt durch das Rückenmark in Höhe des 8. Cervicalsegments

1. tr.corticospinalis lateralis
2. tr.corticospinalis medialis
3. tr.rubrospinalis
4. tr.reticulospinalis
5. tr.vestibulospinalis
6. tr.tectospinalis
7. tr.olivospinalis
8. tr.spinothalamicus lateralis
9. tr.spinothalamicus anterior
10. tr.spinocerebellaris posterior
    (FLECHSIG)
11. tr.spinocerebellaris anterior (GOWER)
12. fasc.gracilis (GOLL)
13. fasc.cuneatus (BURDACH)
14. tr.spinoolivaris
15. tr.spinotectalis

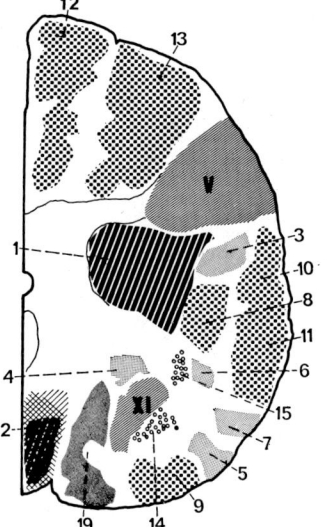

Abb. 46: Querschnitt
durch das verlängerte Rückenmark
(Medulla oblongata) in Höhe der
Pyramidenkreuzung

corticospinalis. Der Tractus corticospinalis zieht im ventralen Teil des Hirnstamms. Im
unteren Teil des verlängerten Marks gliedert er sich in zwei Teile auf. Ungefähr 80% der
Fasern kreuzen die Mittellinie und ziehen nach dorsolateral, wo sie im Seitenstrang als
Tractus corticospinalis lateralis angetroffen werden. Diese Kreuzung kann man mit
bloßem Auge sehen. Sie wird Pyramidenkreuzung *(Decussatio pyramidum)* genannt.
Der Rest dieser Fasern – ungefähr 20% – läuft ungekreuzt in den Vordersträngen des
Rückenmarks und wird *Tractus corticospinalis anterior* genannt. Die meisten Fasern der

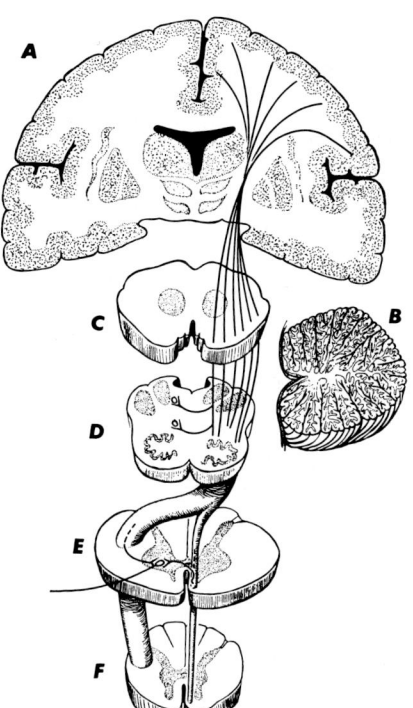

Abb. 47: Corticospinale Bahnsysteme
A: Frontalschnitt des Großhirns
B: Kleinhirn
C: Mittelhirn
D: Medulla oblongata
E, F: Querschnitte des Rückenmarks

corticospinalen Bahnen nehmen Kontakt zu den motorischen Vorderhornzellen über Schaltzellen auf: Die Axone der lateralen Bahnen bleiben im Rückenmark an der gleichen Seite, die Fasern der ventralen Bahn kreuzen kurz vorher die Medianlinie. Dadurch, daß beide Bahnen die Mittellinie kreuzen, erreichen Impulse der rechten Hirnhälfte die linke Körperseite und umgekehrt. Kaudalwärts werden die corticospinalen Bahnen immer dünner; 55% endigen im Zervikalbereich und nur ca. 25% gelangen in die lumbosakralen Segmente.

Die dicken Fasern der corticospinalen Bahnen stammen von den Zellen der motorischen Rinde ab und regulieren hauptsächlich die isolierten Feinbewegungen in den distalen Extremitäten. Die dünneren Fasern stammen von Zellen sowohl aus motorischen als aus sensiblen Rindengebieten und dienen vor allem den Massenbewegungen und der Tonuskontrolle der motorischen Schablonen (Bewegungsmuster, «pattern»).

Die zweite Gruppe der motorischen Bahnen (die sekundären oder extrapyramidalen Bahnen) entspringen aus Zellen, die im Hirnstamm lokalisiert sind. Ihre Funktion steht nicht in Verbindung mit der willkürlichen Innervation der quergestreiften Muskeln, sondern sie können auf vielerlei Weise erregend oder hemmend die Aktivität der motorischen Vorderhornzellen beeinflussen. Zu unterscheiden sind:

1. der *Tractus rubrospinalis*. Dieser entspringt im Nucleus ruber des Mittelhirns, der seinerseits von Groß- und Kleinhirn Impulse erhält.
2. die *vestibulospinalen Bahnen*. Diese entspringen aus Kernen des N.vestibularis, wodurch Informationen vom Gleichgewichtsapparat den Neuronen des Rücken-

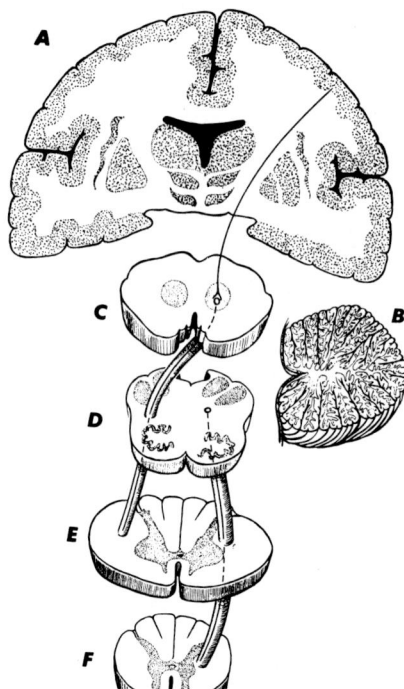

Abb. 48:
Einige sekundäre motorische Bahnen

marks mitgeteilt werden können. Dadurch ist dieses System für die Haltung des Körpers bedeutsam.

3. die *tectospinale Bahn*. Diese entspringt im Tectum (dem Dach des Mittelhirns), wo u. a. Reflexzentren von Auge und Ohr lokalisiert sind, und dient der Koordination dieser Systeme.

4. die *reticulospinalen Bahnen*. Diese stammen aus Teilen der Formatio reticularis (s. S. 61), in der viele Zentren (für Herz, Lunge u. a.) liegen, die die motorischen Vorderhornzellen beeinflussen können. Sie vermitteln wohl vor allem allgemein aktivierende Impulse.

8. DER HIRNSTAMM

Der Hirnstamm nimmt in unserem Nervensystem sowohl funktionell als morphologisch eine zentrale Stellung ein. Man könnte diesen Hirnteil vergleichen mit einem großen Eisenbahngelände: Hier findet sich einerseits eine Durchgangsstation mit vielen Nervenbahnen zum und vom Großhirn, Kleinhirn und Rückenmark, andererseits ein Rangier-

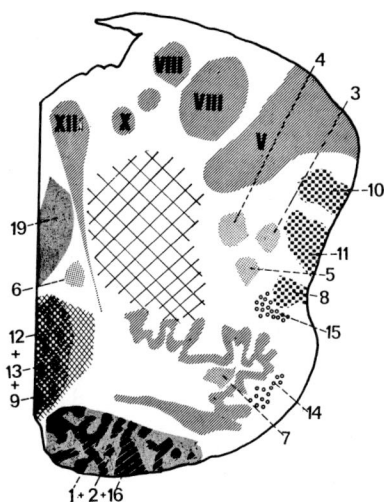

Abb. 49: Querschnitt durch die Medulla oblongata in Höhe der Olivenkerne

1. tr. corticospinalis lateralis
2. tr. corticospinalis medialis
3. tr. rubrospinalis
4. tr. reticulospinalis
5. tr. vestibulospinalis
6. tr. tectospinalis
7. tr. olivospinalis
8. tr. spinothalamicus lateralis
9. tr. spinothalamicus anterior
10. tr. spinocerebellaris posterior (FLECHSIG)
11. tr. spinocerebellaris anterior (GOWERS)
12. fasc. gracilis (GOLL)
13. fasc. cuneatus (BURDACH)
14. tr. spinoolivaris
15. tr. spinotectalis
16. tr. corticonuclearis
17. tr. temporopontinus
18. tr. frontopontinus
19. fasc. longitudinalis medialis

Römische Zahlen: Kerngebiete der entsprechenden Hirnnerven

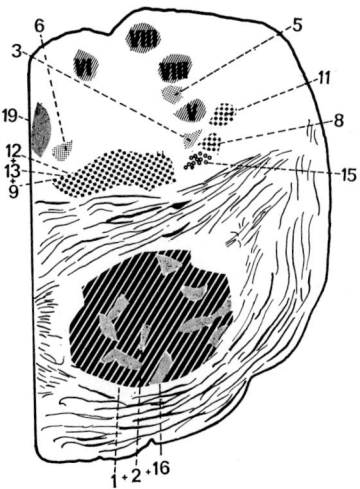

Abb. 50: Querschnitt durch den Hirnstamm in Höhe der Vestibularkerne

bahnhof mit vielen Weichen, wo Impulse mit örtlichen Kerngebieten Synapsen finden. Im Hirnstamm liegen nicht nur die Kerngebiete von Hirnnerven, sondern auch zahlreiche Konglomerate von Nervenzellen, die elementare Lebensfunktionen, wie Atmung, Herzfunktion u. a. steuern.

Nach dem Aufbau stellt der Hirnstamm mit seiner röhrenförmigen Struktur eine Fortsetzung des Rückenmarks dar. Die sensiblen Bahnen und Kerne sind vornehmlich dorsal und lateral lokalisiert, die motorischen Bahnen medial und ventral. Im Querschnitt können wir folgende Formationen unterscheiden:

a) in Längsrichtung verlaufende Bahnsysteme, die Hirnteile (Großhirn, Kleinhirn) und Rückenmark untereinander verbinden;

b) die Kerne und Verbindungen von und zu den Hirnnerven;

c) die Formatio reticularis.

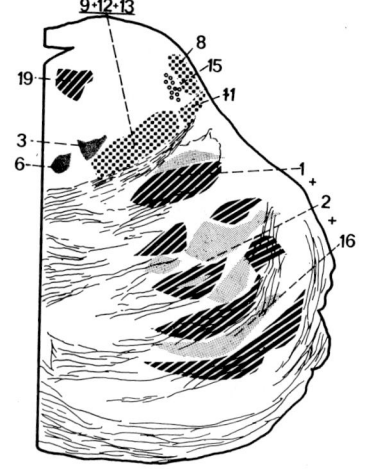

Abb. 51: Querschnitt durch die Brücke (Pons)

1. tr.corticospinalis lateralis
2. tr.corticospinalis medialis
3. tr.rubrospinalis
4. tr.reticulospinalis
5. tr.vestibulospinalis
6. tr.tectospinalis
7. tr.olivospinalis
8. tr.spinothalamicus lateralis ⎫ jetzt zusammen als
9. tr.spinothalamicus anterior ⎭ lemniscus medialis
10. tr.spinocerebellaris posterior (FLECHSIG)
11. tr.spinocerebellaris anterior (GOWER)
12. fasc.gracilis (GOLL)
13. fasc.cuneatus (BURDACH)
14. tr.spinoolivaris
15. tr.spinotectalis
16. tr.corticonuclearis
17. tr.temporopontinus
18. tr.frontopontinus
19. fasc.longitudinalis medialis

III: Kerngebiet des Okulomotorius

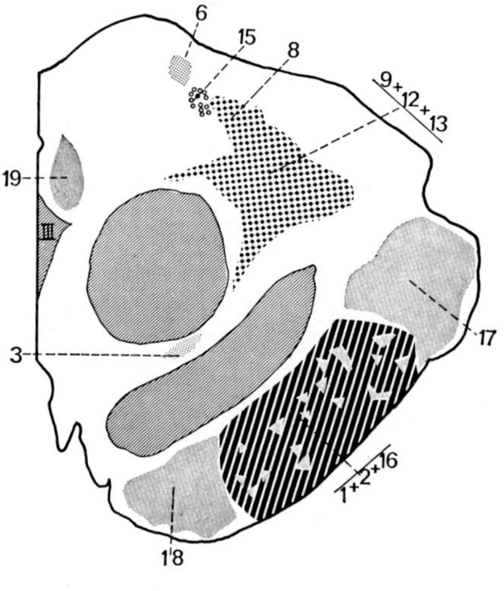

Abb. 52: Querschnitt durch das Mittelhirn in Höhe des Nucleus ruber

A. LONGITUDINALE BAHNSYSTEME

Im kranialen Teil des Hirnstamms, im Grenzgebiet zum Zwischenhirn, kommen ventral dicke Bündel motorischer Fasern, die *Pedunculi cerebri*, herein. Im dorsalen Bereich laufen die sensiblen Bahnen zum Zwischenhirn, um die Synapsen im Thalamus, die zum Großhirn weiterleiten, zu erreichen.

Im mittleren Anteil des Hirnstamms finden wir die Verbindungen mit dem Kleinhirn *(Pedunculi cerebellares)*, so daß dieses mit drei größeren Strängen gewissermaßen am Hirnstamm hängt. Der kaudale Teil des Hirnstamms gleicht – was den Grundaufbau betrifft – dem Rückenmark mit einem Außenbereich von weißer Substanz und innen einer Schmetterlingsfigur von grauer Substanz.

B. KERNE UND VERBINDUNGEN DER HIRNNERVEN
(s. a. Anatomie und Pathologie der Hirnnerven, Kap. 17 und 18)

Der segmentale Aufbau des Hirnstamms ist teilweise noch erkennbar in der Anordnung der Hirnnervenkerne, die von kranial nach kaudal liegen; die ersten Hirnnerven (N.opticus, II und N.oculomotorius, III) befinden sich im kranialen Teil, die letzten (N.accessorius, XI und N.hypoglossus, XII) im kaudalen Teil des Hirnstamms, der ans Rückenmark angrenzt. Nur vom 1. Hirnnerven (N.olfactorius) finden wir kein Kerngebiet im Hirnstamm. Das Dach des Mittelhirns wird durch die *Vierhügelplatte* gebildet. In ihrem vorderen Abschnitt bilden Nervenfasern Synapsen, die einen Teil des optischen Reflexbogens darstellen, im hinteren Abschnitt Fasern des akustischen Reflexbogens.

C. FORMATIO RETICULARIS

Die Formatio reticularis ist ein Gebiet von zentral im Hirnstamm gelegenen Nervenzellen verschiedener Größe, die so in Fasermassen eingebettet sind, daß ein netzförmiges Bild entsteht. Anatomische Untersuchungen haben gezeigt, daß alle sensiblen und

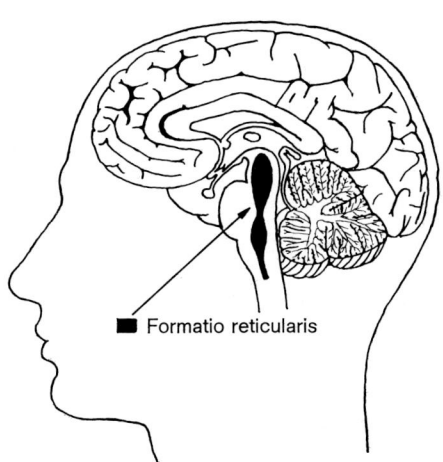

Abb. 53: Lokalisation der Formatio reticularis im Hirnstamm des Menschen. (In Abb. 54 und 55 wird das aufsteigende und absteigende Fasersystem dazu gezeigt)

■ Formatio reticularis

motorischen Bahnen, die durch den Hirnstamm laufen, Kollateralen zur Formatio reticularis abgeben und auch, daß viele Verbindungen zwischen den autonomen Zentren und der Formatio reticularis bestehen. Das hat zur Folge, daß alle Sinnesimpulse hier nicht getrennt, sondern vereint und in diffuser Weise repräsentiert werden. Es bestehen viele, meist wechselseitige Verbindungen zwischen der Formatio reticularis und anderen Hirnteilen. So wurden Verbindungsbahnen mit dem Kleinhirn, dem Rückenmark und – über das Zwischenhirn – auch mit dem Großhirn beschrieben.

Schematisch können wir zwei Gruppen von Funktionen unterscheiden:

1. Die Formatio reticularis übt *deszendierend* einen *Einfluß* auf das Rückenmark aus, z. B. Wirkungen auf die Atmung, das vasomotorische System, die Herzregulation und den Tonus der Gefäße.

2. *Aszendierend* gelangen Impulse von der Formatio reticularis zur Großhirnrinde. Ein bekanntes Phänomen ist in diesem Zusammenhang die Weckreaktion: Impulse von der Formatio reticularis wirken aktivierend auf die Großhirnrinde. Man bezeichnet diese Funktion der Formatio reticularis auch als Unterhaltung des Wachzustandes (Vigilanz), wobei der physiologische Schlaf und auch die Narkose von dort aus durchbrochen werden können.

Die Formatio reticularis ist auch als Knotenpunkt der ein- und fortlaufenden Verbindungen von den wichtigsten vegetativen Organen anzusehen. Die Zentren, die man hierbei unterscheiden kann, wirken mehr oder weniger automatisch, wie zur Regulation der Atmung, des Herzschlags, des Schluckens und anderer Funktionen. Eine Stimulation der Formatio reticularis gibt auch Anlaß zu geordneten Bewegungen, namentlich zu Einstellbewegungen, die mit der Haltung des Körpers in Zusammenhang stehen.

Eine gänzlich andere Funktion der Formatio reticularis betrifft das *Bewußtsein*. Untersuchungen haben gezeigt, daß eine Schädigung der Formatio reticularis einen viel wesentlicheren Einfluß auf das Bewußtseinsniveau hat als eine Schädigung des Großhirns. Die Wichtigkeit des Hirnstamms kommt vielleicht am besten darin zum Ausdruck, daß ein Tier ohne Rückenmark und ohne Klein- und Großhirn am Leben bleibt, solange der Hirnstamm nicht geschädigt ist. Im Hinblick auf die Pathophysiologie kann noch angeführt werden, daß eine Schädigung von bestimmten Teilen der Formatio reticularis bei den Kranken mit einem komatösen Zustand einhergeht. Diese tiefe Bewußtlosigkeit kann im Lauf von verschiedenen Erkrankungen auftreten. Die Schädigung von Teilen des Großhirns gibt selten Anlaß zu einem Koma.

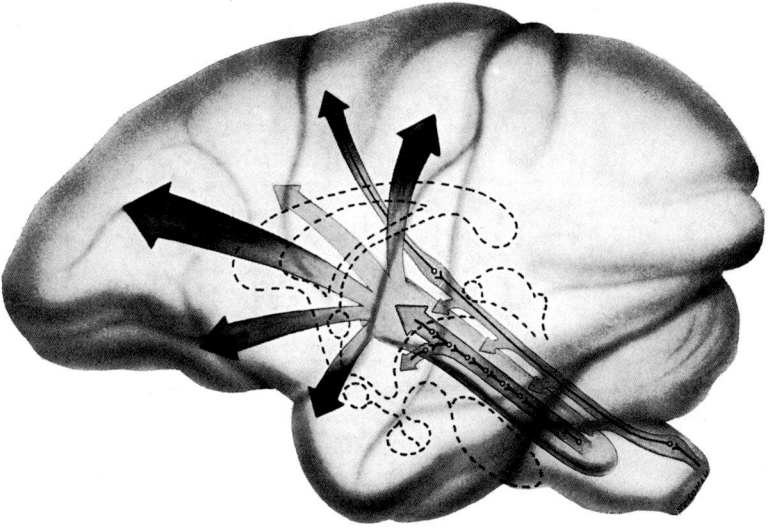

Abb. 54: Aufsteigende Impulse von der Formatio reticularis auf Thalamus und Hirnrinde (nach LINDSLEY)

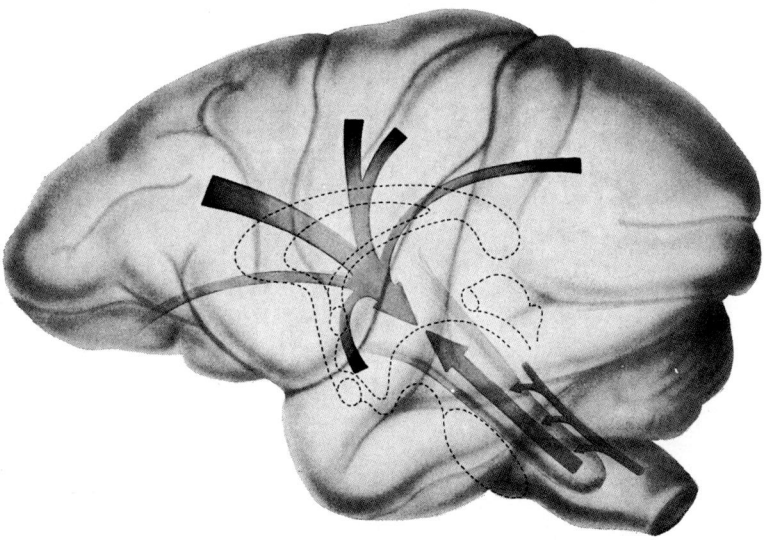

Abb. 55: Absteigende Impulse von Hirnrinde und Thalamus auf die Formatio reticularis (nach LINDSLEY)

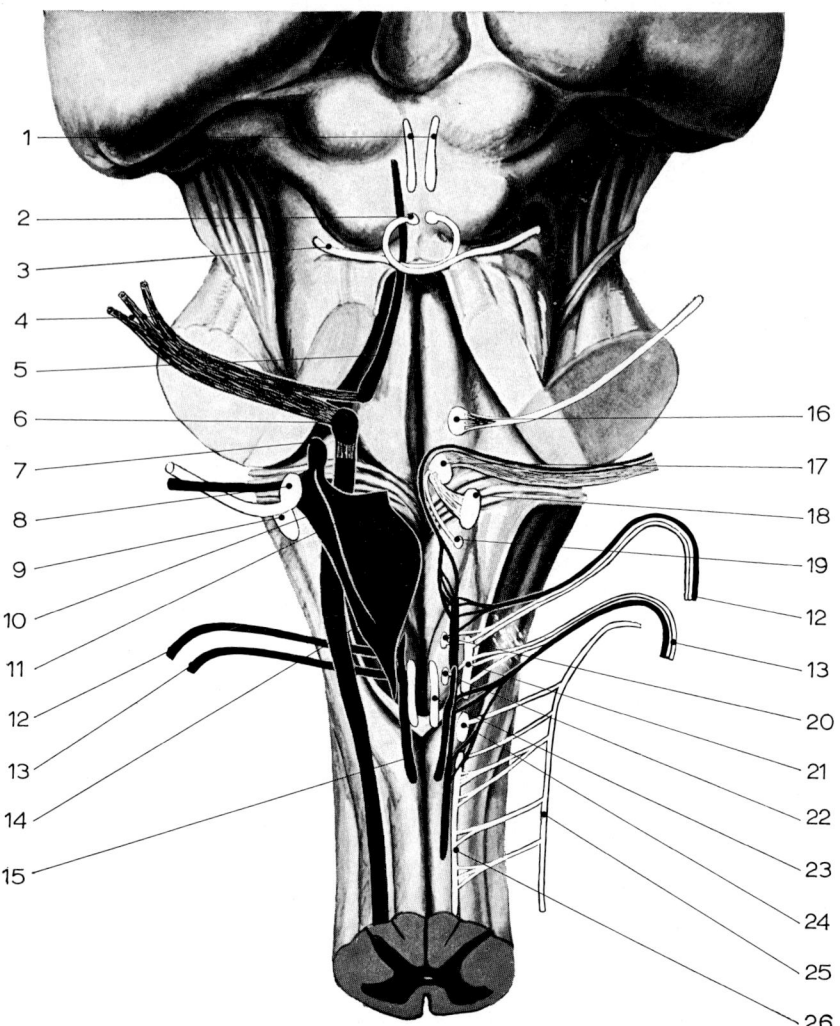

Abb. 56: Dorsalansicht des Hirnstamms mit den motorischen (weiß) und sensiblen (schwarz) Kernen der Hirnnerven

1. nucl. n.oculomotorii
2. nucl. n.trochlearis
3. n.trochlearis
4. n.trigeminus
5. nucl. tractus mesencephalici n.trigemini
6. nucl. sensorius superior n.trigemini
7. nucl. vestibularis superior
8. nucl. cochlearis dorsalis
9. nucl. cochlearis ventralis
10. nucl. vestibularis lateralis
11. nucl. vestibularis medialis
12. n.glossopharyngeus

13. n.vagus
14. nucl. vestibularis inferior
15. nucl. dorsalis n.vagi
16. nucl. motorius n.trigemini
17. nucl. n.abducentis
18. nucl. n.facialis
19. nucl. salivatorius superior
20. nucl. salivatorius inferior
21. nucl. ambiguus
22. nucl. tr.solitarii
23. nucl. n.hypoglossi
24. nucl. n.accessorii
25. n.accessorius
26. nucl. spinalis n.accessorii

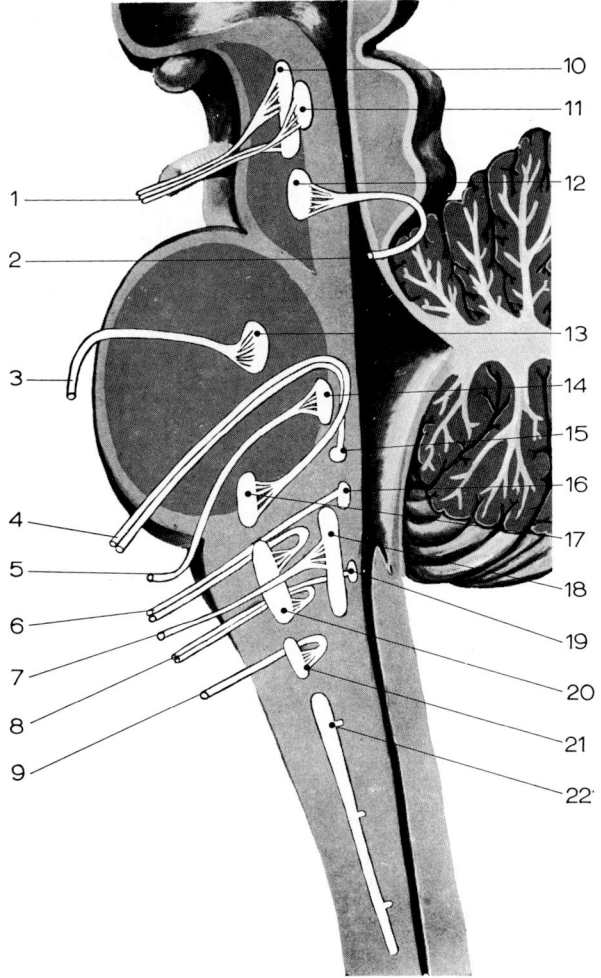

Abb. 57: Längsschnitt durch den Hirnstamm mit den motorischen Kernen

1. n.oculomotorius
2. n.trochlearis
3. n.mandibularis
4. n.facialis
5. n.abducens
6. n.glossopharyngeus
7. n.hypoglossus
8. n.vagus
9. n.accessorius
10. nucl. n.oculomotorii
11. nucl. accessorius n.oculomotorii

12. nucl n.trochlearis
13. nucl. motorius n.trigemini
14. nucl. n.abducentis
15. nucl. salivatorius superior
16. nucl. salivatorius inferior
17. nucl. n.facialis
18. nucl. n.hypoglossi
19. nucl. tr.solitarii
20. nucl. ambiguus
21. nucl. n.accessorii
22. nucl. spinalis n.accessorii

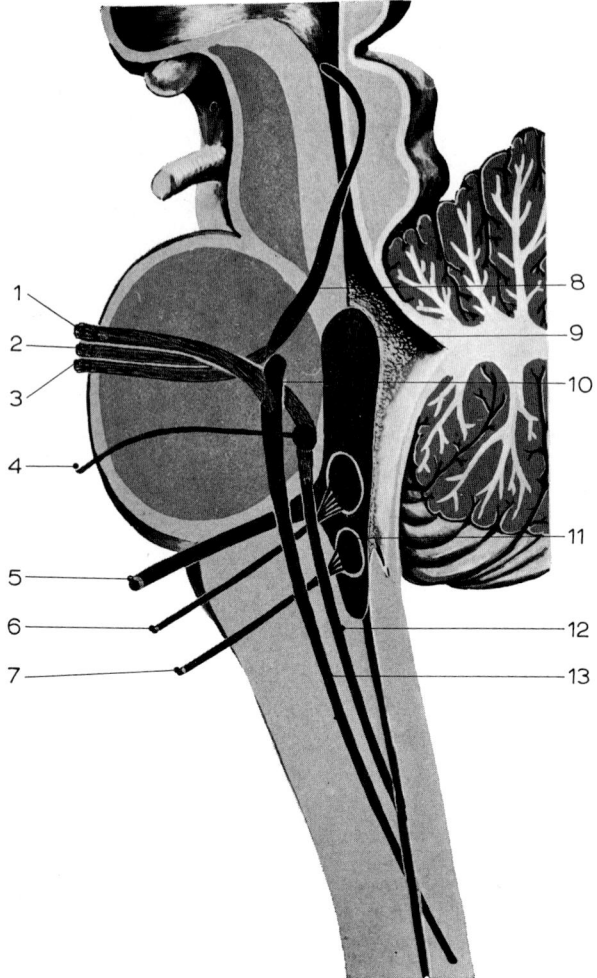

Abb. 58: Längsschnitt durch den Hirnstamm mit den sensiblen Kernen

1. n.ophthalmicus
2. n.maxillaris
3. n.mandibularis
4. n.facialis
5. n.vestibulocochlearis
6. n.glossopharyngeus
7. n.vagus

8. tractus mesencephalicus n.trigemini
9. nuclei vestibulares
10. nucl. sensorius superior n.trigemini
11. nucl. dorsalis n.vagi
12. tractus solitarius cum nucleo
13. tractus spinalis n.trigemini cum nucleo

9. KLEINHIRN

Das Kleinhirn, unter dem Lobus occipitalis des Großhirns und dorsal des Hirnstamms gelegen, besteht aus zahlreichen Windungen, wobei an der Außenseite Rinde (graue Substanz) und an der Innenseite Faserbündel (weiße Substanz) unterschieden werden können. Mehr zentral liegt eine Anzahl von Kernen, die auch tiefe Kerne des Kleinhirns genannt werden.

Das Kleinhirn ist mit dem Hirnstamm verbunden durch die Kleinhirnstiele:

1. *Pedunculus cerebellaris superior (Brachia conjunctiva)*, die Verbindung zum Mittelhirn;
2. *Pedunculus cerebellaris medius (Brachia pontis)*, die Verbindung zur Brücke, und
3. *Pedunculus cerebellaris inferior (Corpus restiforme)*, die Verbindung zum verlängerten Mark.

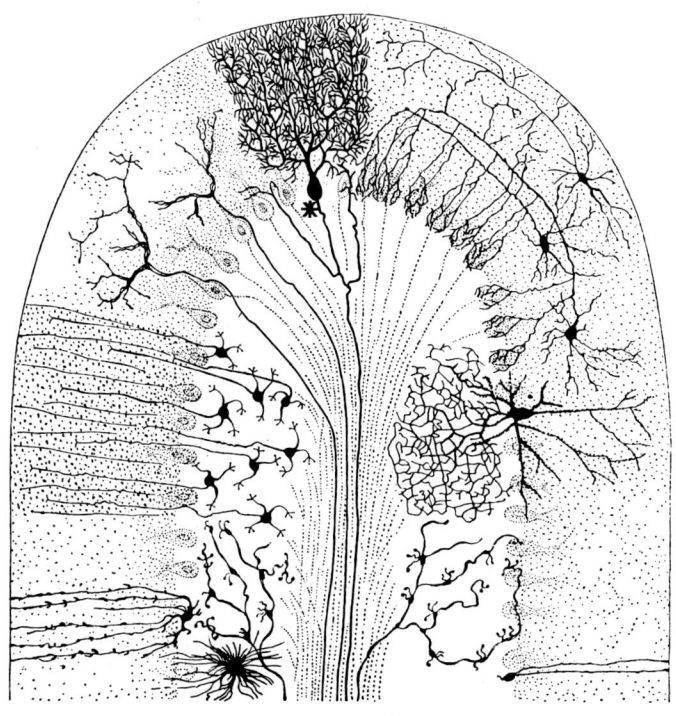

Abb. 59: Kleinhirnrinde mit den verschiedenen Zelltypen.
Das zentrale Neuron ist die Purkinje-Zelle (z. B. Mitte oben), die bis zu 10000 Synapsen haben kann.

Das Kleinhirn empfängt Impulse aus vielen Hirngebieten (z. B. den Vestibularkernen, der Großhirnrinde u. a.) und aus dem Rückenmark und hat damit *afferente* Verbindungen. Das Kleinhirn hat aber auch *efferente* Verbindungen, unter anderem mit dem Vestibularsystem, dem Nucleus ruber im Mittelhirn und über den Thalamus mit dem Großhirn. Auch fand man verschiedene afferente und efferente Verbindungsbahnen mit der Formatio reticularis.

Das wichtigste Neuron des Kleinhirns ist die *Purkinje-Zelle*, die mit ihrem ausgebreiteten Dendritengeflecht Kontakt mit Hunderttausenden afferenten Nervenfasern aufnimmt und viele Informationen an seiner Oberfläche speichern und integrieren kann. Das Axon der Purkinje-Zelle schickt seine Erregungen zu tiefen Kernen des Kleinhirns, und von hier gehen die Impulse zu den Vestibularkernen, zur Formatio reticularis, über den Nucleus hinüber zum Rückenmark und über den Thalamus zur

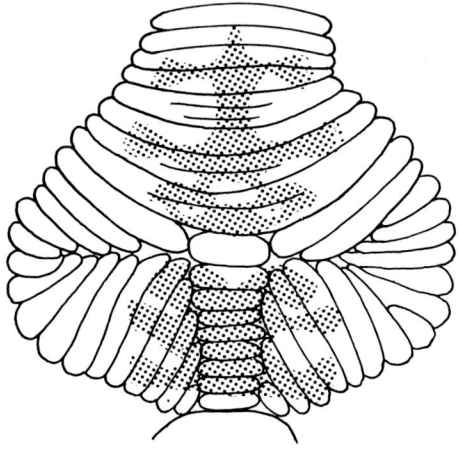

Abb. 60:
Somatotopische Lokalisation
des Körpers
in der Kleinhirnrinde.
Mit Hilfe elektrischer Reiz-
untersuchungen der Kleinhirnrinde
konnte eine dreifache Projektion
nachgewiesen werden: Im kaudalen
Teil des Kleinhirns zeigte sich eine
doppelte Projektion Rücken an Rücken,
im kranialen Teil eine umgekehrte
Projektion, die über die rechte und
linke Kleinhirnrinde verteilt ist.

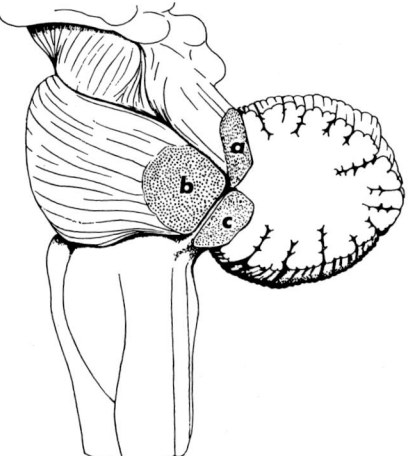

Abb. 61: Verbindungen
zwischen Kleinhirn und Hirnstamm

a) pedunculus cerebellaris superior
   (crus cerebrocerebellare)
b) pedunculus cerebellaris medius
   (crus pontocerebellare)
c) pedunculus cerebellaris inferior
   (crus medullo-cerebellare)

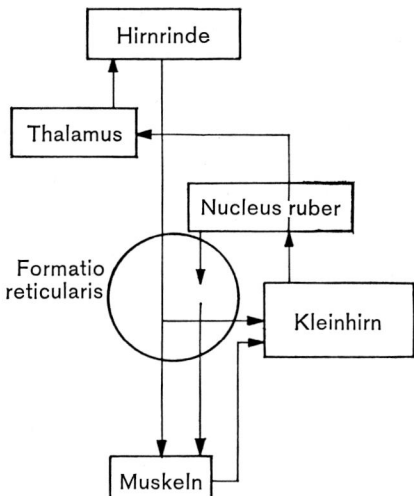

Abb. 62:
Schema der Kontrollmechanismen
des Kleinhirns über die Willkürmotorik

Großhirnrinde. Neuerdings wurde nachgewiesen, daß die Kleinhirnrinde ebenso wie die Großhirnrinde eine somatotopische Gliederung hat. Der Körper projiziert sich in dreifacher Art auf die Oberfläche des Zerebellums. Alle Impulse, die das Kleinhirn empfängt, haben in gewisser Weise mit der Motorik, der Körperhaltung oder dem Gleichgewicht zu tun. Es kommen viele propriozeptive Impulse aus den Muskeln, den Sehnen und den Gelenkkapseln über die spinozerebellaren Bahnen herein; auch gelangen Gleichgewichtsimpulse über die Vestibularkerne zum Kleinhirn. Die Fasern des Großhirns kommen aus Gebieten, die motorische Funktionen haben. Es ist also begreiflich, daß das Kleinhirn eine bedeutende Aufgabe bei der Kontrolle der willkürlichen und unwillkürlichen Bewegungen hat.

A. KONTROLLE DES KLEINHIRNS
ÜBER DIE WILLKÜRLICHEN BEWEGUNGEN

Eine Anzahl der Impulse, die in der Großhirnrinde entstehen und zur Erregung und Hemmung der motorischen Vorderhornzellen ins Rückenmark gehen, gelangt auch zum Kleinhirn (über den Tractus corticopontino-cerebellaris). Hier findet eine Integration der motorischen Impulse der Großhirnrinde und der sensiblen Erregungen aus dem Bewegungsapparat statt; letztere gelangten über die spinozerebellaren Verbindungen ins Kleinhirn. Im Zerebellum kommt es zu komplexen Integrationsmechanismen, bei denen diese beiden Gruppen von Informationen verglichen und dann über die efferenten Bahnen des Kleinhirns beantwortet werden. Die Antwort wird zur Großhirnrinde zurückgeschickt, wobei ein früher ausgesandtes Signal wieder korrigiert werden kann. Das Kleinhirn mißt sozusagen sowohl den Weg als auch die Dauer der Bewegungen. Die Großhirnrinde setzt die Bewegungen lediglich in Gang, während das Kleinhirn für die Koordination und die regelmäßige Ausführung der Bewegungen sorgt. Man hat deshalb die Funktion des Zerebellum, was die willkürlichen Bewegungen angeht, mit der eines Monitors verglichen. Der Ausgangsmonitor läßt das endgültige Bild entstehen, das vom

Studio zum Sender gesandt wird. So vergleicht das Kleinhirn auch die Informationen, die es vom Großhirn und vom Bewegungsapparat bekommt und sendet korrigierte Signale zur Großhirnrinde zurück, wodurch dann wiederum die Aktivität der motorischen Vorderhornzellen beeinflußt wird.

B. KONTROLLE DES KLEINHIRNS ÜBER DIE UNWILLKÜRLICHEN BEWEGUNGEN

Diese Funktion wird ausgeübt über die Verbindungen zwischen Kleinhirn und Formatio reticularis. Die Formatio reticularis hat einen großen Einfluß auf die Aktivität des Gamma-Motoneuronsystems, das verantwortlich ist für den Tonus der intrafusalen Fasern der Muskelspindeln.

C. EINFLUSS DES ZEREBELLUMS AUF DAS GLEICHGEWICHT

Dieser betrifft vor allem die Integration der Bewegungsrichtungen und die Kontrolle der Anti-Schwerkraftmuskeln über die vestibulospinalen Verbindungen. Daraus ergibt sich u. a. die richtige Orientierung des Einzelnen im Raum. Ernstere Schäden am Kleinhirn werden durch folgende Symptome deutlich:

1. *Muskelschwäche* und *Atonie* oder *Hypotonie* (Veränderung des Muskeltonus);
2. *Astasie*, Koordinationsstörung der Motorik, wodurch das Stehen unmöglich wird, sowie
3. *Asynergie*, eine Störung der Koordination der Muskelbewegungen, wodurch z. B. ein schwankender Gang entsteht oder die Sprache schwer verständlich, nämlich dysarthrisch, wird.

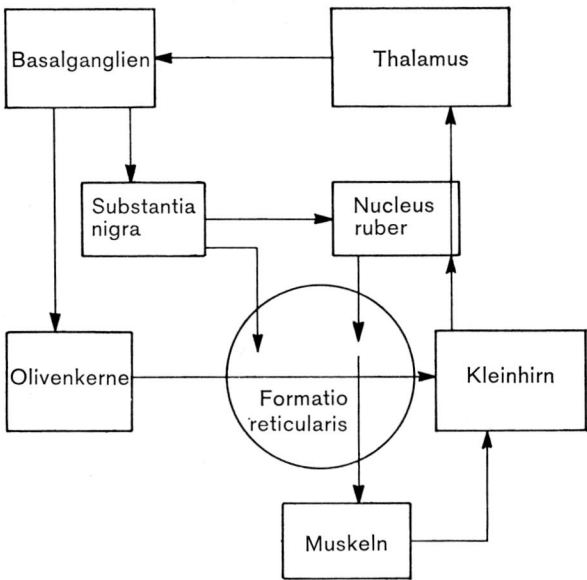

Abb. 63: Schema der Kontrollmechanismen des Kleinhirns über die unwillkürliche Motorik des extrapyramidalen Systems

Durch Verlust der Kontrolle über die Bewegungen entsteht bei Bewegungen eine besondere Art von *Tremor* (zitternde Bewegungen). In Ruhe ist kein Tremor festzustellen! Man hat diesen Komplex der Symptome von Kleinhirnausfällen zusammengefaßt als zerebellare Ataxie.

Die Funktion des Kleinhirns kann zusammengefaßt werden in: Kontrolle und Regulation von Bewegungen, Körperhaltung und Muskeltonus. Zu dieser Kontrolle sind Informationen nötig, die vom Rückenmark, von den Vestibularkernen, von der Großhirnrinde und in kleinerem Ausmaß auch von den Augen und Gleichgewichtszentren her vermittelt werden.

Bei der großen Bedeutung des Kleinhirns für die motorischen Funktionen überrascht, daß bei Kleinhirnschäden und nach teilweise erfolgter operativer Entfernung des Kleinhirns die Funktionsausfälle weitgehend kompensiert (ausgeglichen) werden können. Die Möglichkeiten des Kleinhirns werden aber im Alltagsleben viel zu wenig genutzt. Was – vor allem – dieses Organ leisten kann ist bei den extremen Leistungen von Zirkusakrobaten beim Jonglieren u. a. zu beobachten.

10. ZWISCHENHIRN

Zwischen dem Großhirn und dem Hirnstamm liegt das Zwischenhirn, dessen wichtigste Teile Thalamus (dorsal) und Hypothalamus (ventral gelegen) sind.

A. THALAMUS

Alle sensiblen und sensorischen Bahnen – mit Ausnahme der von den Geruchsrezeptoren – haben Synapsen mit den Thalamuskernen. Es gibt ein spezifisches Zentrum für optische und akustische Empfindungen, aber auch Kerne für die verschiedenen sensiblen Modalitäten, die in der Peripherie des Körpers entstehen (Schmerz, Temperatur, Berührung u. a.). In all diesen Kernen läßt sich eine somatotopische Lokalisation nachweisen; von jedem Teil des Thalamus gelangen Fasern fächerförmig zu den verschiedenen Bereichen der Großhirnrinde über die sogenannten spezifischen Projektionssysteme. Daneben gibt es eine Anzahl von nichtspezifischen Systemen, die ihre Fasern zu Gebieten der Hirnrinde schicken; hier sind deutlich umschriebene Funktionen nicht bekannt geworden.

B. HYPOTHALAMUS

Der Hypothalamus wird als Kontrollorgan über viele elementare Lebensfunktionen wie über die Nahrungs- und Wasseraufnahme angesehen; er hat damit eine zentrale Stellung in der Regulierung des Milieu interieur. Im Hypothalamus liegen ungefähr zehn Kerne, von denen zwei wegen ihrer großen Zellen deutlich auffallen: Der *Nucleus paraventricularis* und der *Nucleus supraopticus*, die eine neurosekretorische Funktion haben. (Hier werden die Hormone Oxytocin und Vasopressin [Adiuretin] gebildet.) Beide Kerne stehen in Verbindung mit dem Hinterlappen der Hirnanhangsdrüse (Neurohypophyse). Die anderen Kerne stehen über ein Netzwerk von Kapillaren mit dem Vorderlappen der Hypophyse (Adenohypophyse) in Verbindung. In den Kernen des Hypothalamus werden bestimmte Substanzen, sogenannte «releasing factors», produziert; sie gelangen über dieses Netzwerk zur Adenohypophyse, wo sie Drüsenzellen zur Abgabe von Hormonen aktivieren. Diese stimulierenden oder «-tropen» Hormone kontrollieren die Aktivität der endokrinen Drüsen des Körpers. Der Hypothalamus hat weiter eine entscheidende Rolle bei der Regulation der Körpertemperatur, des Wasserhaushalts und des Stoffwechsels.

a) *Temperaturregulation*

Kleine Schäden im ventralen Teil des Hypothalamus beeinträchtigen die Fähigkeit, in einer warmen Umgebung die Körpertemperatur konstant zu erhalten. Dies gelingt jedoch wohl in einer kalten Umgebung. Kranke mit Prozessen wie Durchblutungsstörungen oder einem Tumor dieses Gebietes können daher nicht mehr in einer Umgebung mit höherer Temperatur leben.

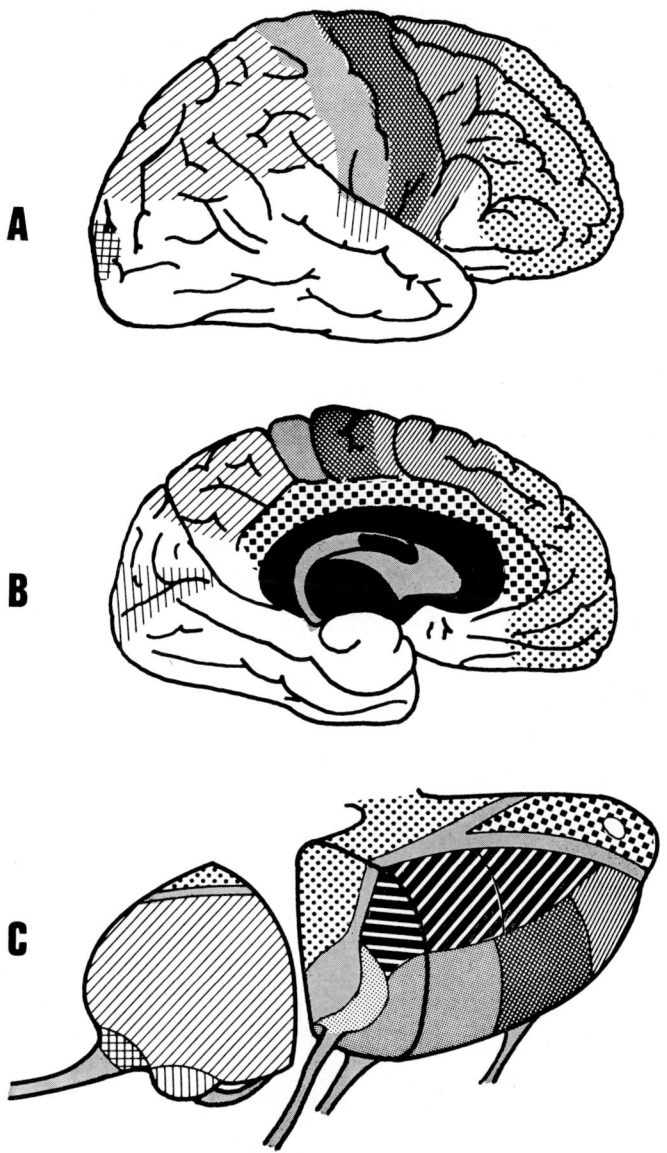

Abb. 64: Schematische Darstellung der Projektion des Thalamus (C)
auf die mediale (B) und laterale (A) Großhirnoberfläche

Ein anderes Phänomen tritt auf, wenn der kaudale Teil des Hypothalamus geschädigt ist. Die Körpertemperatur wechselt jetzt mit der Außentemperatur; das Wärmeabgabezentrum kann nicht mehr regulierend eingreifen.

Es gibt zwei Wärmeregulationszentren. Bei einer hohen Temperatur in der Außenwelt steigt die Körpertemperatur, wodurch es zu einer Aktivierung des Wärmeabgabezen-

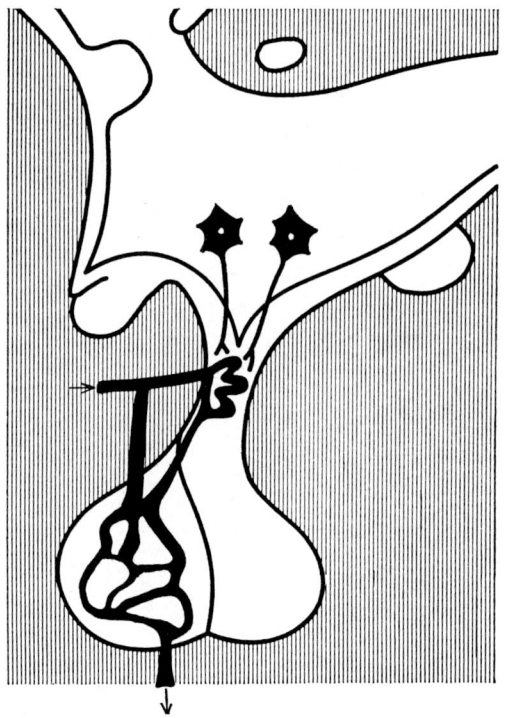

Abb. 65: Schema der Verbindung zwischen Hypothalamus und Hypophysenvorderlappen. Neuronen einer Anzahl kleinzelliger Kerne sondern die «releasing factors» an ein Kapillarnetz ab, das als Pfortadernetz der Hypophyse diese Substanzen zu den Zellen des Hypophysenvorderlappens weitertransportiert. Hier bewirken sie die Absonderung der sogenannten «tropen» Hormone (ACTH, TTH, STH u. a.).

trums kommt, so daß dem Anstieg der Körpertemperatur über die Norm entgegengewirkt wird. Ist die Umgebungstemperatur jedoch niedrig, dann wird der kaudale Abschnitt des Hypothalamus stimuliert, was zu einer Vasokonstriktion in der Haut führt, wodurch der Abkühlung entgegengewirkt wird. Dieser eingebaute Thermostat wirkt mit zwei «Meßinstrumenten»: In der Haut befindet sich eine große Anzahl von Thermorezeptoren, die Kälte- und Wärmereize wahrnehmen. Dann werden über das spinothalamische System Impulse an die Formatio reticularis und den Thalamus abgegeben, die die weitere Vermittlung an die beiden Zentren im Hypothalamus besorgen.

b) *Nahrungsaufnahme*

Auch für die Nahrungsaufnahme besteht ein ähnlicher Regulationsmechanismus im Hypothalamus. Schäden im ventromedialen Gebiet verursachen eine vermehrte Nahrungsaufnahme bei Versuchstieren (Hyperphagie). Ein entgegengesetztes Phänomen wird an Versuchstieren beobachtet, bei denen der laterale Teil des Hypothalamus geschädigt wird: Es kommt zur Hypophagie. Ein adäquater Reiz für beide Zentren ist der Glukosegehalt des Blutes. Ist der Glukosegehalt des arteriellen Blutes erniedrigt, dann wird das laterale Thalamusgebiet aktiviert und gleichzeitig das ventromediale Gebiet gehemmt. Eine Zunahme des Glukosegehaltes über die Norm hat den entgegengesetzten Effekt.

11. DAS LIMBISCHE SYSTEM

A. AUFBAU

Unter dem limbischen System versteht man eine strukturelle und funktionelle Einheit, die sich aus einer Anzahl von Hirnbereichen mit ihren sie verbindenden Fasersystemen aufbaut. Lokalisiert ist es am Übergang von Zwischenhirn und Großhirn (Limbus = Rand). Man glaubt, daß hier das morphologische Substrat der Integrations- und Regulationszentren des psychoaffektiven Verhaltens vorliegt.

Die zum limbischen System gehörenden Strukturen wurden früher ausschließlich zum Rhinenzephalon oder Riechhirn gerechnet. Der amerikanische Forscher Papez hat dieses, in gewisser Weise geheimnisvolle, System auf Grund einer großen Serie von Experimenten in den Mittelpunkt des Interesses gerückt. Sie bezogen sich auf einen bestimmten Erregungskreis (in Neuronen, die Hippokampus, Corpus mamillare und Gyrus cinguli miteinander verbinden), den «Papez circuit», dem wichtigste Funktionen bei der Regulierung emotionaler Erlebnisse zugeschrieben werden.

Klinische Beobachtungen weisen ebenfalls auf eine spezifische integrierende Funktion des limbischen Systems. Verletzungen oder Schäden im Bereich des Hippokampus bewirken beachtliche Charakterveränderungen, so die Neigung zum Auftreten von unmotivierten Wutausbrüchen und Angstzuständen. Diese Erscheinungen verschwinden, wenn sich der pathologische Prozeß weiter ausdehnt.

Die Abbildung 66 zeigt schematisch die verschiedenen Hirngebiete, die zum limbischen System gehören. Besonders auffällig ist die Lokalisation dicht an der Medianlinie.

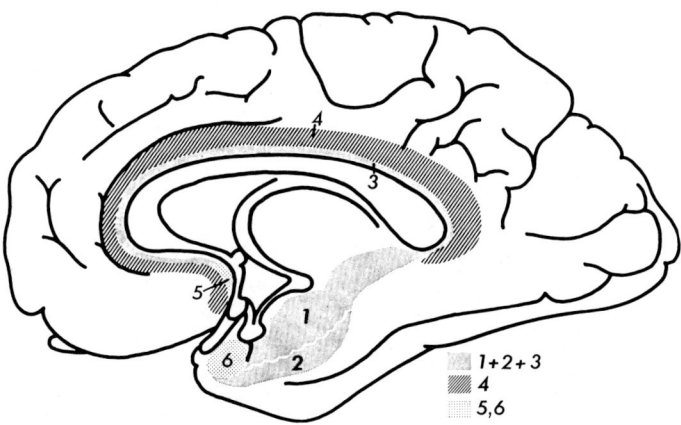

Abb. 66: Schema des limbischen Systems:

1. Hippokampus
2. Area entorhinalis
3. Indusium griseum

4. Gyrus cinguli
5. Area septalis
6. Nucleus amygdalae

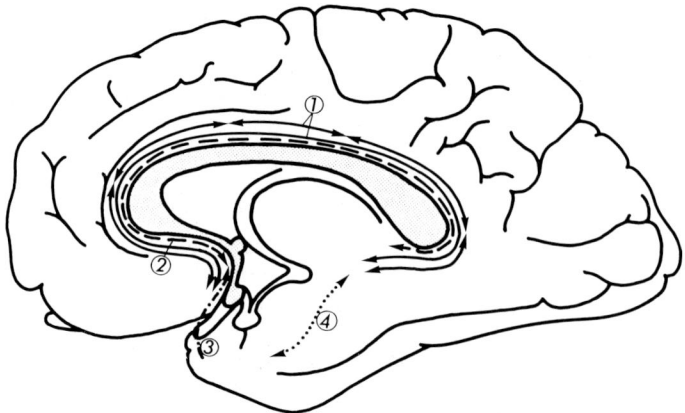

Abb. 67: Schema der inneren Verbindungen des limbischen Systems:

1. Cingulum
2. Striae longitudinales
3. Diagonalband von Broca
4. Verbindung zwischen Hippokampus und Area entorhinalis

Eine Anzahl dieser Bereiche liegt direkt über dem Corpus callosum oder Hirnbalken, andere liegen direkt darunter.

Die Faserzüge des limbischen Systems selbst (intramurale Faserzüge) machen aus den einzelnen Teilen des limbischen Systems den in sich geschlossenen Erregungskreis (circuit) (Abb. 67). Die extramuralen Verbindungen (Abb. 68) sorgen für die afferenten und efferenten Beziehungen mit Hypothalamus, Mittelhirn und Großhirn. Abb. 69 zeigt das ursprüngliche Schema, das Papez entwarf.

Die wichtigsten hin- und wegführenden Verbindungswege sind die verschiedenen Systeme, die das limbische System mit den verschiedenen Bereichen des Hypothalamus und mit Gebieten im Hirnstamm in Beziehung setzen. Auf diese Weise kann über Verbindungen von der Formatio reticularis der gesamte sensible Input zum limbischen System gelangen. (Alle sensiblen Faserzüge geben auf ihrem Weg zur Hirnrinde Kollateralen an die Formatio reticularis ab. Dies gilt auch für die sensorischen, aus den Sinnesorganen des Kopfes kommenden Bahnen.) Diese Informationen werden in der Formatio reticularis integriert und summiert, wodurch das limbische System ein vollständiges Bild der vielfältigen Sinnesreize erhalten kann.

B. FUNKTION

Bei der Untersuchung des limbischen Systems und seiner verschiedenen Glieder benutzte man zwei klassische neurophysiologische Methoden: Reizung und Schädigung bestimmter Hirnbereiche. Papez sprach von einem emotionalen circuit. Emotionen sind aber schwer zu untersuchende Verhaltensparameter. Doch haben sehr differenzierte Untersuchungen in den letzten Jahren bestätigt, daß eine große Anzahl von Grundlagen des emotionalen Verhaltens im limbischen System verankert sind. Elektrische Reizung der Hippokampusregion führt nicht zu sehr zu spezifischen Verhaltensweisen, sondern der Ablauf der gegebenen Verhaltensmuster wird verändert.

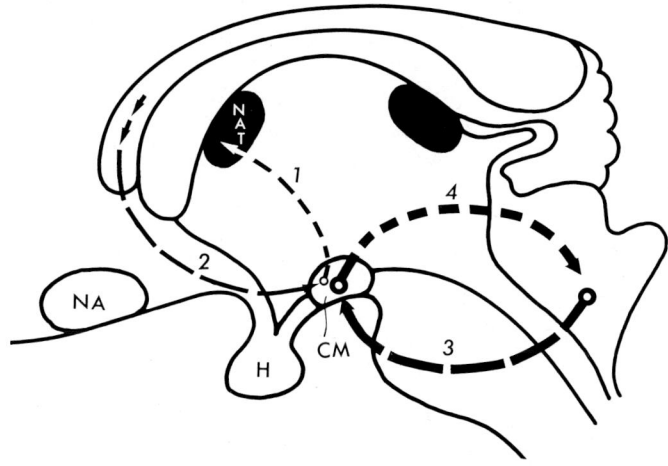

Abb. 68: Äußere Verbindungen des limbischen Systems:

NA: Nucleus amygdalae   1. Tractus mamillothalamicus
NAT: Nucleus anterior thalami   2. Fornix
H: Hypophyse   3. Pedunculus mamillaris
CM: Corpus mamillare   4. Tractus mamillotegmentalis

Ist ein Versuchstier bei einer bestimmten Tätigkeit dann kommt es durch Reizung des Hippocampus zu einer Absence von petit-mal-artigem Charakter. Die Aufmerksamkeit des Versuchstiers wird stark herabgesetzt und nur Reflexhandlungen finden normal statt. Man spricht von Stopp-Reaktionen (arrest-reaction). Wird der Hippocampus mit bestimmten Stromreizen stimuliert, dann zirkulieren die Impulse längere Zeit im limbischen System – ohne direkt Anlaß zu geben zu Änderungen von Motorik und Sinneswahrnehmung. Wird die Stromstärke aber erhöht, so daß auch andere Hirnteile von daher gereizt werden (etwa Formatio reticularis oder Hirnrinde), dann kommt es zu einem Verwirrtheitszustand. Die Verhaltensweisen des Versuchstieres ähneln denen, die bei der psychomotorischen Epilepsie des Menschen – bei Schädigung entsprechender Hirnteile – auftreten.

Es kommt zu Bewußtseinsstörungen verbunden mit abruptem Auftreten instinktgeprägten Emotionen und Verhaltensweisen. Man bringt dies vor allem mit einer Schädigung der Corpora amygdaloidea in Zusammenhang.

Wenn man mit Hilfe feiner Elektroden die letztgenannten Mandelkerne reizt, so kommt es zu Leck-Kau- und Schlingbewegungen, sowie zu aggressiv wirkenden Verhaltensweisen in Art der Nahrungssuche. Bei Veränderungen der Reizstärke oder Schädigung dieses Systems kommt es zu einer Verstärkung oder Hemmung dieses Verhaltens.

Die Einheit der Verhaltensmuster, die durch das limbische System geregelt und überwacht werden, läßt sich in zwei Grundmechanismen aufgliedern; ohne, daß man von einer strengen Lokalisation sprechen kann, sind offenbar im Mandelkern mehr die Funktionen der Selbsterhaltung, in der Area septalis die Funktionen der Arterhaltung zu lokalisieren.

Hypothalamus und Hypophyse haben vor allem die Aufgabe über das endokrine System ihre Rolle beim Auftreten instinktgeprägter Emotionen und affektiver Ausdrucksphänomene zu spielen. Auch die Formatio reticularis besitzt hier eine erhebliche Bedeutung, da sie direkt das Aktivitätsniveau verschiedener autonomer Zentren im Hirnstamm beeinflussen kann. Die verschiedenen Komponenten einer Verhaltensweise

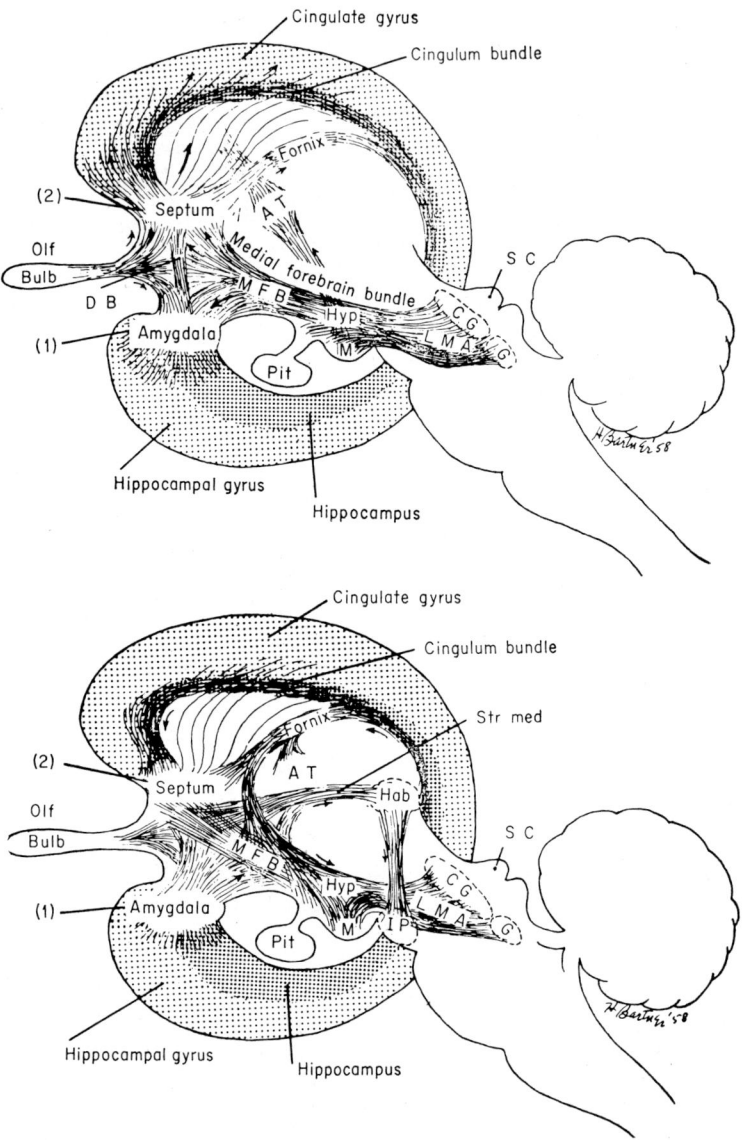

Abb. 69: Schema des limbischen Systems in der ursprünglichen Darstellung von Papez, in der die Hypophyse des emotionalen Circuits dargelegt wurde.

sind beim Versuchstier mit Veränderungen der Atmung, des Herzschlags, des Blutdrucks u. a. verbunden; dies kann durch die innige Verbindung zwischen limbischem System und Formatio reticularis mit den dort lokalisierten Zentren erklärt werden.

C. PATHOPHYSIOLOGISCHE GESICHTSPUNKTE

Die ersten Zweifel hinsichtlich einer ausschließlichen Bedeutung des limbischen Systems für die Riechfunktion traten auf, als man ausgedehnte Zerstörungen des Hippokampus und des Gyrus cinguli fand bei ungestörter Geruchswahrnehmung. Das Syndrom der psychomotorischen Epilepsie wurde bereits erwähnt. Später fand man beim Menschen nach Beschädigung des limbischen Systems einen Verlust der emotionalen Stabilität und Gedächtnisstörungen (vor allem, wenn der Hippokampus betroffen war). Weiter konnte man bei Kranken vielfältige Symptome einer Demenz und affektiver Abstumpfung wahrnehmen. Die Kranken werden nicht selten apathisch und verlieren ihr affektives Sozialverhalten, wenn Schäden in diesen Hirnteilen auftreten.

Läsionen im limbischen System des Menschen werden u. a. auch für das beim Rhesusaffen durch beidseitige Entfernung des Temporallappens erzeugbare Klüver-Bucy-Syndrom geltend gemacht:

Beim Menschen kommt es dabei zur Hyperoralität, Hypersexualität, Lern- und Gedächtnisstörungen, Störungen des Antriebs und Affekts und einen Verlust der Erkennung von Personen und Objekten. Vielerlei Hirnerkrankungen können die Ursache sein.

12. GROSSHIRN

Die äußere Oberfläche des Großhirns wird durch die gefaltete Hirnrinde gebildet *(Cortex cerebri)*, die 2 bis 3 mm dick ist. Darunter folgt eine breite Schicht von weißer Substanz, in der die heran- und fortführenden Bahnen der Hirnrinde liegen. Noch tiefer in den Hemisphären liegen die Basalganglien *(Nucleus caudatus, Putamen* und *Globus pallidus)*, die durch Schichten von weißer Substanz voneinander getrennt sind. Sehr ins Auge fällt weiter die V-förmige *Capsula interna*, in der die Nervenbahnen laufen, welche den Hirnstamm mit dem Großhirn verbinden.

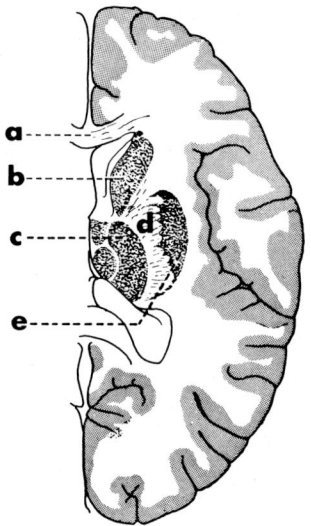

Abb. 70: Schnitt durch das Großhirn
a) corpus callosum (Hirnbalken)
b) nucleus caudatus
c) thalamus
d) capsula interna
e) putamen

Die Basalganglien gehören zum *extrapyramidalen System*: Man versteht darunter den Teil der motorischen Kerne und Bahnen, der nicht zum kortikospinalen oder Pyramidensystem gerechnet wird. Hierzu gehören außer den Basalganglien auch eine Anzahl von Kernen im Zwischenhirn, Hirnstamm und Kleinhirn mit den zugeordneten Bahnen, die auf die Motorik einen Einfluß ausüben. Eine Schädigung des extrapyramidalen Systems hat zwei Syndrome zur Folge, bei denen Veränderungen der Beweglichkeit und des Tonus im Vordergrund stehen: Beim hyperkinetisch-dystonen Syndrom sieht man abnorme Bewegungen und Mitbewegungen verbunden mit einer Hypotonie der Muskulatur; beim hypokinetisch-rigiden Syndrom bemerkt man eine auffällige Bewegungsarmut verbunden mit einer Tonuserhöhung der Muskulatur. Wichtigste efferente Bahn des extrapyramidalen Systems ist der *Tractus reticulospinalis*, der sowohl einen fördernden als einen hemmenden Einfluß auf die Rückenmarksreflexe ausüben kann und eine große Bedeutung für die Kontrolle der Aktivität der Gamma-Motoneurone besitzt. Letztere sind mitverantwortlich für die Regulation des Muskeltonus.

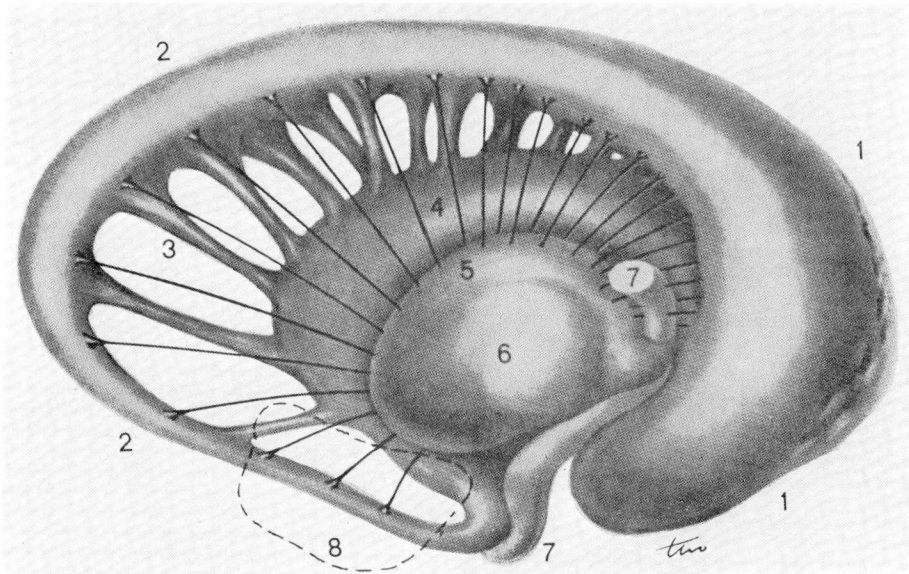

Abb. 71: Rekonstruktion der Stammganglien nach Gebbink

1. Caput des n.caudatus
2. Cauda des n.caudatus
3. Faserbündel, die 2 und 4 verbinden
4. Putamen
5. äußerer Globus pallidus
6. innerer Globus pallidus
7. Commissura anterior
8. Andeutung der Lage der Substantia nigra.

A. HIRNRINDE: PROJEKTIONS- UND ASSOZIATIONSFELDER

In Teilbereichen der Großhirnrinde ist eine sichere Lokalisation von Einzelfunktionen möglich. Man unterscheidet motorische, sensorische und sensible Gebiete mit weitgehend festgelegten Projektionen und in gewissem Ausmaß auch Funktionen («Projektionsfelder»). Daneben gibt es eine Anzahl von «Assoziationsfeldern». Hier liegt keine deutlich umschriebene Funktion vor. Wir müssen jedoch bedenken, daß viele Rindengebiete für bestimmte Verhaltensweisen nötig sind. Zu so hohen Funktionen wie Gedächtnis und Bewußtsein liefern nicht nur Rindengebiete, sondern auch viele subkortikale Zentren wichtige Beiträge. Viele Funktionen sind also nur relativ lokalisierbar, die Hirnfunktionen besitzen eine hohe Plastizität.

B. MOTORISCHE RINDE

Im hinteren Bereich des Frontallappens sind die Betz'schen Riesenzellen oder großen Pyramidenzellen lokalisiert. Im obersten Teil des Gyrus praezentralis liegen die Zellen für das Bein, im mittleren Teil für Rumpf und Arme, im unteren Teil für das Gesicht. Diese motorischen Rindenfelder geben kein «Mikrofoto» des Trägers der vorderen

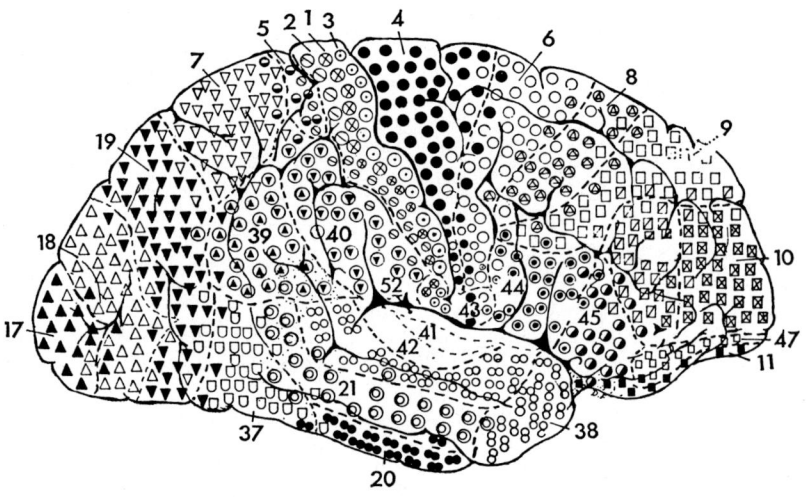

Abb. 72: Seitenansicht des Großhirns (nach BRODMANN).
Der Aufbau verschiedener Rindengebiete ist durch unterschiedliche Felderung angedeutet.
Die Zahlenangabe entspricht den von BRODMANN gefundenen Feldern verschiedenen
Aufbaus der Hirnrinde.

1, 2 und 3: sensible Rinde   17, 18 und 19: optische Rindenfelder
   4 und 6: motorische Rinde   44: motorisches Sprachzentrum
  41 und 42: akustische Rindenfelder   39: gyrus angularis
  40: Gyrus supramarginalis

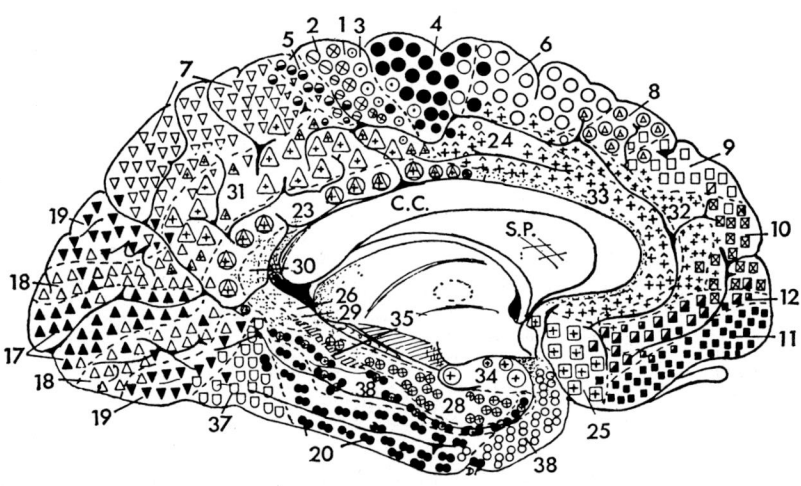

Abb. 73: Medialansicht des Großhirns (nach BRODMANN).
Der Aufbau der verschiedenen Rindengebiete sind der Felderung zu entnehmen.
Einige Beispiele: Felder 1, 2 und 3: sensible Rinde
4 und 6: motorische Rinde   17, 18 und 19: optische Rindenfelder

Zentralwindung, nicht einmal ein genau festgelegtes Mosaik. Wiederholt wurde beobachtet, daß die Reizung eines bestimmten Gebietes der Rinde auch Bewegungen von Muskeln verursacht, die bei einem früheren Experiment in einem anderen Rindengebiet lokalisiert schienen. Auch wird selten die Bewegung eines einzelnen Muskels wahrgenommen; meistens betrifft sie ganze Muskelgruppen.

Die Area 4 (Abb. 72 und 73) wird im allgemeinen als primäres motorisches Rindenfeld angesehen. Viele weitere Rindengebiete sind in Bewegungsfunktionen einbezogen, aber Area 4 hat die niedrigste Erregungsschwelle. Area 6 rangiert an zweiter Stelle. Reizt man dort, so wird eine Bewegung des ganzen Armes, Beines oder des Rumpfes wahrgenommen.

Im gleichen Gebiet liegt auch das motorische Koordinationszentrum. Störungen in diesem Zentrum führen zu einem Unvermögen, bestimmte Handlungen auszuführen. Die Koordination ist ausgefallen, obwohl die Muskeln selbst normal funktionieren können.

Für den Menschen ist noch ein anderes motorisches Gebiet von großer Bedeutung: das Sprachzentrum (BROCA). Dieses liegt direkt vor dem Bereich, in dem die Neuronen für die Zungen-, Kiefer- und Mundmuskulatur lokalisiert sind. Dieses Gebiet ist bei Rechtshändigen vor allem in der linken Hirnhälfte stärker entwickelt und bei Linkshän-

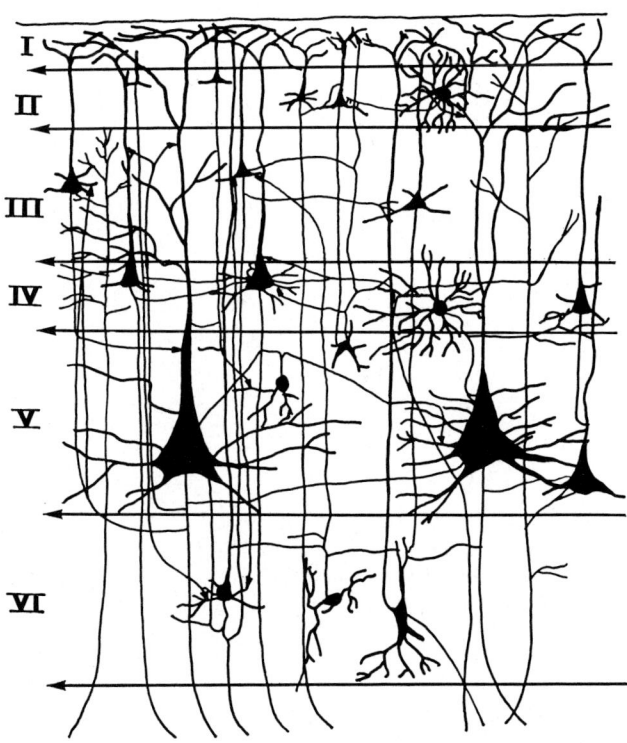

Abb. 74:
Die Großhirnrinde besteht im allgemeinen aus 6 Schichten. Einige der Zelltypen sind schematisch wiedergegeben.

I: Molekularschicht
II: äußere Körnerschicht
III: äußere Pyramidenschicht

IV: innere Körnerschicht
V: innere Pyramidenschicht
VI: Spindelzellschicht

digen in der rechten Hirnhälfte. Man gab ihm den Namen Sprachkoordinationszentrum, weil die Tätigkeit aller Muskeln, die für die Bildung von Sprachlauten notwendig sind, hier koordiniert wird. Wenn das Brocasche Zentrum geschädigt ist, kommt es beim Kranken zu einer motorischen Aphasie. Die richtige Koordination aller Muskeln, die für die Artikulation nötig ist, ist verlorengegangen, obwohl der Patient weiß, was er sagen will. Er kann die gewünschten Worte nicht richtig schreiben, er kann aber die Muskeln zum Kauen verwenden.

C. DIE SENSIBLE RINDE

In der hinteren Zentralwindung endigt ein großer Teil der Axonen, die Impulse aller Gefühlsqualitäten vom Körper her zur Hirnrinde vermitteln. Obwohl dieses Projektionsfeld den motorischen Rindenfeldern nicht vollkommen gleicht, sind die beiden «homunculi» sich doch weitgehend ähnlich.

Die Funktionen beider Windungen überlappen sich teilweise; bei ungefähr 20% der Reizversuche an der hinteren Zentralwindung wurden auch Bewegungen von Muskeln beobachtet.

D. DIE SEHRINDE

Im Occipitallappen liegt eine Anzahl von Feldern (Area 17, 18 und 19), die in direktem Zusammenhang mit der Funktion der Netzhaut stehen. Ein großer Teil der Axonen der Netzhaut wird in einem Kern des Thalamus unterbrochen, um von da aus hauptsächlich zu Area 17 zu gelangen. Auch hier finden wir eine Projektion: Jeder Punkt der Netzhaut hat einen Repräsentanten in der Hirnrinde. Die Area 18 und 19 werden Assoziationsfelder genannt.

E. DIE HÖRRINDE

Die oberste Windung des Temporallappens ist der Endpunkt der Fasern aus der Cochlea, die im Zwischenhirn unterbrochen werden. Die Fasern der Cochlea werden als ein schmales Band auf die Hirnrinde projiziert. Wenn wir die Art dieser Projektionen untersuchen, zeigt sich, daß bei Reizung nie ein bestimmter Laut oder ein bestimmter Ton gehört wird. Es werden mehr unbestimmte Geräusche wie das «Vorüberfahren einer Straßenbahn oder eines Zuges» oder «das Wehen von Wind in den Bäumen» wahrgenommen.

Seit den Beobachtungen von WERNICKE weiß man, daß zumindest beim Rechtshänder Läsionen im rückwärtigen Teil des linken Schläfenlappens unter Einbeziehung der ersten Temporalwindung das Sprachverständnis grob stören.

F. HÖHERE PSYCHISCHE FUNKTIONEN

Die obengenannten Funktionen gehören zu den relativ einfachen kortikalen Mechanismen. Daneben kennt man komplexere Funktionen, die auch als höhere psychische Funktionen bezeichnet werden, wie abstraktes Denken, Sprechen u. a.. Diese Funktionen zeigen sich in besonderer Weise in der Hirnrinde lokalisiert. Einige werden überwiegend der rechten, andere der linken Hemisphäre zugeschrieben. Das bahnbrechende Werk von R. SPERRY half hier zu neuen Einsichten. (SPERRY wurde 1981 für seine Arbeiten der Nobelpreis verliehen).

Nachfolgende Übersicht der Lokalisation der wichtigsten höheren Funktionen stützt sich auf die Darstellung des Leidener Neuropsychologen WELMAN, der ein sehr umfangreiches Krankengut berücksichtigt hat. In den meisten Fällen erhält man diese Informationen durch gründliche Untersuchung von Kranken mit Hirnrindenschäden. Die Störungen (wie Aphasien, Apraxien, Agnosien und Alexien) sind im allgemeinen besser bekannt, als die Begriffsbeschreibungen der normalen psychischen Mechanismen; sie beziehen sich vor allem auf Handlungen, Sinneswahrnehmungen und den Umgang mit der Sprache.

Unter *Aphasie* versteht man eine durch Hirnschädigung aufgetretene Störung im Umgang mit der Sprache bei Erwachsenen, die vorher die Sprache gut beherrschten und deren Denkvermögen formal und inhaltlich ungestört ist. (Anm.: Reine Sprechstörungen, wie bei manchen Hirnnerven- und Muskelerkrankungen, auch Kleinhirnerkrankungen u. a. sind hier nicht gemeint.) Man unterscheidet eine mehr expressive («motorische») Aphasie, bei der Kranke nur wenig mit falschen Buchstaben, Silben und Wörtern spricht und eine rezeptive («sensorische») Aphasie, bei der das Sprachverständnis verloren gegangen ist und der Kranke viel, aber unkontrolliert «Wortsalat» spricht. Kombinationen sind häufig.

Eine *Apraxie* ist eine Störung in den Bewegungen, die es unmöglich macht, die einzelnen Körperteile im Hinblick auf die gestellte Aufgabe zu bewegen. Der Kranke kann seine Glieder bewegen, aber nicht gebrauchen.

Eine *Agnosie* ist eine Störung des Erkennens; Objekte werden wahrgenommen, aber nicht erkannt. Die Agnosien werden danach eingeteilt, welche Sinnesbereiche davon betroffen sind. Der Begriff setzt aber voraus, daß die Wahrnehmung an sich ungestört ist. Optische Agnosien treten auf bei Schäden im Lobus occipitalis und sind dadurch gekennzeichnet, daß der Kranke außerstande ist, wahrgenommene Objekte zu erkennen. Auditive Agnosien sind durch eine Störung des Erkennens bekannter Geräusche gekennzeichnet.

Eigenartig sind die Störungen der Wahrnehmung des eigenen Körpers bei denen infolge einer Beeinträchtigung des Körperschemas der eigene Körper oder Teile davon nicht wahrgenommen oder als solche nicht erkannt werden. Bei der partiellen oder vollständigen Asomatognosie wird der eigene Körper nicht wahrgenommen oder erkannt, bei der Autoagnosie ist die Funktion des Körperschemas in der Weise gestört, daß beispielsweise eine Unterscheidung zwischen rechts und links nicht möglich ist oder Berührungen falsch interpretiert werden.

Mit dem Begriff Alexie wird eine Lesestörung bezeichnet, vor allem in dem Sinn, daß das Gelesene nicht begriffen werden kann.

Es liegt außerhalb der Absicht dieses Kompendiums diese Gegenstände ausführlich darzustellen. Das Schema von WELMAN gibt eine gewisse Übersicht. (Einzelheiten sind seiner Monographie zu entnehmen. Die Grundphänomene werden inzwischen dieser und weiterer Phänomene werden inzwischen international, wenn auch mit variierender Nomenklatur ziemlich einheitlich dargestellt. Im Detail gibt es zahlreiche Widersprüche, wie ein Studium etwa der Monographien von BROWN, LEISCHNER und POECK u. a. zeigt.)

Schlüsse, die man aus der Übersicht und vor allem aus dem Lebenswerk von SPERRY ziehen kann, sind:

Das expressive Sprachvermögen ist links viel größer. Auch kann die linke Hirnhälfte viel besser rechnen, schreiben, logisch argumentieren und abstrahieren. Die rechte Hirnhälfte ist dagegen deutlich besser im Zeichnen und bei komplexen Aufgaben, die eine gute Raumbeherrschung voraussetzen. Es gibt eine gewisse Fähigkeit gesprochene und geschriebene Worte zu verstehen, aber viel geringer, als auf der Gegenseite.

Man vermutet, daß die Hirnhälften unterschiedliche Strategien oder Taktiken vollziehen: Die linke Hirnhälfte arbeitet mehr analytisch, verbal und linear, die rechte synthetisch und ganzheitlich (holistisch).

ÜBERSICHT ÜBER DIE LOKALISATION HÖHERER PSYCHISCHER FUNKTIONEN AUF DER GRUNDLAGE DER UNTERSUCHUNG VON KRANKEN MIT HIRNRINDENSCHÄDEN
(nach Welman)

Erklärung der Abkürzungen

F Lobus frontalis (Stirnhirn)
F_1 Gyrus frontalis superior
F_2 Gyrus frontalis medius
F_3 Gyrus frontalis inferior
P Lobus parietalis (Scheitelhirn)
P_1 Gyrus parietalis superior
P_2 Gyrus parietalis inferior

T Lobus temporalis (Schläfenhirn)
T_1 Gyrus temporalis superior
T_2 Gyrus temporalis medius
T_3 Gyrus temporalis inferior
O Lobus occipitalis
gs Gyrus supramarginalis
ga Gyrus angularis

Linke Hirnhälfte

1. Sprachstörungen
   bei Rechtshändern –
   sowohl gesprochene   FTP
   wie geschriebene Sprache
2. Lesestörungen
   ohne Schriftstörungen   O
   mit Schriftstörungen   TPO
3. Schreibstörungen
   motorisch rechts $F_2 F_3$
   ideomotorische Apraxie   gs
   konstruktive Apraxie   gs
   Schriftsprache   ga TP
4. Rechenstörungen
   Alexie   Pgs ga
   Akustisches Erkennen   T
   Kombinationsstörungen   F
5. Amusie
   expressiv $F_2 F_3$
   rezeptiv   T
6. Körperschemastörungen
   Fingeragnosie   TP
   Links-Rechtsstörungen   TP
   Autoagnosie   FP
   Schmerzasymbolie   FP
   Hemisomatagnosie rechts   PO
   Anosognosie rechts   PO

7. Taktile Agnosie
   Stereoagnosie   P gs
8. Akustische Agnosie
   Musikagnosie T_1
   Wortagnosie T_2
9. Optische Agnosien
   Objektagnosie   TPO
   Farbagnosie   O ga
   Topographische Agnosie   O
   optische Agnosie rechts   PO
   Prosopagnosie (Gesichterkennen)   PO
   Simultanagnosie   O
10. Apraxien
    ideomotorische Apraxie   gs
    optische konstruktive Apraxie   gs ga T_1
    Zungenapraxie   F
    Ankleideapraxie   gs
    Schreibapraxie   gs

Rechte Hirnhälfte

1.	Sprachstörungen	ausnahmsweise	6.	Körperschemastörungen	
2.	Lesestörungen			Hemisomatagnosie links	PO
	optische Raumagnosie	TPO		Anosognosie (links)	POF
3.	Schriftstörungen		7.	Taktile Agnosie	
	motorisch links	F2 F3		Stereoagnosie	P gs
	konstruktive Apraxie	gs	8.	Akustische Agnosie	
	Kopieren	PO		Seelentaubheit	T
4.	Rechenstörungen		9.	Optische Agnosien	
	optische Raumagnosie links	TPO		Bilderkennen-Agnosie	PO
	Kombinationsstörungen	F		Prosopagnosie (Gesichterkennen)	PO
5.	Amusie			Simultanagnosie	O
	expressiv	F2 F3	10.	Apraxien	
	rezeptiv	TP		optisch konstruktive Apraxie	gs ga
	Rhythmusgefühl	TP		Ankleideapraxie	FP

13. DAS AUTONOME NERVENSYSTEM

Das autonome Nervensystem (auch vegetatives oder unwillkürliches Nervensystem genannt) dient besonders zur Regulation der inneren Organe wie des Herzens, der Lungen u. a. Es ist aufgeteilt in zwei anatomisch und funktionell mehr oder weniger getrennte Teile: Das *Parasympathikussystem* und das *Sympathikussystem*, die eine entgegengesetzte Wirkung auf die verschiedenen Organe ausüben.

Der periphere Anteil des autonomen Nervensystems besteht immer aus zwei hintereinander geschalteten Nervenzellen. Der Zellkörper und die Dendriten des ersten Neurons liegen im Hirnstamm oder im Rückenmark. Die Axone verlassen das Zentralnervensystem und ziehen zur Peripherie. Das zweite Neuron beginnt in unmittelbarer Nähe des Rückenmarks (Sympathikus-System) oder in unmittelbarer Nähe zu dem innervierten Organ (Parasympathikus-System). Hier finden sich Nervenknoten (Ganglien). Ein Ganglion ist eine Gruppe zusammengehörender Zellkörper mit ihren Dendriten und Synapsen. Eine Anzahl von Kernen im Hypothalamus und im Hirnstamm übt eine regulierende Funktion auf die niederen Zentren aus.

A. PARASYMPATHIKUS

Der periphere Anteil besteht aus:

a) Nervenfasern, die von Zellen des Hirnstamms ihren Ausgang nehmen.

b) Nervenfasern, die von Zellen des Sakralteils des Rückenmarks ausgehen.

Der wichtigste parasympathische Nerv ist der zehnte Hirnnerv *(N.vagus)*. Weiter laufen parasympathische Fasern im III., VII. und IX. Hirnnerven mit. Der N.vagus versorgt die meisten inneren Organe. Die Nervenzellkörper liegen im Kerngebiet des N.vagus im Hirnstamm. Der Nerv verläßt die Schädelhöhle durch das Foramen jugulare in der Schädelbasis, zieht dann durch den Hals an der Speiseröhre entlang, wobei viele Äste für Herz und Lungen abgegeben werden. Zusammen mit der Speiseröhre treten die Nerven durch das Zwerchfell und bilden ein ausgedehntes Netzwerk an der Vorder- und Rückenseite des Magens. Anschließend gehen Äste zu anderen Organen im Bauchraum, so zur Leber, Milz, dem Pankreas und dem größten Teil des Darmes (bis auf den letzten Teil des Dickdarms ab Flexura colica sinistra).

Die Ganglien des parasympathischen Systems liegen nahe bei oder in der Wand der innervierten Organe. Wir sprechen von *juxta-* oder *intramuralen* Ganglien.

Der periphere Teil des autonomen Nervensystems besteht immer aus zwei Nervenzellen, die miteinander Synapsen in den peripheren Ganglien haben. Wir nennen das erste Neuron, das zum Ganglion hinläuft, die *praeganglionäre Faser*. Das zweite Neuron, dessen Zellkörper in dem peripheren Ganglion liegt, nennen wir *postganglionäre Faser*. Als allgemeine Regel gilt, daß beim parasympathischen Nervensystem die praeganglionären Fasern *lang* sind, die postganglionäre Faser dagegen *kurz*, so daß die Ganglien immer nahe bei oder in der Wand des Organs liegen, das sie versorgen.

Die anderen parasympathischen Nervenfasern, die aus dem Hirnstamm kommen und mit dem III., VII. und IX. Nerven laufen, dienen vor allem der Innervation der

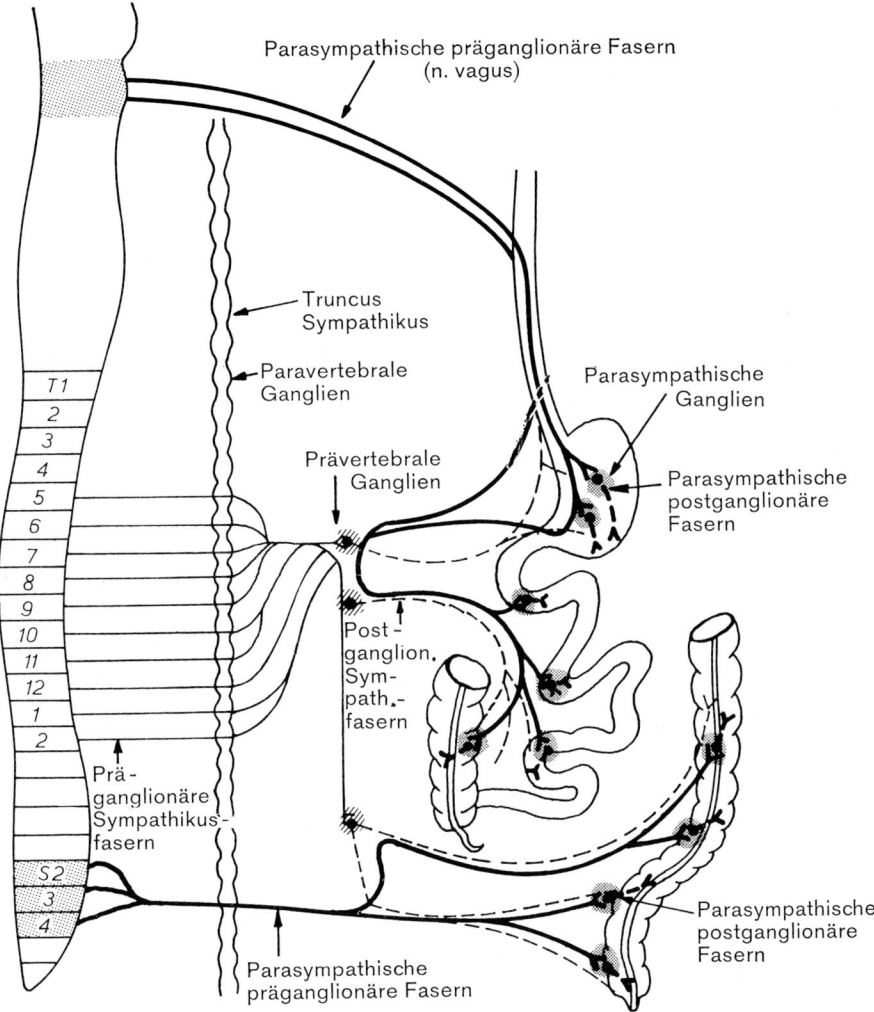

Abb. 75: Schema des autonomen Nervensystems

Pupille und verschiedener Drüsengruppen im Kopfgebiet wie der Tränen- und Speicheldrüsen.

Der sakrale Teil des parasympathischen Nervensystems besteht aus einzelnen Ästen, die aus dem zweiten bis vierten sakralen Rückenmarksegment kommen und sich zu einem Nerven (dem *N.pelvicus*) vereinigt, der dann die Beckenorgane innerviert. Dieser Nerv passiert den Grenzstrang und besteht also aus praeganglionären Fasern. Der Nerv läuft weiter bis zu den Organen im Becken und auch zu einem Teil des Dickdarms (unterhalb der linken Colonflexur). Wir kennen hier den *Plexus vesicalis* für die

Harnblase und den *Plexus uterovaginalis* für die weiblichen Geschlechtsorgane. Im Ganglion oder Plexus beginnt dann das zweite Neuron, die postganglionäre Faser, die das Organ innerviert.

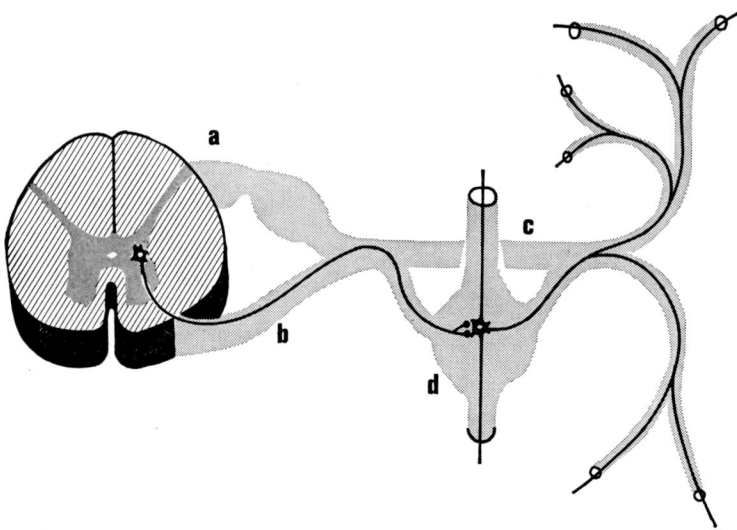

Abb. 76: Grenzstrang des Sympathikus und seine Verbindungen
a = Hinterwurzel   c = Spinalnerv
b = Vorderwurzel   d = Grenzstrang
Die postganglionären Sympathikus-Fasern verlaufen mit den Verzweigungen der Spinalnerven.

B. SYMPATHIKUS

Die Zellkörper des ersten Neurons liegen in den Seitenhörnern des Thorakal- und obersten Lumbalmarks. Die Axone dieser Neurone treten aus dem Rückenmark über die Vorderwurzel zusammen mit den Axonen des animalen Nervensystems. Sie verlassen die ventrale Wurzel aber schnell wieder, um den Grenzstrang oder *Truncus sympathicus* zu bilden. Das Verbindungsstück zwischen dem Spinalnerv und dem Grenzstrang heißt *Ramus communicans albus* (weißer Verbindungsast). Die praeganglionären Fasern in diesem Ast können auf verschiedene Weise mit dem zweiten Neuron Kontakt aufnehmen:

a) Sie laufen geradewegs zum ersten Ganglion des Grenzstrangs (diese werden paravertebrale Ganglien genannt) und bilden eine Synapse; das zweite Neuron läuft dann mit dem peripheren Nerven des willkürlichen Nervensystems weiter. Das Verbindungsstück zwischen Grenzstrang und peripherem Nerven heißt *Ramus communicans griseus* (grauer Verbindungsast). Im Ramus communicans albus laufen myelinisierte Nervenfasern, dagegen im Ramus communicans griseus myelinscheidenlose Nervenfasern.

b) Die Fasern laufen entweder eine gewisse Strecke lang nach oben oder nach unten im Grenzstrang, wo sie dann Synapsen in einem höher oder tiefer gelegenen Ganglion bilden. Das erklärt den Unterschied in der Länge zwischen Grenzstrang und dem

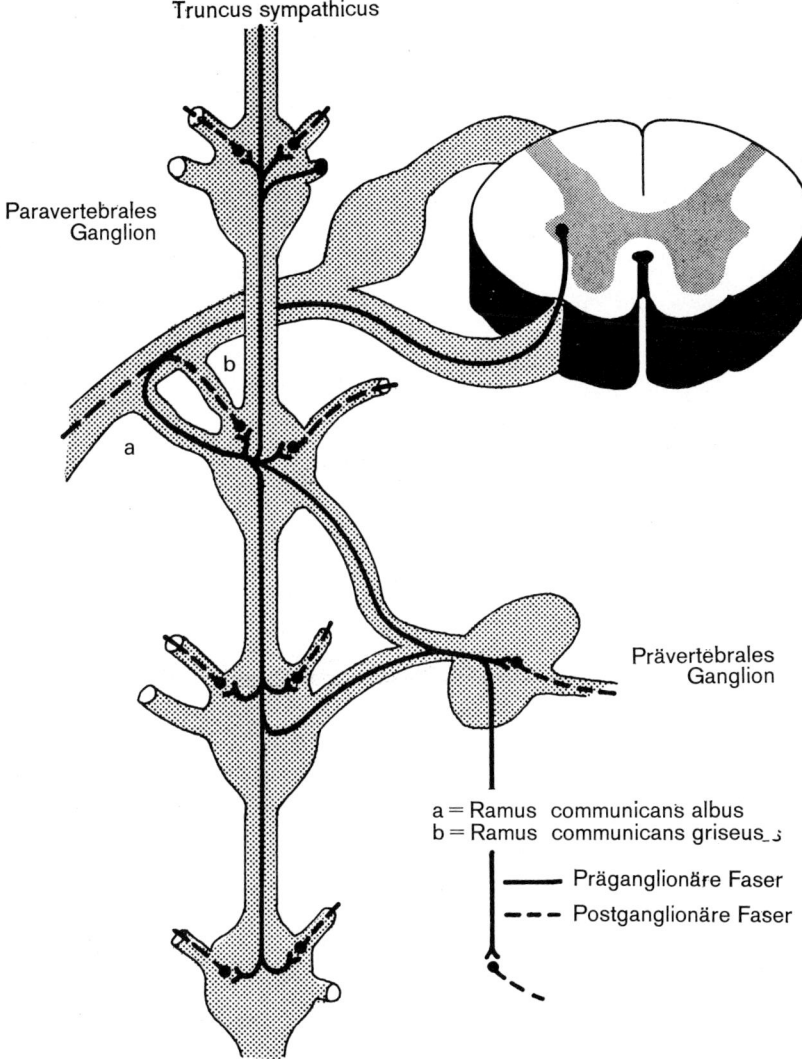

Truncus sympathicus

Paravertebrales
Ganglion

b

a

Prävertebrales
Ganglion

a = Ramus communicans albus
b = Ramus communicans griseus

——— Präganglionäre Faser

– – – Postganglionäre Faser

Abb. 77: Das Sympathikus-System

Rückenmarksabschnitt, in dem die Zellkörper der praeganglionären Neuronen liegen. Der Grenzstrang liegt neben und vor der ganzen Wirbelsäule vom Cervical- bis zum Coccygealabschnitt. Das zweite Neuron des Sympathikussystem geht genau wie bei a) mit dem Ramus communicans griseus und dann zum peripheren Nerven. Das zweite Neuron verläuft aber nicht nur mit dem peripheren Nerven, sondern auch mit Blutgefäßen.

c) Eine dritte Möglichkeit ist, daß das erste Neuron durch den Grenzstrang zieht, ohne hier Synapsen zu bilden, und dann erst im praevertebralen Ganglion Kontakte mit den Zellkörpern des zweiten Neurons aufnimmt. Diese praevertebralen Ganglien liegen rund um den Ursprung der großen Schlagadern des Rumpfes und werden auch danach genannt. So kennen wir je ein *Ganglion coeliacum dextrum* und *sinistrum*, die rund um den Ursprung der *Arteria coeliaca* liegen, die den Magen, die Leber und die Milz mit arteriellem Blut versorgt. Das zweite Ganglion liegt auch rund um den Ursprung der *Arteria mesenterica superior* und heißt dann *Ganglion mesentericum superius*. Das dritte Ganglion liegt rund um den Ursprung der *Arteria mesenterica inferior* und heißt *Ganglion mesentericum inferius*. In diesen Ganglien beginnt das zweite Neuron, die postganglionäre Faser, die mit den genannten Schlagadern läuft und das gleiche Versorgungsgebiet hat.

Für das sympathische Nervensystem gilt im allgemeinen, daß die praeganglionäre Faser kurz und die postganglionäre Faser lang ist, was dazu führt, daß die Ganglien dicht am Rückenmark gelegen sind. Man spricht von para- und praevertebralen Ganglien.

DAS KRANIAL-AUTONOME SYSTEM

Die autonomen Nervenfasern werden durch vier Paar Ganglien im Kopfbereich auf die verschiedenen Kopforgane verteilt. Diese Ganglien enthalten das Perykaryon der parasympathischen postganglionären Nervenfasern, während die postganglionären Fasern aus dem Grenzstrang des Sympathikus diese Ganglien ohne Unterbrechung durchziehen.

a. Ganglion ciliare

Dieser Nervenknoten liegt in der Augenhöhle zwischen dem M.rectus lateralis und dem N.opticus. Die präganglionären Fasern kommen aus dem Nucleus accessorius autonomicus (Westphal-Edinger'scher Kern) im Mittelhirn und ziehen im N.oculomotorius zum Ganglion ciliare. Im Ganglion entspringen 12–15 kurze Nervenfaserbündel (Nn.ciliares breves), die die Sklera durchbohren und im M.constrictor pupillae sowie im Corpus ciliare enden.

Die sympathischen Fasern stammen aus dem Plexus cavernosus und innervieren unter anderem den M.dilatator pupillae.

b. Ganglion pterygopalatinum

Dieses Ganglion liegt in der Fossa pterygopalatina (Flügelgaumengrube) unter dem maxillaren Anteil des Trigeminus. Die präganglionären Fasern kommen vom Nucleus salivatorius superior, einem Teil des Facialis-Kern. Die Nervenfasern erreichen das Ganglion über den N.petrosus major und den Canalis pterygoideus. Die postganglionären Fasern innervieren einen Teil des Mundes, der Nasenhöhlen und des Pharynx.

c. Ganglion oticum

Dieser Nervenknoten liegt medial des N.mandibularis, direkt unter dem Foramen jugulare. Die präganglionären Fasern entspringen aus dem N.salivatorius inferior und erreichen das Ganglion über den N.petrosus minor. Das bedeutsamste Innervationsgebiet ist die Glandula parotis.

d. Ganglion submandibulare

Dieses Ganglion liegt dicht an der Glandula submandibularis. Die präganglionären Fasern kommen aus dem Nucleus salivatorius inferior und erreichen das Ganglion über Chorda tympani und N.lingualis. Innervationsgebiet sind die submandibulären und submaxillären Drüsen der vordersten Zungenanteile.

C. FUNKTIONELLE GESICHTSPUNKTE

Der Unterschied in der Funktion zwischen dem sympathischen und parasympathischen System wird bestimmt durch die Tatsache, daß an den Enden der postganglionären Fasern unterschiedliche *Transmittersubstanzen* abgeschieden werden. Am Endstück der postganglionären parasympathischen Faser wird *Acetylcholin* abgeschieden, am Endstück der Sympathikusfaser *Noradrenalin*. In den Ganglien zwischen der prae- und postganglionären Faser wird die Reizübertragung sowohl beim Sympathikus- als beim Parasympathikussystem mit Hilfe von Acetylcholin gewährleistet.

Nerven, die Acetylcholin bilden, werden deshalb *cholinerg* genannt, während die Nerven, die Noradrenalin absondern, *adrenerg* genannt werden. Im autonomen Ner-

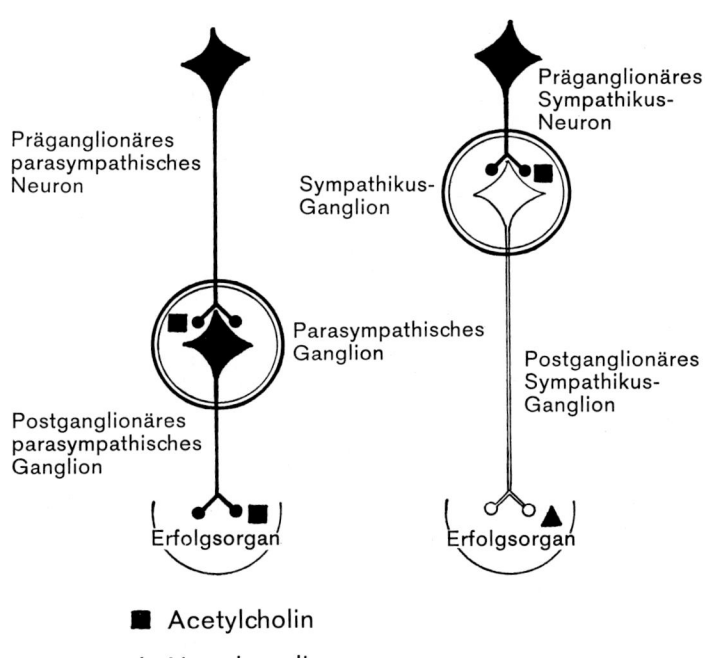

Abb. 78: Schema des Aufbaus des vegetativen Systems mit den Transmittersubstanzen

vensystem sind also cholinerg: die prae- und postganglionären parasympathischen Nerven und die praeganglionären Sympathikusäste. Adrenerg sind nur die postganglionären Sympathikusfasern.

Neuerdings hat man entdeckt, daß in einer Anzahl von Organen die postganglionären Sympathikusfasern in paravertebralen Ganglien enden.

Mit sehr empfindlichen Fluoreszenztechniken kann man neuerdings die genaue Lokalisation von Katecholaminen (Dopamin, Noradrenalin und Adrenalin) sowie auch von Serotonin u. a. vornehmen. Diese Methoden hat man auch beim autonomen Nervensystem angewandt. So konnte man postganglionäre sympathische Endigungen in peripheren parasympathischen Ganglien nachweisen. Man kann daraus schließen, daß cholinerge und noradrenerge Axone mit parasympathischen Nervenzellen in synaptischem Kontakt stehen. Das postganglionäre parasympathische Neuron wird also nicht nur von dem Acetylcholin produzierenden präganglionären parasympathischen Ganglion, sondern auch von dem Noradrenalin produzierenden postganglionären sympathischen Neuron gesteuert. Die erregende Wirkung des Acetylcholin spielt also nicht allein eine Rolle bei der synaptischen Übertragung vom Ganglion, sondern die modulierende und inhibierende Wirkung des Noradrenalin eröffnet eine zusätzliche Dimension hinsichtlich des synaptischen Potentials.

Auch in den para- und prävertebralen Ganglien konnten katecholaminerge Nervenfaserendigungen nachgewiesen werden. Man kann deshalb nicht mehr von einer rein cholinergen Impulsvermittlung in den peripheren autonomen Ganglien sprechen. Woher diese präsynaptischen Endigungen stammen ist noch nicht mit Sicherheit zu sagen. Es besteht die Vermutung, daß viele dieser Fasern Kollaterale der postganglionären Ganglien sind, die zum Zellkörper zurückziehen, um dort eine hemmende Aktivität auf die cholinergischen synaptischen Funktionen in den Ganglien auszuüben.

Bei der Innervation durch autonome Nervenfasern können folgende Möglichkeiten unterschieden werden:
– Doppelinnervation: Viele Organe, wie Herz, Lunge, Darm u. a. werden sowohl von Sympathikus- als auch von Parasympathikusfasern innerviert.
– Einfache Innervation: Das Nebennierenmark, die Schweißdrüsen und der größte Teil des Kreislaufsystems werden nahezu ausschließlich von Sympathikusfasern innerviert.

Doppelinnervation bedeutet nicht, daß die sympathischen und die parasympathischen Fasern immer eine antagonistische Bedeutung haben; es besteht aber die Möglichkeit einer peripheren Hemmung der Neuroeffektoren.

Man unterscheidet in diesem Zusammenhang zwei Möglichkeiten:
– Antagonistische Doppelinnervation: in diesem Fall besteht ein exzitierender und ein inhibierender Einfluß auf das betreffende Wirkorgan.
– Synergistische Doppelinnervation:

Dabei haben beide postganglionären Fasersysteme eine exzitierende Wirkung auf das Erfolgsorgan, wie bei den Speicheldrüsen, wo sowohl Sympathikus- als auch Parasympathikusfasern die Sekretion anregen (das Sekret aber jeweils unterschiedlich zusammengesetzt ist).

Funktionen des sympathischen und parasympathischen Nervensystems

Organ	Sympathicus	Parasympathicus
Herz	Anstieg des Minutenvolumens Erhöhung der Pulsfrequenz Schnellere Erregungsleitung Verstärkung der Kontraktionskraft Erhöhte Erregbarkeit des Herz- muskels	Abnahme des Minutenvolumens Erniedrigung der Pulsfrequenz Langsamere Erregungsleitung Abschwächung d. Kontraktionskraft Verminderte Erregbarkeit
Blutgefäße	Verbesserung der Durchblutung der tätigen Muskeln Zunahme der Durchblutung von Herz und Lungen Verminderung der Durchblutung der Verdauungsorgane	Verschlechterung der Durchblutung der nicht-tätigen Muskeln Abnahme der Durchblutung von Herz und Lungen Verbesserung der Durchblutung von Haut und Schleimhäuten
Blut	Zunahme der Erythrocytenzahl Entleerung der Blutdepots	Abnahme der Erythrocytenzahl Auffüllung der Blutdepots
Atemorgane	Zunahme der Erregbarkeit des Atemzentrums Erweiterung der Bronchien Zunahme des Atemvolumens Zunahme der Lungendurchblutung	Abnahme der Erregbarkeit des Atemzentrums Verengung der Bronchien Abnahme des Atemvolumens Abnahme der Lungendurchblutung
Stoffwechsel	Erhöhung des Grundumsatzes Anstieg der Körpertemperatur Vermehrte Eiweißverbrennung Anstieg d. Glukosespiegels im Serum Neigung zur Azidose	Erniedrigung des Grundumsatzes Erniedrigung der Körpertemperatur Verminderte Eiweißverbrennung Abfall d. Glukosespiegels im Serum Neigung zur Alkalose
Verdauungs- organe	Verminderung des Speichelflusses Erschlaffung der Speiseröhren- (Oesophagus-)Muskulatur Verschluß des Mageneingangs (Antrums) Tonusherabsetzung der Magenmus- kulatur Hemmung der Peristaltik Abnahme der Sekretion der Fundus- drüsen Verschluß des Magenausgangs (Pylorus) Tonusabnahme der glatten Muskula- tur von Dünn- u. Dickdarm Hemmung der Darmperistaltik	Zunahme des Speichelflusses Kontraktion der Speiseröhre Öffnung des Mageneingangs Tonusanstieg der Magenmuskulatur Förderung der Peristaltik Verstärkte Sekretion der Fundus- drüsen Öffnung des Magenausgangs Tonussteigerung der Muskulatur von Dünn- und Dickdarm Förderung der Darmperistaltik
Pankreas (Bauch- speicheldrüse)	Abfall der Insulinproduktion Abfall der exokrinen Sekretion von Verdauungsenzymen	Anstieg der Insulinproduktion Anstieg der Sekretion von Ver- dauungsenzymen
Nebenniere	Vermehrte Adrenalinabgabe	Verminderte Adrenalinabgabe

Organ	Sympathicus	Parasympathicus
Schilddrüse	Gesteigerte Produktion und Sekretion von Schilddrüsenhormonen	Abnahme der Hormonproduktion und Sekretion
Harnblase	Harnretention Hemmung des M.detrusor Anregung des M.sphincter	Harnabgabe Anregung des M.detrusor Hemmung des M.sphincter
Geschlechts-organe	Vasokonstriktion	Vasodilatation und Erektion
Auge	Pupillenerweiterung Lidspalterweiterung	Pupillenverengung Lidspaltverengung

14. SEGMENTALE INNERVATION

DERMATOM UND MYOTOM

In der neurologischen Literatur findet man die Begriffe Segment, segmentale Innervation, Dermatom und Myotom vielfältig. Unter Segmentierung versteht man, daß in der Längsrichtung des Körpers eine Reihe von aufeinanderfolgenden Segmenten unterscheidbar sind. Bereits in einer frühen Entwicklungsstufe tritt in einem der Keimblätter, dem Mesoderm eine Segmentation auf; man trifft dann eine Reihe von gleichgearteten Gewerbsabschnitten an, die hintereinander angeordnet, Ursegmente oder Somiten genannt werden.

Das *Dermatom* entsteht aus den mehr lateralen Anteilen des Somits; hieraus entwickelt sich die Haut und das Bindegewebe unter der Haut. Das *Myotom* entsteht aus den übrigen Anteilen des Somits und bildet die Substanz, aus der sich die Muskeln, vor allem des Rumpfs entwickeln.

In der noch ganz frühen Stufe der Entwicklung ist die quergestreifte Muskulatur segmental angelegt und sie besteht aus einer Reihe hintereinander angeordneter Myotome. Auch beim Erwachsenen ist der segmentale Charakter des Muskelsystems an bestimmten Muskeln noch deutlich erkennbar. Dies gilt vor allem für die Interkostalmuskeln. Doch kann man auch an den anderen Muskeln ihren segmentalen Charakter durch genaue Analyse ihres Innervationsmusters erkennen, und zwar durch den Umstand, daß schnell nach der ersten Anlage des Myotoms der zum Segment gehörige Nerv sich entsprechend differenziert und die Beziehung zwischen Neurotom und Myotom auch bei der im einzelnen verwickelten Differenzierung der Muskeln erhalten bleibt.

Durch genaue Untersuchung von welchen Nervenfasern jeder Muskel versorgt wird kann man feststellen, aus welchen Myotomen jeder Muskel entstanden ist.

Obwohl die Segmentierung einen mesodermalen Charakter hat, ist sie von großer klinischer Bedeutung: Man kann bei Schmerzzuständen aus ihrer Projektion herleiten, welche embryonale Beziehung zu welchem Segment sie besitzen. Aus der Segmentzuordnung kann man Rückschlüsse darauf ziehen, welches Organ oder welcher Gewebsbereich betroffen ist.

Die Untersuchung einer möglichen segmentalen Innervation innerer Organe wirft erhebliche Probleme auf. Krankheitsbilder mit ausgesprochen segmentalem Charakter kommen verhältnismäßig selten vor. Morphologisch ist es fast unmöglich, die Innervationsmuster der inneren Organe genau darzustellen.

Die segmentale Neurologie gründet sich auf drei Säulen:

– Das segmentale Sensibilitätsschema mit den Dermatomgrenzen.
– Die segmentale Muskelanordnung, also die motorische Innervation von Muskeln durch eine oder mehrere Vorderwurzeln.
– Syndrome einzelner Rückenmarkwurzeln.

Die Syndrome der isolierten Rückenmarkwurzeln sollen hier näher besprochen werden. Hinsichtlich einer ausführlichen Darstellung ist auf das Buch von Hansen und Schliack (Segmentale Neurologie) zu verweisen.

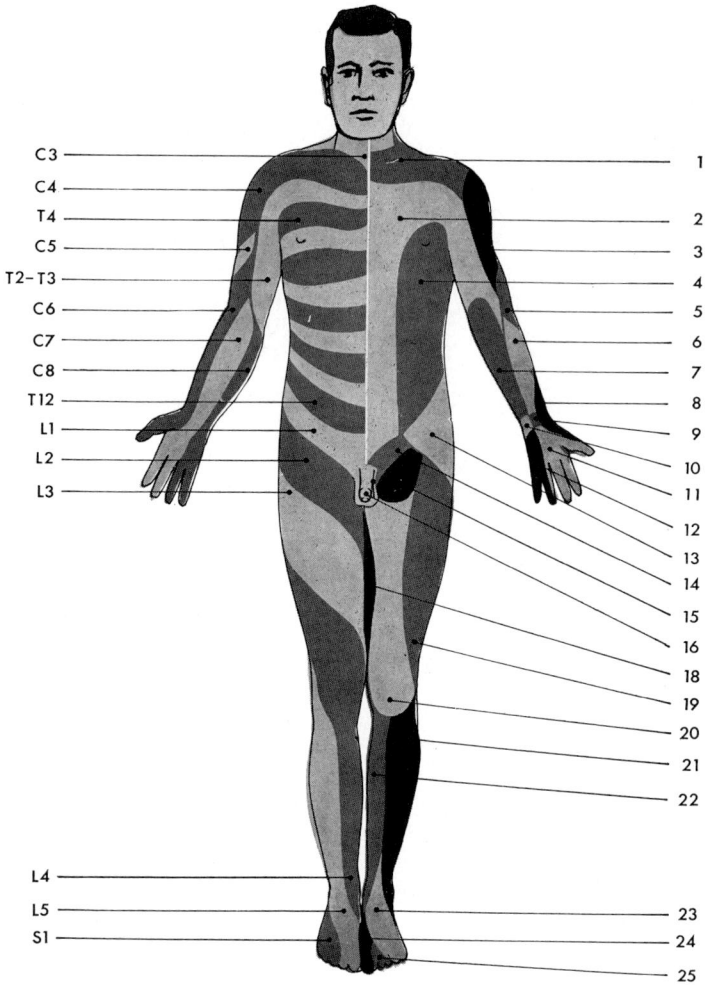

Abb. 79: Segmentale Verteilung der Spinalnerven und Hautversorgungsgebiete der peripheren Nerven von vorn

1. nn.supraclaviculares
2. nn.cutanei anteriores nn.intercostalium
3. n.cutaneus brachii lateralis
4. nn.cutanei laterales nn.intercostalium
5. n.cutaneus brachii posterior
6. n.cutaneus antebrachii lateralis
7. n.cutaneus antebrachii medialis
8. r.superficialis n.radialis
9. r.palmaris n.mediani
10. r.palmaris n.ulnaris
11. nn.digitales palmares (n.medianus)
12. nn.digitales palmares (n.ulnaris)
13. r.cutaneus lateralis n.iliohypogastrici
14. n.iliohypogastricus
15. r.femoralis n.genitofemoralis
16. r.genitalis n.genitofemoralis
17. n.dorsalis penis (n.pudendus)
    n.dorsalis clitoridis (n.pudendus)
18. r.cutaneus n.obturatorii
19. n.cutaneus femoris lateralis
20. rr.cutanei anteriores n.femoralis
21. n.cutaneus surae lateralis
22. n.saphenus
23. nn.cutanei dorsales pedis
24. n.suralis
25. n.peroneus profundus

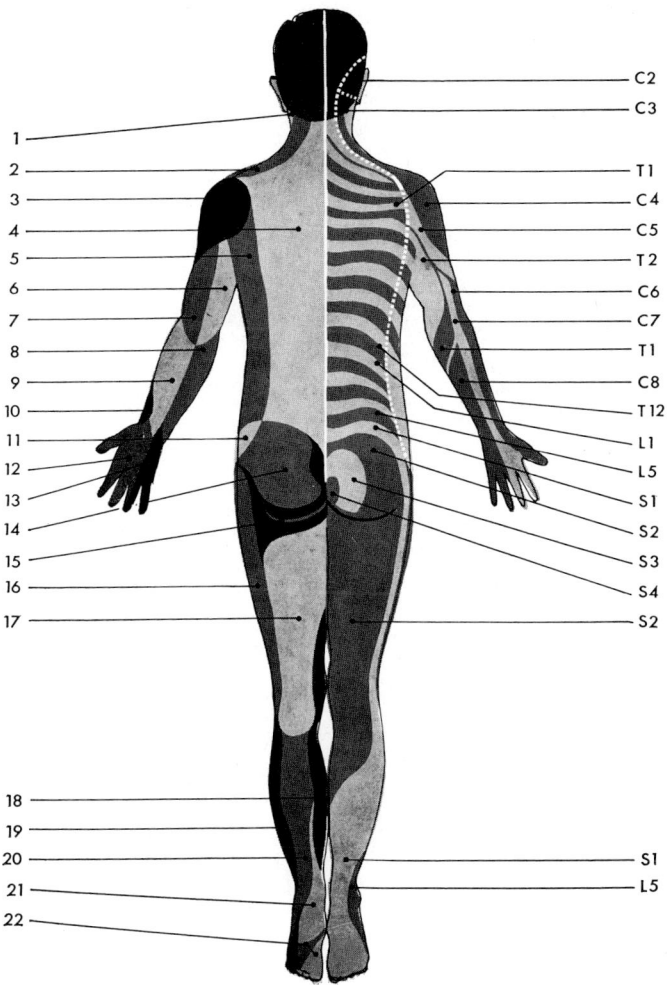

Abb. 80: Segmentale Innervation und Hautversorgungsgebiete der peripheren Nerven
von hinten

1. n.occipitalis major
2. nn.supraclaviculares
3. n.cutaneus brachii lateralis
4. rr.dorsales nn.cervicalium
   et thoracalium
5. nn.cutanei laterales nn.intercostalium
6. n.cutaneus brachii medius
7. n.cutaneus brachii posterior
8. n.cutaneus antebrachii medialis
9. n.cutaneus antebrachii posterior
10. n.cutaneus antebrachii lateralis
    (n.musculocutaneus)
11. r.cutaneus lateralis n.hypogastrici
12. r.superficialis n.radialis
13. r.dorsalis n.ulnaris
14. nn.clunium superiores
15. nn.clunium inferiores
16. n.cutaneus femoris lateralis
17. n.cutaneus femoris posterior
18. n.saphenus
19. n.cutaneus surae lateralis
20. n.cutaneus surae medialis
21. n.suralis
22. nn.plantares mediales et laterales

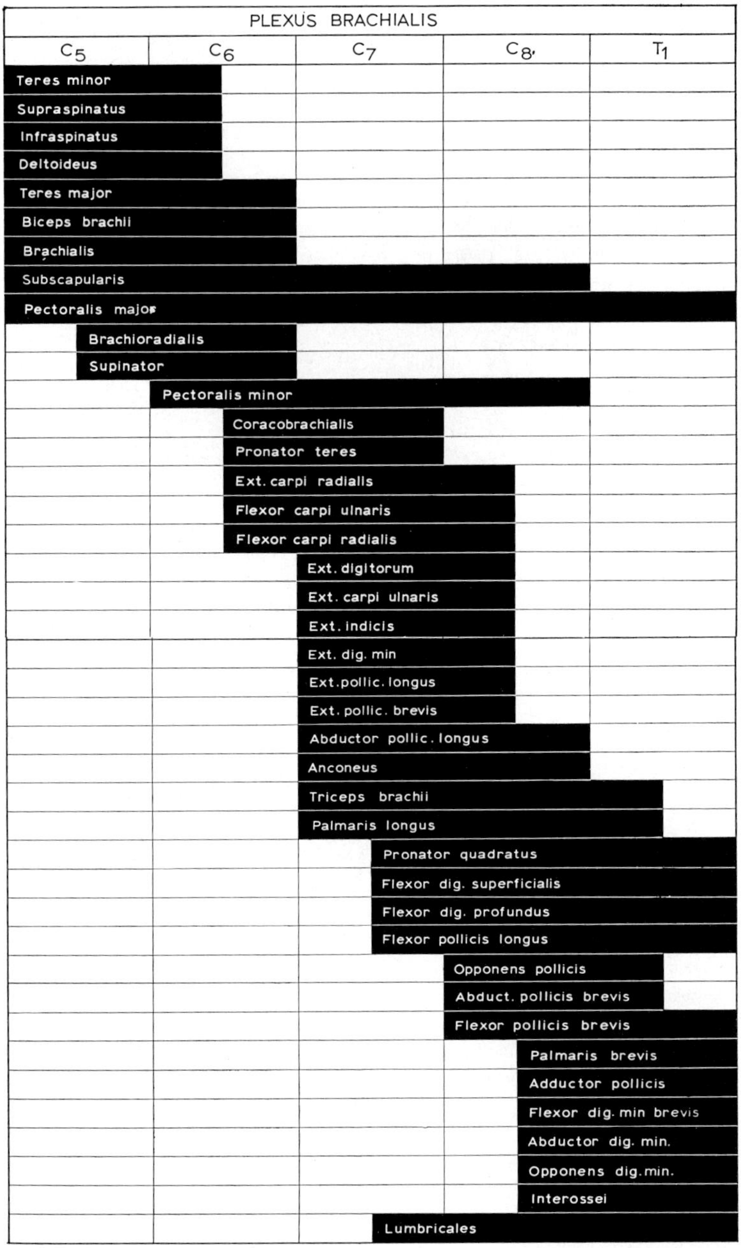

PLEXUS BRACHIALIS				
C_5	C_6	C_7	C_8,	T_1
Teres minor				
Supraspinatus				
Infraspinatus				
Deltoideus				
Teres major				
Biceps brachii				
Brachialis				
Subscapularis				
Pectoralis major				
	Brachioradialis			
	Supinator			
	Pectoralis minor			
		Coracobrachialis		
		Pronator teres		
		Ext. carpi radialis		
		Flexor carpi ulnaris		
		Flexor carpi radialis		
		Ext. digitorum		
		Ext. carpi ulnaris		
		Ext. indicis		
		Ext. dig. min		
		Ext. pollic. longus		
		Ext. pollic. brevis		
		Abductor pollic. longus		
		Anconeus		
		Triceps brachii		
		Palmaris longus		
			Pronator quadratus	
			Flexor dig. superficialis	
			Flexor dig. profundus	
			Flexor pollicis longus	
			Opponens pollicis	
			Abduct. pollicis brevis	
			Flexor pollicis brevis	
				Palmaris brevis
				Adductor pollicis
				Flexor dig. min brevis
				Abductor dig. min.
				Opponens dig. min.
				Interossei
		Lumbricales		

Abb. 81: Segmentale motorische Innervation der vom Plexus brachialis aus versorgten Arm- und Schultermuskeln

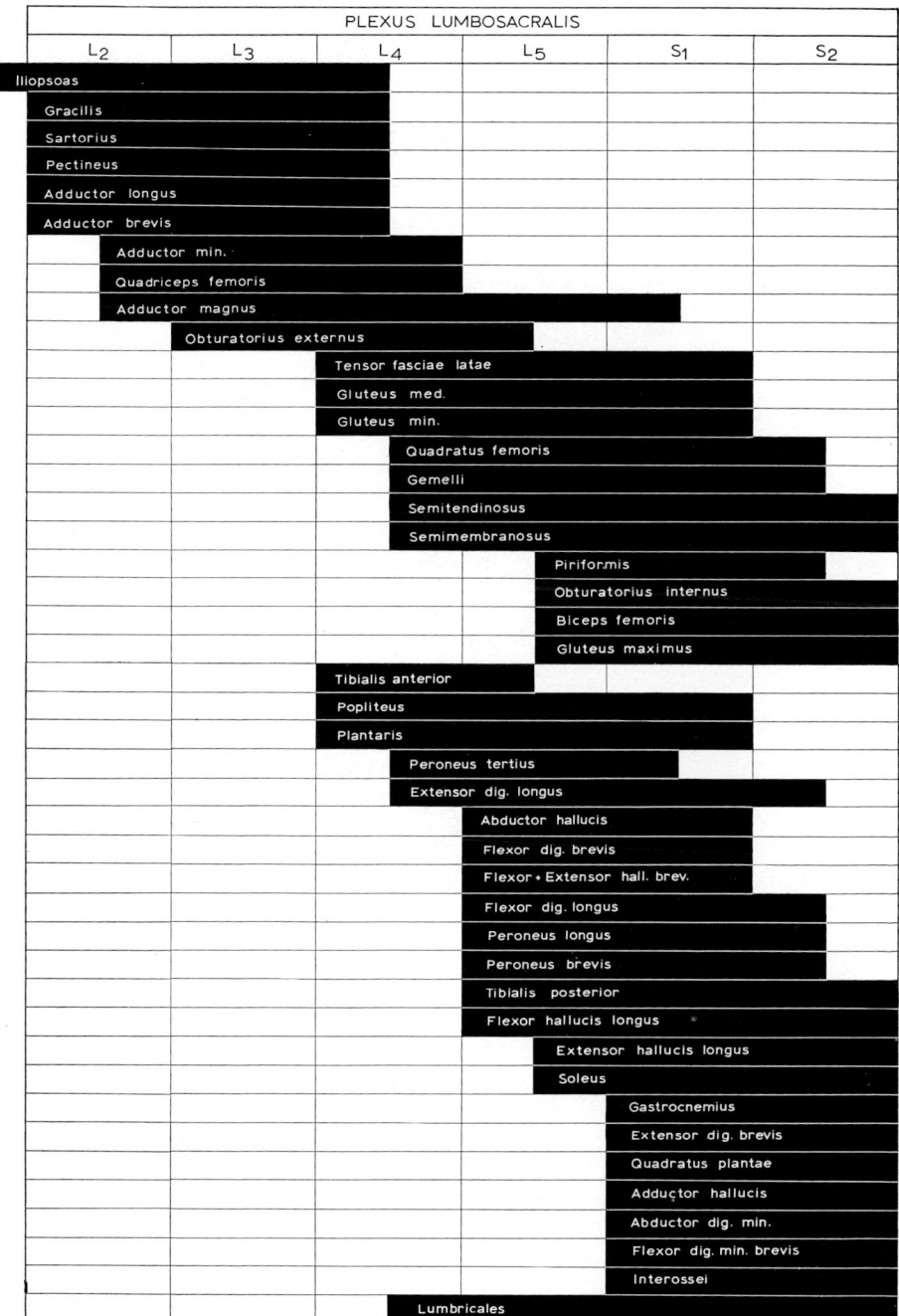

Abb. 82: Segmentale motorische Innervation der vom Plexus lumbosacralis aus versorgten Becken- und Beinmuskeln

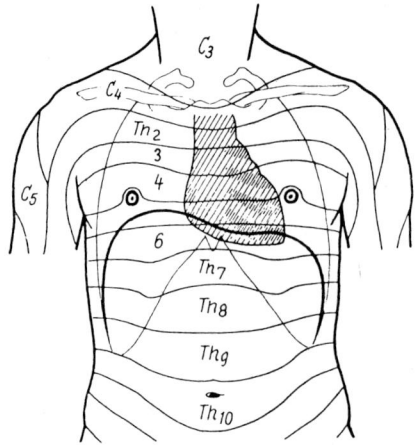

Abb. 83: Segmentale Projektion des Herzens

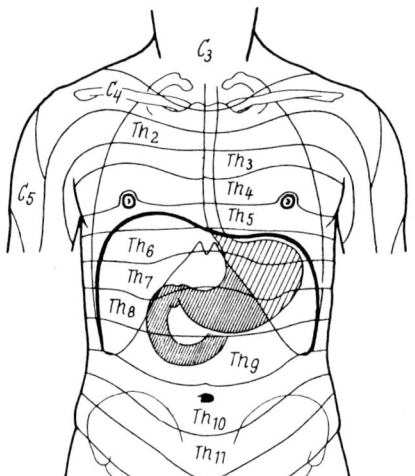

Abb. 84: Segmentale Projektion des Magens

WURZELSYNDROME

Eine Besonderheit beim Ausfall einer einzelnen Rückenmarkwurzel ist, daß oft fast nur ein einziger Muskel betroffen scheint, obwohl im allgemeinen auch andere Muskeln von diesen motorischen Nervenfasern betroffen werden. Man spricht von einem Kennmuskel. Bei den von mehreren Segmenten aus innervierten Muskeln wird durch die darüber oder darunter liegende Vorderwurzel für eine gewisse Kompensation gesorgt, so daß die Lähmungserscheinungen oft weder mit der klassischen neurologischen Untersuchungsmethode, noch mit modernen elektrophysiologischen Verfahren gut erkennbar sind.

Von den vielen Zwischenwirbelscheiben sind einige wegen der dort besonders großen Beweglichkeit der Wirbelsäule vorzugsweise degenerativen Veränderungen unterwor-

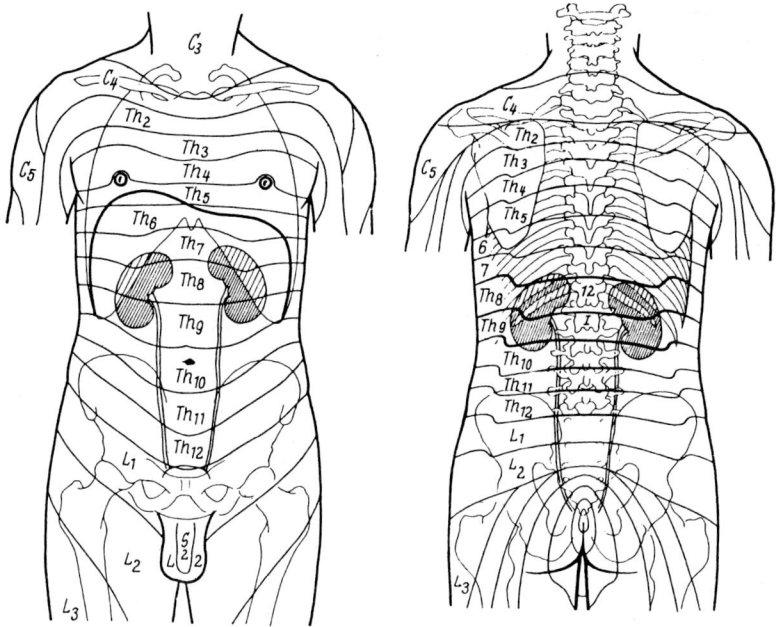

Abb. 85: Segmentale Projektion von Niere und Harnwegen

fen, so die untere Halswirbelsäule und die Lendenwirbelsäule. Das umfangreiche Krankengut, das Hansen und Schliack gesammelt haben auf dem Gebiet der monoradikulären Syndrome, bezieht sich vor allem auf diese Abschnitte der Wirbelsäule und die dazu gehörenden Störungen.

C 4-Syndrom

Es wird durch eine Diaphragma-Lähmung gekennzeichnet. Der N. phrenicus ist infolge seines langen Weges durch Nacken- und Thorax besonders verletzlich. Auch pathologische Prozesse der Pleura, Lungenerkrankungen, Mediastinaltumoren u. a. können die Ursache einer partiellen oder vollständigen Phrenikus-Lähmung sein. Sie führen dann ebenfalls zu einer Paralyse (Lähmung) oder Parese (Schwäche) des Diaphragmas.

C 6-Syndrom

Dabei kann es zu einer Parese (nicht zur Paralyse) des M. biceps brachii und des M. brachioradialis, also der Armbeugung kommen.

C 7-Syndrom

Hier kommt es vor allem zu einer Daumenballenatrophie. Betroffen sind aber auch der M. triceps brachii und der Pronator teres, so daß die Drehbewegung des Unterarms nach innen, wodurch die Handaußenseite gezeigt wird (Pronation) mit verminderter Kraft erfolgt.

C 8-Syndrom

Hier führt eine Parese und Atrophie der Kleinfingerballenmuskeln. Eine Verwechslung mit einer Ulnarislähmung ist in Betracht zu ziehen, die wesentlich häufiger ist.

L 3 und L 4-Syndrom

Hierbei kommt es zu einer Quadriceps-Parese, beim L4-Syndrom vor allem zu einer Parese des M.vastus medialis und auch des M.tibialis anterior.

L 5-Syndrom

Betroffen sind hier vor allem die M.extensor hallucis longus und nicht selten auch der M.extensor digitorum longus.

S 1-Syndrom

Geschädigt wird vor allem der M.peronaeus brevis, wodurch es zu einer Pronationsschwäche des Fußes kommt. Auch eine Parese des M.gastrocnemius ist dabei nicht selten. Der Kranke kann den Fuß beim Gehen schlecht abrollen.

Atypisches S 1-Syndrom

Variationen auf der Basis von segmentalen Verschiebungen kommen vor. Auch kann der Vorfall der degenerierten Bandscheibe oder ihrer Sequester die Nachbarwurzeln mehr oder weniger in Mitleidenschaft ziehen.

Die Kombination eines L5 mit einem S1-Syndrom bewirkt eine Funktionsstörung des M.extensor hallucis longus, des peronaeus brevis, des peronaeus tertius und des extensor digitorum brevis.

KLINISCHE NEUROLOGIE

Die Neurologie ist die Lehre von den organischen Erkrankungen des Nervensystems. Als organisch bezeichnet man die Erkrankungen, bei denen makroskopische oder mikroskopische Veränderungen nachgewiesen werden können oder bei denen doch eine deutlich umschriebene Funktionsstörung des Nervensystems vorhanden ist. In der Neurologie werden weiter eine größere Anzahl von Muskelerkrankungen und ein Teil der Erkrankungen des endokrinen Systems (der Hypophyse und des Hypothalamus) abgehandelt.

Sowohl die Diagnostik als auch die Therapie der neurologischen Erkrankungen befinden sich in einer wichtigen Entwicklungsphase:

Obwohl noch immer die sogenannte klinische Diagnostik mit Hilfe von einfachen Mitteln von großer Bedeutung für die Erkennung dieser Erkrankungen ist, so haben doch die diagnostischen Möglichkeiten in den letzten Jahren durch die Entwicklung neuroradiologischer und elektronischer Techniken eine wesentliche Erweiterung erfahren. Die Computertomographie und vor allem auch die Kernspin-(Magnetresonanz-)tomographie des Gehirns kann zum Beispiel derartig Einzelheiten der Gewebsstruktur des Gehirns sichtbar machen, daß man etwa Tumoren von der Größe einer Erbse in den sogenannten «stummen» Zonen des Gehirns lokalisieren kann. Fortschritte sind auch erkennbar in den therapeutischen Techniken (neue Arzneimittel, neurochirurgische Eingriffe), wodurch auch die Bedeutung der medizinischen Hilfskräfte immer mehr in den Vordergrund tritt. Speziell für die letzte Gruppe wird das Hauptgewicht auf die Darstellung von kurzen Schilderungen gelegt; auch liegt der Akzent auf den Gebieten, die eine große praktische Bedeutung haben (etwa die Erkrankungen der peripheren Nerven).

Bedeutsam ist weiter die Entwicklung der neurologischen Intensivstationen mit Einführung moderner Überwachungsgeräten, mit denen man Kranke mit schweren Hirnerkrankungen in den wichtigsten Funktionen ständig beobachtet, um eventuelle Komplikationen in einem frühen Stadium zu erkennen. Auch hier ist gut geschultes Personal von größter Bedeutung.

In den Todesursachenstatistiken nehmen die Erkrankungen des Nervensystems und der Sinnesorgane nach den Tumoren und den Erkrankungen von Herz und Gefäßen den dritten Platz ein. In den Niederlanden verstarben 1965 mehr als 13 500 Menschen an Erkrankungen des Nervensystems und der Sinnesorgane (111 auf 100 000 Einwohner), in Deutschland (BRD) allein 1981 104 203 Menschen an «Hirnschlag», davon waren 40 048 Männer und 64 155 Frauen.

Zu den wichtigsten Ursachen von neurologischen Erkrankungen werden gerechnet: *Infektionen* (der Anteil dieser Patienten ist stark vermindert worden durch den Erfolg der Poliomyelitisschutzimpfung), *Traumen* (deren Zahl nimmt durch die vielen Verkehrsunfälle zu), *Intoxikationen* (CO-Vergiftungen u. dgl.), *Tumoren, Gefäßerkrankungen, degenerative Erkrankungen* und *kongenitale Störungen*. In den Kategorien von Ursachen ist eine ständige Verschiebung im Gange.

15. NEUROLOGISCHE SYMPTOME

Bei keinem anderen Organsystem stehen Funktionsstörungen als Folge eines pathologischen Prozesses so im Vordergrund wie beim Nervensystem. Schematisch können wir drei Gruppen von Symptomen unterscheiden:

1. Ausfallerscheinungen und
2. Reizerscheinungen.
3. Störungen höherer Hirnfunktionen, wie Gedächtnis- oder Sprachstörungen (Aphasien).

Zur ersten Kategorie rechnet man Paresen und Paralysen (Lähmungen), abnorme Bewegungen, den Ausfall und die Verschlechterung von Gefühlsqualitäten und Störungen des Sehens, des Gehörs (auch Gleichgewichts) und des Geruchsvermögens u. dgl. Die wichtigsten Reizsymptome sind Schmerz und Veränderungen in den Gefühlsqualitäten (Paraesthesie, Hyperaesthesie u. dgl.). Motorische Reizerscheinungen sieht man ganz besonders beim Krankheitsbild der Epilepsie.

Eine genaue Kenntnis des Ursprungs und des Verlaufs der peripheren Nerven und der Strukturen im Zentralnervensystem ermöglicht in erheblichem Maße die Lokalisation der krankhaften Prozesse.

Die neurologische Untersuchung verläuft in einer Anzahl von Stufen:

a) die *Anamnese* – nicht nur, soweit sie vom Patienten selbst erhoben wird; bedeutsam sind auch Angaben der Umgebung, etwa von Familienmitgliedern. Auch nach der Familie muß gefragt werden, weil immer die Möglichkeit von Erbkrankheiten besteht. Man kann eine allgemeine und eine speziell neurologische Anamnese unterscheiden. Bei der allgemeinen Anamnese interessieren Herz- und Gefäßerkrankungen, Lungenleiden, Darm-, Nieren-, Geschlechts- und Hautkrankheiten sowie Gelenkleiden. Von Bedeutung ist der Gebrauch von Genußmitteln, Alkohol und Tabak. Wichtig sind auch Tierkontakte, wie zum Beispiel die sommerlichen Zeckenbisse. Bei der Aufnahme des sozialen Status frägt man nach Schulbildung, Beruf, Wohnungsverhältnissen, der Ehe u. a. Aus dem Gespräch sollen sich Sexualität, Familienverhältnisse, berufliche Verhältnisse und Hobbies ergeben. Bei der speziellen neurologischen Anamnese interessieren alle Funktionsstörungen, die auf Gehirn, Rückenmark, Nervenwurzeln oder periphere Nerven bezogen werden können.

b) Die *Untersuchung,* aufzugliedern in einen allgemeinen und speziellen Teil. Die allgemeine Untersuchung bedient sich einer Anzahl von einfachen Hilfsmitteln: Reflexhammer, Stecknadel, Wattebausch, Reagenzgläser mit warmem und kaltem Wasser (zur Prüfung der Kälte- und Wärmeempfindung) und Augenspiegel. Für die speziellen Untersuchungen sind aufwendige Apparate notwendig (s. Kap. 16). Bei der Untersuchung werden alle direkt wahrnehmbaren Abweichungen von der Norm im Status praesens registriert. Man beachtet auch Atmung, Puls und Blutdruck, Bewußtsein, Kontaktfähigkeit und Orientierung (zeitlich, örtlich, situativ). Besonderheiten an Kopf, Rumpf und Extremitäten sind zu beachten.

c) *Stellung der Diagnose,* wobei man sich zunächst fragt, ob Klagen und Symptome eine organische Grundlage haben und dann versucht, den Prozeß peripher oder zentral zu lokalisieren; schließlich ist die Art der Erkrankung zu bestimmen. In manchen Fällen ist es schwierig, wenn nicht unmöglich, mit dem heutigen Stand unserer Kenntnisse die eigentliche Ursache des Krankheitsprozesses anzugeben. Eine kausale Therapie ist dann auch oft nicht möglich; hier besitzt die symptomatische Behandlung eine große Bedeutung.

A. STÖRUNGEN DER MOTORIK

Die Störungen des motorischen Systems sind zurückzuführen auf

a) Schäden des ersten (zentralen) motorischen Neurons,
b) des zweiten (peripheren) motorischen Neurons oder
c) des Muskels selbst.

Zu a). Wir verstehen unter dem ersten (zentralen) motorischen Neuron die motorische Zelle in der Großhirnrinde mit dem dazugehörigen Axon oder jede andere motorische Zelle, die gänzlich innerhalb des Zentralnervensystems (Hirn und Rückenmark) liegt.

Zu b). Das zweite (periphere) motorische Neuron besteht aus dem Zellkörper im Hirnstamm (bei den Hirnnerven) oder dem Rückenmark mit dem dazugehörigen Axon, das zur quergestreiften Muskulatur zieht. Sowohl das erste als das zweite motorische Neuron kann auf vielerlei Art geschädigt werden (Tumoren, Kreislaufstörungen, Infektionen, degenerative Prozesse, Traumen, angeborene Störungen, Stoffwechselerkrankungen).

Symptome

Schädigung des zentralen motorischen Neurons	*Schädigung des peripheren motorischen Neurons*
1. Parese/Paralyse (evtl. Spastik)	Parese/Paralyse (schlaff)
2. Hypertonie der Muskulatur	Hypotonie der Muskulatur
3. Hyperreflexie	Hypo- oder Areflexie
4. pathologische Reflexe	keine pathologischen Reflexe
5. keine Muskelatrophie	Muskelatrophie
6. Keine Störung der Nervenleitgeschwindigkeit, keine Entartungsreaktion (EAR)	Spontanaktivität im EMG (positiv scharfe Wellen, Fibrillationspotentiale, später polyphasische Potentiale u. a.). Entartungsreaktion, Rheobase erhöht Chronaxie verlängert, auch Nervenleitgeschwindigkeit

Zu 1. *Parese:* Die Kraft eines Muskels oder einer Muskelgruppe ist gegenüber der Norm herabgesetzt (unvollständige Lähmung);

Paralyse: Vollständiges Unvermögen eines Körperteils, einer Muskelgruppe oder eines Muskels zu Bewegungen. Man kann das Ausmaß der Lähmung auch in Paresegraden angeben; diese reichen vom Paresegrad (keinerlei Kontraktion erkennbar) bis 5 (volle Kraftleistung). Nach der Lokalisation werden die Lähmungserscheinungen wie folgt eingeteilt:

Hemiplegie (oder *Hemiparese*, auch *Hemiparalyse*): Die Lähmung ist am Körper einseitig lokalisiert; der Prozeß sitzt im Gehirn an der Gegenseite. Bei einer Erkrankung der linken Hirnhälfte etwa ist die rechte Körperhälfte betroffen.

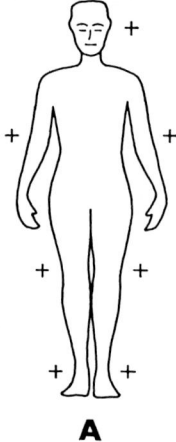
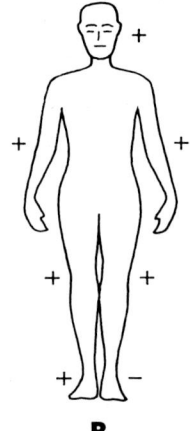
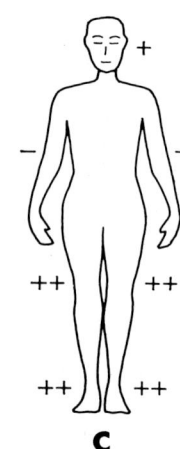

A   **B**   **C**

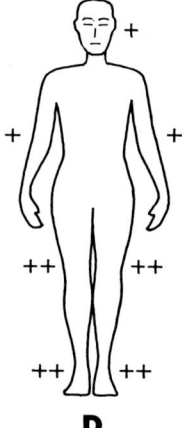

D

Abb. 86: Beispiele für eine Störung des Reflexstatus

+   = normale, mittellebhafte Muskeleigenreflexe
−   = Hyporeflexie oder Areflexie
++ = Hyperreflexie

A   = normaler Reflexstatus
B   = Schädigung einer lumbosakralen Wurzel links
C   = Querschnittslähmung in Höhe des V.Cervicalsegmentes
D   = Reflexstatus bei beidseitiger Pyramidenbahnschädigung

Hemiplegia alternans: Hier liegt eine Schwäche oder Lähmung eines Arms und eines Beins auf der einen Seite, einer oder mehrerer Hirnnerven auf der anderen Seite vor.

Monoplegie: Lähmung eines Arms oder eines Beins.

Diplegie oder Paraplegie: Lähmung beider Beine.

Tetraplegie oder Quadriplegie: Lähmung aller vier Gliedmaßen.

Triplegie: Nur eine der Gliedmaßen ist nicht von der Lähmung betroffen.

Hemiplegia cruciata: An einer Körperseite ist der Arm, an der anderen das Bein gelähmt (bei Prozessen in Gegend der Decussatio pyramidum = Pyramidenbahnkreuzung).

zu 3: Die Areflexie entsteht durch Unterbrechung des Reflexbogens. Ursachen davon können sein:

a) eine Schädigung des sensiblen Nerven oder der Hinterwurzel (z. B. bei der Tabes dorsalis;)

b) eine Schädigung des intramedullären Teils des Reflexbogens (z. B. bei Syringomyelie);

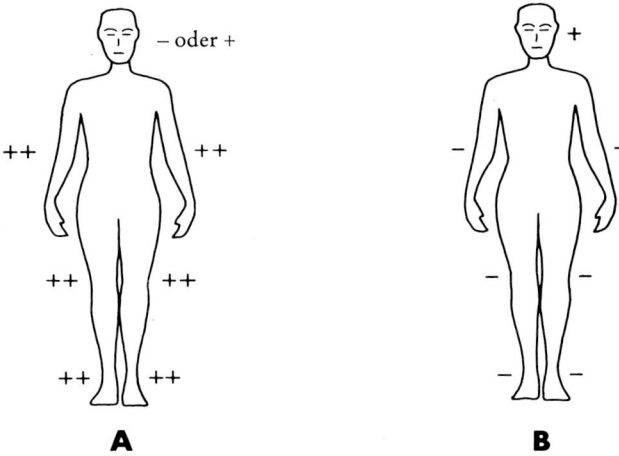

Abb. 87: Reflexstatus bei Hirnstammschädigung (A)
und Polyneuritis (B)

c) eine Schädigung des perpipheren motorischen Neurons (z. B. bei der Poliomyelitis oder einer Vorderwurzelschädigung).

Die quantitative Analyse der Reflexe kann wertvolle Aufschlüsse liefern über die Art und Lokalisation der neurologischen Störungen. So liefert eine ausführliche Untersuchung der Latenzzeit, der Kontraktions- und Erschlaffungszeit des Achillessehnenreflexes folgende Daten (APPENZELLER):

Erkrankungen der Stammganglien oder des Großhirns verändern den Achillessehnenreflex nicht wesentlich. Allerdings gehen einseitige Störungen der kortikospinalen Bahn (Pyramidenbahn) mit einer Verkürzung der Kontraktionszeit einher. Ausgeprägte Polyneuropathien verursachen eine erhebliche Verlängerung der Latenzzeit. Ausgedehnte Myopathien führen zu einer verlängerten Erschlaffungszeit.

Zu 4: Der wichtigste pathologische Reflex ist das Babinski'sche Zeichen. Definition: Streicht man am seitlichen Fußrand entlang, so kommt es zu einer langsamen tonischen Streckbewegung der großen Zehe, eventuell verbunden mit einer fächerförmigen Spreizung der anderen Zehen. Anmerkung: Kinder, die jünger als ein Jahr sind, zeigen normalerweise das Zeichen von Babinski, weil die kortikospinalen Bahnen noch unvollständig myelinisiert sind.

Zu 6: Quergestreifte Muskeln können auf folgende Weise elektrisch gereizt werden:

a) direkt (der Reizpunkt liegt ungefähr im unteren Teil des oberen Muskeldrittels);

1. galvanisch = kontinuierlicher Gleichstrom;
2. faradisch = Induktionsstrom von kurzer Dauer, doch schnell und regelmäßig wiederholt;

b) indirekt (Reizung vom motorischen Nerven); ebenfalls galvanisch und faradisch.

Bei einer Schädigung des peripheren motorischen Neurons kommt es zu Veränderungen der elektrischen Erregbarkeit, wobei eine sogenannte elektrische Entartungsreaktion auftritt. Bei schweren Störungen spricht man von einer totalen Entartungsreaktion

(EAR): Der Muskel ist dann nur noch direkt galvanisch zu reizen. Auch bei einer partiellen EAR ist der Ablauf der Kontraktion verändert, der Reizpunkt zur Peripherie hin verschoben. Es kommt zur «wurmförmig trägen» Zuckung. Auch die Zeit, die notwendig ist, um bei einer bestimmten Stromstärke («doppelte Rheobase») den Muskel zur Kontraktion zu bringen, ist verlängert (Chronaxie: normal um 1 ms).

Das Elektrisieren von gelähmten Muskeln ist – nicht ganz unumstritten – eine sinnvolle Behandlung, wenn man erwarten kann, daß die Regeneration vom peripheren Nerven her einsetzt. Hierdurch läßt sich wohl in gewissem Maße besonders bei ernsten Erkrankungen die Atrophie des Muskels verhindern.

Es ist bekannt, daß bei atrophischen denervierten Muskeln die elektrische Erregbarkeit langsam abnimmt und auf die Dauer eine Fibrose des Muskels eintritt. Im EMG zeigen sich bei Denervierung spontan kurze steile Fibrillationspotentiale und positive scharfe Wellen. Die Nervenleitgeschwindigkeit ist verlängert.

B. SENSIBILITÄTSSTÖRUNGEN

Kennzeichen sensibler Störungen sind:
1. *Anaesthesie:* Gefühlslosigkeit; *Analgesie:* Aufhebung der Schmerzempfindung;
2. *Hyperaesthesie:* Verstärkung der Empfindungen; *Hyperpathie:* abnorm starke und veränderte Schmerzempfindung;
3. *Paraesthesie:* spontan auftretende abnorme Gefühlswahrnehmungen;
4. *Schmerz.*

Wir können folgende sensible Syndrome unterscheiden:

1. *Dissoziierte Empfindungsstörung*

Man versteht hierunter die Erscheinung, daß in einem bestimmten Hautgebiet die Schmerz- und Temperaturempfindung ausgefallen ist, während das Tastgefühl ungestört ist. Die Ursache liegt meistens in einem krankhaften Prozeß in der Nähe des Zentralkanals des Rückenmarks (z. B. Syringomyelie). Nur die kreuzenden Fasern sind geschädigt. Im Rückenmark kreuzt der Tractus spinothalamicus, der Schmerz-, Temperatur- und einfache Tastempfindungen vermittelt.

2. *Das Brown-Sequardsche Syndrom*

Hierunter versteht man das klinische Syndrom, das auftritt, wenn das Rückenmark einseitig geschädigt ist. Rein einseitige Läsionen sind selten. Das Syndrom hat folgende Kennzeichen:

a) eine homolaterale spastische Paralyse unterhalb des Niveaus der Schädigung (durch die Läsion der lateralen Pyramidenbahn [Tr.corticospinalis lateralis]);
b) kontralaterale Störungen der «vitalen» Sensiblität: des Schmerz- und Temperatursinns (Tr.spinothalamicus);
c) homolaterale Störung der «gnostischen» Sensiblität (Fasc.gracilis und cuneatus).
d) vollständiger Ausfall der Sensibilität im geschädigten Bereich, wenn die Rückenmarkwurzel geschädigt ist.

Das Syndrom kommt bei umschriebenen Prozessen vor, vor allem bei Traumen und Tumoren; weniger oft findet man es bei entzündlichen Erkrankungen und selten bei multipler Sklerose.

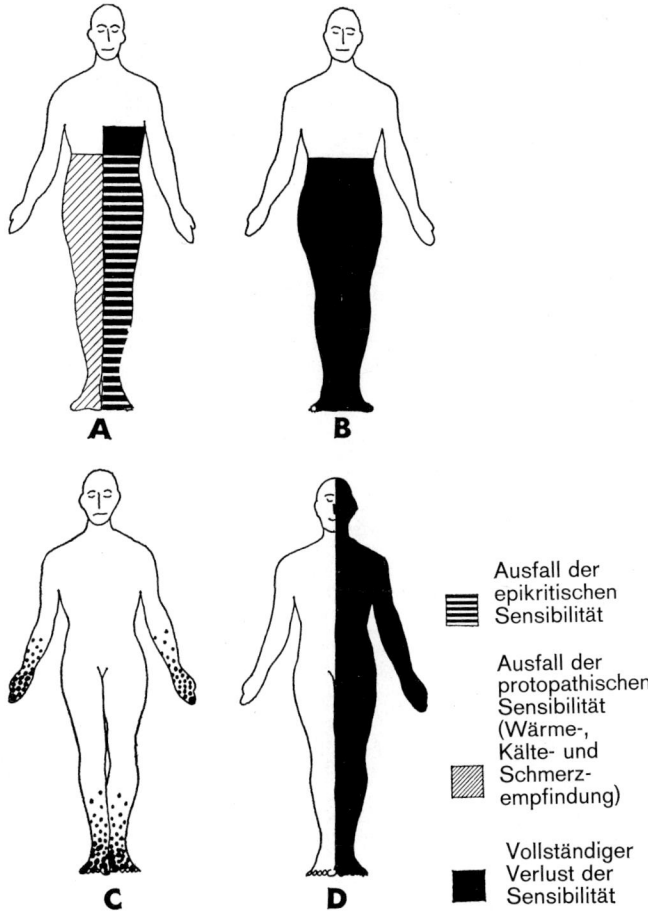

Abb. 88: Sensibilitätsstörungen

A: Linksseitige Rückenmarkschädigung (Typ BROWN-SEQUARD)
in Höhe des IV. Thorakalsegmentes: gleichseitige Anästhesie
und Spastik, kontralaterale Hypalgesie und Thermhypästhesie

B: Querschnittslähmung in Höhe des VII. Thorakalsegmentes
vollständige Anästhesie unterhalb der Schädigungsstelle)

C: Polyneuritis mit distal betonter Hypästhesie

D: Rechtsseitige Hirnstammschädigung mit kontralateraler
Hypästhesie für alle Qualitäten

3. *Hinterstrangsyndrom*

Dieses Syndrom entsteht durch den Ausfall der Hinterstränge (Fasc. gracilis und cuneatus). Die «gnostische» (epikritische) Sensibilität ist beeinträchtigt: die feine Berührungsempfindung, die Vibrationsempfindung, die Tiefensensibilität und die Stereognosie. Sekundär kann auch eine Ataxie auftreten. Die Muskelkraft ist nicht beeinträchtigt.

Ursachen können sein: perniziöse Anämie, Druck eines Tumors oder eines Wirbelprozesses auf die Hinterseite des Rückenmarks. Von Ataxie spricht man beim Vorliegen einer Störung der Koordination der willkürlichen Muskelbewegungen – obwohl die Muskelkraft weitgehend intakt ist. Eine der Ursachen ist eine Störung der Tiefensensibilität, wie sie bei den Hinterstrangsyndromen angeführt ist: Die Informationen der Sinnesrezeptoren des Bewegungsapparates erreichen nicht mehr das Zentralnervensystem.

4. *Durchtrennung eines peripheren sensiblen Nerven*

a) Das Ausfallgebiet des Berührungssinns ist größer als das des Schmerzsinns.

b) Im äußersten Bereich des Ausfallgebietes finden sich Erscheinungen von Hyperpathie: sehr langsam auftretende Empfindungen unangenehmer Tönung mit Ausstrahlung in die Umgebung. Die Informationen der Sinnesrezeptoren des Bewegungsapparates erreichen nicht mehr das Zentralnervensystem.

Wenn die Symptome der Hyperpathie mit Erscheinungen seitens des sympathischen Nervensystems einhergehen, wie einer Vasodilatation, sprechen wir von *Kausalgie*. Hier handelt es sich um einen äußerst unangenehmen «brennenden» Schmerz, der sich bei Wärmeanwendung verstärkt.

Schädigungen der Hinterwurzel werden von denen des peripheren Nerven wie folgt unterschieden:

1. Eine Hinterwurzelschädigung führt zu segmentalen Ausfällen. Sie entsprechen einem Dermatom. Die Schädigung des peripheren Nerven führt meistens zu ganz anderen Ausfallsgebieten.

2. Bei einer Läsion des peripheren Nervens ist die Störung des Tastsinnes ausgeprägter als die der Schmerzempfindung, bei einer Wurzelläsion umgekehrt die Störung des Schmerzsinns deutlicher als die des Tastsinns.

Nachfolgend ein Beispiel für das Vorgehen bei der Untersuchung und das Registrieren der erhobenen Befunde:

NEUROLOGISCHER STATUS:

Name: . . . .   Angegebene Händigkeit

Kopf:	Meningismus	Klopfempfindlichkeit	
	A.carotis (Tastbefund, Geräusch)	Rechts	Links
	Hirnnerven		
	I: Bienenwachs erkannt		
	Vanillezucker (Bittermandelöl)	Asa foetida	
	II: Lesen		
	Gesichtsfeld (orientierend)		
	Fundus (Papille, Gefäße!)		
	III: Pupille (Weite, Form)		
	Lichtreaktion		
	Konvergenzreaktion		
	Augenbewegungen		
	(nach innen, oben, unten, schräg oben)		
	Lidspalt		
	IV: Augenbewegung nach schräg unten		

Rechts   Links

    V: Sensibilität, Triggerpunkte
        Kaukraft
        Cornealreflex (Masseterreflex)
        Geschmacksempfindung (vorn, hinten)
        Tränensekretion
   VI: Augenbewegungen nach außen
  VII: Gesichtsinnervation
        Stirninnervation
        Speicheldrüsensekretion
 VIII: Gehör bei Flüstersprache
        Nystagmus (+ fein-, ++ mittel-,
          +++ grobschlägig)
   IX: Sensibilität im Rachen
        Würgreflex
    X: Gaumensegelinnervation
   XI: Seitliche Kopfnickbewegung
  XII: Vorstrecken der Zunge, Atrophie?

Arme: Trophik (Muskeln, Haut)
        Umfangsmaße (10 cm proximal
                   10 cm distal } Olecranon)
        Grobe Kraft (evtl. Sonderstatus)
        Sensibilität (evtl. Sonderstatus)
        Tonus
        Bicepsreflex (−, +, ++, +++)
        Tricepsreflex
        Brachioradialisreflex
        Trömnersches Zeichen
        Mayersches Zeichen
        Nervendruckpunkte

Stamm: Zwerchfellatmung:
        Sensibilität
        Bauchhautreflex
        Cremasterreflex (Sphincterreflex)
        Rectus-abdominis-Reflex

Beine: Trophik (Muskeln, Haut)
        Umfangsmaße (15 cm proximal
                   10 cm distal } Patella)
        Tonus
        Grobe Kraft (Sonderstatus)
        Sensibilität (Sonderstatus)
        Lasèguesches Zeichen
        Nervendruckpunkte
        Quadricepsreflex (auch «Patellarsehnenreflex» ge-
        nannt)
        Triceps-surae-Reflex (auch «Achillessehnenreflex»
        genannt)
        Babinskisches Zeichen (−. (+), +)
        Verwandte Pyramidenzeichen
        Rossolimosches Zeichen (Mendel-Bechterew)
        Fluchtreflex

		Rechts	Links

Koordination
Mimik
Gang (Mitbewegung)
Blindgang (Abweichen)
Armvorhalteversuch
Finger-Nase-Versuch
Knie-Hacken-Versuch
Diadochokinese
Baranyscher und Unterberger'scher Versuch

Sonstiges: Hyperkinesen
Greifreflex
Sperrphänomen
Schnauzreflex
Sprache u. a.
Aphonie
Dysarthrie
Motorische Aphasie (Broca)
Sensorische Aphasie (Wernicke)
Amnestische Aphasie   Agraphie   Agnosie   Apraxie
Akalkulie

Psychisch: (Sonderstatus!)   Wahrnehmung   Auffassung
Bewußtsein   Merkfähigkeit   Orientierung
Mitarbeit   Denken   Affektivität   Antrieb

Datum: . . . .   Untersucher: . . . .

16. SPEZIELLE NEUROLOGISCHE METHODEN

Man unterscheidet mehrere Gruppen von Untersuchungsmethoden:
- Elektrische Methoden wie Elektromyographie, Elektroenzephalographie und Elektronystagmographie
- Magnetische Methoden wie Magnetresonanztomographie und Magnetenzephalographie
- Radiologische Methoden wie Angiographie und Computertomographie
- Nuklearmedizinische Methoden wie die Einzelphotonenemissionscomputertomographie
- Ultraschallverfahren wie die direktionelle und bildgebende (Doppler-)Sonographie
- Zyto- und histologische Methoden wie Blut- und Liquorzytologie, Muskel- und Nervenbiopsie, meist kombiniert mit biochemischen Untersuchungen.

A. ELEKTROENZEPHALOGRAPHIE

a) Die Elektronenzephalographie (EEG) ist eine Registriermethode, bei der mit Hilfe einer elektronischen Apparatur kleine Potentialschwankungen des Zentralnervensystems an der Kopfhaut abgeleitet werden. Sie gehört mit der Elektrocorticographie (ECoG = Registrieren von Potentialschwankungen direkt von der Oberfläche der Hirnrinde während neurochirurgischer Eingriffe) zu den standardisierten elektrischen Methoden, die viele Informationen über die Art und die Lokalisation von pathologischen Prozessen liefern können, soweit die Hirnrinde betroffen ist.

Wir können am EEG die Frequenz (die Anzahl der Potentialschwankungen oder Wellen pro Sekunde = Hz), die Amplitude (die Höhe der Potentialschwankungen, ausgedrückt in μV) und besondere Graphoelemente (wie den spike-and-wave-Komplex) unterscheiden. Nach der Frequenz werden die einzelnen Komponenten der EEG-Kurve eingeteilt in:

α-Wellen 8–13 Hz, β-Wellen 14–30 Hz, δ-Wellen 0,5–3,5 Hz, ϑ-Wellen 4–7 Hz.

Die Alpha-Frequenz bildet zumeist das charakteristische Muster des menschlichen Hirnstrombildes; es kommen jedoch ziemlich viele Variationen vor, und ein normales EEG schließt einen pathologischen Prozeß im Gehirn nicht immer aus. Deutliche Veränderungen des Grundrhythmus werden bei physiologischen Zuständen wie Schlaf, nach der Anwendung von Medikamenten und natürlich bei krankhaften Prozessen gesehen. Die Veränderungen im EEG sind bei manchen Epileptikern spezifisch (s. Abb. 86); unsere Kenntnisse von dieser Erkrankung wurden dadurch wesentlich vertieft. Eine Erweiterung dieser Untersuchungsmethode besteht in der Aufzeichnung nach Schlafentzug, während einer Reizung mit Lichtblitzen (Flackerlicht, Photostimulation) oder während längerer Zeiträume (24-Stunden-EEG, Bandspeicher-EEG). Die gleichzeitige Registrierung eines EEGs und einer Video-Aufnahme liefert wertvolle Aufschlüsse über die Art und Ursache eines Anfalls (simultane Doppelbild-Aufzeichnung, SDA). Weiter kommen Veränderungen vor bei zerebra-

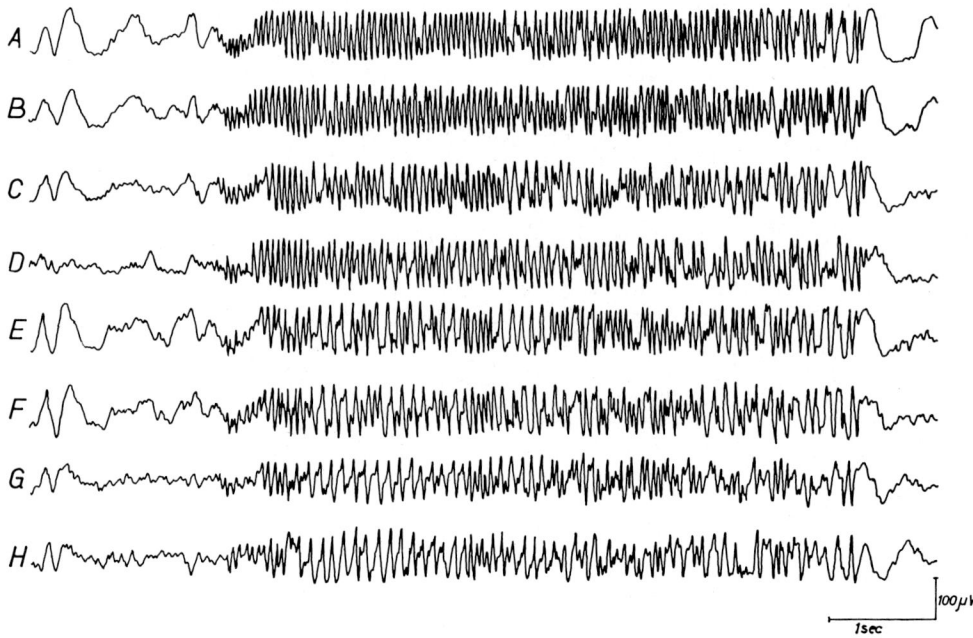

Abb. 89: Elektronencephalogramm beim epileptischen Anfall: Auftreten besonders hoher und steiler Wellen. A–H: Ort der Ableitung von der Stirn (A) bis zum Hinterhaupt (H).

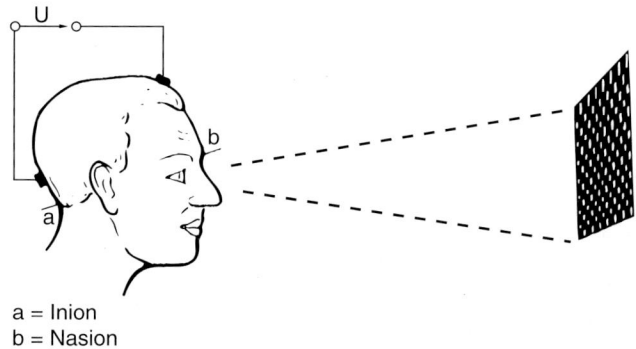

a = Inion
b = Nasion

Abb. 90a: Visuell evozierte Potentiale. Position der Ableiteelektroden und schematische Darstellung verschiedener Stimulationsmethoden: Ganzfeldreizung durch Schachbrettmusterumkehr, foveale Reizung durch Lichtblitz und Ganzfeld-Blitzreizung

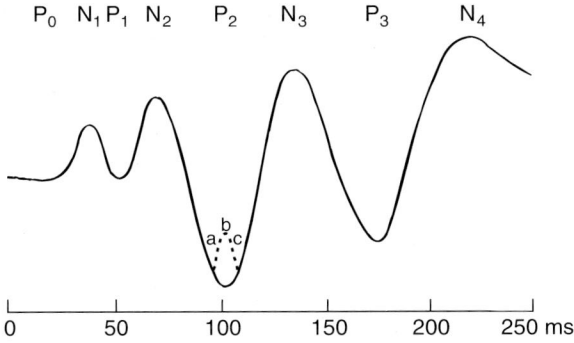

Abb. 90b: Normales VEP mit Spitzenkennzeichnung (W-Form gestrichelt mit a, b, c)

len Gefäßerkrankungen, Tumoren, Infektionen, Hirntraumen, Stoffwechselstörungen und bestimmten psychischen Erkrankungen.

b) Im Gegensatz zum EEG geschieht die Ableitung von evozierten Potentialen als Aufsummierung spezifischer elektrischer Antworten des Gehirns auf wiederholte gleichförmige Reizung mit akustischen, visuellen oder Hautreizen. Die dabei ermittelten Wellen haben eine bestimmte Form, deren Gipfel und Nulldurchgänge sich exakt ausmessen lassen und im µVolt bzw. msec-Bereich liegen. Die visuell evozierten Potentiale (VEP) werden meist durch ein Schachbrettmuster ausgelöst, das sich auf einem Bildschirm bewegt. Veränderungen weisen auf eine Störung im Bereich der Sehbahn, z. B. der Sehnerven, hin, die bei der multiplen Sklerose besonders häufig ist. Die frühen akustisch evozierten Potentiale (AEP) können Aufschluß über Strukturschäden im Bereich des unteren Hirnstamms geben, sind aber auch z. B. bei Akustikus-Neurinomen (gutartigen Geschwülsten des Hör- und Gleichgewichtsnerven) oft pathologisch. Die somatosensibel evozierten Potentiale (SEP) schließlich können durch elektrische Hautreize am ganzen Körper ausgelöst und über Wirbelsäule oder Schädel abgeleitet werden. Sie sind besonders bei Schäden im Bereich der Hinterstränge des Rückenmarks, des Hirnstamms und des Thalamus gestört.

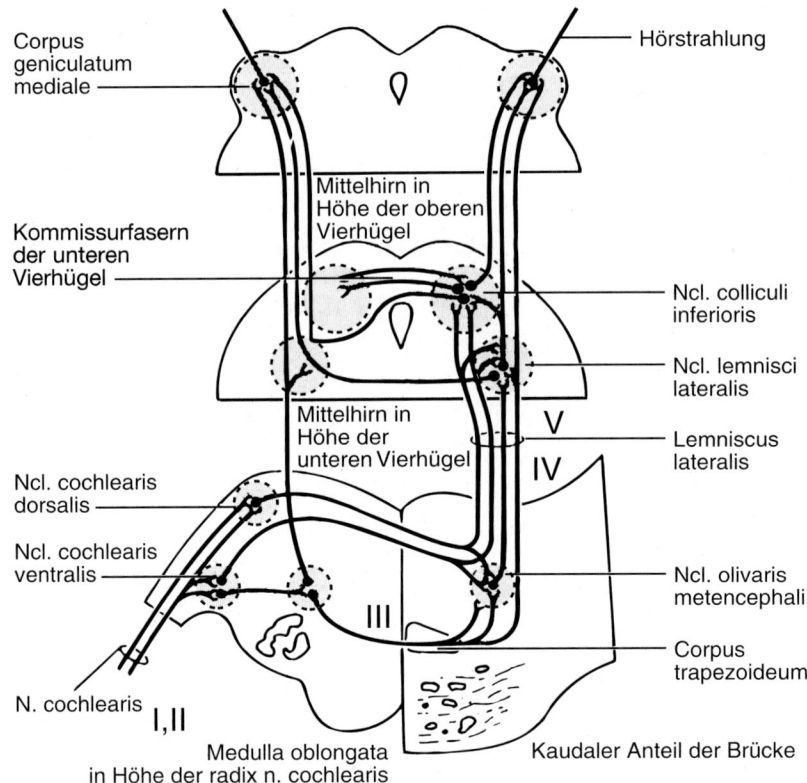

Corpus geniculatum mediale

Hörstrahlung

Kommissurfasern der unteren Vierhügel

Mittelhirn in Höhe der oberen Vierhügel

Ncl. colliculi inferioris

Ncl. lemnisci lateralis

Mittelhirn in Höhe der unteren Vierhügel

Ncl. cochlearis dorsalis

Ncl. cochlearis ventralis

Lemniscus lateralis

Ncl. olivaris metencephali

N. cochlearis I,II

Corpus trapezoideum

Medulla oblongata in Höhe der radix n. cochlearis

Kaudaler Anteil der Brücke

Abb. 91a: Hörbahn im Bereich des Hirnstamms. (Modifiziert nach Haymaker 1969)

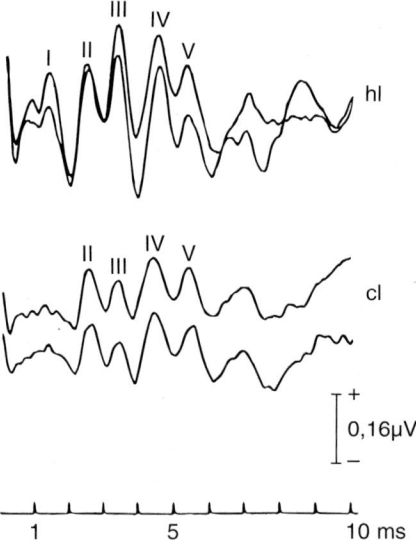

Abb. 91b: Normale FAEP bei monauraler Stimulation mit 70 dB. hl = homolaterale Ableitung: oberes Kurvenpaar. cl = kontralaterale (simultane) Ableitung: unteres Kurvenpaar. P 1 fehlt physiologischerweise

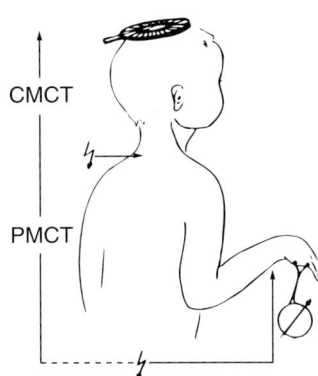

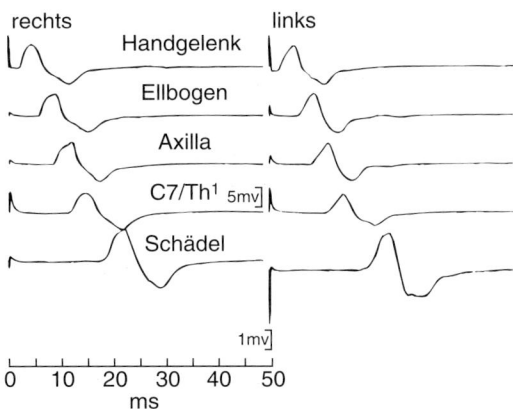

Abb. 92a: Die Reizspule wird zur transkraniellen magnetischen Stimulation mit dem Zentrum über dem Vertex lokalisiert. Bei HWK 7/BWK 1 werden die spinalen Vorderwurzeln elektrisch transkutan gereizt. Ebenso wird der N. ulnaris am Handgelenk stimuliert. Das Summenpotential wird mit Oberflächenelektroden abgeleitet. Aus den Latenzwerten können die CMCT (zentralmotorische Überleitungszeit) und die PMCT (periphere Überleitungszeit Nervenwurzel-Handgelenk) errechnet werden.

Abb. 92b: Untersuchung bei einem Gesunden mit elektrischer Stimulation des Ulnaris am Handgelenk, Ellbogen, Axilla. Wurzelreizung bei HWK 7/BWK 1 und magnetischer Kortexreizung. Die untere Spur ist 5mal höher verstärkt. Die Summenpotentiale können ohne Averaging abgeleitet werden, die Stimulation an Ellbogen und Axilla wird nicht in jedem Falle ausgeführt.

B. ELEKTRONEUROGRAPHIE UND -MYOGRAPHIE

Die Elektrodiagnostik des peripheren Nerven und vor allem die Bestimmung der Leitgeschwindigkeit der motorischen und sensiblen Nerven ist ein wesentlicher Beitrag zur Feststellung von Störungen der peripheren Nervenfasern. Bei der Elektroneurographie und der Elektromyographie, dem Registrieren elektrischer Aktivität an den peripheren Nerven bzw. quergestreiften Muskeln, werden mit Hilfe von speziell konstruierten Oberflächen- oder Tiefenelektroden die zusammengesetzten Aktionspotentiale aufgezeichnet. Die Überleitungszeit bzw. Leitungsgeschwindigkeit der peripheren Nerven des Gesichtes (N.facialis), des Arms (N.medianus, N.ulnaris, N.radialis) wie auch des Beins (N.peroneus, N.tibialis) kann damit bestimmt werden.

Zur Aufnahme des Elektroneurogramms am Arm setzt man eine Elektrode in (auf) einen Handmuskel und reizt den Nerv am Arm in Höhe der Achsel, des Ellbogens oder des Handgelenks. Auch kann eine Nadelelektrode in einen Unterarm- oder Oberarmmuskel gebracht werden. Vor allem bei Kindern werden als Elektroden Silberplättchen benutzt, die auf der Haut über dem Muskel oder dem Nerv befestigt werden. Manchmal

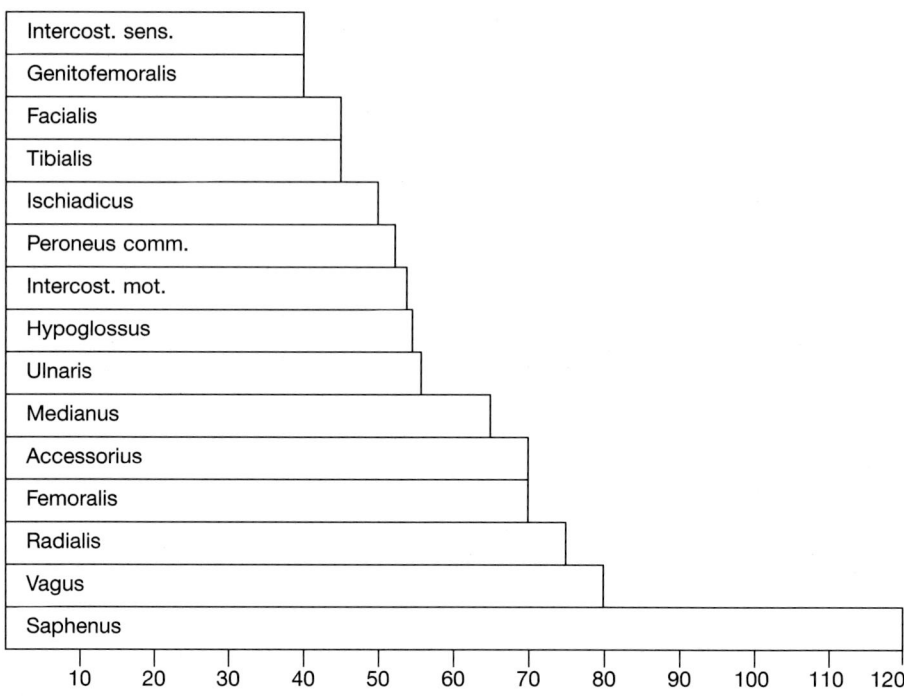

Abb. 93: Nervenleitgeschwindigkeit (m/sec) bei einigen besonders wichtigen Nerven. Mittlere Werte, die durch äußere (z.B. Raumtemperatur) und innere Bedingungen (Lebensalter!) stark variiert werden können.

kann man die Leitgeschwindigkeit direkt messen, wenn bei einer Operation an Arm oder Bein ein größerer Teil des Nerven freigelegt ist. Die Leitungszeit für die schnellstleitenden Fasern des Nervenbündels kann nun berechnet werden aus der Zeit, die vergeht zwischen dem Anfang des Reizes und dem Anfang des zusammengesetzten Reizantwortpotentials. Nachdem man dann den Abstand zwischen Reiz und Registrierelektrode gemessen hat, kann man die Leitgeschwindigkeit berechnen. Da das Neurogramm den Charakter eines zusammengesetzten Aktionspotentials hat, kann man durch diese Methode nicht allein einen Eindruck von der Leitgeschwindigkeit der schnellsten (also der dicksten) Fasern, sondern auch von der langsamsten (also der dünnsten) gewinnen. Der Anfang der Reaktion zeigt die Ankunft der Aktionspotentiale der schnellsten Fasern an, während das Ende der Reaktion das Eintreffen der Potentiale von den langsamsten Fasern angibt.

Die Elektroneurogramme können bei einer Gruppe von normalen Versuchspersonen eine ziemlich große Streuung erkennen lassen, und man muß deshalb in Rechnung stellen, daß die Leitgeschwindigkeit von einer Anzahl Faktoren wie Lebensalter, Temperatur, Durchblutung u. a. abhängig ist.

Wie Figur 93 zeigt, variiert die Leitgeschwindigkeit in den peripheren Nerven des Menschen zwischen den äußersten Werten von 120 Metern pro Sekunde (N.saphenus) und 40 Metern pro Sekunde (sensible Fasern des N.intercostalis). Die Streuung der Werte bei den einzelnen Nerven liegt im allgemeinen bei 2–6 Metern pro Sekunde. All

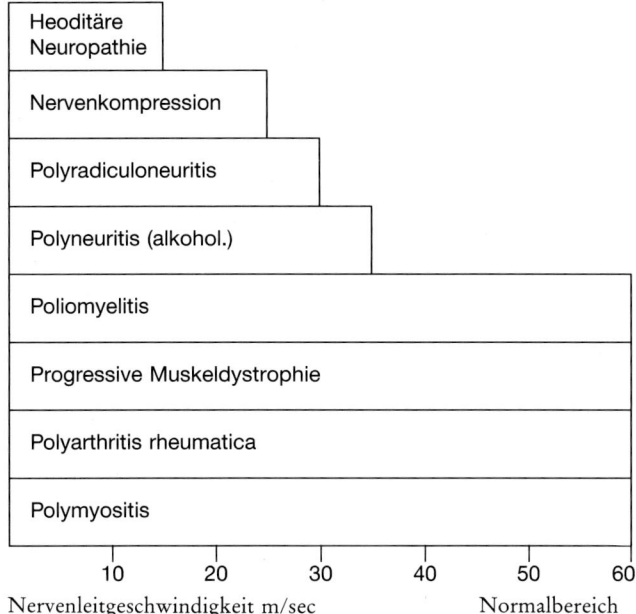

Abb. 94: Herabsetzung der motorischen Nervenleitgeschwindigkeit
bei einigen Erkrankungstypen.

diese Zahlen gelten für die schnellsten Fasern der Nerven, die bei erwachsenen Versuchspersonen unter normalen Bedingungen registriert wurden.

Bei der Elektromyographie (EMG) untersucht man
– ob der untersuchte Muskel eine Spontanaktivität zeigt (Zeichen für Denervierung)
– ob er voll innerviert werden kann (normal hohe und breite Amplituden) oder ob das
  «Interferenzbild» gelichtet ist, also zu wenig Potentiale bei Muskelkontraktion auftreten
– ob abnorm breite und hohe, etwa sehr viele polyphasische Potentiale bei Innervation
  sichtbar werden (Regenerationszeichen)
– ob sich bei wiederholter Reizung eine abnorme Ermüdbarkeit des Muskels einstellt
  (z. B. bei *Myasthenie*)
– ob die Muskulatur abnorme unwillkürliche Entladungsmuster zeigt, die für eine
  Störung des Wechselspiels von Anspannung und Erschlaffung sprechen (z. B. bei
  Myotonie).

Die klinische Bedeutung der Elektroneurographie und Elektromyographie kann in einer
Anzahl von Punkten zusammengefaßt werden. Die Ergebnisse dieser Untersuchungsmethoden sind bedeutsam für:

1. die Unterscheidung zwischen Neuropathien und Myopathien;
2. die Lokalisation einer Kompression oder Ischämie eines Nerven;
3. die Feststellung von Erkrankungen des peripheren Neurons, wenn die wichtigsten
   klinischen Symptome noch nicht erkennbar sind;

4. die Beurteilung der Überleitung in den neuromuskulären Synapsen;
5. die Unterscheidung zwischen einer echten und einer hysterischen Lähmung;
6. die Bestimmung der Degeneration und Regeneration der peripheren Nerven.

Elektroneurographie und Elektromyographie liefern auch Aufschlüsse über den Verlauf eines Krankheitsprozesses und erlauben ein objektives Urteil über die Wirkung von therapeutischen Maßnahmen.

Hinsichtlich des pathologischen Neurogramms sind sehr schematisch folgende Regeln aufzustellen:

1. Erkrankungen des zentralen motorischen Neurons führen nur selten zu Veränderungen des Neurogramms;
2. Erkrankungen des peripheren motorischen Neurons ergeben, wenn primär die Zellkörper in den motorischen Vorderhornzellen erkrankt sind (z. B. bei der Poliomyelitis), keine oder kaum Veränderungen im Neurogramm. Das deutet darauf hin, daß die übriggebliebenen Fasern in den peripheren Nerven eine normale Leitungsgeschwindigkeit haben; die Markscheiden sind nicht verändert.
3. Erkrankungen der Markscheide des peripheren motorischen Neurons (z. B. bei der Polyneuropathie) führen zu deutlichen Veränderungen des Neurogramms;
4. Muskelerkrankungen, also myogene Störungen, beeinträchtigen die normale Leitungsgeschwindigkeit des Nerven nicht.

C. ELEKTRONYSTAGMOGRAPHIE (ENG)

Bedingt durch die negative Ladung der Augapfelrückseite gegenüber der Hornhaut rufen Bewegungen elektrische Spannungsänderungen hervor, die sich mit in Augennähe auf die Haut geklebten Elektroden aufzeichnen lassen. Damit lassen sich die unterschiedlichen Formen der unwillkürlich zuckenden Augenbewegungen (*Nystagmus*), die häufig einen Schwindel begleiten, genau unter verschiedenen Bedingungen analysieren. Der Patient sitzt dabei auf einem Drehstuhl, muß bestimmten Reizen mit den Augen folgen, die Augen schließen, wird gedreht und wieder angehalten und muß schließlich noch eine Spülung seiner äußeren *Gehörgänge* mit warmem und kaltem Wasser über sich ergehen lassen.

D. NEURORADIOLOGISCHE METHODEN

a) *Angiographie*

Wenn ein jodhaltiges Kontrastmittel in das arterielle System (*Arteriographie*, z. B. der A. carotis communis, A. carotis interna und A. vertebralis) injiziert wird, kann man eine Serie von Röntgenaufnahmen machen, die das arterielle und venöse Gefäßsystem des Gehirns zeigen; es lassen sich damit die verschiedensten Gefäßveränderungen wie *Arteriosklerose*, Entzündung (*Angiitis*), Fehlbildung (*Angiome*), Aussackungen (*Aneurysmen*), Verschlüsse, aber auch indirekte Hinweise auf Tumoren oder andere Raumforderungen darstellen. Veränderungen des venösen Systems, das sich auch direkt abbilden läßt (*Phlebographie*), kommen beispielsweise bei *Hirnvenenthrombosen* vor (vgl. Kapitel 2).

b) *Myelographie*

Hierbei werden wasserlösliche jodhaltige Substanzen in den Subarachnoidalraum des Wirbelkanals gebracht. Anschließend werden in verschiedenen Stellungen, die den Durchfluß des Kontrastmittels durch den Wirbelkanal zeigen, Röntgenaufnahmen gemacht. Zur Diagnose von Rückenmarkstumoren und Bandscheibenvorfällen ist die Methode auch heute noch bedeutsam, wobei ihre Aussagekraft durch eine anschließende spinale *Computertomographie (Myelo-CT, s. u.)* noch gesteigert werden kann.

c) *Computer-Tomographie (CT)*

Ein eng eingeblendeter Röntgenstrahl tastet das Gehirn aus unterschiedlichen Richtungen ab. Die durchtretende Strahlenintensität wird mit einem Detektor erfaßt, über Computer verrechnet und läßt Absorptionsunterschiede der Weichteile (hyperdense und hypodense Zonen) im Gehirn sichtbar werden.

Damit kann das gesamte Gehirn schichtweise (tomos = Schicht) und in der Summe dieser Schichten letztendlich dreidimensional, basierend auf der unterschiedlichen Röntgendichte seiner Bestandteile, dargestellt werden. Auch hier kann die Gabe eines jodhaltigen *Kontrastmittels* zusätzlich Strukturen deutlicher hervorheben oder erst sichtbar machen, z. B. *Gefäßmißbildungen* oder *Tumoren*. Auch ein Hirnschwund (*Atrophie*) oder eine Erweiterung der Liquorräume (*Hydrozephalus*) stellen sich sehr gut dar. Abgebildet wird aber nur die Gestalt, nicht die Funktion des Gehirns. Diese Methode ist wohl der wesentliche Fortschritt in den diagnostischen Methoden der Neurologie seit Jahrzehnten. Die Forscher, die die Computer-Tomographie entwickelt haben, erhielten mit Recht den Nobel-Preis.

E. MAGNETISCHE VERFAHREN

Manchmal noch aufschlußreicher sind die Bilder, die man mit Hilfe der Kernspintomographie (Magnetresonanztomographie, NMR, MRT) gewinnen kann. Der Kranke wird hier keiner Röntgenstrahlung ausgesetzt. Hierbei werden die Eigendrehimpulse der Atomkerne nutzbar gemacht. In einem äußeren sehr starken Magnetfeld richten sie sich parallel zu seinen Feldlinien aus. Mittels hochfrequenter magnetischer Wechselfelder werden die rotierenden Atomkerne ausgelenkt. Nach Beendigung solcher Störungen kehren die Atomkerne in ihre Ausgangslage zurück und senden dabei Magnetimpulse aus, die mittels eines Computers in Bildinformationen umgewandelt werden können. Neben dem Vorzug der fehlenden Belastung mit Röntgenstrahlen vermag die MRT auch noch weiße und graue Substanz des Gehirns besser zu unterscheiden, als das mit der Röntgen-CT möglich ist. Ferner sind Schnittführungen in jeder beliebigen Raumrichtung möglich, was besonders für die Diagnostik von Rückenmarksveränderungen von Interesse ist. Auch das Auflösungsvermögen ist dem der CT meist leicht überlegen, allerdings ist die Methode teuer. Ihre Stärke liegt in der Darstellung von *Marklagerveränderungen* (z. B. bei der *MS*), dem Ursachennachweis fokaler *Epilepsien*, von Hirnstamm-, Kleinhirn- und Rückenmarksveränderungen (z. B. *Syringomyelie*). Daneben gibt es eine Reihe von Sonderanwendungen, die beispielsweise die Darstellung von Gefäßen erlaubt (MR-Angiographie).

Mit der *Magnetenzephalographie* (MEG) lassen sich die mit elektrischen Vorgängen im Gehirn verbundenen sehr schwachen Magnetfelder berührungslos aufzeichnen und auch in der Tiefe lokalisieren.

F. NUKLEARMEDIZINISCHE METHODEN

Wenn man geringe Mengen einer radioaktiv markierten Substanz, z. B. $^{131}Jod - IMP$ oder $^{99}Technetium - HMPAO$ intravenös spritzt, verteilt sich die Substanz nach kurzer Zeit auch im Gehirn und spiegelt dort den gerade herrschenden Durchblutungszustand (*Perfusion*) wider. Hierdurch lassen sich also Rückschlüsse auf die *Hirndurchblutung* ziehen, z. B. bei gerade frisch aufgetretenen Hirninfarkten, die noch nicht im CT sichtbar sind, oder bei degenerativen Erkrankungen wie dem *Morbus Alzheimer*, wo als Folge des Nervenzelluntergangs auch die Blutversorgung an bestimmten Stellen nachläßt. Da hierbei einzelne Lichtteilchen, *Photonen,* ausgesandt und von einer um den Schädel kreisenden Apparatur (rotierende *Gamma-Kamera*) aufgefangen werden, spricht man auch von der *Einzel- oder Single-Photonen-Emissions-Computer-Tomographie (SPECT).*

Die noch vielseitigere und besser quantifizierbare *Positronen-Emissions-Computer-Tomographie (PET)* arbeitet mit sehr kurzlebigen *Isotopen* und kann z. B. sogar den Gehirnstoffwechsel abbilden. Wegen ihrer enormen technischen Anforderungen und hohen Kosten ist sie allerdings nur an ganz wenigen Instituten durchführbar. Mit der *Liquorszintigraphie* lassen sich die Liquorräume und evtl. Lecks nachweisen.

G. ULTRASCHALLVERFAHREN

Wie in der Inneren Medizin oder Gynäkologie kann man auch in der Neurologie sehr hochfrequenten Schall, der von Grenzflächen im Gewebe reflektiert wird und schmerzlos und ungefährlich anzuwenden ist, dazu benützen, Organe darzustellen. Auf diese Weise ist man in der Lage, die großen *Halsgefäße* mit eventuellen Verkalkungen oder Auflagerungen (*Plaques*), Engstellen (*Stenosen*), Erweiterungen (*Aneurysmen*) oder Verschlüsse sichtbar zu machen. Im Gegensatz zur *Angiographie* sind diese Darstellungen nur an wenigen, gut zugänglichen Stellen, etwa im Bereich der Karotisgabel, möglich. Weil es sich um ein bildgebendes Verfahren handelt, spricht man auch vom *B-Scan*.

Die direktionale oder *Ultraschalldopplersonographie* macht sich die Tatsache zunutze, daß bewegte feste Elemente (hier die Blutkörperchen im fließenden Blut) den Schall mit unterschiedlicher Frequenz reflektieren, je nachdem, ob sie auf die Sonde zu- oder von ihr wegströmen. Dadurch können Strömungsgeschwindigkeit und -richtung in größeren arteriellen und venösen Gefäßen bestimmt und beurteilt werden, ob die Gefäße hochgradig eingeengt oder verschlossen sind. Im letztgenannten Fall kann es beispielsweise nicht nur zum Abbruch des Gefäßsignals, sondern auch zu einer Umkehr der *Strömungsrichtung* in einem stromabwärts gelegenen Gefäß kommen. Inzwischen ist die Technik soweit entwickelt, daß unter Umständen auf verletzende (invasive) Methoden verzichtet werden kann.

H. BIOCHEMISCHE, ZYTOLOGISCHE UND HISTOLOGISCHE UNTERSUCHUNGEN

a) Die Bestimmung der chemischen Zusammensetzung des *Liquors* (Elektrolyte, Kohlenhydrate, Aminosäuren, Eiweiß- und Fettsubstanzen) ist diagnostisch bedeutsam. Das Gesamteiweiß kann vom Normalwert von ca. 200–500 mg/l auf mehrere g/l ansteigen; Veränderungen der Eiweißzusammensetzung werden durch die *Elektro-*

phorese der *Liquor-Eiweißkörper* erkannt. Die Werte für verschiedene *Immunglobuline* der Klassen G, M, A und andere (IgG, IgM, IgA) werden einzeln bestimmt und zu den *Serumeiweißwerten* in Beziehung gesetzt. Dadurch kann man Rückschlüsse darauf ziehen, ob eine bestimmte Eiweißfraktion einfach über die *Blut-Liquor-Schranke* in den Liquor übergetreten ist oder dort neu und eigenständig (autochthon) gebildet wurde. Diese Untersuchung hat z. B. für die Diagnose einer MS Bedeutung. Auch die Bestimmung sog. *oligoclonaler Banden* trägt dazu bei.

Die *zytologische Untersuchung* des Liquors kann mit einer Menge von weniger als 1 ml erfolgen. Das normale Zellbild enthält bis zu 4 Monozyten oder *Lymphozyten / mm³*. Eine Veränderung dieser Zusammensetzung, etwa das Auftreten von *Plasmazellen* oder *Granulozyten*, liefert wichtige Hinweise. Im übrigen kann man eosinophile Zellen (allergische und immunologische Erkrankung), *Tumorzellen, Erythrozyten, Phagozyten* u. a., aber manchmal auch einen Erreger selbst erkennen. Eine absolute Erhöhung der Zellzahl sieht man vor allem bei Hirnhautentzündungen, bei viralen weniger als bei bakteriellen, wo sie in die Tausende geht und den Liquor eitrig verändert.

b) Die *histologische* (feingewebliche) *Untersuchung* von Muskel- und Nervenschnitten ist für die Diagnose von *Polyneuropathien*, von *Muskelatrophien, -dystrophien, -myotonien* und anderen, oft genetischen *Neuro-* oder *Myopathien* wichtig. Durch *enzymhistochemische Färbungen* wird nicht nur die veränderte Struktur von Muskel oder Nerv sichtbar gemacht, sondern auch ein Enzymmangel nachgewiesen.

17. PLEXUS-
UND PERIPHERE NERVENSCHÄDEN

A. ALLGEMEINE GESICHTSPUNKTE

In der klinischen Neurologie der peripheren Nerven haben die Verletzungen große Bedeutung. Isolierte Schädigungen peripherer Nerven oder eines Plexus werden vor allem durch Traumen oder Kompression verursacht. Die Zunahme von Unfällen führt dazu, daß derartige Nervenverletzungen ständig häufiger werden. Da fast alle peripheren Nerven gemischte Nerven sind, hat eine Unterbrechung der Kontinuität sowohl eine Störung der Motorik als der Sensibilität zur Folge. Durch eine Schädigung von Sympathikusfasern, die mit den peripheren Nerven laufen, treten auch sudomotorische, pilomotorische und vasomotorische Störungen auf, die jedoch im allgemeinen nur von geringerer Bedeutung sind.

Die therapeutischen Möglichkeiten bei den peripheren Nervenschäden sind viel größer, als bei denen des Zentralnervensystems – vor allem durch das Regenerationsvermögen der peripheren Axone. Die neurochirurgische Behandlung ist deshalb vor allem auf die Förderung natürlicher Regenerationsprozesse ausgerichtet. Auch die konservative Behandlung durch die Physiotherapie (Verlangsamung oder Verhinderung der Muskelatrophie, Verhütung von Kontrakturen u. a.) hat eine große Bedeutung.

Neben der klinischen Untersuchung spielt die Elektrodiagnostik eine wichtige Rolle bei der Überwachung der Wiederherstellung der Leitungsunterbrechung. Die elektrische Untersuchung von Nerven und Muskeln kann Auskunft geben über das Stehenbleiben oder Fortschreiten der Regeneration. Die Elektrotherapie der gelähmten Muskeln ist vor allem sinnvoll, wenn man mit ziemlicher Sicherheit eine Reinnervation der Muskeln erwarten kann; die Muskeln sollen bis dahin in gutem Zustand erhalten werden.

Ätiologie

Fast immer traumatisch, die Nerven sind
> – durchschnitten oder angestochen,
> – gequetscht durch ein stumpfes Trauma,
> – komprimiert durch z. B. eine Fraktur,
> – überdehnt.

Selten sind andere Faktoren – Entzündungen
> – Durchblutungsstörungen
> – Nerventumoren

Formen: Aufgrund der morphologischen Veränderungen kann man 3 Zustandsbilder unterscheiden:

Neurotmesis: Hier liegt eine vollständige Leitungsstörung vor. Die Kontinuität des Nerven ist gänzlich aufgehoben. Myelinscheide, Achsenzylinder und Schwann'sche Scheide sind unterbrochen. Die Prognose ist schlecht, wenn nicht eingegriffen wird.

Axonotmesis: Die Schwann'sche Scheide ist erhalten, Regeneration ist möglich. Die Kontinuität des Nerven ist bewahrt, jedoch ist eine Unterbrechung des Axons entstanden. So kann keine Reizleitung erfolgen. Die Prognose ist wesentlich günstiger.

Neurapraxie: Eine Art «Commotio» des Nerven. Achsenzylinder, Markscheide und Schwann'sche Scheide sind intakt. Die Kontinuität des Nerven ist erhalten, jedoch bestehen funktionelle Ausfälle. Die Prognose ist günstig.

Anmerkung: Die klinische Unterscheidung zwischen Neurotmesis und Axonotmesis ist in vielen Fällen schwierig, vor allem wenn durch Trauma oder Kompression ein größerer Nerv beschädigt wurde.

Symptome

a) Völlige Leitungsstörung, vollständige motorische, sensible und vegetative Ausfälle, distal der Schädigungsstelle.

b) Partielle Leitungsstörung:

1. die motorischen Ausfälle sind oft stärker ausgeprägt als die sensiblen;
2. häufig bestehen Schmerzen;
3. Reiz- und Ausfallerscheinungen des Sympathikus, sogenannte vasomotorische und sudomotorische Symptome. Dabei kann ein besonders unangenehm brennender Schmerz, die sogenannte Kausalgie auftreten. Sie zeigt sich vor allem am N.medianus und N.tibialis, weil diese Nerven viele Sympathikusfasern haben. Dieser Schmerztyp nimmt bei Wärmeanwendungen zu!

Neurotmesis und Axonotmesis sind gekennzeichnet durch eine Lähmung mit Hypotonie, Atrophie und Entartungsreaktion (EAR) des betreffenden Muskels sowie durch Sensibilitätsstörungen vom peripheren Typ. Die Chronaxie ist erhöht. Im EMG sieht man Fibrillationspotentiale und positiv scharfe Wellen.

Die Prognose ist in erheblichem Maße abhängig von der Art der Verletzung und den operativen Möglichkeiten.

Therapie
Indikation zur Operation:

- nicht bei Neurapraxie;
- immer bei Neurotmesis.

Bei *offenen Nervenverletzungen* kann der Chirurg wählen zwischen mehreren Möglichkeiten:

a) primäre Nervennaht: Die Naht wird gleichzeitig mit der primären Wundversorgung gelegt.

b) frühe sekundäre Naht: Dieser Eingriff wird rund drei Wochen nach dem Trauma vorgenommen.

c) späte Sekundärnaht: Die Nervennaht wird erst 4–6 Monate nach dem Trauma vorgenommen. Diese Operation behält man sich im allgemeinen für die Fälle vor, bei denen man abwarten will, ob eine spontane Wiederherstellung der Funktionen eintritt.

Falls 3–4 Wochen nach dem Unfall bei der elektrischen Untersuchung kein Aktionspotential nachweisbar ist, ist die Möglichkeit des Vorliegens einer Neurotmesis gegeben. Bei Unsicherheit über die Kontinuität des Nerven bestehen keine Bedenken, noch 4–5 Monate zuzuwarten. Längeres Zuwarten beeinflußt aber im Falle einer Neurotmesis die Ergebnisse einer Nervennaht: Eine hinreichende Regeneration ist dann immer weniger zu erwarten.

Die Elektrobehandlung gelähmter Muskeln ist eine zweckmäßige Behandlung, wenn man erwarten kann, daß eine Wiederherstellung des peripheren Nerven eintritt. Man muß aber die Muskeln direkt, kann nicht vom Nerven aus reizen. Indem man den Muskel künstlich zur Kontraktion bringt, bleibt er in einem guten Zustand; auch wird der Atrophie entgegengewirkt. Falls keine Regeneration erwartet werden kann, ist die Behandlung überflüssig.

Indikationen zur Elektrotherapie sind im allgemeinen gegeben:

1. bei Neurotmesis – wenn eine Operation vorgesehen ist;
2. vor allem bei proximal gelegenen Verletzungen; der Zustand der Denervation dauert dann lange, denn die Regeneration beträgt nur rund 1 mm am Tag.

Bei folgenden Nervenschäden gibt es keine Indikation zur Elektrotherapie:

1. bei der Axonotmesis – wenn keine vollständige Lähmung besteht;
2. bei distalen Verletzungen, d. h. bei nur kurzdauernder Denervation;
3. bei partiellen Läsionen, wobei nur eine Parese besteht und der Patient in der Lage ist, aktiv den betroffenen Muskel zu innervieren.

Neuerdings ist über den Wert einer Elektrotherapie eine kritische Diskussion in Gang gekommen, die noch nicht ganz abgeschlossen ist.

B. UNTERSUCHUNG HINSICHTLICH DER HÖHE UND DES AUSMASSES EINER PERIPHEREN NERVENSCHÄDIGUNG

Periphere Nervenschäden gehen vor allem mit einer Störung der Motorik, der Muskeleigenreflexe, Sensibilitäts- und Koordinationsstörungen einher. Hinsichtlich der Lokalisation ist der Untersucher auf eine genaue Untersuchung der Reflexe, sowie der Reiz- und Ausfallserscheinungen angewiesen.

Motorik

Beachtet wird, wie der Kranke auf einem und beiden Beinen steht. Er wird aufgefordert normal zu gehen (Mitbewegungen der Arme?), einige Meter auch auf den Fersen und dann den Zehenspitzen. Man kann ihn Kniebeugen ausführen lassen und nach dem Gehen auf der Treppe befragen. Die Kraft der Kniestreckung und Kniebeugung, der Plantar- und Dorsalflexion wird geprüft. Auch Tonus und Muskelatrophien sind zu beachten. Die Untersuchung der Beine wird mit einer Analyse der Reflexe abgeschlossen; Spontanbewegungen sind zu registrieren.

Zum Abschluß der Prüfung der Beweglichkeit im Schultergelenk wird der Kranke gebeten den Arm zu abduzieren, adduzieren, nach innen und außen zu drehen. Die Arme müssen in Supinationsstellung gestreckt werden, das Heben und Senken der Schultern muß beobachtet werden, auch die passive Beweglichkeit. Man prüft das Beugen und Strecken des Arms im Ellbogengelenk, das Beugen und Strecken im Handgelenk, das Spreizen und Zusammenziehen der Finger, Daumen- und Fingerbeugung, sowie -streckung. Auch hier wird auf den Tonus, eventuelle Atrophien, sowie Spontanbewegungen geachtet.

Die Untersuchung der Rumpfmuskulatur berücksichtigt u. a. die Art der Atmung, die Atmungsfrequenz, sowie die Messung des Thorax in maximaler Exspiration und Inspiration. Die Bewegung des Kopfes nach vorne und hinten, sowie zu den Seiten wird gegen den Widerstand durch die Hand des Untersuchers geprüft. Aus dieser Untersuchung kann man Schlüsse ziehen hinsichtlich des Vorliegens einer allgemeinen Parese (Paralyse), einer Hemiparese, Monoparese oder einer Parese, die sich auf bestimmte Nervenwurzeln (periphere Nerven) beziehen läßt.

Sensibilität

Bei der Untersuchung der Sensibilität muß zwischen subjektiven und objektiven Störungen unterschieden werden. Von subjektiver Art sind Taubheitsgefühl, Druckgefühl, Schmerz u. a.. Objektiv sind mit einigen einfachen Prüfungen Tastsinn (Wattebausch!), Schmerzempfindung (Stecknadel, besser Nadelrad!), Vibrationsempfindung (Stimmgabel!) und Bewegungsempfindung zu prüfen. Die Kälte- und Wärmeempfindung kann mit Hilfe von Reagenzgläsern, die mit Wasser von unterschiedlicher Temperatur gefüllt sind, überprüft werden. Die vorliegenden sensiblen Ausfälle sind im Hinblick auf den zugrunde liegenden Verteilungstyp (einseitig, segmental, auf das Versorgungsgebiet bestimmter Nerven beziehbar?) festzulegen.

Koordination

Die Koordination hat sowohl eine motorische, als auch sensible Komponente. Durch die Beobachtung der verschiedenen Bewegungsabläufe beim Gehen (Größe und Seitengleichheit der Schritte, schnelles Umdrehen, Mitbewegungen der Arme u. a.) gewinnt man einen ersten Eindruck der Koordination.

Weitere diagnostische Gesichtspunkte: Die Durchstrennung eines peripheren sensiblen Nerven ist gekennzeichnet durch zwei Erscheinungen:

a) die Tastempfindung ist in einem größeren Gebiet ausgefallen als die Schmerzempfindung;

b) im Außenbereich der Sensibilitätsstörung finden wir die Erscheinungen einer Hyperpathie: Verlangsamung der Schmerzwahrnehmung, besonders unangenehmer Schmerzcharakter, und Ausstrahlung in die Nachbarschaft.

Eine Schädigung eines peripheren Nervens läßt sich von einer Schädigung der Hinterwurzeln (einer sogenannten zentralen Schädigung) unterscheiden auf Grund folgender Fakten:

a) eine zentrale Schädigung führt zu einem Ausfallgebiet in Art eines Dermatoms; der periphere Nerv hat meistens ein ganz anderes Versorgungsgebiet;

b) bei einer Schädigung des peripheren Nervens ist die Störung der Berührungsempfindung ausgeprägter als die der Schutzempfindung. Bei einer Wurzelschädigung ist die Störung der Schmerzempfindung größer als die der Tastempfindung, die oft ganz fehlt.

Schweißversuche, etwa mit Ninhydrin, können die Sudomotorenschädigung verdeutlichen.

C. KOMPRESSIONSSYNDROME

Die Kompressionssyndrome verdienen eine gesonderte Besprechung, da man im Lauf der Jahre gelernt hat eine Anzahl von charakteristischen Syndromen zu unterscheiden. Die Druckschädigung peripherer Nerven oder des Plexus brachialis wird vor allem durch chronischen Druck an bestimmten anatomisch vorgegebenen Punkten verursacht. Ein derartiges Kompressionssyndrom kann spontan auftreten, durch verschiedenartige krankhafte Prozesse, durch posttraumatische Strukturveränderungen der Gewerbe oder durch besondere Belastung. Allgemeine Kennzeichen sind:

Verlauf: meist chronisch progressiv
Symptome: anfangs vor allem Schmerz

Anatomisches Substrat: Fleckförmige Ausfälle in der Myelinscheide, eventuell auch partielle oder vollständige Schädigung der Axone

Elektrodiagnostik: Herabgesetzte Nervenleitgeschwindigkeit im Bereich der Kompression, gelegentlich völlige Blockierung der Nervenleitung

Therapie: Konservative Maßnahmen (Vermeidung einseitiger Belastungen!) oder operative Dekompression.

Man unterscheidet unter anderem folgende Kompressionssyndrome:

a. *Das Halsrippensyndrom* (Scalenussyndrom)

Eine Halsrippe kann zur Kompression des kaudalen Anteils des Plexus brachialis, vor allem der Nerven des 7. und 8. Zervikalsegmentes führen. «Untere Armplexusparese».

b. *Kostoklavikuläres Syndrom*

Hierbei kommt es zu einer Kompression des Plexus brachialis zwischen Klavikula und erster Rippe. Die Ursache ist meistens eine posttraumatische Deformation der Klavikula mit Kallusbildung.

c. *Hyperabduktionssyndrom*

Es entsteht durch häufige Elevation und gleichzeitig Extension des Arms nach hinten. Dadurch gelangt der distale Anteil des Plexus brachialis unter den als Hebel wirkenden M. pectoralis in eine Art Falle.

d. *Supinatorsyndrom*

Der motorische Ramus profundus des Nervus radialis wird an der Stelle, wo er durch den M. supinator tritt, geschädigt. Es entsteht eine Parese des M. supinator, des ulnaren Hand- und aller Fingerstrecker ohne sensible Ausfälle.

e. *Karpaltunnelsyndrom*

Es handelt sich um eine Kompression des N. medianus unter dem Retinakulum. Die wichtigsten Symptome sind nächtliche Schmerzzustände und eine isolierte Atrophie des M. abductor, sowie des M. opponens pollicis. Das Syndrom kommt besonders oft vor. Dabei lassen sich häufig ständig wiederholte Tätigkeiten mit maximaler Beugung und Streckung im Handgelenk in Erfahrung bringen. Am Daumenballen bestehen Sensibilitätsstörungen. Eine Verlängerung der distalen Latenz ist bei der Messung der Nervenleitgeschwindigkeit oft schon früh zu registrieren.

f. *Mittlere Ulnarislähmung*

Einige Jahre nach Ellbogenfrakturen können Schmerzzustände, Sensibilitätsstörungen und Paresen in den vom N. ulnaris versorgten kleinen Handmuskeln auftreten. Die Behandlung besteht in einer Verlegung des Nerven auf die Volarseite des Arms.

g. *Meralgia paraesthetica*

Dieses Syndrom ist die Folge einer Kompression des N. cutaneus femoralis lateralis unter dem Ligamentum inguinale. Dadurch kommt es zu Schmerzzuständen und Parästhesien an der Außenseite des Oberschenkels. Nur ausnahmsweise ist eine Entlastungsoperation angezeigt.

h. *Tarsaltunnelsyndrom*

Der distale Anteil des N. tibialis wird durch Kompression in einer Art Kanal direkt hinter und unter dem Malleolus medialis geschädigt. Es treten Schmerzzustände und Parästhesien an der Fußsohle auf, die sich nach längerem Stehen verstärken.

i. *Metatarsalgie*

Diese Erkrankung (auch Morton'sche Neuralgie genannt) wird durch ein Neurinom eines N. interdigitalis zwischen der 3. und 4. Zehe verursacht. Kennzeichnend sind Schmerzen beim Gehen.

D. PERIPHERE NERVENVERLETZUNGEN

OBERE EXTREMITÄT

1. Plexus brachialis

Der Plexus brachialis wird aus den ventralen Ästen der Spinalnerven C 5 bis einschließlich T 1 gebildet. Von medial nach lateral unterscheiden wir die Rami ventrales, die Trunci und die Fasciculi. Die Trunci und die Fasciculi des Plexus brachialis gehen in der hinteren Skalenuslücke ineinander über. Diese Skalenuslücke wird begrenzt vom M. scalenus anterior, dem M. scalenus medius und der ersten Rippe. Durch diese Pforte gehen die A. subclavia und die kurzen und langen Äste des Plexus brachialis. Wir unterscheiden einen Truncus superior aus C 5 und C 6, einen Truncus medius aus C 7 und einen Truncus inferior aus C 8 und T 1. Jeder der Trunci teilt sich in einen vorderen und hinteren Teil, die sich wieder neu gruppieren und Fasciculi bilden. Wir kennen folgende Fasciculi:

1. den Fasciculus lateralis, der sich zusammensetzt aus den vorderen Ästen des Truncus superior und medius;
2. den Fasciculus medialis aus dem vorderen Ast des Truncus inferior;
3. den Fasciculus posterior aus allen dorsalen Ästen aller Trunci.

Aus den Fasciculi entstehen weiter distal die langen Armnerven. Die Fasciculi nehmen ihre Namen (lateralis, medius und posterior) aus der Topographie hinsichtlich der A. axillaris.

Eine Lähmung des Plexus brachialis kann aus verschiedenen Ursachen entstehen: In den meisten Fällen liegt ein Trauma vor, gelegentlich einmal eine Entzündung oder ein Tumor. Bei den Traumen handelt es sich häufig um Schulterverletzungen, die teilweise mit einer Fraktur des Clavicula oder der ersten Rippe oder auch einer Schultergelenksluxation verbunden sind. Vor allem kann auch eine Zerrung am gestreckten Arm nach oben außen eine Plexuslähmung verursachen. Ein bekanntes Beispiel ist das Geburtstrauma, wenn eine schwierige Geburt mit besonders ungünstiger Armstellung vorlag. Wir kennen drei Typen:

1. eine obere Plexuslähmung,
2. eine untere Plexuslähmung und
3. eine vollständige (totale oder subtotale) Plexuslähmung.

Die *obere Plexuslähmung,* die auch Erb-Duchenne'sche Lähmung genannt wird, betrifft die Nerven aus den Segmenten C 5 und C 6 und kommt am häufigsten vor – meistens

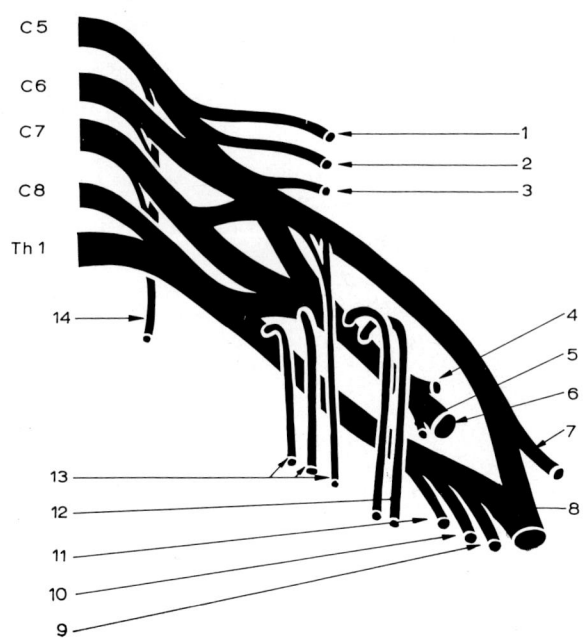

Abb. 95: Plexus brachialis

1. n.dorsalis scapulae
2. n.subclavius
3. n.suprascapularis
4. n.axillaris
5. n.thoracodorsalis
6. n.radialis
7. n.musculocutaneus
8. n.medianus
9. n.ulnaris
10. n.cutaneus brachii
11. n.cutaneus antebrachii
12. n.subscapularis
13. nn.pectorales
14. n.thoracicus longus

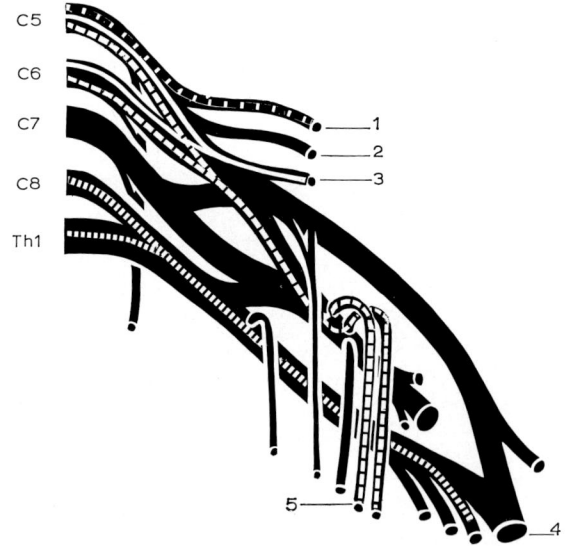

Abb. 96: Ursprung und Verlauf einiger Nerven des Plexus brachialis

1. n.dorsalis scapulae
2. n.subclavius
3. n.suprascapularis
4. n.ulnaris
5. n.subscapularis

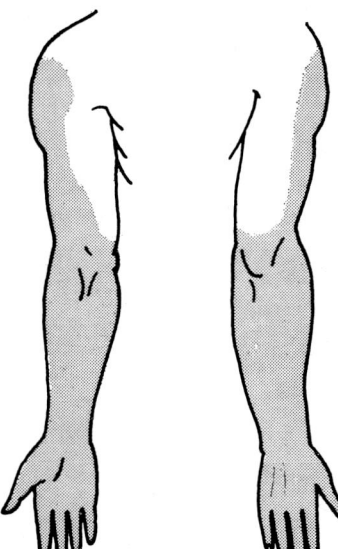

Abb. 97: Sensible Ausfälle
bei kombinierter Armplexuslähmung

durch ein Geburtstrauma oder einen Sturz. Die Lähmungen zeigen sich vor allem am
M.deltoideus, M.brachioradialis, M.supinator, M.supra- und infraspinatus und gele-
gentlich auch am M.biceps. Der Arm hängt schlaff mit Extension im Ellenbogen und
Pronation des Vorderarms herunter. Der Arm ist in der Schulter angezogen mit
Innenrotation. Die Sensibilitätsstörungen sind oft gering. Die *untere Plexuslähmung*
(Typ Déjérine-Klumpke) betrifft die Segmente C 8 und T 1. Wir finden hier vor allem
eine Lähmung der kleinen Handmuskeln sowie der Hand- und Fingerflexoren. Die
Sensibilität ist deutlich beeinträchtigt, vor allem im Ulnarisgebiet. Man sieht dabei eine
Krallenhand. Durch eine gleichzeitige Schädigung der Sympathikusfasern in C 8–T 1
kommt es zu Miosis, Enophthalmus, Ptosis (Horner-Syndrom).

Die Prognose ist recht unterschiedlich. Die neuritische Form heilt meist aus; eine
ziemlich gute Prognose hat auch die obere Plexuslähmung.

Die Behandlung ist meistens konservativ, sie besteht aus Massagen und Elektrotherapie. Bei der Geburtslähmung ist besonders wichtig, den Arm, solange die Lähmung noch
vollständig ist, in einer guten Stellung zu fixieren. Der Arm soll in Abduktion und
Außenrotation gebracht werden mit einer Flexion im Ellbogengelenk und einer Supination der Hand. Man beugt dadurch sekundären Muskelveränderungen vor. Elektrotherapie verbessert die Durchblutung und Trophik der Muskeln. Bewegungstherapie wird
in Form von aktiven und passiven Übungen angewandt.

2. N.thoracicus longus

Dieser Nerv nimmt seinen Ausgang von den Rami ventrales der Segmente C 5, C 6 und
C 7. Die Fasern der oberen beiden Segmente laufen durch den M.scalenus hindurch, die
des unteren Segmentes vor dem Muskel entlang. Anschließend läuft der Nerv im
mittleren Teil der Axilla, geht hinter der A.axillaris entlang und dann nach unten; er zieht
an der seitlichen Thoraxwand herab und innerviert den M.serratus anterior. Dieser Nerv

läßt immer noch eine gewisse segmentale Aufteilung erkennen. Der obere Teil des Muskels, die Pars superior, der von der ersten und zweiten Rippe zum Angulus medialis scapulae geht, wird von Nervenfasern aus dem Segment C 5 innerviert; der mittlere Teil, die Pars media, der an der zweiten und dritten Rippe entspringt und zum Margo medialis geht, wird von Fasern aus dem Segment C 6 versorgt; der untere Teil des Muskels, die Pars inferior, der von der vierten bis einschließlich der achten oder neunten Rippe kommt und zum Angulus inferior scapulae zieht, wird durch Fasern aus C 7 innerviert.

Der Muskel hat einen wichtigen Anteil bei den Bewegungen der Scapula. Bei Ausfall des Muskels oder des Nervs kommt es zum Bild *Scapula alata.* Der Muskel ist ein wichtiger Außenrotator, vor allem des unteren Teils, und zieht die Scapula seitwärts. Eine Schädigung des N.thoracicus longus sieht man als Folge von Druckwirkungen auf die Schulter. Diese können eintreten bei einem plötzlichen Hieb oder Schlag, aber auch durch langes Tragen von schweren Lasten. Der Nerv ist oft betroffen bei der sogenannten Armplexusneuritis (auch neuralgische Myatrophie). Hier handelt es sich um ein charakteristisches Syndrom, das vor allem bei jungen Männern vorkommt und bei den über Schmerzen in der Schulter geklagt wird; einige Tage später folgt eine Muskelschwäche, vor allem den M.serratus anterior, den M.supra- und infraspinatus, den M.deltoideus und den M.trapecius betreffend. Es kommt zu ausgeprägter Muskelatrophie.

Wenn der Arm in Ruhestellung ist, läßt sich bei einer Lähmung des Serratus anterior kaum eine Abweichung der Scapula erkennen. Wird der Patient jedoch aufgefordert, seine Arme nach vorne gegen einen Widerstand zu drücken, dann zeigt sich die Scapula alata. Auch ist er nicht in der Lage, den Arm über den Kopf zu heben.

Wenn die übliche Behandlung des gelähmten Muskels keine Wirkung zeigt, wird manchmal erwogen, den sternokostalen Teil des M.pectoralis major auf den Angulus inferior der Scapula zu transplantieren.

3. N.axillaris

Die Ursprungsfasern des N.axillaris kommen aus den Segmenten C 5 und C 6. Der N.axillaris entsteht hinter der Scalenuslücke aus dem Fasciculus posterior, aus dem auch der N.radialis entspringt. Sobald der Nerv den M.teres minor passiert hat, geht er nach dorsal durch die laterale Achsellücke. Motorische Fasern werden an M.teres minor und den M.deltoideus abgegeben; der Nerv setzt sich dann als sensibler N.cutaneus brachii lateralis superior fort, der in der Gegend des Hinterrandes des M.deltoideus ein ovales Hautgebiet versorgt. Das Versorgungsgebiet erstreckt sich meist vom Acromion bis über die Mitte des Oberarms. Der Nerv läuft zusammen mit der A.circumflexa humeri posterior rund um das Collum chirurgicum des Humerus. Deshalb wird dieser Nerv auch häufig N.circumflexus genannt. Der Nerv kann geschädigt werden bei Dislokation und Frakturen des Humeruskopfes, ferner bei stumpfen und spitzen Schultertraumen, Druckschäden (Krücke!) und Plexus brachialis-Schäden. Die Axillarisparalyse erkennt man an der Lähmung des M.deltoideus und einer sensiblen Störung in einem kleinen Hautgebiet an der Außenseite des Oberarms. Die Lähmung des M.teres minor macht nur geringe Erscheinungen, meist lediglich eine Abschwächung der Außenrotation des Arms. Ein Anheben des Oberarms ist nicht möglich. Auf die Dauer wird aber diese Störung kompensiert durch den M.coracobrachialis und den M.supraspinatus. Wenn der Nerv ernsthaft geschädigt ist, sehen wir eine typisch eckige Schulter mit einem deutlichen Hervortreten des Acromions; infolge der Deltoideusatrophie geht die normale Rundung des Oberarms verloren. (Besonders häufig bei Armplexusneuritis).

Hinsichtlich der Differentialdiagnose ist wichtig, daß die Poliomyelitis selten einmal

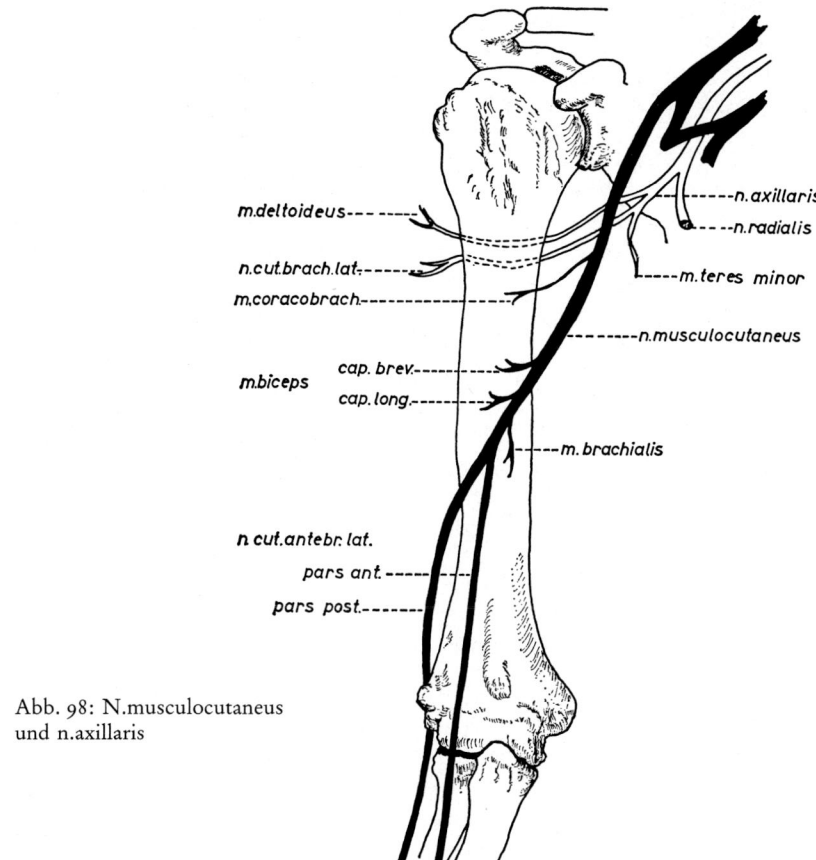

m.deltoideus

n.cut.brach.lat.

m.coracobrach.

cap. brev.

m.biceps

cap. long.

n.axillaris

n.radialis

m.teres minor

n.musculocutaneus

m. brachialis

n cut.antebr. lat.

pars ant.

pars post.

Abb. 98: N.musculocutaneus
und n.axillaris

Anlaß zu einer isolierten Schädigung des M.deltoideus gibt; eine Periarthritis humero-
scapularis, arthrogene Fixierung und eine Deltoideuslähmung bei Muskeldystrophie
müssen bedacht werden. Die Prognose der reinen Axillarislähmung ist meist günstig.

4. N.musculocutaneus

Die Fasern entspringen aus den Halsmarksegmenten C 5, C 6 und C 7 und der Nerv
entsteht dann aus dem Fasciculus lateralis. Im obersten Drittel des Oberarms biegt der
Nerv seitlich ab; er überquert die ventrale Fläche des Humerus und durchbohrt den
M.coracobrachialis. Anschließend verläuft er im Oberarm zwischen M.biceps und
M.brachialis zur Beugeseite des Ellbogens. Der Nerv versorgt den M.biceps und den
M.coracobrachialis motorisch.

Die sensiblen Äste durchbohren die Fascia brachialis und laufen in der Folge mit der
Vena cephalica zum Handgelenk. Die Äste endigen im Unterarm als N.cutaneus
antebrachii lateralis.

Eine Lähmung des N.musculocutaneus wird gekennzeichnet durch folgende Sym-
tome:

1. bei der Beugung im Ellbogen ist die Kraft erheblich vermindert. Bei Supinationsstellung des Unterarms ist eine Beugung nicht möglich;
2. partielle Sensibilitätsstörungen an der radialen Seite des Unterarms;
3. später kommt es zu einer Atrophie des M.biceps, M.coracobrachialis und M.-brachialis.

Die Musculocutaneuslähmung kommt selten isoliert vor, meistens in Verbindung mit der Lähmung anderer Armnerven.

Ursache können eine Schultergelenkluxation, Berufsschäden (Kellner!) und eine isolierte Neuritis bei Infektionskrankheiten (Pheumonie, Influenza) sein.

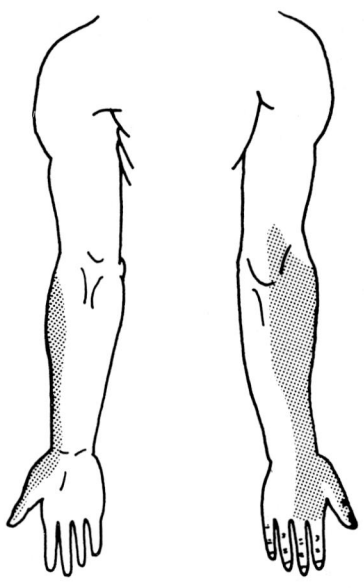

Abb. 99: Kombinierte Muskulokutaneus- und Radialislähmung (Schädigungsstelle unterhalb des Abgangs des n.cutaneus posterior)

5. N.radialis

Der N.radialis entspringt aus den Rückenmarksegmenten C 5 bis einschließlich C 8 und gelegentlich auch T 1. Er ist der größte Nerv des Plexus brachialis und kann als direkte Fortsetzung des Fasciculus posterior betrachtet werden. Der Nerv zieht durch die Achsel, hinter der A.axillaris, tritt dann an die Hinterseite des Oberarms zwischen Caput longum und Caput mediale des M.triceps dorsal der A.brachialis.

Der N.radialis verläßt im obersten Drittel des Oberarms die A.brachialis und läuft dann zusammen mit einem Ast derselben, der A.profunda brachii im Sulcus nervi radialis hinter dem Humerusschaft und erreicht die Außenseite des Unterarms.

Im Oberarm werden motorische Äste an den M.triceps brachii und den M.anconeus später auch an den M.brachialis und den M.brachioradialis abgegeben. Die sensiblen Äste versorgen der Ober- und Unterarm als N.cutaneus brachii posterior, N.cutaneus brachii lateralis inferior und N.cutaneus antebrachii posterior.

Im Ellbogenbereich teilt sich der N.radialis in einen Raum superficialis und einen Ramus profundus. Der Ramus profundus läuft von volar nach dorsal zwischen den beiden Ansätzen des M.supinator und gibt Äste an diese Muskeln wie auch an alle anderen dorsalen Unterarmmuskeln ab. Im Gegensatz zu diesem rein motorischen Ast ist der Ramus superficialis sensibel. Er verläuft an der Volarseite des Unterarms in einer Loge, die auch als «Radialisstraße» bekannt ist. Diese wird nach dorsal vom Radialisschaft, nach lateral vom M.brachioradialis, nach medial vom M.pronator teres und M.flexor pollicis longus begrenzt. In diesem Gebiet läuft der Nerv zusammen mit der A. und V.radialis. Genau über dem Processus styloideus radii zieht der Nerv zwischen Radius und M.brachioradialis durch nach dorsal und innerviert sensibel den Daumen, den Zeigefinger und die radiale Seite des Mittelfingers – ausgenommen sind die distalen Phalangen – und den dazugehörigen Teil des Handrückens.

Hinsichtlich der Pathologie ist auszuführen: Weil der Nerv rund um den Humerus verläuft, kann er bei penetrierenden Wunden und Frakturen des Humerus (hier in rund einem Drittel der Fälle betroffen!) leicht beschädigt werden; Schädigungen sieht man aber auch z. B. durch Druck in der Achselhöhle beim Gebrauch von Krücken. Der N.radialis ist ein empfindlicher Nerv, der schnell von stumpfen Traumen beeinträchtigt wird. Auch toxische Schäden (Bleivergiftung) und fehlerhafte Fixierung bei Narkosen sowie unbemerkte Druckwirkungen während des Schlafs können zu einer Radialislähmung führen.

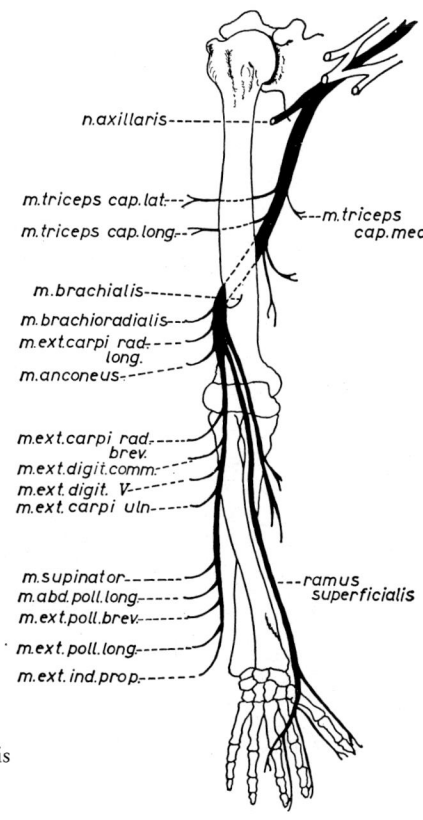

Abb. 100: N.radialis

Wir unterscheiden eine obere und eine untere Radialislähmung. Symptome der oberen Radialislähmung sind:

1. «Fallhand» (die Hand fällt nach volar) durch den Ausfall der Mm. extensores carpi;
2. «Fallfinger» durch den Ausfall der Fingerextensoren. Eine Streckung des Daumens ist unmöglich;
3. die Supination der Hand (M. supinator) und die Streckung im Ellbogen (M. triceps) fallen aus;
4. der Händedruck ist deutlich abgeschwächt. Die Flexoren bleiben zwar intakt, doch die «Fallhand» macht ihn unmöglich.
5. Schwäche der Abduktion des Daumens.
6. geringe sensible Ausfälle, vor allem an der radialen Seite des Handrückens.

Symptome der unteren Radialislähmung (Ramus profundus n. rad.) sind:

1. motorisch ausschließlich «Fallfinger»;
2. keine Sensibilitätsausfälle.

Befindet sich die Schädigung in oder oberhalb der Axilla, so führt sie zu einer Lähmung aller vom N. radialis versorgten Muskeln. Bei der Schädigung im Bereich des Oberarms ist meistens der M. triceps nicht oder kaum betroffen; die Lähmung ist dann auf die Muskeln unterhalb des Ellbogens begrenzt. Manchmal ist auch die Innervation des Extensor carpi radialis longus und des Brachioradialis nicht beeinträchtigt.

Die Prognose der Radialislähmung ist im allgemeinen gut. Die Nervenfunktion kehrt meistens nach vier bis acht Monaten, je nach dem Ausmaß der Schädigung zurück.

Nervenleitgeschwindigkeit: Die motorische Nervenleitgeschwindigkeit beträgt für die Strecke Axilla-Ellbogen 70 (65–75) m/sec., für die Strecke Ellbogen-Handgelenk 62 (57–67) m/sec. Die sensible Nervenleitgeschwindigkeit beträgt von der Daumenspitze bis zum Handgelenk 58 (53–63) m/sec., vom Handgelenk bis zum Ellenbogen 64 (58–70) m/sec. und vom Ellenbogen bis zur Achsel 68 (64–72) m/sec.

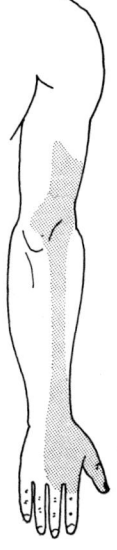

Abb. 101: Ausfall des n. radialis.

Schädigungsstelle proximal des Abgangs des n. cutaneus brachii posterior (Ansicht von hinten)

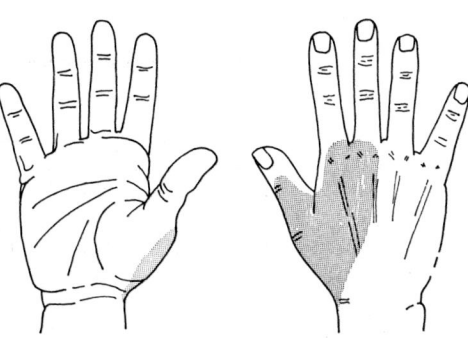

Abb. 102: Sensibilitätsausfälle an der Hand bei Radialisschädigung

6. N.medianus

Der N.medianus setzt sich aus Fasern der Rückenmarkssegmente C 6, C 7 und T 1, gelegentlich auch aus C 5 zusammen. Die Fasern laufen durch den Fasciculus lateralis und medialis. Meistens entsteht aus jedem dieser Fasciculi ein besonders Faserbündel: die mittlere und die seitliche Wurzel, die jedoch im oberen Teil des Arms zusammentreten. Der Nerv verläuft im Arm sehr oberflächlich; er folgt der A.brachialis und ist im Sulcus bicipitis brachii ulnaris tastbar. Im oberen Teil des Oberarms liegt der Nerv medial und im unteren Teil lateral dieser Arterie. Auch der N.ulnaris läuft zusammen mit diesem Gefäß. Die Topographie der beiden Nerven verändert sich nach Erreichen des Unterarms. Im Oberarm werden keine Fasern abgegeben. Der N.medianus zieht vom Ober- zum Unterarm durch den Raum zwischen den beiden Ursprüngen des M.pronator teres. Im Unterarm verläuft er zwischen dem M.flexor digitorium superficialis und dem M.flexor digitorum profundus.

Während dieses Verlaufs gibt er motorische Äste an alle volaren Unterarmmuskeln ab; ausgenommen sind hiervon nur der M.flexor carpi ulnaris und die beiden ulnaren Ursprünge des M.flexor digitorum profundus, die durch den N.ulnaris innerviert werden. In der Hand wird eine Anzahl von kurzen Handmuskeln innerviert: der M.abductor pollicis brevis, M.opponens pollicis und M.flexor pollicis brevis sowie die Mm.lumbricales I und II. Sensibel wird die palmare Seite des Daumens, des Zeigefin-

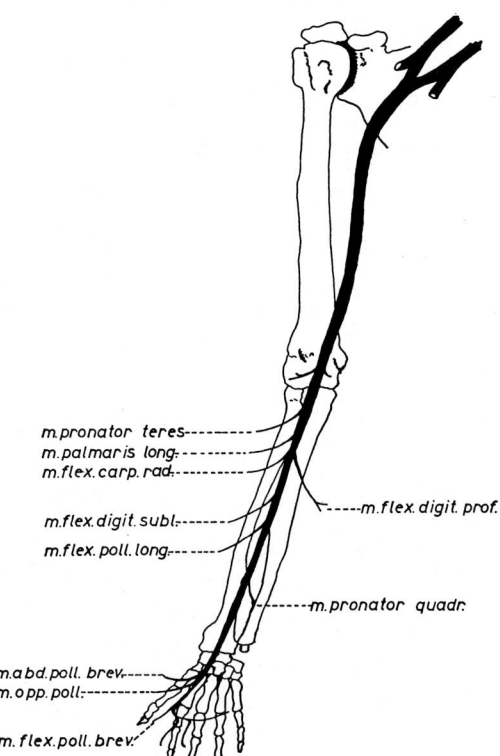

m.pronator teres
m.palmaris long.
m.flex.carp.rad.

m.flex.digit.subl.
m.flex.poll.long.

m.flex.digit.prof.

m.pronator quadr.

m.abd.poll.brev.
m.opp.poll.

m.flex.poll.brev.

Abb. 103: N.medianus

gers, des Mittelfingers und die radiale Seite des Ringfingers, weiter auch die dorsale Seite, von einigen Endgliedern versorgt.

Medianusschäden können in seiner ganzen Länge auftreten. Besonders wichtig ist jedoch die Kompression des N.medianus im Karpaltunnel. Der Karpaltunnel liegt unter dem Retinaculum flexorum und enthält den N.medianus sowie die Flexorensehnen. Die Pathogenese dieser Druckschädigung ist nicht eindeutig geklärt. Sie kommt vor allem bei Frauen des mittleren Lebensalters vor, und man denkt an lokale Schwellungszustände. Sie kann auch im Anschluß an eine Fraktur oder an arthritische Veränderungen in der Gegend des Handgelenks auftreten. Frühsymptome sind Schmerz und ein Prickelgefühl im Hautversorgungsgebiet des Nervens in den Fingern, z. B. dem Daumen, dem Zeigefinger und der radialen Seite des Ringfingers. Dieses Prickeln wird manchmal auch nachts wahrgenommen.

Beim *Pronator-teres-Syndrom* wird der Nerv beim Durchtritt unter dem genannten Muskel geschädigt. Krämpfe und Parästhesien der radialen Finger und eine Druck-schmerzhaftigkeit am Muskel weisen auf die Diagnose hin.

Wieder unterscheiden wir auch hier eine obere und untere Medianuslähmung. Symptome der oberen Medianuslähmung sind:

1. Schwäche bei der Beugung im Handgelenk, durch Ausfall von Beugern;
2. Ausfall der Pronation;
3. Ausfall der Beugung des 1. und 2. Fingers, während die Beugung des 3. bis 5. Fingers abgeschwächt ist (Schwurhand oder auch Predigerhand);
4. Ausfall der Opposition und Abschwächung der Abduktion des Daumens und dadurch eine abgeschwächte Greifbewegung von Daumen und Zeigefinger;
5. Hypaesthesie des radialen Teils der Handinnenfläche und der volaren Seite des 1., 2. und 3. Fingers sowie der Hälfte des 4. Fingers.
6. der Daumenballen wird nach einiger Zeit deutlich atrophisch.
7. Durch den Ausfall der sensiblen Fasern enteteht eine Hypästhesie am radialen Anteil der Handinnenfläche sowie zu der Beugeseite des 1., 2. und 3. Fingers sowie an der angrenzenden Hälfte des 4. Fingers.
8. Bei Ausfall der Sympathikusfasern dieses Nerven kommt es zu vegetativen Störungen der Haut, etwa auch zu Ödemen.

Ursache der Medianuslähmung sind meist Schuß- und Schnittwunden (auch durch Fensterglas).

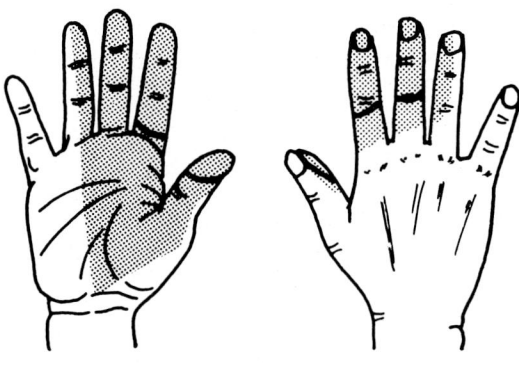

Abb. 104:
Sensibilitätsausfälle
an der Hand
bei Medianusschädigung

Symptome der unteren Medianuslähmung sind:

1. zunächst Paraesthesien und Schmerzen in Daumen und Zeigefinger;
2. danach eine Schwäche und Atrophie des M.opponens pollicis und M.abductor policis brevis. Hantieren mit kleinen Gegenständen ist erschwert.
3. Parästhesien und Schmerzen in Daumen und Zeigefinger, vor allem nachts (Brachialgia paraesthetica nocturna) und, anfangs nur zeitweise ein Taubheitsgefühl. Ursache ist häufig das Karpaltunnelsystem.

Beim *Karpaltunnelsyndrom* treten auf die Dauer Atrophien des Daumenballens auf, und die Opposition des Daumens ist beeinträchtigt. Diese Symptome zeigen sich periodisch und verstärken sich nach Belastungen. Vor allem sind hier nächtliche Schmerzen charakteristisch. Treten schwerwiegende Erscheinungen auf, so muß das Ligamentum transversum carpi (Retinaculum flexorum) in der ganzen Breite gespalten werden, so daß eine Druckentlastung des N.medianus erzielt wird.

Zu den motorischen Ausfällen noch folgendes: Das Umgehen und Manipulieren mit kleinen Objekten wird vor allem schwierig, weil der Abductor pollicis brevis und der Opponens pollicis geschwächt sind. Die Anschwellung des Nerven kann meistens nicht getastet werden; wenn man jedoch auf das Ligamentum transversum carpi drückt, so tritt ein prickelndes Gefühl in den eben besprochenen Fingerspitzen ein.

Häufig ist die beste Behandlung die Schonung und Ruhigstellung der Hand. Wenn sich der Zustand nicht bessert, muß operativ eingegriffen werden, wobei das Retinaculum flexorum durchschnitten wird. Im allgemeinen kommt es nach sechs bis zwölf Monaten zu einer völligen Wiederherstellung der Sensibilität; auch die Muskelkraft kehrt wieder zurück.

Elektrische Parameter: Die motorische Nervenleitgeschwindigkeit von der Achsel bis zum Handgelenk beträgt 61 (56–66) m/sec., von der Achsel bis zum Ellbogen 64 (56–72) m/sec., vom Ellbogen zum Handgelenk 56 (51–61) m/sec. Die sensible Nervenleitgeschwindigkeit beträgt von der Fingerspitze zum Handgelenk 56 (52–60), vom Handgelenk zum Ellbogen 65 (60–70) m/sec., vom Ellbogen zur Achsel 67 (59–75) m/sec.

7. N.ulnaris

Die Fasern des N.ulnaris kommen aus den Rückenmarksegmenten C 8 und T 1, nur selten auch aus C 7. Der Nerv entspringt dem Fasciculus medialis, er läuft in der Achselhöhle entlang des Unterrandes des M.pectoralis minor und zieht dann an die mediale Seite des Arms, medial der A.brachialis. Im Oberarm werden keine Fasern abgegeben. In der Ellbogenstrecke verläuft der Nerv im Sulcus nervi ulnaris und von dort nach volar durch den Raum zwischen den beiden Ursprüngen des M.flexor carpi ulnaris. An der Volarseite des Unterarms verläuft er in der sogenannten «Ulnarisstraße». Diese wird begrenzt durch den Schaft der Ulna, den M.flexor digitorum profundus und den M.flexor carpi ulnaris. Gerade oberhalb des Processus styloideus ulnae gibt er einen Ramus dorsalis ab, der den Kleinfinger, den Ringfinger, und die mediale Hälfte des Mittelfingers (ausgenommen sind nur die distalen Phalangen) und den dazugehörigen Handrücken sensibel innerviert. Die übrigen Fasern des Nerven ziehen als Ramus palmaris weiter. Lateral vom Os pisiforme teilt sich dieser in zwei Endäste auf: einen Ramus profundus, der die kleinen Handmuskeln innerviert, und einen Ramus superficialis, der die Haut des Kleinfingers und die ulnare Seite des Ringfingers mit dem dazugehörigen Teil der Handinnenfläche versorgt.

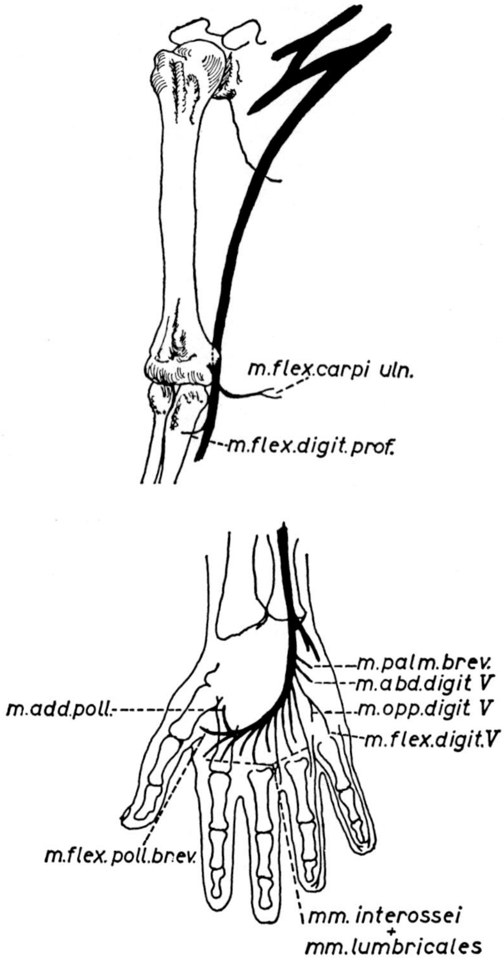

m.flex.carpi uln.

m.flex.digit.prof.

m.palm.brev.
m.abd.digit V
m.add.poll.
m.opp.digit V
m.flex.digit.V

m.flex.poll.brev.

mm. interossei
+
mm. lumbricales

Abb. 105: N.ulnaris

Obwohl eine Verletzung im ganzen Verlauf des Nerven vorkommen kann, sind doch die häufigsten Verletzungsstellen der Bereich des Ellbogens und die Handinnenfläche. Die Ursachen sind dann meistens:

1. eine Deformierung des Arms im Ellbogengelenk (Cubitus valgus);
2. Knochenverdickungen infolge einer Arthritis oder einer alten Fraktur;
3. Arthrosis deformans.

Symptome der oberen Ulnarislähmung sind:

1. Ausfall der Fingerspreizung;
2. Ausfall des M.adductor pollicis. Dadurch, daß auch eine Lähmung des M.interosseus I vorliegt, kann der Patient ein Stück Papier zwischen Daumen und Zeigefinger nicht kräftig festhalten. Außerdem liegt eine Atrophie der Innenseite des Daumenballens vor;

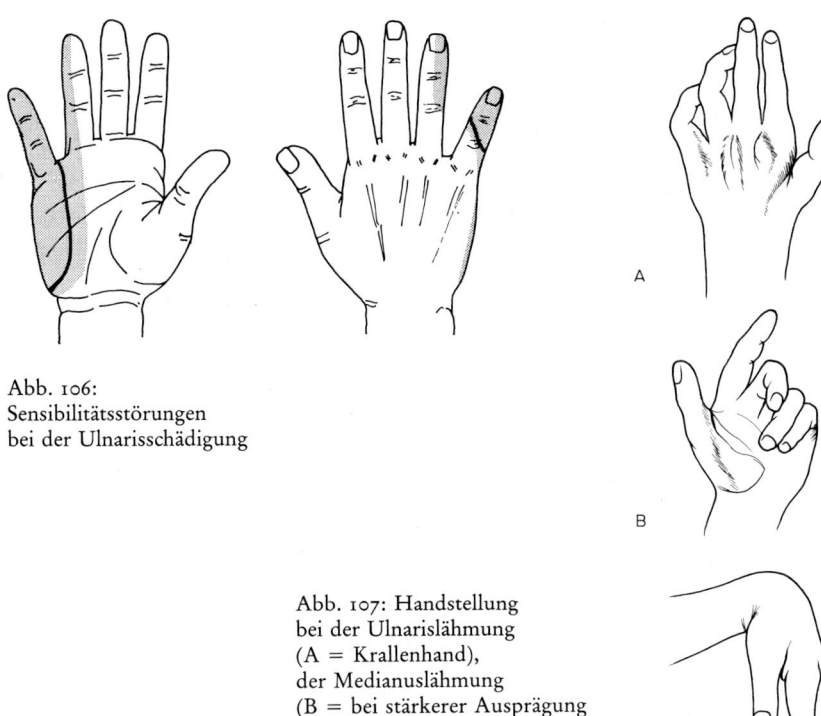

Abb. 106:
Sensibilitätsstörungen
bei der Ulnarisschädigung

Abb. 107: Handstellung
bei der Ulnarislähmung
(A = Krallenhand),
der Medianuslähmung
(B = bei stärkerer Ausprägung
Schwurhand)
und der Radialislähmung
(C = Fallhand)

3. der Kleinfinger kann nicht abduziert werden, der Kleinfingerballen wird allmählich atrophisch;
4. eine Abschwächung der Beugung der ersten Phalange des 4. und 5. Fingers und eine Abschwächung der Extension der zweiten und dritten Phalange (das führt zur Krallenstellung der Finger);
5. Abschwächung der Beugung im Handgelenk im ulnaren Bereich;
6. Hypaesthesie im ulnaren Teil des Handrückens und der Handinnenseite, am 5. Finger und der Hälfte des 4. Fingers.

Bei der unteren Ulnarislähmung wird der Nerv in der Höhe des Handgelenks geschädigt; wir sehen meistens nur einige der oben genannten Symptome.

Hinsichtlich der Handschäden noch folgendes: Eine sogenannte Druckneuritis tritt manchmal auch am tiefen Ast dieses Nerven auf. In diesen Fällen liegt meist keine Lähmung der Hypothenarmuskeln vor, auch bestehen keine Sensibilitätsstörungen; hier kommt es nur zu einer Schwäche der Mm.interossei und der Adduktoren des Daumens. Dieser Schaden wird meist in Gegend der Guyon'schen Loge verursacht.

Elektrische Parameter: Die motorische Leitgeschwindigkeit beträgt von der Achsel zum Handgelenk 59 (55–63) m/sec., von der Achsel bis zum Ellbogen 63 (58–68) m/sec., vom Ellbogen bis zum Handgelenk 56 (51–61) m/sec. Die sensible Nervenleitgeschwindigkeit beträgt von den Fingerspitzen zum Handgelenk 52 (46–58) m/sec., vom Handgelenk bis zum Ellbogen 64 (59–69) m/sec.; vom Ellbogen zur Achsel 63 (55–71) m/sec.

UNTERE EXTREMITÄT

8. Plexus lumbalis

Der Plexus lumbalis entsteht aus den Rami ventrales von T 12 bis einschließlich L 4. Äste des Plexus lumbalis sind:

a) der N.iliohypogastricus aus T 12 und L 1, der die Vorder- und Seitenfläche der Bauchhaut innerviert und Muskeln der vorderen Bauchwand versorgt;

b) der N.ilioinguinalis aus L 1, der die mediale Oberschenkelhaut und die Haut der äußeren Genitalien sensibel und Muskeln der vorderen Bauchwand motorisch versorgt;

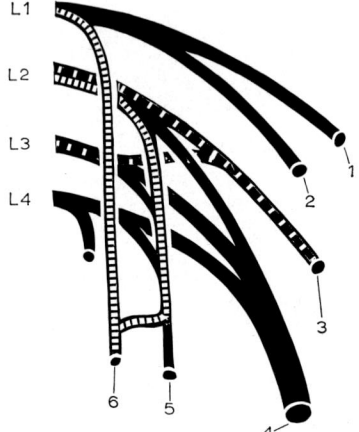

Abb. 108: Plexus lumbalis

1. n.iliohypogastricus
2. n.ilioinguinalis
3. n.cutaneus femoris lateralis
4. n.femoralis
5. n.obturatorius
6. n.genitofemoralis

c) der N.genitofermoralis (aus L 1 und L 2), der sich in zwei Äste aufspaltet; der Ramus genitalis innerviert den M.cremaster und das Integument des Skrotums oder der Labia majora; der Ramus femoralis versorgt die Haut der Vorderseite des Oberschenkels;

d) der N.cutaneus femoris lateralis (aus L 2 und L 3) innerviert die Haut des lateralen Oberschenkels.

Eine Schädigung der drei erstgenannten Nerven ist klinisch nicht bedeutsam. Sie verursacht sensible Störungen oder Schmerzen im anatomischen Ausbreitungsgebiet dieser Nerven. Der N.cutaneus femoris lateralis aber ist ziemlich häufig die Quelle von wichtigen Symptomen wie Schmerzen und Prickelempfindungen. Diese Störung ist unter dem Namen *Meralgia paraesthetica* bekannt und kommt vor allem im mittleren Lebensalter vor – häufiger bei Männern als bei Frauen. Der Schmerz und das Taubheitsgefühl wird auch beim Gehen wahrgenommen; er läßt dann zunächst an eine Gefäßerkrankung denken. Die Ursache ist eine Fibrose oder Einengung durch Bindegewebe, meist an der Stelle, an der der Nerv das Becken verläßt oder dort, wo er durch die Fascia lata zieht. Eine spontane Rückbildung ist selten, aber eine Operation, bei der der Nerv freigelegt oder entfernt wird, führt nicht immer zur Besserung der Beschwerden.

9. Plexus lumbosacralis und N.ischiadicus

Der Plexus lumbosacralis entsteht aus den Rami ventrales von L 4 bis einschließlich S 3. Der wichtigste Nerv dieses Plexus ist der N.ischiadicus, dessen Fasern aus allen erwähnten Segmenten stammen. Er ist der dickste Nerv des Körpers, und er verläßt das Becken durch die Pars infrapiriformis des Foramen ischiadicum majus. An der Unterseite der Gesäßgegend verläuft er zwischen Trochanter major und der Tuberositas ischiadica. An der Rückseite des Oberschenkels zieht er in den Raum zwischen dem M.adductor magnus und den ischiocruralen Muskeln. Der Nerv gabelt sich im untersten

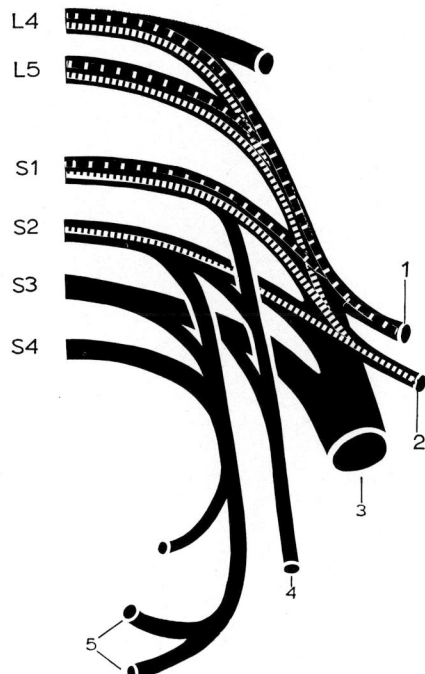

Abb. 109: Plexus sacralis

1. n.glutaeus superior
2. n.glutaeus inferior
3. n.ischiadicus
4. n.cutaneus femoris posterior
5. n.pudendus

Bereich des Femurs in wechselnder Höhe oberhaupt der Fossa poplitea in den N.tibialis und den N.peronaeus communis, die meistens bereits im Becken als zwei getrennte Faserbündel innerhalb des Ischiadicusstamms zu erkennen sind.

Der N.ischiadicus kann verletzt werden infolge einer Fraktur des Beckens oder des Femurs und auch durch Schußwunden in der Gesäß- oder Oberschenkelgegend. Andere Ursachen der Ischiadicusschädigung sind die Kompression im Becken infolge eines Tumors und Spritzenschäden. Ischiadikuswurzelschäden können vor allem im Bereich der Wirbelsäule auftreten: Besonders häufig durch einen Bandscheibenvorfall zwischen dem 4. und 5. Lendenwirbel oder zwischen dem 5. Lendenwirbel und dem Kreuzbein, sehr viel seltener bei Tumoren der Cauda equina im Wirbelkanal.

Wir können eine obere und eine untere Lähmung unterscheiden. Von einer oberen Ischiadicuslähmung sprechen wir, wenn der Nerv im Becken oder in Höhe des Gesäßes geschädigt wird. Dann sind auch die Kniebeuger betroffen. Liegt die Schädigung tiefer, so bleiben die Äste zum M. semitendinosus, M. semimembranosus und dem M. biceps meistens ausgespart; es wird dann so ein Ausfall des N. tibialis und des N. peronaeus gesehen. In besonderen Fällen muß dezidiert die Schadensstelle ermittelt werden.

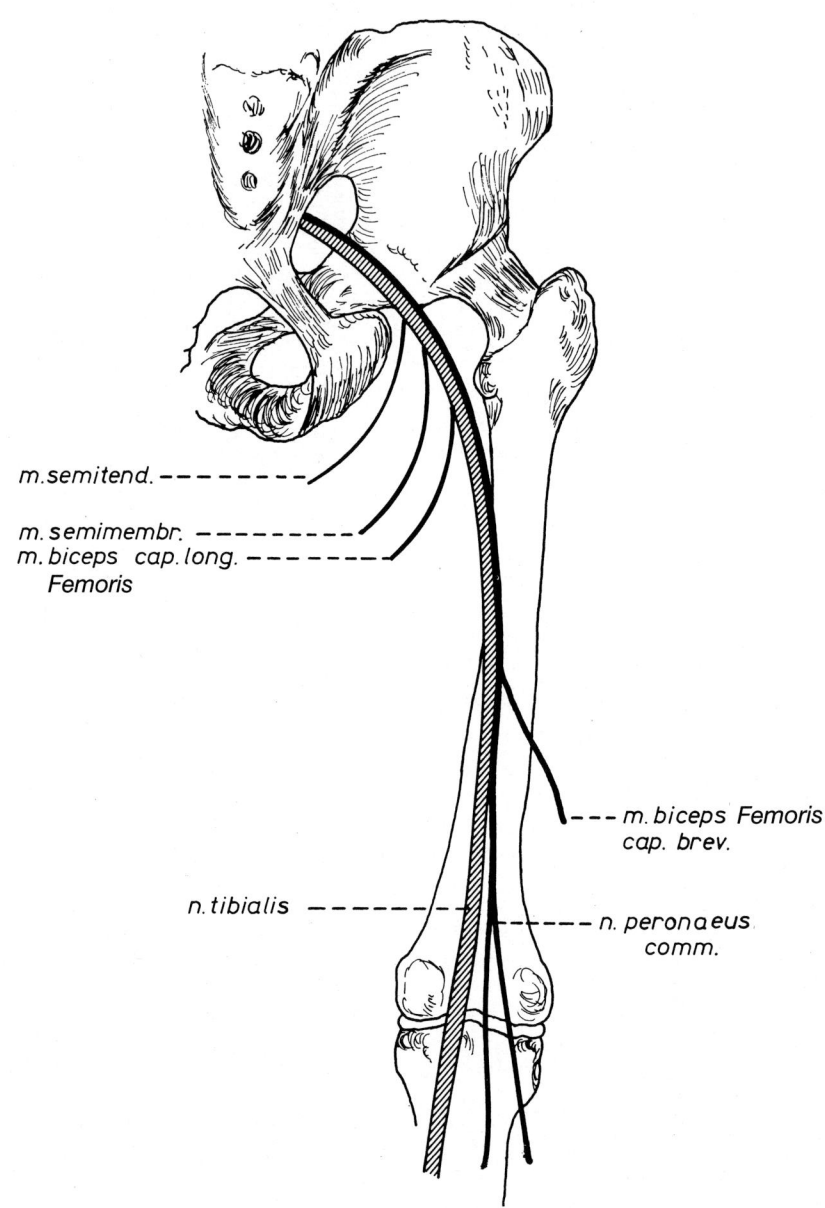

Abb. 110: N. ischiadicus

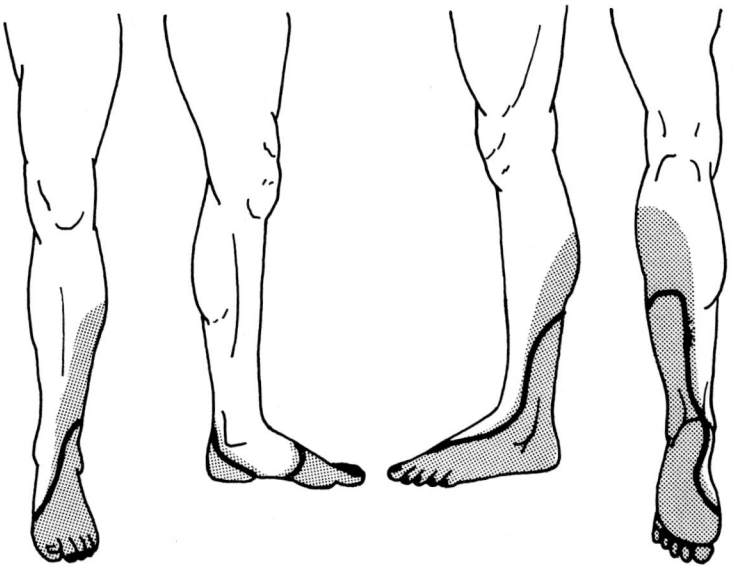

Abb. 111: Sensible Ausfälle bei der Ischiadicuslähmung

10. N.femoralis

Der N.femoralis setzt sich aus den Rami ventrales der Rückenmarksegmente L 2, L 3 und L 4 zusammen. Der Nerv tritt durch den M.psoas major, kommt dann an der Außenseite dieses Muskels zum Vorschein, versorgt auch den M.iliacus und geht anschließend unter dem Ligamentum inguinale hindurch, über die Lacuna musculorum und gibt dann als Hautäste die Rami cutanei anteriores ab. Mit einer Anzahl von Muskelästen versorgt er den M.sartorius, M.pectineus und den M.quadriceps femoris. Er ist weiter im Canalis adductorius zu verfolgen und verläßt diesen als N.saphenus, der die Haut der inneren Unterschenkelseite versorgt.

Ursache der Schädigung dieses Nervens sind unter anderem:

1. ein Psoasabzeß
2. Tumoren im kleinen Becken
3. Frakturen des Beckens oder des Femur, Hüftgelenkdislokationen
4. Hämatome bei Blutern oder bei Antikoagulanziengabe
5. Wirbelprozesse
6. diabetische Gefäßprozesse
7. einzelne Wurzeln des Femoralis werden bei Bandscheibenvorfällen (vor allem zwischen den Wirbeln L 2 und L 3 und den Wirbeln L 3 und L 4) geschädigt.

Lähmungen des N.femoralis sind gekennzeichnet durch folgende Erscheinungen: Man unterscheidet eine obere und eine untere Femoralislähmung.

Symptome der oberen Femoralislähmung:

1. die Beugung im Hüftgelenk ist aufgehoben, da M.iliopsoas und M.rectus femoris ausfallen.

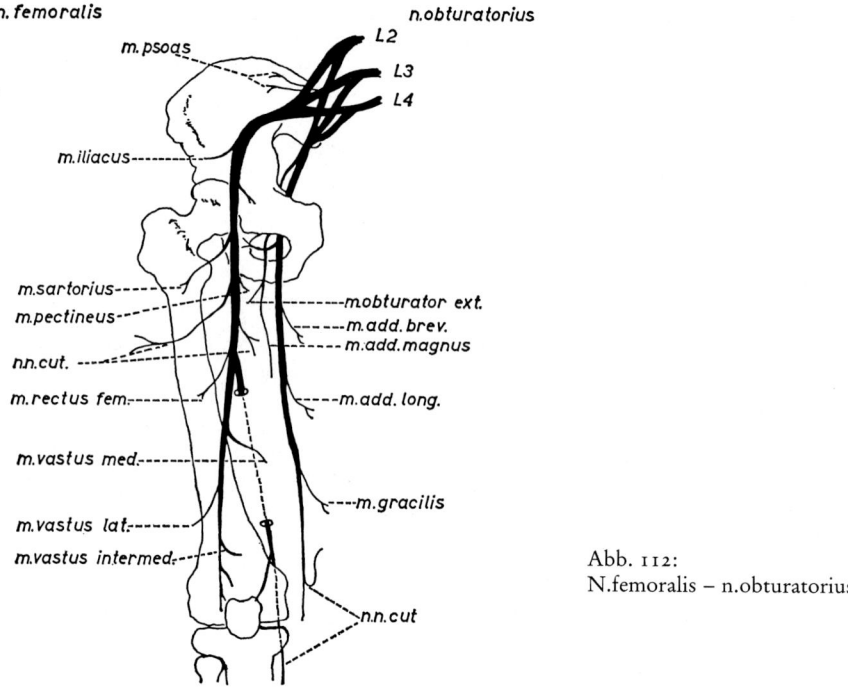

Abb. 112:
N.femoralis – n.obturatorius

2. die Streckung des Unterschenkels im Knie ist aufgehoben, der M.quadriceps atrophisch;
3. Fehlen des Quadricepsreflexes;
4. Anaesthesie in einem kleinen Gebiet an der Vorderseite des Oberschenkels und an der Schienbeinseite des Unterschenkels bis zum Fußrücken.
5. Schnell kommt es zu einer Atrophie der vom N.femoralis versorgten Muskeln.

Bei der unteren Femoralislähmung wird der Nerv in der Leiste getroffen; die Beugung im Hüftgelenk ist nicht beeinträchtigt. Auf einem ebenen Untergrund ist der Gang wenig gestört, das Treppensteigen ist aber sehr erschwert. Die Atrophie des M.quadriceps femoris fällt besonders ins Auge. Der Quadricepsreflex ist aufgehoben.

11. N.obturatorius

Dieser Nerv entspringt aus den Segmenten L 2, L 3 und L 4. Er verläuft im M.psoas major, zieht dann geradewegs herunter und verläßt den Muskel am medialen Rand. Im Becken verläuft er hinter der A. und V.iliaca und geht anschließend durch den Canalis obturatorius (den oberen Teil des Foramen obturatorium). Hier teilt er sich in zwei Äste auf (einen Ramus anterior und einen Ramus posterior). Der Nerv versorgt alle Adduktoren und den M.gracilis, den M.pectineus und den M.obturatorius externus.

Bei einer Lähmung des N.obturatorius ist die Störung der Adduktion das wichtigste Zeichen: Der Gang ist sehr ermüdend, weil der Oberschenkel stets zur Abduktion neigt. Eine Schädigung dieses Nerven ist sehr selten. Sie kommt vor bei Frakturen des Beckens, des Femurs und bestimmten Tumoren in diesem Gebiet.

12. N.tibialis

Der Nerv enthält Fasern aus den Wurzeln L 4–S 3. Wir sind dem N.tibialis bereits in der Fossa poplitea begegnet, wo er sich in einer gemeinsamen Bindegewebshülle mit dem N.peronaeus communis befand und N.ischiadicus genannt wurde. Der N.tibialis läuft weiter zusammen mit der A.tibialis posterior unter dem Arcus tendineus des M.soleus zur Muskelloge zwischen den oberflächlichen und tiefen Beugern im Unterschenkel. Bevor er diese Loge erreicht, hat er einen sensiblen Ast abgegeben: den N.suralis. Dieser innerviert die seitliche Hinterfläche der Wade und bildet eine Anastomose mit dem N.cutaneus surae lateralis zur Versorgung des lateralen Fußrückens. Der N.tibialis innerviert die Beuger und geht dann hinter dem Innenknöchel zur Fußsohle. Hier teilt er sich auf in einen N.plantaris medialis und einen N.plantaris lateralis. Sie innervieren die kleinen plantaren Fußmuskeln und die Haut der Fußsohle. Die Funktion dieses Nerven kann am besten geprüft werden bei verschiedenen Bewegungen des Fußes: Die Plantarflexion des Fußes gegen einen Widerstand erfolgt über den N.tibialis. Die Plantarbeugung der großen Zehe und der zweiten Zehe hängt von der Leistung des M.flexor hallucis longus und brevis ab.

Die Lähmung dieses Nerven ist viel seltener, als die des N.peronaeus. Schuß- und Schnittverletzungen, Unterschenkelfrakturen sowie Druckschäden (Oedem, Kallusbildung, Hämatome oder ein schlecht sitzender Gipsverband) sind die wichtigsten Ursachen.

Die Tibialisschädigung kann als obere oder untere Lähmung in Erscheinung treten. Bei der oberen Tibialislähmung sehen wir folgende Erscheinungen:

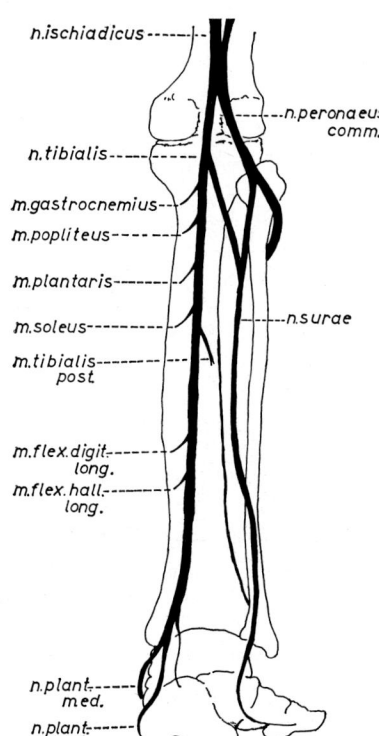

Abb. 113: N.tibialis

1. die Plantarflexoren von Fuß und Zehen fallen aus. Die Zehenspreizung wird unmöglich;
2. eine Störung der Sensibilität an der medialen Wadenseite, dem lateralen Fußrand, der Ferse und der Fußsohle;
3. ein Ausfall des Achillessehnenreflexes (Triceps-surae-Reflexes);
4. es entsteht eine Neigung zum Hackengang;
5. es kommt schnell zur Muskelatrophie.

Bei der unteren Tibialislähmung wird der Nerv in der Kniekehle getroffen. Wir haben hier folgende Symptome:

1. die Plantarflexoren des Fußes bleiben größtenteils erhalten. Der Quadriceps-(Achilles)sehnenreflex ist normal auslösbar;
2. Ausfall der Zehenbeugung und der Zehenspreizung;
3. sensible Ausfälle ausschließlich an der Fußsohle.

Motorische Nervenleitgeschwindigkeit 54 (40–58) m/sec..

13. N.peronaeus communis

Dieser Nerv läuft in der Fossa poplitea lateralwärts, gibt dort den N.cutaneus surae lateralis ab und windet sich hinter dem Caput fibulae nach vorne. In der Loge der Peronaeusmuskeln gabelt er sich in den N.peronaeus superficialis und den N.peronaeus profundus. Der N.peronaeus superficialis bleibt in der Loge der Mm.peronei, innerviert diese, verläßt die Loge an der Grenze zwischen mittlerem und unterem Drittel des Unterschenkels und liegt dann in der Haut. Der sensible Endast innerviert den medialen und mittleren Teil des Fußrückens.

Der N.peronaeus profundus verläßt die Peronaeusloge, kommt in die Loge der Strecker, innerviert diese und verläuft weiter mit der A.tibialis anterior. Am Fußrücken

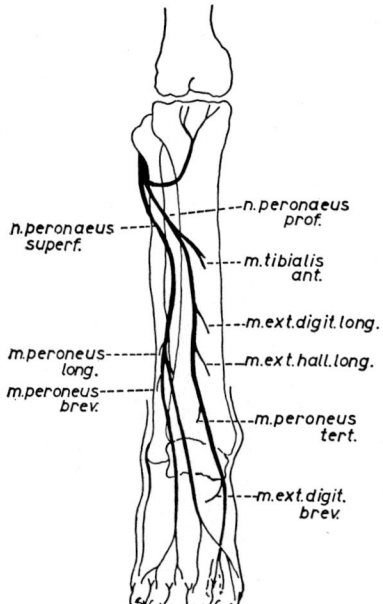

Abb. 114: N.peronaeus communis

innerviert er noch den M.extensor digitorum brevis, um in einer Anzahl von kleinen sensiblen Ästen zu endigen, die das Hautgebiet zwischen der großen und der zweiten Zehe versorgen.

Die Funktion dieses Muskels kann am besten geprüft werden bei der Dorsalflexion des Fußes oder der Zehen gegen einen Widerstand. Die Dorsalflexion des Fußes im Sprunggelenk ist abhängig vom M.tibialis anterior und M.extensor digitorum longus.

Der N.peronaeus communis kann durch Verletzungen in der Nähe des Kniegelenkes, durch Frakturen des oberen Anteils der Fibula sowie – vor allem bei älteren Menschen und bei Diabetikern – durch eine Arteriosklerose geschädigt werden. Häufig tritt hier auch eine Neuritis auf. Der N.peronaeus ist wesentlich häufiger geschädigt als der N.tibialis. In der Gegend des Capitulum fibulae kommt es oft zu Druckschäden, vor allem bei bestimmten Berufen (knieende und kauernde Haltung!) und schlecht sitzenden Gipsverbänden.

Im Prinzip kann man drei Typen von Peronaeuslähmungen unterscheiden:

1. die vollständige Peronaeuslähmung, wobei
   a) alle Dorsalflexionen des Fußes und der Zehen ausfallen; das führt zu einem Steppergang («footdrop»), wobei der Fuß vor allem seitlich herunterhängt;
   b) beim Gehen muß der gelähmte Fuß höher als normal angehoben werden (sogenannter Hahnenschritt);
   c) es kommt zu erheblichen Muskelatrophien und Kontrakturen – vor allem der Achillessehne;
   d) an der Außenseite des Unterschenkels und am Fußrücken liegt eine Anästhesie vor.
2. die Lähmung des N.peronaeus superficialis, bei der sich die Ausfallserscheinungen auf eine Lähmung der Mm.peronaei und eine Sensibilitätsstörung an der lateralen Seite des Unterschenkels und am Fußrücken beschränken;
3. die Lähmung des N.peronaeus profundus, bei der nur eine Hypaesthesie in einem kleinen Gebiet in der Gegend der ersten und zweiten Zehe entsteht und bei der der M.tibialis und die Zehenstrecker ausfallen.

Am häufigsten kommt es zu einer vollständigen Peronaeuslähmung. Dieser Nerv ist der am leichtesten verletzbare aller peripheren Nerven, was vielleicht durch den Verlauf um das Capitulum fibulae bedingt ist.

Bei der Behandlung ist besonders wichtig, dem «footdrop» und der Kontraktur der Unterschenkelmuskeln vorzubeugen. Nach völliger Durchtrennung des Nerven vollzieht sich die Wiederherstellung besonders langsam; sie ist häufig nicht vollständig. Die Behandlung muß manchmal zwei bis drei Jahre fortgesetzt werden. Bei der Druckschädigung des Nerven dauert die Wiederherstellung meistens nicht länger als sechs bis zwölf Monate. Wenn die Funktion dieses Nerven bleibend geschädigt ist, muß man zu anderen Maßnahmen übergehen, wie etwa zu der Anmessung eines Peronaeusschuhs oder der Anwendung einer Peronaeusschlinge, die die Peronaeuslähmung weitgehend kompensieren.

Differentialdiagnostisch muß man an ein Tibialis-anterior-Syndrom denken: Hier handelt es sich um eine anämische Nekrose der Muskeln der Tibialisloge (M.tibialis auterior sowie die Zehenheber). Sie tritt nach längeren Märschen vor allem bei zu engen Stiefeln ein. In schweren Fällen muß (schnell) die Faszie gespalten werden, um die Blutzirkulation zu fördern.

Elektrische Parameter: Die motorische Nervenleitgeschwindigkeit beträgt 45 (41–51) m/sec.

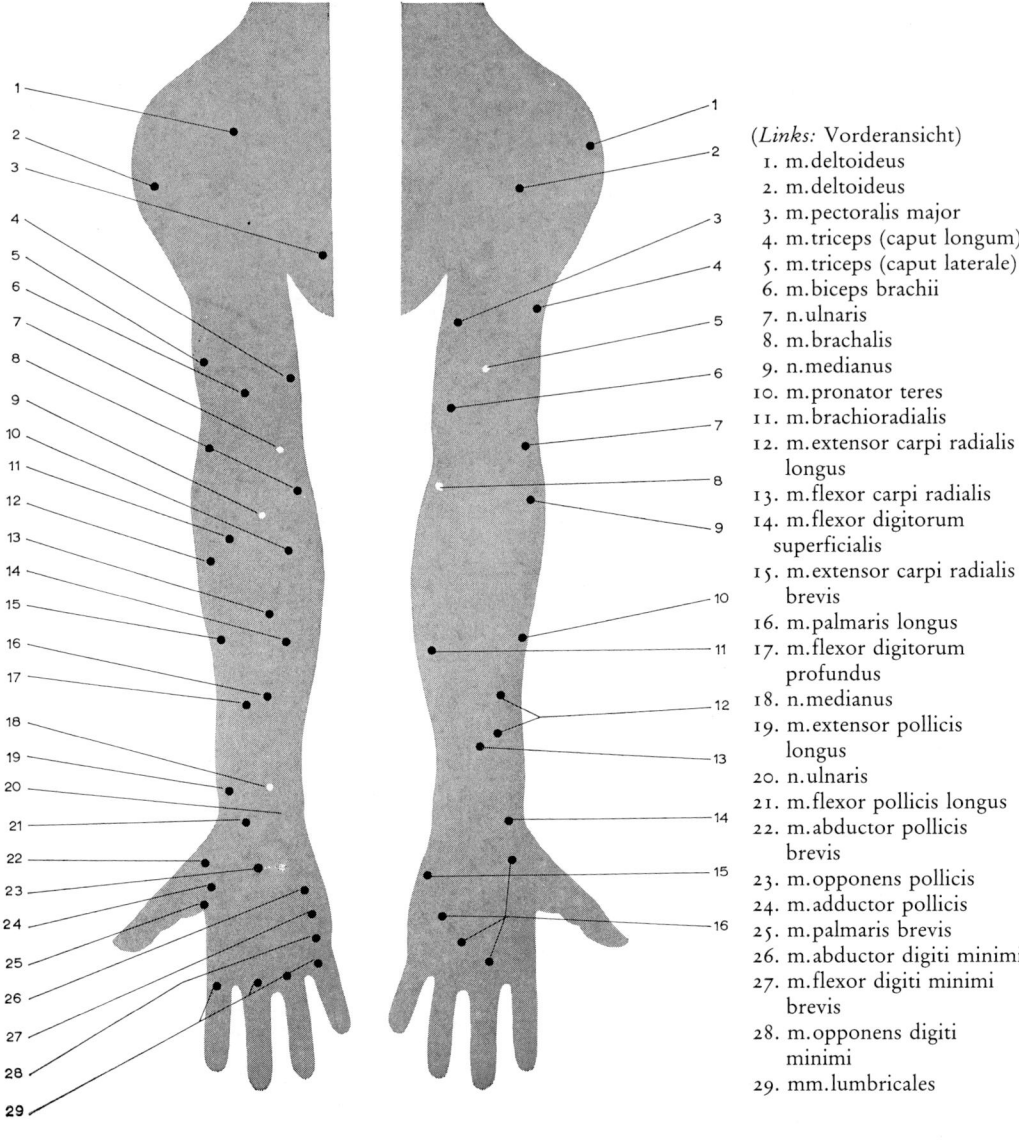

(*Links:* Vorderansicht)
1. m.deltoideus
2. m.deltoideus
3. m.pectoralis major
4. m.triceps (caput longum)
5. m.triceps (caput laterale)
6. m.biceps brachii
7. n.ulnaris
8. m.brachalis
9. n.medianus
10. m.pronator teres
11. m.brachioradialis
12. m.extensor carpi radialis
    longus
13. m.flexor carpi radialis
14. m.flexor digitorum
    superficialis
15. m.extensor carpi radialis
    brevis
16. m.palmaris longus
17. m.flexor digitorum
    profundus
18. n.medianus
19. m.extensor pollicis
    longus
20. n.ulnaris
21. m.flexor pollicis longus
22. m.abductor pollicis
    brevis
23. m.opponens pollicis
24. m.adductor pollicis
25. m.palmaris brevis
26. m.abductor digiti minimi
27. m.flexor digiti minimi
    brevis
28. m.opponens digiti
    minimi
29. mm.lumbricales

Abb. 115: Reizpunkte für die Muskeln (schwarz) und die Nerven (weiß) des Armes
(*Rechts:* Rückansicht)

1. m.deltoideus	7. m.brachioradialis	12. m.extensor digitorum
2. m.deltoideus	8. n.ulnaris	13. m.extensor carpi ulnaris
3. m.triceps (caput longum)	9. m.extensor carpi radialis	14. m.extensor pollicis
4. m.triceps (caput laterale)	longus	longus
5. n.radialis	10. m.extensor carpi radialis	15. m.abductor digiti
6. m.triceps	brevis	minimi
(caput mediale)	11. m.flexor carpi ulnaris	16. mm.interossei dorsales

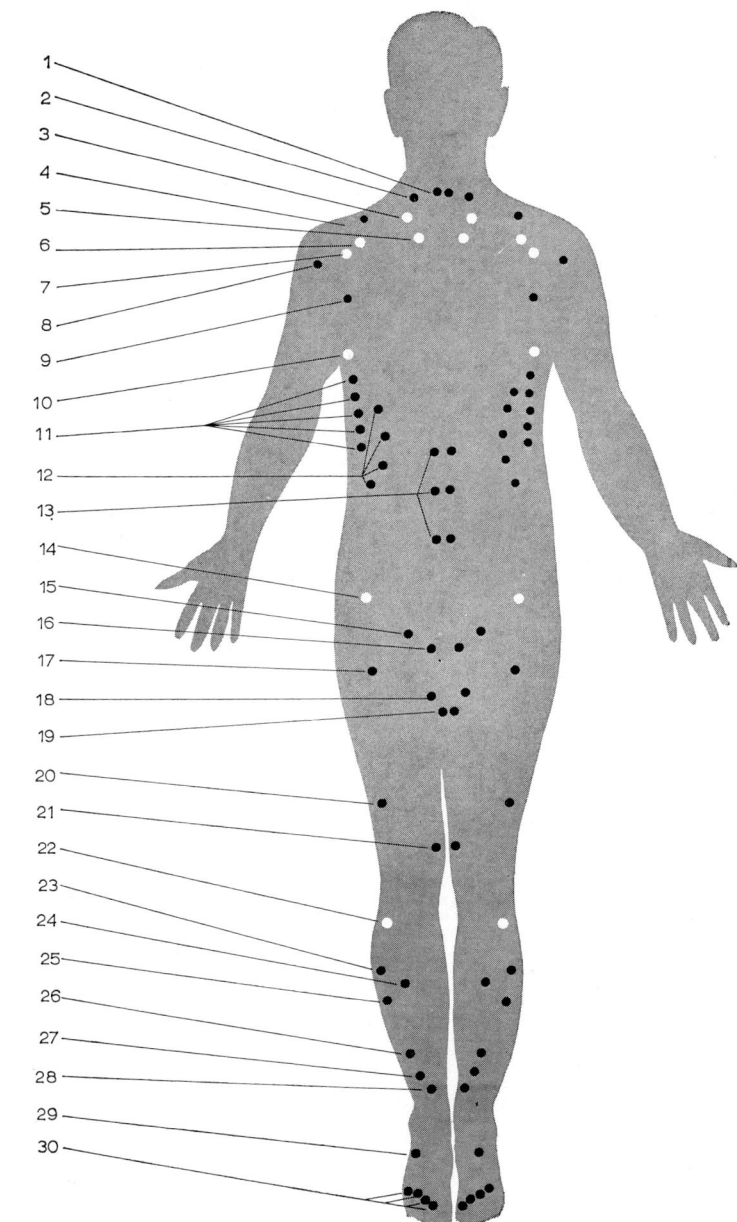

1. platysma
2. m.sternocleido-
   mastoideus
3. n.accessorius
   (radices spinales)
4. m.trapezius
5. plexus brachialis
6. n.axillaris
7. nn.pectorales
8. m.deltoideus
   (pars anterior)
9. m.pectoralis major
10. n.thoracicus longus
11. m.serratus anterior
12. m.obliquus externus
    abdominis
13. m.rectus abdominis
14. n.femoralis
15. m.sartorius
16. m.pectineus
17. m.rectus femoris
18. m.adductor longus
19. m.gracilis
20. m.vastus lateralis
21. m.vastus medialis
22. n.peronaeus communis
23. m.peronaeus longus
24. m.tibialis anterior
25. m.extensor digitorum
    communis
26. m.peronaeus brevis
27. m.extensor hallucis
    longus
28. m.soleus
29. m.extensor digitorum
    brevis
30. mm.interossei

Abb. 116: Reizpunkte für die einzelnen Muskeln (schwarz) und Nerven weiß
(Vorderansicht)

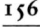

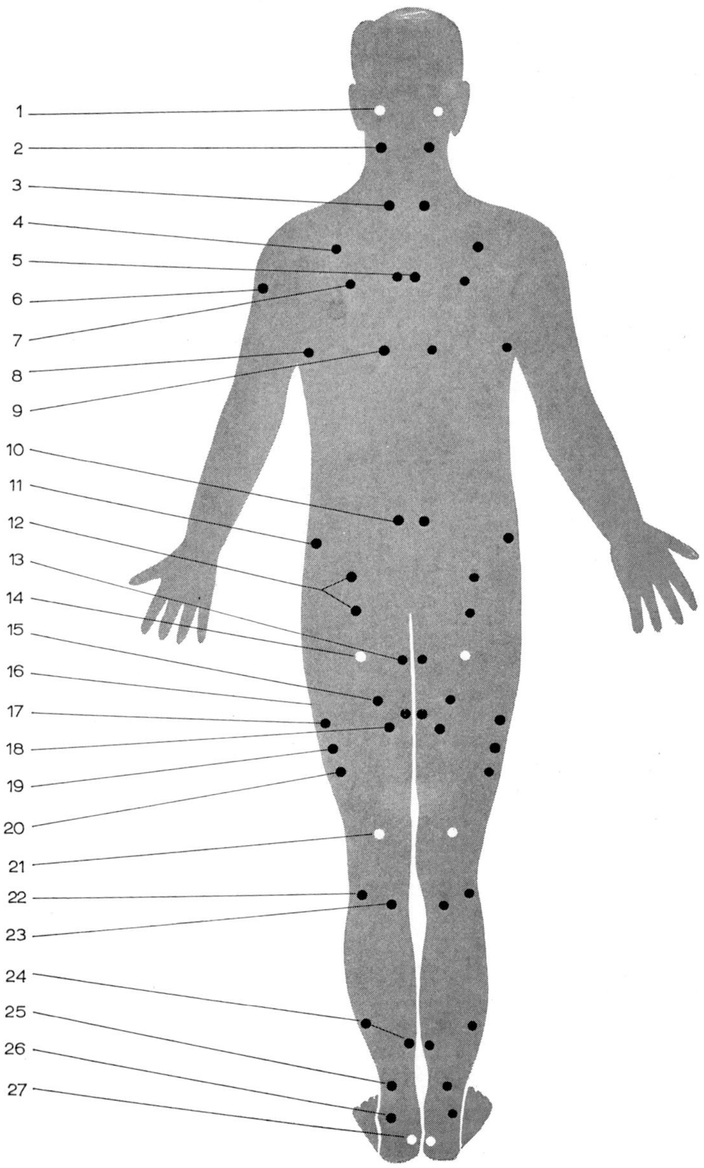

1. N.auricularis
2. m.splenius
3. m.trapezius
   (pars medialis)
4. m.supraspinatus
5. m.trapezius
   (pars inferior)
6. m.deltoideus
   (pars posterior)
7. m.infraspinatus
8. m.teres major
9. m.rhomboideus
10. m.erector spinae
11. m.glutaeus medius
12. m.glutaeus maximus
13. m.adductor magnus
14. n.cutaneus femoris
    posterior
15. m.semitendinosus
16. m.gracilis
17. m.vastus lateralis
18. m.semimembranosus
19. m.biceps femoris
    (caput longum)
20. m.biceps femoris
    (caput breve)
21. n.tibialis
22. m.gastrocnemius
    (caput laterale)
23. m.gastrocnemius
    (caput mediale)
24. m.soleus
25. m.peronaeus brevis
26. m.flexor hallucis longus
27. n.tibialis

Abb. 117: Reizpunkte für die Muskeln (schwarz) und Nerven (weiß). (Rückansicht)

18. HIRNNERVEN

Wir können zwölf Paar Hirnnerven unterscheiden, die teilweise noch wie die Rückenmarksnerven segmental ihren Ursprung im Hirnstamm finden. Nur der erste Hirnnerv entspringt regelrecht aus dem Großhirn. Vor allem in den Funktionsstörungen des Auges, auch der Pupillen können Erkrankungen des Schädelinneren, speziell eine Druckerhöhung, deutlich werden. Die räumliche Nähe der 4 untersten Hirnnerven bedingt, daß krankhafte Prozesse dort die Nn. glossopharyngeus, vagus, accessorius und hypoglossus oft gemeinsam betreffen.

1. Der Riechnerv (N.olfactorius)

Hier handelt es sich um einen sensorischen Nerv, der die Riechempfindungen registriert und zu bestimmten Hirnteilen vermittelt. Die Fasern dieses Nerven ziehen von der Riechschleimhaut, hinten in der Nase, durch das Siebbein, wonach er sich in drei Nervenbahnen gabelt, die zu verschiedenen Hirnteilen gehen. Ein wichtiges Riechzentrum liegt im Schläfenlappen des Großhirns.

Das typische Symptom der Funktionsstörung des Riechnerven ist die Anosmie. Eine doppelseitige Anosmie tritt häufig bei einer banalen Erkältung auf. Sie kann aber auch nach einem Schädeltrauma vorkommen. Dabei kann es sich um einen Abriß oder eine hämatombedingte Druck-Schädigung handeln. Das braucht jedoch nicht die Folge einer Schädelfraktur zu sein. Wenn einige Wochen nach dem Trauma keine Rückbildung zu erkennen ist, muß mit bleibenden Ausfällen gerechnet werden. Eine einseitige Anosmie ist häufig ein Frühzeichen eines Tumors, besonders eines Meningioms.

Die Geruchsprüfung erfolgt durch Vorhalten von Fläschchen mit Kaffee, Pfefferminz, Vanille u. a., also aromatischen *Riechstoffen,* die nicht gleichzeitig den 5. Hirnnerven (s. u.) reizen.

2. Der Sehnerv (N.opticus)

Von der Netzhaut ziehen die Fasern durch die Augenhöhle zur Basis des Großhirns. Dicht an der Hypophyse kreuzen die Fasern (im Chiasma opticum), die von der medialen Hälfte (der nasalen Seite) der Netzhaut kommen. Ein Teil dieser Nervenfasern des linken Auges geht danach zur rechten Hirnhälfte. Die anderen Fasern bleiben ungekreuzt. Die Fasern können nun zwei Wege einschlagen. Der eine Weg zieht über einen Zwischenhirnkern (*Corpus geniculatum laterale* oder seitlicher Kniehöcker genannt) zu einem Großhirngebiet, der Rinde des Occipitallappens. Jeder Punkt der Netzhaut wird von einem bestimmten Bereich dieser Rinde repräsentiert; es besteht also eine genaue Projektion der Netzhaut auf die optische Hirnrinde. Der zweite Weg geht zum Mittelhirn, wo die Fasern hauptsächlich zum vorderen Teil der Vierhügelplatte ziehen. Diese Fasern sind das afferente (zuführende) Glied des Pupillenreflexes. Sie vermitteln Impulse zu dem (parasympathischen) Westphal-Edinger'schen Kern des M.sphincter pupillae und zum Perlia'schen Kern (für die Konvergenzreaktion der Pupille).

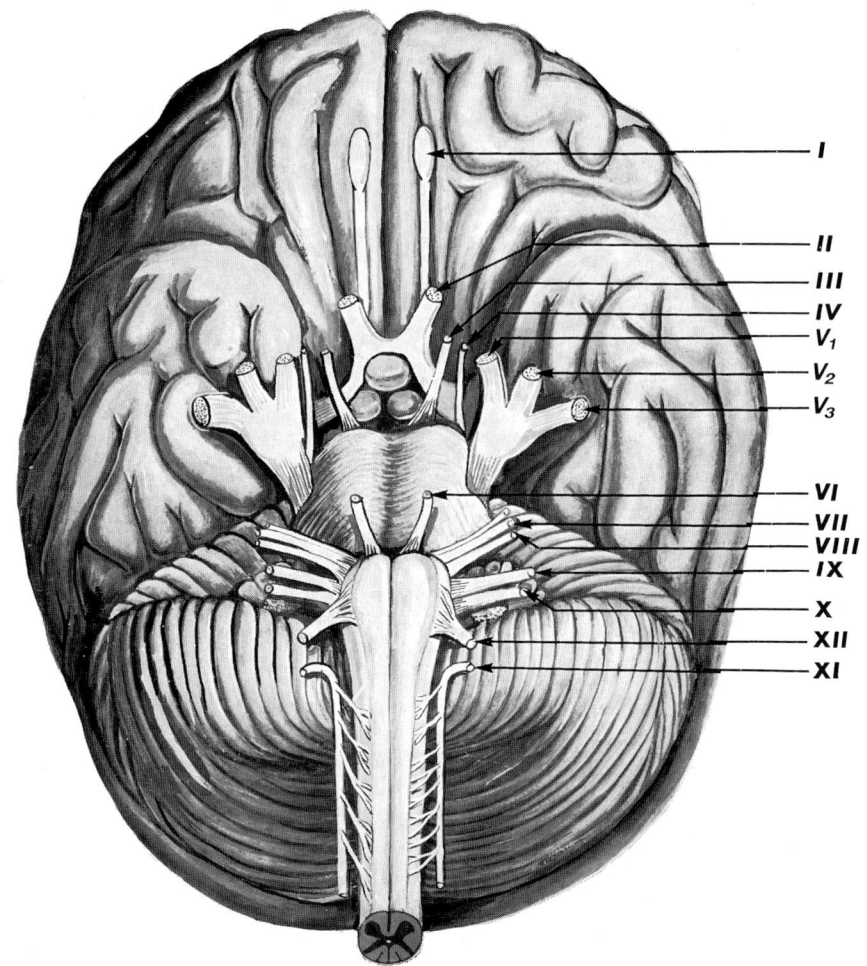

Abb. 118: Hirnbasis mit den austretenden Hirnnerven I–XII

Der Augenhintergrund wird mit dem Augenspiegel betrachtet. Die Prüfung der Sehkraft erfolgt orientierend, indem man Erwachsene lesen, Kindern auf einer Tafel Figuren zeigt und benennen läßt. Das Gesichtsfeld kann mit dem Finger des Untersuchers geprüft werden, der sich von den Seiten her dem Kranken nähert.

Eine große Anzahl pathologischer Bedingungen kann die Sehkraft beeinträchtigen: nicht nur Veränderungen der Cornea oder der Retina, sondern auch Störungen, die irgendwo im N. opticus oder Tractus opticus oder in der Hirnrinde lokalisiert sind. Bei erhöhtem Hirndruck sieht man ein Papillenoedem oder eine Stauungspapille, z. B. bei Hirntumoren, Hirnabszessen und intrakraniellen Hämatomen.

Eine Atrophie des N. opticus wird bei multipler Sklerose, Tabes dorsalis und erhöhtem Hirndruck gefunden, man sieht sie nach Traumen, Intoxikationen und idiopathisch. Die retrobulbäre Neuritis wird häufig bei der multiplen Sklerose angetroffen.

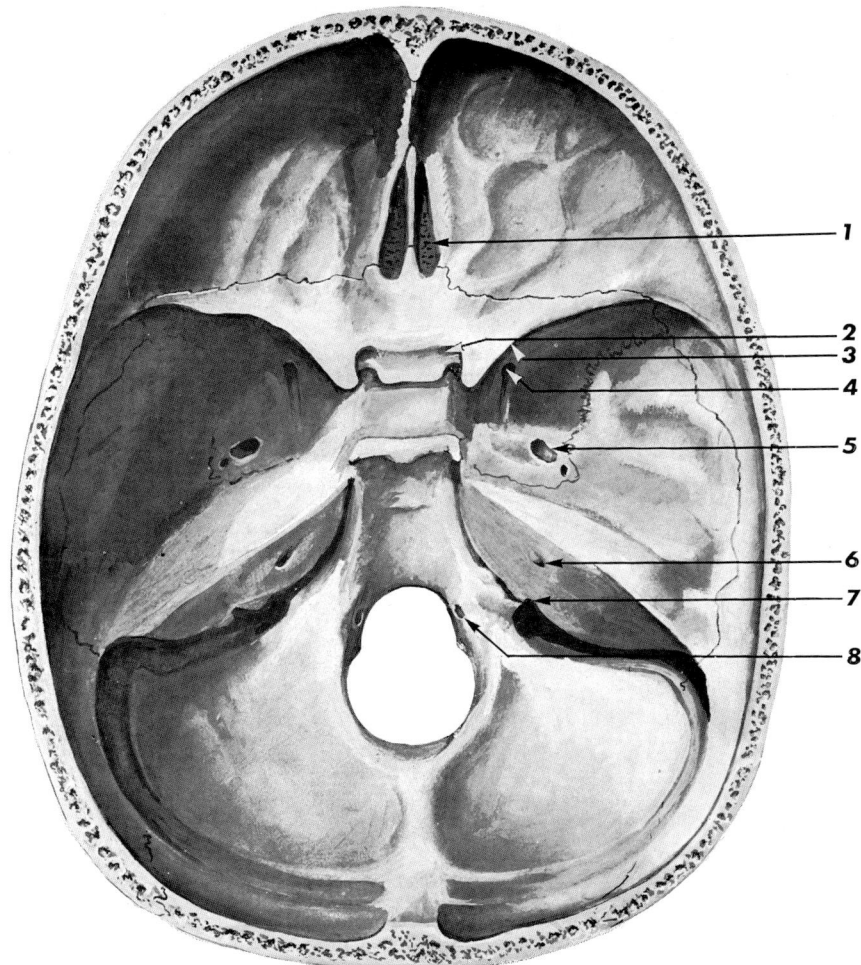

Abb. 119: Schädelbasis von oben (mit den Durchtrittsstellen einiger Hirnnerven)

1. lamina cribrosa (N.I)
2. canalis opticus (N.II)
3. fissura orbitalis superior (N.III, IV, VI, V₁)
4. foramen rotundum (N.V₂)

5. foramen ovale (N.V₃)
6. meatus acusticus internus (N.VIII)
7. foramen jugulare (N.IX, X, XI)
8. canalis n.hypoglossi (N.XII)

3. N.oculomotorius

Hier handelt es sich um einen gemischten Nerv, der zusammen mit dem vierten und sechsten Hirnnerven die kleinen Muskeln innerviert, die das Auge in alle Richtungen bewegen können. Neben diesen efferenten Fasern besitzt dieser Nerv auch noch afferente von den Muskelspindeln und parasympathische Fasern. Die Kerne des Nerven liegen im Mittelhirn, direkt unterhalb des Aquaeductus Sylvii.

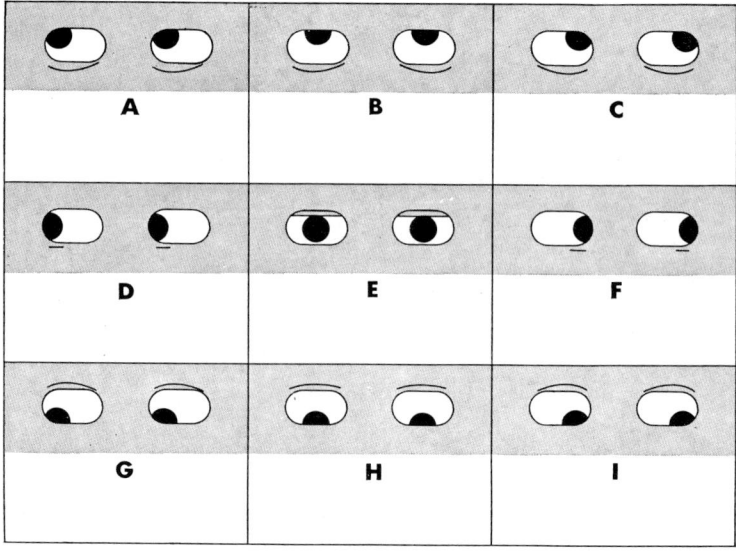

Abb. 120: Funktion der einzelnen Augenmuskeln bei der Bewegung des Augapfels (Bulbus)

A. links: m.rectus superior
   rechts: m.obliquus inferior
B. m.rectus superior
   und m.obliquus inferior
C. links: m.obliquus inferior
   rechts: m.rectus superior
D. links: m.rectus lateralis
   rechts: m.rectus medialis
E. Ruhestellung (Primärposition)

F. links: m.rectus medialis
   rechts: m.rectus lateralis
G. links: m.rectus inferior
   rechts: m.obliquus superior
H. m.rectus inferior
   und m.obliquus superior
I. links: m.obliquus superior
   rechts: m.rectus inferior

Der N.oculomotorius innerviert den M.rectus superior, den M.rectus inferior, den M.rectus medialis, den M.obliquus inferior und auch den M.levator palpebrae. Die parasympathischen Fasern, die mit diesem Nerv ziehen, sorgen für die Innervation des M.ciliaris und des M.sphincter pupillae.

Okulomotorius, Trochlearis und Abduzens bilden eine funktionelle Einheit. Bei der Untersuchung werden vor allem die Augenbewegungen und das Pupillenspiel berücksichtigt.

Häufige Ursachen einer Lähmung dieses Nerven sind: Schädeltraumen, Aneurysmen im Schädel, vaskuläre Schäden des Hirnstamms, multiple Sklerose und Tumoren im Schädelinneren. Weniger häufige Ursachen sind: Diabetes, Enzephalitis und Meningitis. Die Lähmung entsteht oft durch Druck im Clivuskantenbereich.

4. N.trochlearis

Der Trochlearis ist ein motorischer Nerv, der einen weiteren Augenmuskel innerviert, nämlich den M.obliquus superior. Die Sehne dieses Muskels läuft durch einen bindegewebigen Ring am nasalen Augenhöhlenrand. Er senkt den Augapfel und wendet ihn gleichzeitig nach nasal.

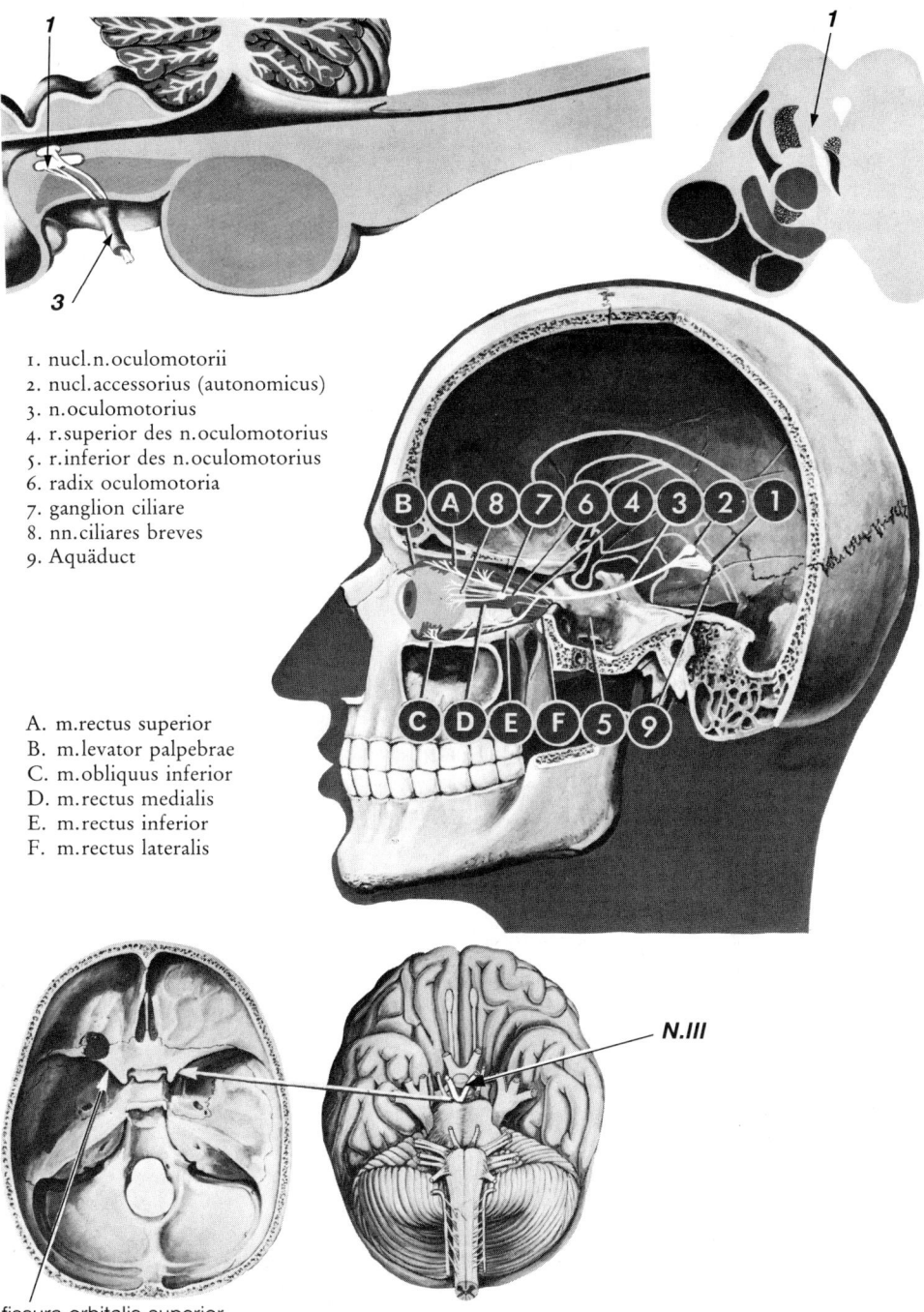

1. nucl.n.oculomotorii
2. nucl.accessorius (autonomicus)
3. n.oculomotorius
4. r.superior des n.oculomotorius
5. r.inferior des n.oculomotorius
6. radix oculomotoria
7. ganglion ciliare
8. nn.ciliares breves
9. Aquäduct

A. m.rectus superior
B. m.levator palpebrae
C. m.obliquus inferior
D. m.rectus medialis
E. m.rectus inferior
F. m.rectus lateralis

N.III

fissura orbitalis superior

Abb. 121: Kerngebiet, Verlauf und Innervationsbereich des n.oculomotorius

5. N.trigeminus (Drillingsnerv)

Dieser besteht aus drei sensiblen Ästen und einen kleineren motorischen Ast (portio minor). Der sensible Anteil innerviert das Gesicht, den Mund und die Nasenlöcher. Der Nerv tritt in der Mitte der Brücke aus. Der motorische Anteil ist der Nerv für die Kaumuskeln und den Mundboden. Ein sensorischer Anteil (der die Geschmacksempfindung der vorderen und mittleren Zungenschleimhaut vermittelt) verläuft in seinem mittleren Bereich ein Stück des Weges mit den N.facialis (Chorda tympani).

Der sensible Trigeminus besteht aus drei Ästen:

– N. ophthalmicus; er versorgt den Stirnbereich und das Gebiet oberhalb der Augen (V_1).
– N.maxillaris; er versorgt das Gebiet des Oberkiefers und unterhalb der Augen (V_2).
– N.mandibularis; er dient der Versorgung der Bereiche in Projektion auf den Unterkiefer (V_3).

Eine Anzahl von Ursachen kann zu Trigeminusschäden führen, so eine Neuritis, Meningitis oder eine Schädelbasisfraktur. Das wichtigste Syndrom aber ist die essentielle Trigeminusneuralgie.

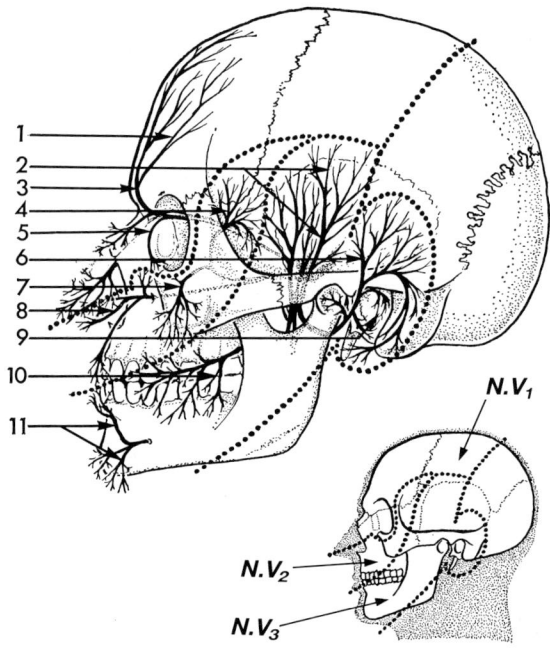

Abb. 122: Wichtige Äste des n.trigeminus

1. n.supraorbitalis (r.medialis et lateralis)	6. nn.auriculares anteriores
2. rr.temporales superficiales	7. r.zygomaticofacialis
3. n.supratrochlearis	8. n.infraorbitalis
4. r.zygomaticotemporalis	9. r.auricularis (n.vagus)
5. n.infratrochlearis	10. n.buccalis
	11. n.mentalis

Unter *Trigeminusneuralgie* verstehen wir Anfälle von heftigem Schmerz im Trigeminusgebiet. Der Schmerz ist gekennzeichnet durch heftiges messerscharfes Einschießen, zumeist im Versorgungsgebiet des N.maxillaris oder des N.mandibularis. Symptome sind:

1. plötzliche Anfälle von unerträglichem Schmerz, der längstens wenige Minuten dauert;
2. die betroffene Gesichtsseite ist oft im Schmerz verzogen, es kann zu Tränenfluß und einer leichten Rötung der Haut oder der Conjunctiva kommen;
3. der Schmerz geht von einem bestimmten Punkt aus, und manchmal ist von diesem Punkt aus der Schmerzanfall auszulösen («Trigger-Punkt»: Die Stelle wird verglichen mit dem Abzug eines Gewehres, an dem man den Schuß auslöst);
4. außerhalb des Anfalls gibt es keine objektiven Ausfälle.

Die Diagnose wird gestellt:

a) auf Grund der Anamnese;
b) durch den Ausschluß lokaler Ursachen.

Die essentielle Trigeminusneuralgie ist ein Prozeß, der vor allem einseitig bei älteren Menschen beobachtet wird, sie kommt etwas häufiger bei Frauen als bei Männern vor. Die Ursache ist unbekannt. Eine Theorie besagt, daß Schlingen eines ausgeweiteten Gefäßes durch ständige Pulswirkung die Markscheide angreifen. Hinsichtlich der Differentialdiagnose muß vor allem an Zahnerkrankungen, eine Sinusitis und an Tumoren gedacht werden.

Bei einer Trigeminusneuritis kommt es neben einer Reizung auch immer zu Ausfällen im Bereich des fünften Hirnnerven. Bei einem Ausfall des fünften Hirnnerven sehen wir:

1. eine Anaesthesie einer Gesichtshälfte oder eines Teils davon;
2. eine Anaestesie der Schleimhaut in Mund, Nase und an der Cornea;
3. der Kornealreflex tritt verzögert auf oder fehlt ganz.

Zur Therapie läßt sich sagen:

1. die Schmerzanfälle reagieren häufig ungenügend auf Analgetika und Opiate;
2. es gibt heue Medikamente aus der Gruppe der Antiepileptika (Diphenylhydantoinpräparate oder Carbamazepin), die nach Tagen bzw. Wochen helfen.
   Wenn Medikamente nicht helfen, müssen operative Eingriffe erwogen werden.
3. Die Freilegung der Nervenwurzeln mit Abpräparierung der dort liegenden Gefäße (Janetta-Operation).
   Die Prüfung der Funktion dieses Nerven erfolgt durch einfache Berührung oder feine Stiche mit einem spitzen Gegenstand (Zahnstocher), an der Hornhaut mit Hilfe eines Wattebausches. Auch hilft die Prüfung des Masseterreflexes (Reflexhammerschlag auf den etwas herunterhängenden Unterkiefer) weiter. Dieser Reflex ist an der geschädigten Seite abgeschwächt.

6. N.abducens

Hier handelt es sich um einen einfach gebauten motorischen Nerv, der einen der geraden Augenmuskeln innerviert, wodurch sich das Auge seitlich bewegen läßt (M.rectus lateralis). Eine Schädigung eines oder mehrerer zu den Augen ziehenden Nerven führt zu Augenmuskellähmungen. Wenn mehrere Augenmuskellähmungen gleichzeitig auftreten, sprechen wir von einer Ophthalmoplegie. Viele Prozesse im Schädelinneren und in der Augenhöhle können derartige Augenmuskellähmungen verursachen. Eine akute Otitis media kann auch eine Ursache der Lähmung des N.abducens sein, vor allem wenn gleichzeitig die Meningen befallen sind. Hauptsymptom aller Augenmuskellähmungen sind für den Kranken Doppelbilder.

7. N.facialis

Der N.facialis ist ein gemischter Nerv, bestehend aus einem motorischen und einem sensiblen Anteil. Die Kerne des motorischen Anteils liegen unter dem Boden des vierten Ventrikels. Dieser Nerv tritt an der Unterseite der Brücke aus, läuft eine gewisse Strecke lang in der Schädelbasis und gibt viele kleine Äste ab. Der N.facialis versorgt motorisch die Gesichtsmuskeln und auch eine Anzahl anderer Muskeln, so den M.stapedius, den hinteren Teil des M.digastricus und den M.stylohyoideus. Die letzten beiden Muskeln sind von Bedeutung für die Bewegung des Os hyoideum und Os thyroideum.

Der Nerv führt auch parasympathische Fasern für die Tränendrüse, die Glandula submandibularis und gl.sublingualis, also zwei kleinere Speicheldrüsen. Streckenweise läuft er mit der Chorda tympani zusammen, dem Nerv, der die Geschmacksempfindung der vorderen zwei Drittel der Zunge vermittelt.

Fazialislähmung. Die Störung sitzt im zentralen oder im peripheren motorischen Neuron, oder sie betrifft nur die Gesichtsmuskulatur selbst. Wenn die Erkrankung einseitig im zentralen motorischen Neuron lokalisiert ist, ist der untere Teil der Gesichtsmuskulatur betoffen, der obere wenig oder nicht.

Was die Ursachen betrifft, so unterscheidet man isolierte und nicht isolierte Formen. Die isolierten Formen sind fast immer Erkrankungen des peripheren motorischen Neurons. Wir können hier unterscheiden:

a) die idiopathische Fazialisparese, die weiter unten besprochen wird;
b) die sogenannte otogene Fazialisparese;
c) die traumatische Lähmung, meistens durch eine Schädelbasisfraktur;

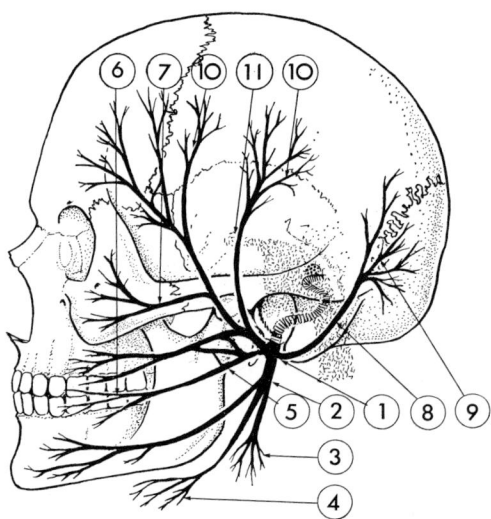

Abb. 123:
Wichtige Äste des n.facialis

1. n.facialis
2. r.digastricus
3. r.stylohyoideus
4. r.cervicobrachialis
5. r.marginalis mandibulae
6. rr.buccales
7. rr.zygomatici
8. n.auricularis posterior
9. r.occipitalis
10. rr.temporales
11. plexus parotideus

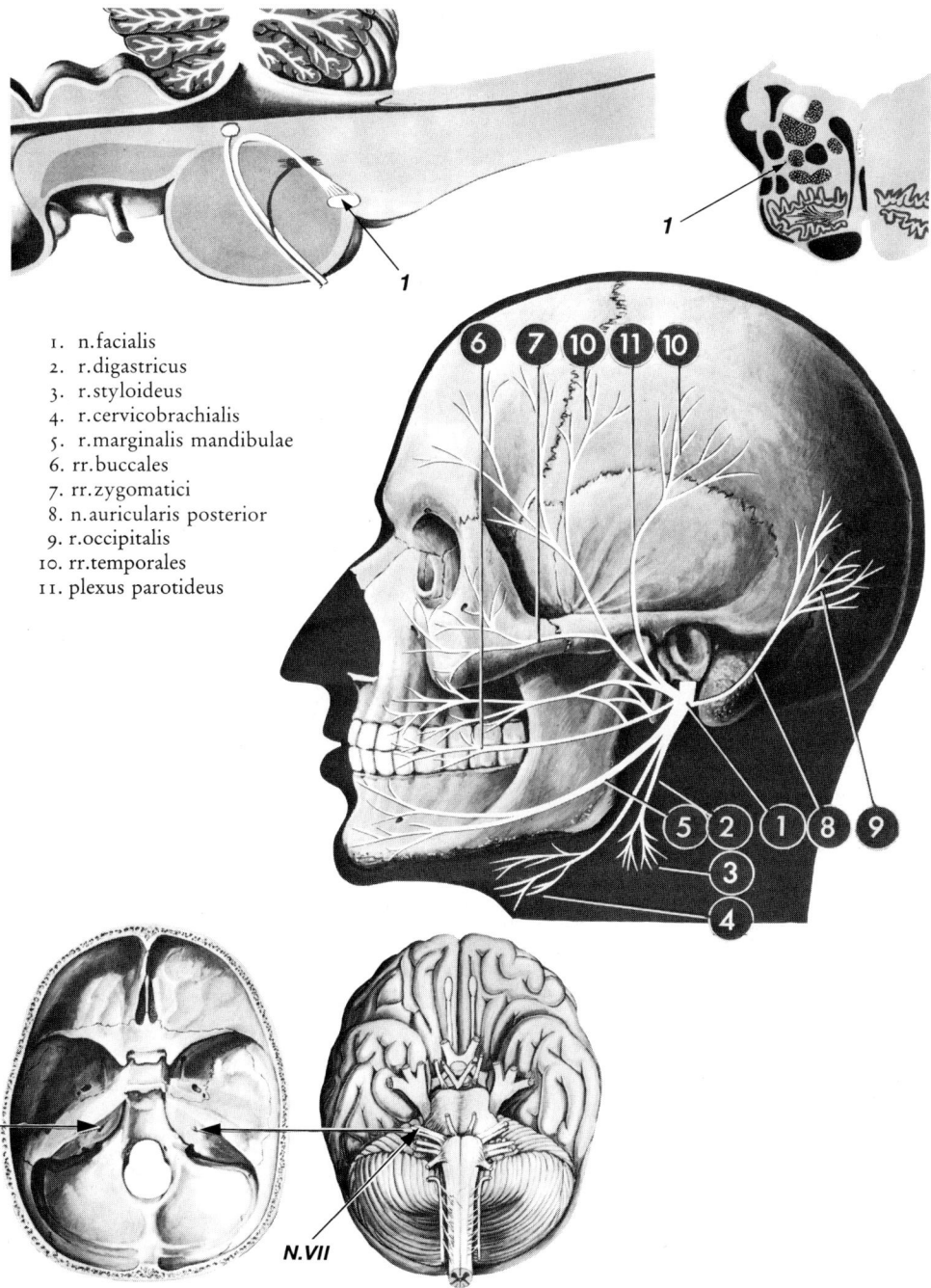

1. n.facialis
2. r.digastricus
3. r.styloideus
4. r.cervicobrachialis
5. r.marginalis mandibulae
6. rr.buccales
7. rr.zygomatici
8. n.auricularis posterior
9. r.occipitalis
10. rr.temporales
11. plexus parotideus

N.VII

foramen stylomastoideum

Abb. 124: Kerngebiet, Verlauf und Innervationsbereich des n.facialis

d) Die entzündliche Läsion, z. B. durch *Herpes zoster oticus*, eine Infektion des Ganglion geniculi, die durch das Zostervirus verursacht wird und

e) die Fazialislähmung, die – extrem selten geworden – auftritt, wenn die Poliomyelitis im Kernbereich des Nervus facialis lokalisiert ist. Häufiger trifft man sie bei chronischen Meningitiden (Tbc, Borreliose) oder als Teil einer *Polyneuritis cranialis*.

Die periphere Fazialislähmung ist gekennzeichnet durch folgende Symptome:

1. die Stirnfalte ist verstrichen;
2. das Auge ist stärker als gewöhnlich geöffnet und kann nicht mehr gut geschlossen werden,
3. der Mundwinkel weicht zur gesunden Seite hin ab;
4. der Mundwinkel steht tiefer und ist geöffnet, manchmal läuft Speichel heraus.

Die Störung wird deutlicher, wenn man den Patienten bittet, die Stirne hochzuziehen und z. B. die Zähne zu zeigen, zu beißen, eine Kerze auszublasen u. dgl.

Die rheumatische oder idiopathische Fazialisparese (Bell'sche Lähmung)

Hier handelt es sich im allgemeinen um eine ziemlich akut beginnende, meistens einseitige Lähmung der mimischen Muskulatur. Wie bei der Trigeminusneuralgie ist auch hier die Ursache unbekannt, und die Diagnose muß per exclusionem gestellt werden. Für diese Diagnose sind folgende Punkte wichtig:

1. es tritt kein Fieber auf;
2. die Erkrankung entwickelt sich schnell;
3. es liegen oft eine Hyperakusis (überstarke einseitige Hörempfindung durch die Stapediusschwäche) und eine einseitige Ageusie (Aufhebung der Geschmacksempfindung im vorderen Zungenanteil durch Mitschädigung der Chorda tympani) vor.

Hinsichtlich der Differentialdiagnose kommen die akute oder chronische Otitis media in Betracht (diese kann durch eine röntgenologische und HNO-ärztliche Untersuchung ausgeschlossen werden), ein Pons-Tumor oder Tumor des N. facialis (hier kommt es zu einer langsamer auftretenden Lähmung).

Hinsichtlich des Verlaufs der Erkrankung ist folgendes festzustellen: Über 75 % der Kranken genesen spontan; bei einer weiteren Anzahl finden wir geringfügige Restsymptome wie Mitbewegungen und leichtere Paresen. Wenn diese Paresen ein stärkeres Ausmaß annehmen, sehen wir Gesichtsasymmetrien mit Kontrakturen; bei höchstens 25 % der Kranken kommt es nicht zur Spontanheilung.

Hinsichtlich der Therapie der Facialislähmung gelten folgende Richtlinien:

1. Ein Patient mit einer vollständigen oder nahezu vollständigen akuten Fazialislähmung muß so schnell wie möglich an einen Neurologen oder HNO-Arzt überwiesen werden, um die Diagnose einer Bell'schen Lähmung zu sichern. Bei Verdacht auf eine entzündliche Ursache muß eine *Lumbalpunktion* durchgeführt werden.
2. Bei einer langsam entstehenden Fazialislähmung ist immer eine gründliche Untersuchung notwendig, unter Umständen einschließlich bildgebender Verfahren.
3. Bei einer akuten unvollständigen peripheren Fazialislähmung, die in einigen Tagen eine Neigung zur Rückbildung erkennen läßt, ist es nicht immer notwendig, den Patienten zum Facharzt zu überweisen.

Prognostisch ist zu sagen, daß eine völlige Wiederherstellung meist eintritt, wenn die Lähmung vor Ablauf einer Woche nicht mehr vollständig ist. Wenn nach einer Woche noch eine vollständige Lähmung ohne Tonusverlust besteht, ist die Chance der Spontanheilung geringer. Liegt aber eine vollständige motorische Lähmung aller Fazialisäste mit

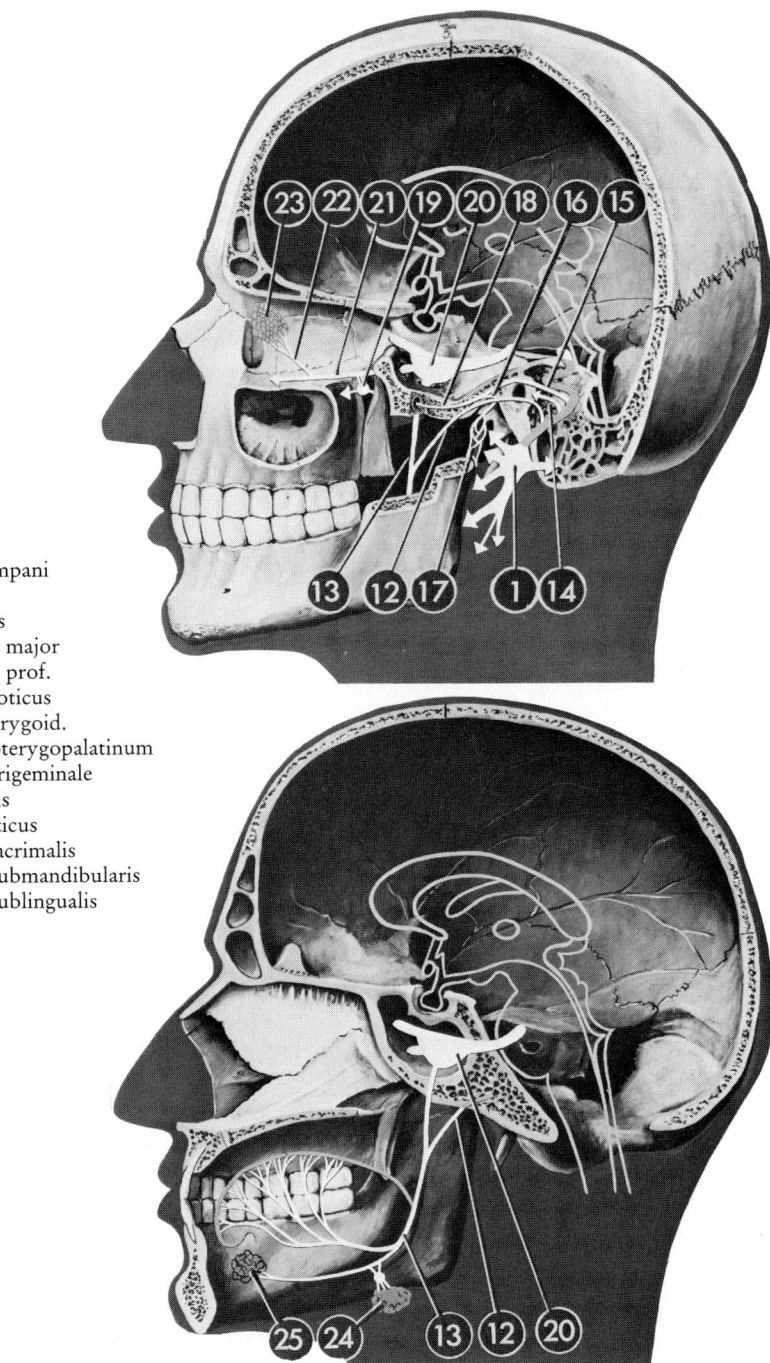

 1. n.facialis
12. chorda tympani
13. n.lingualis
14. n.stapedius
15. n.petrosus major
16. n.petrosus prof.
17. plexus caroticus
18. canalis pterygoid.
19. ganglion pterygopalatinum
20. ganglion trigeminale
21. n.maxillaris
22. n.zygomaticus
23. glandula lacrimalis
24. glandula submandibularis
25. glandula sublingualis

Abb. 125: Ganglien und Äste des n.facialis in zwei verschiedenen Schichten:

Tonusverlust vor, so ist die Prognose ungünstig. Für die Stellung der Prognose ist die Elektrodiagnostik an den Fazialisästen sehr wichtig.

Anmerkung: Viele Kranke glauben, einen Schlaganfall erlitten zu haben. Es ist deshalb bedeutsam, den Kranken zu beruhigen und ihm zu erklären, daß diese Lähmung sich in den meisten Fällen spontan zurückbildet.

Spasmus facialis oder Fazialistic. Dieses Krankheitsbild, dessen Ursache unbekannt ist, finden wir vorwiegend bei Frauen des mittleren und höheren Lebensalters. Es kommt zu intermittierenden Reizerscheinungen des N.fazialis, meistens einseitig. Die Ursache stellt man sich ähnlich vor wie bei der *Trigeminusneuralgie.* Man muß dabei deutlich unterscheiden gegenüber Restzuständen nach einer Bell'schen Paralyse, die oben beschrieben wurde.

8. Der achte Hirnnerv (N.statoacusticus)

Dieser besteht aus zwei Anteilen:

a) der Hörnerv (N.cochlearis oder N.acusticus);
b) der Gleichgewichtsnerv (N.vestibularis).

Das Innenohr besteht aus einem System von Hohlräumen im Felsenbein, das knöcherne Labyrinth genannt, in dem sich das häutige Labyrinth befindet. Das knöcherne Labyrinth besteht aus einem größeren Raum (Utriculus), drei senkrecht aufeinanderstehenden ringartig geformten Bogengängen und an der Vorderseite aus der spiralförmig gewundenen Cochlea. Das häutige Labyrinth besteht aus zwei Bläschen, drei häutigen halbkreisförmigen Kanälen, die an ihrem einen Ende zu Ampullen angeschwollen sind, und der häutigen Cochlea. Das häutige Labyrinth ist mit einer Flüssigkeit angefüllt, der *Endolymphe;* ein kleiner Teil des Hohlraums des knöchernen Labyrinths ist mit *Perilymphe* gefüllt. Die häutige Cochlea enthält das *Cortische Organ,* das mit dem achten Hirnnerven verbunden ist und das Hörvermögen bedingt. Die Fasern dieses Nervens endigen in zwei Kernen im Hirnstamm. Von hier ziehen die Fasern im Lemniscus lateralis entweder zum hinteren Teil der Vierhügelplatte, wo sie einen Teil des Hörreflexkreises darstellen, oder sie ziehen zu einem Kern des Zwischenhirns (das Corpus geniculatum mediale oder der Kniehöcker), von wo aus die Fasern dann zur Hörrinde des Schläfenlappens ziehen.

In den Bläschen und den Ampullen befinden sich Sinneszellen, die zusammen das Gleichgewichtsorgan bilden und in Verbindung stehen mit dem N.vestibularis. Die Fasern des N.vestibularis endigen in vier Kernen des Hirnstamms, von denen sie sich nach vielen Richtungen hin ausbreiten: zum Rückenmark, dem Klein- und Großhirn und anderen Teilen des Hirnstamms.

Die einfache Prüfung des Hörnerven erfolgt mit lauter Flüstersprache getrennt auf jeder Seite, die normalerweise bis 6 m gehört werden kann. Setzt man die Stimmgabel an der Mitte des Kopfes (Scheitel) auf, so muß der Ton beidseits gleich gehört werden können. Bei Mittelohrstörungen hört der Kranke auf dieser Seite den Ton besser. Bei Vestibulariserkrankungen kommt es zu Schwindel und Nystagmus.

Die Behandlung von Störungen dieser beiden Hirnnerven gehört zum Gebiet des Neurologen und des Hals-Nasen-Ohrenarztes.

Neurinome sind hier recht häufig. Das sogenannte *Acusticusneurinom* (meist handelt es sich eigentlich um ein Vestibularisneurinom) führt zu Vestibularisausfall und Ertaubung. Beim Morbus Menière kann es zu plötzlichem Hörzsturz und Schwindelanfällen mit Nystagmus kommen.

9. N.glossopharyngeus

Der neunte und zehnte Hirnnerv gehören in gewissem Sinn zusammen. Beide Nerven verlassen eng aneinander grenzend das verlängerte Rückenmark und gehen durch das Foramen jugulare der Schädelbasis. Der N.glossopharyngeus ist ein gemischter Nerv. Seine motorischen Fasern versorgen einen kleinen Teil der Schlundmuskulatur, seine sensiblen Fasern die Rachenschleimhaut. Er ist weiter an der Regulation der Absonderung der Ohrspeicheldrüsen (Glandula parotis) beteiligt und vermittelt die Geschmacksempfindungen des hinteren Zungenbereichs.

Der N.glossopharyngeus ist selten isoliert geschädigt.

Meistens betreffen seine Erkrankungen auch die nächsten, den zehnten und elften Hirnnerven. An isolierten Erkrankungen des neunten Hirnnervens kennen wir:

1. die Neuralgie des N.tympanicus, bei der der Patient über Schmerzen im Ohr klagt, und

2. die *Glossopharyngeusneuralgie.*

Genau wie bei der Trigeminusneuralgie klagt der Patient bei diesen Erkrankungen über heftige Schmerzanfälle auf einer Seite. Der Schmerz geht meistens von der Rachen-Halsgegend aus; er strahlt dann zur einen Seite des Nackens und zur Vorderseite des Ohrs hin aus. Der Schmerz kann auch im Ohr selbst seinen Ausgang nehmen.

«Trigger-Zone» (s. S. 163) ist oft die Gaumensegelgegend.

Bei doppelseitiger Lähmung kommt es zu nasaler Sprache.

10. N.vagus

Die Äste des Vagus, der ein gemischter Nerv ist, haben ein besonders großes Ausbreitungsgebiet im Körper. Der zehnte Hirnnerv ist hauptsächlich ein Eingeweidenerv (er ist der wichtigste parasympathische Nerv des Körpers) und versorgt Hals-, Brust- und Bauchorgane. Der Kehlkopf wird vom N.vagus motorisch innerviert. Bei einer oberen Vaguslähmung kommt es zu Sensibilitätsstörungen im äußeren Gehörgang und zu allen Symptomen der unteren Vaguslähmung. Die untere Vaguslähmung wird im einzelnen durch folgende Ausfälle gekennzeichnet:

1. Rekurrenslähmung, die die Stimmbänder betrifft;

2. sensible Ausfälle im Kehlkopfbereich;

3. bei doppelseitigem Ausfall der Fasern, die das Herz innervieren, eine Herzfrequenzstarre.

Geprüft wird die Funktion dieses Nerven u. a. mit dem Würgereflex, der mit einem Spatel am Rachen ausgelöst wird. Auch wird auf die Hebung des Gaumensegels (seitengleich?) geachtet.

11. N.accessorius

Der Akzessorius ist ein motorischer Nerv. Seine Ursprungszellen liegen sowohl im Rückenmark als im verlängerten Mark. Zwei Muskeln werden von diesem Nerven innerviert, die beide eine bedeutsame Rolle bei der Kopfhebung und -drehung haben (*M. sternocleidomastoideus* und *M. trapezius*).

Als Ursachen einer Lähmung dieses Nervs seien angeführt: Poliomyelitis, Syringobulbie, Tumoren sowie besonders häufig als Ursache einer isolierten Trapeziuslähmung Operationen am Nacken. Es kann sowohl der M. sternocleidomastoideus als der M. tra-

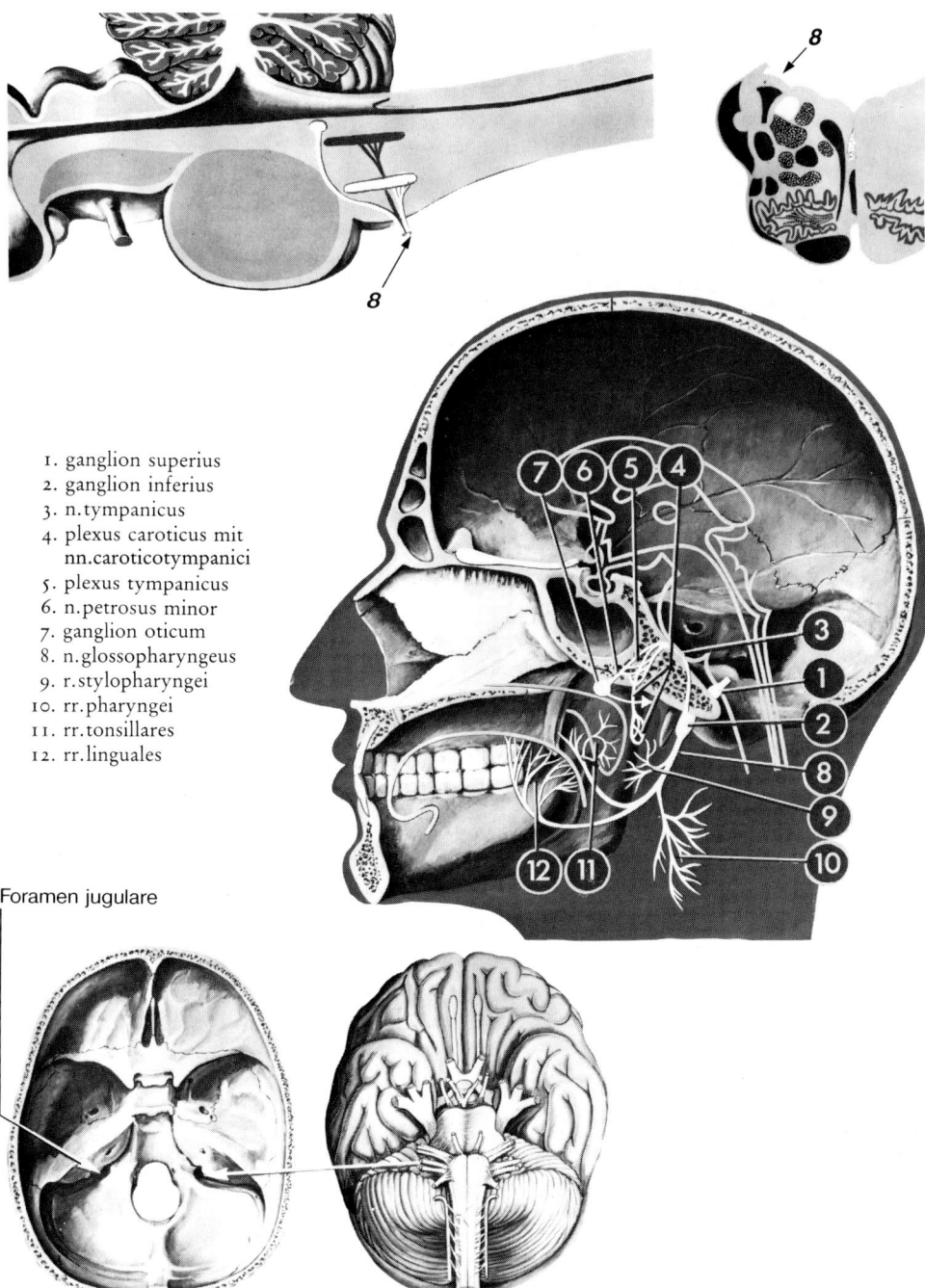

1. ganglion superius
2. ganglion inferius
3. n.tympanicus
4. plexus caroticus mit
   nn.caroticotympanici
5. plexus tympanicus
6. n.petrosus minor
7. ganglion oticum
8. n.glossopharyngeus
9. r.stylopharyngei
10. rr.pharyngei
11. rr.tonsillares
12. rr.linguales

Foramen jugulare

Abb. 126: Kerngebiet, Verlauf und Hauptinnervationsgebiet des n.glossopharyngeus.

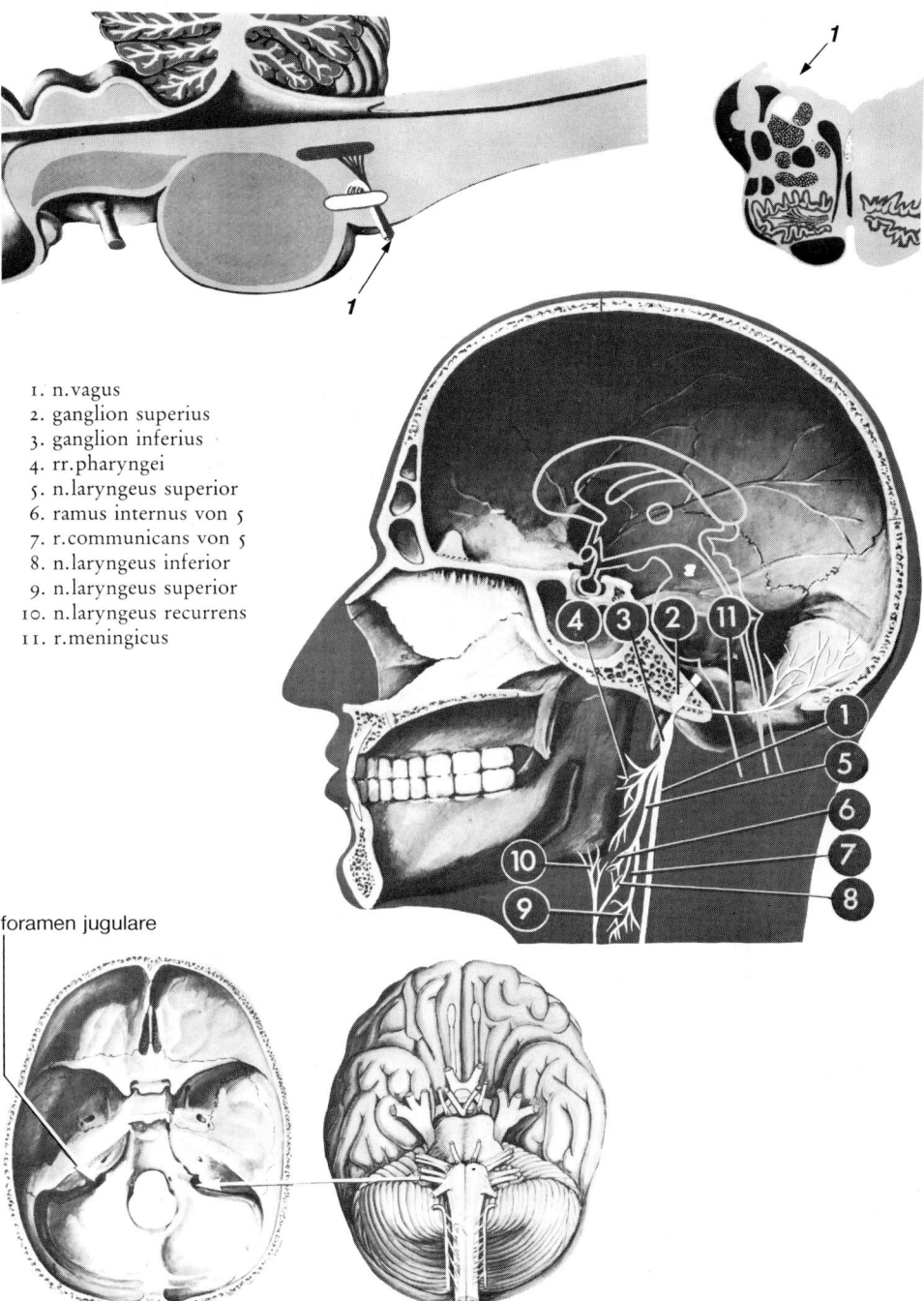

1. n.vagus
2. ganglion superius
3. ganglion inferius
4. rr.pharyngei
5. n.laryngeus superior
6. ramus internus von 5
7. r.communicans von 5
8. n.laryngeus inferior
9. n.laryngeus superior
10. n.laryngeus recurrens
11. r.meningicus

foramen jugulare

Abb. 127: Kerngebiet, Verlauf und Innervationsbereich des n.vagus.

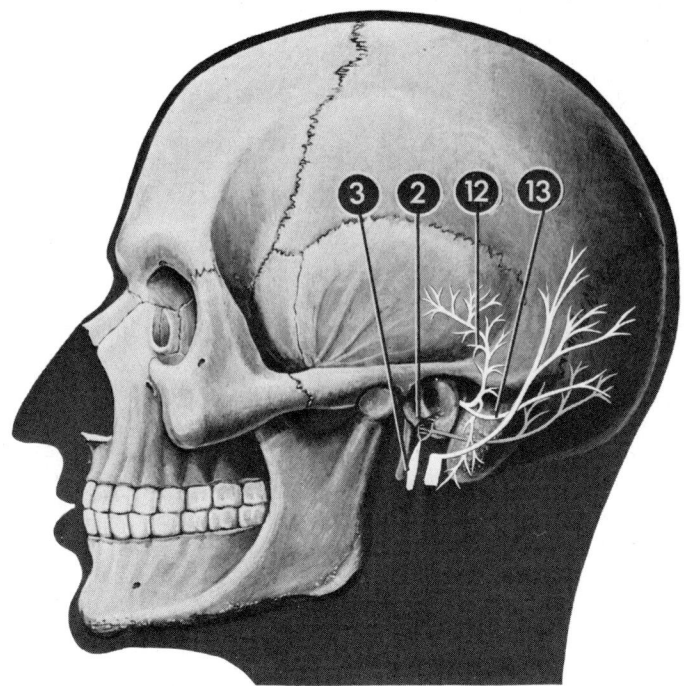

Abb. 128: Vagusäste an der Außenseite des Schädels:

2. ganglion superius   12. r.auricularis
3. ganglion inferius   13. r.communicans

pezius gelähmt sein. Bei einer Lähmung des M.sternocleidomastoideus sehen wir eine Abschwächung der Drehung des Kopfes in die entgegengesetzte Richtung. Bei der Trapeziuslähmung kommt es zu einem Schultertiefstand an der betroffenen Seite. Die Anhebung und das Nachhintenziehen der Schultern erfolgt mit verminderter Kraft, die Trapeziussilhouette ist verschmächtigt.

12. N.hypoglossus

Der Kern dieses motorischen Nerven hat eine längliche Form. Alle Zungenmuskeln werden von diesem Nerven versorgt. Bei der Hypoglossuslähmung tritt an der gelähmten Seite eine Zungenatrophie auf. Beim Herausstrecken der Zunge weicht diese nach der kranken Seite ab, im Mund aber zur gesunden. Die Ursache, daß die Zunge im Mund zur gesunden Seite hin abweicht, ist teilweise darin zu sehen, daß der M.styloglossus, der die Zunge nach hinten zieht, sich einseitig kontrahiert.

Bulbärparalyse: Beim doppelseitigen Ausfall unterer motorischer Hirnnerven spricht man von der Bulbärparalyse. Betroffen sind der 9., 10. und 12. Hirnnerv. Manchmal sind auch motorische Trigeminus- und Fazialisausfälle zu beobachten.

Man kennt mehrere Formen einer Bulbärparalyse, u. a.:

1. die akute Bulbärparalyse, die durch plötzlich einsetzende Kreislaufstörungen in der

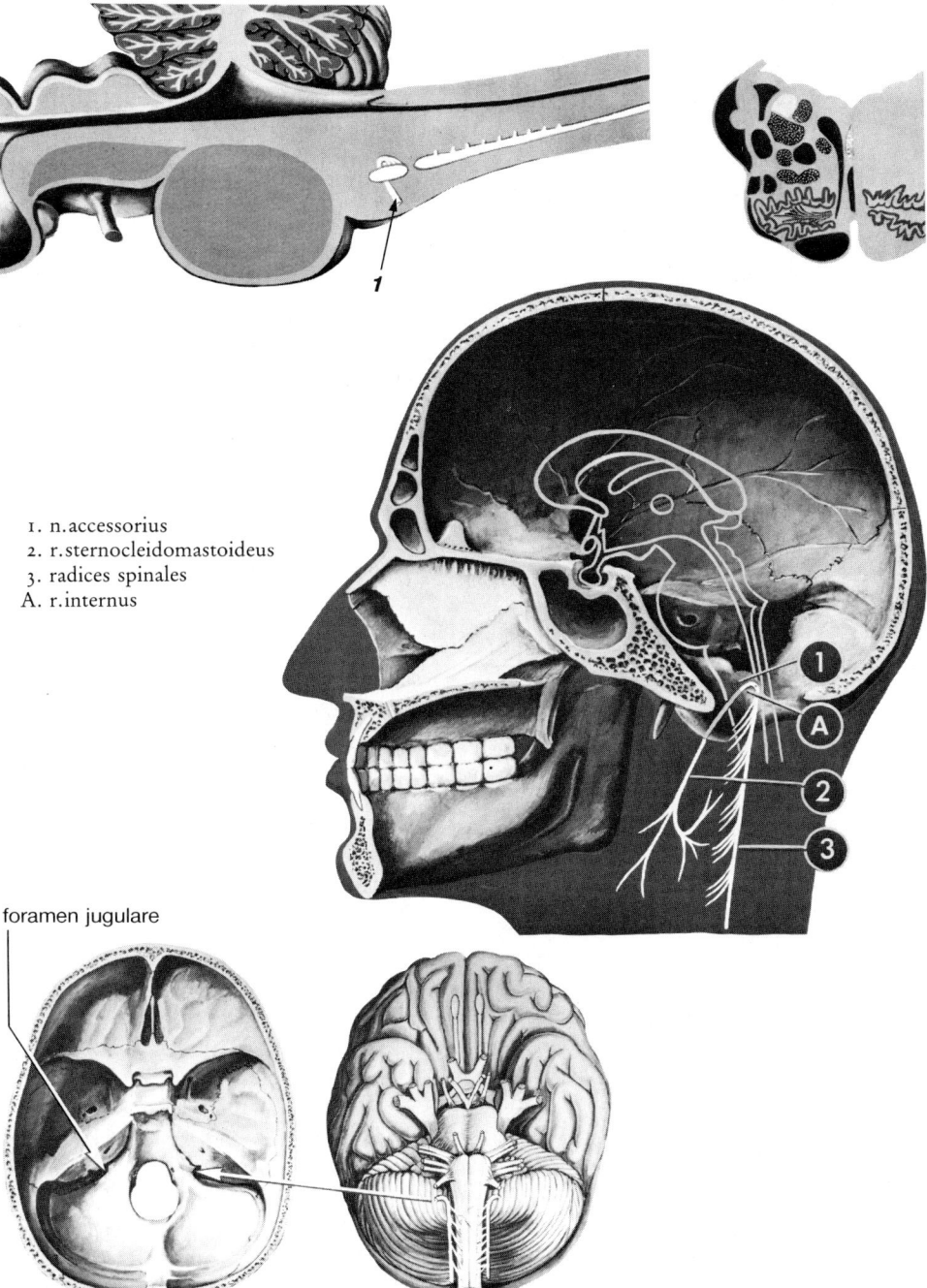

1. n.accessorius
2. r.sternocleidomastoideus
3. radices spinales
A. r.internus

foramen jugulare

Abb. 129: Kerngebiet, Verlauf und Innervationsbereich des n.accessorius

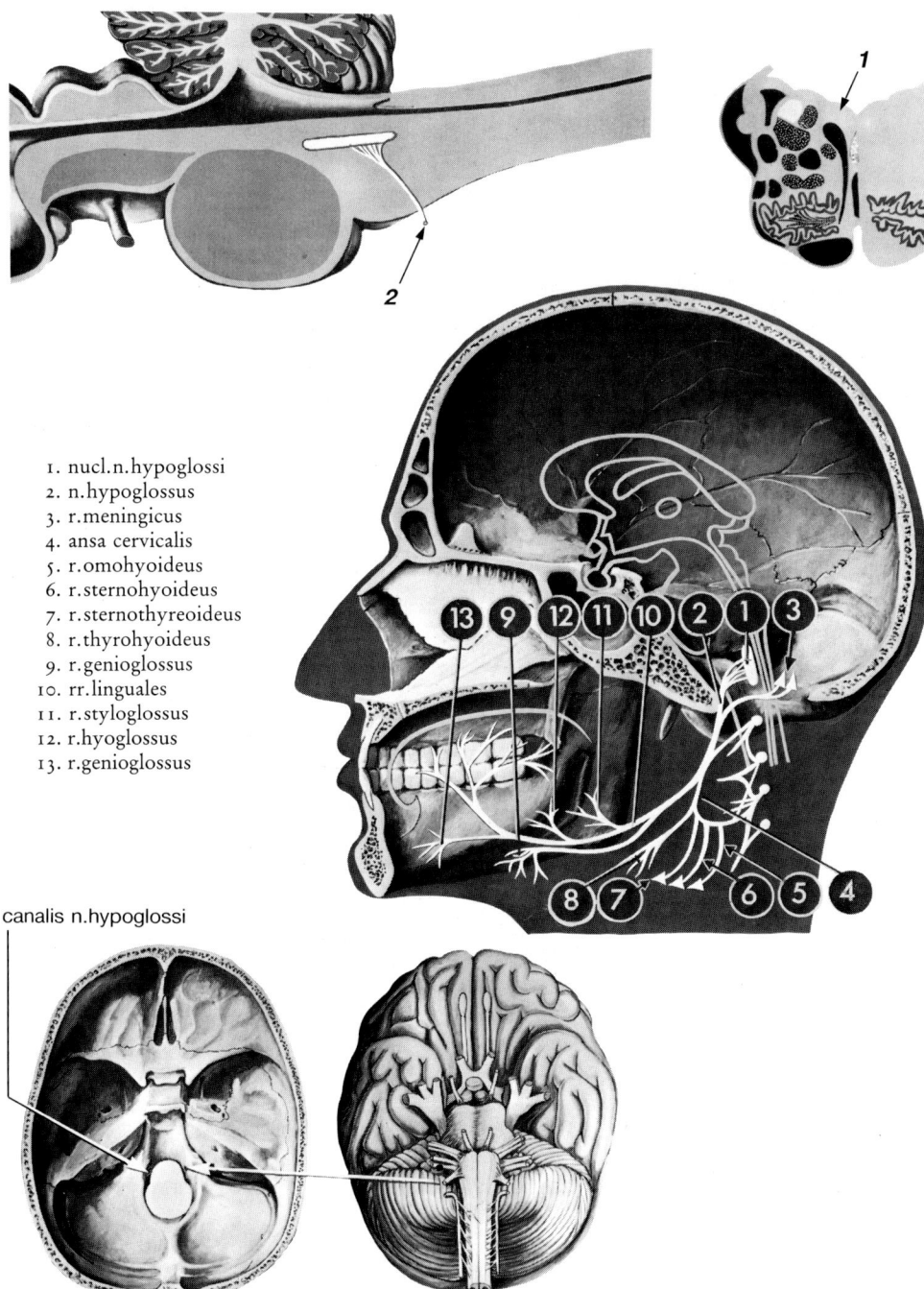

1. nucl.n.hypoglossi
2. n.hypoglossus
3. r.meningicus
4. ansa cervicalis
5. r.omohyoideus
6. r.sternohyoideus
7. r.sternothyreoideus
8. r.thyrohyoideus
9. r.genioglossus
10. rr.linguales
11. r.styloglossus
12. r.hyoglossus
13. r.genioglossus

canalis n.hypoglossi

Abb. 130: Kerngebiet, Verlauf und Innervationsbereich des n.hypoglossus

A. basilaris, durch Intoxikationen (z. B. Botulismus) und durch Infektionen (Poliomyelitis, Enzephalitis, Diphtherie) verursacht werden kann;
2. die chronisch progressive Form, die als Variante der amyotrophischen Lateralsklerose
vorkommt.

Die Symptome der Bulbärparalyse können sich auch bei den myasthenischen Syndromen zeigen.

Symptome

1. Sprechstörungen: das Sprechen ist leise (aphonisch) und schlecht artikuliert;
2. Dysphagie: Schluckstörungen; die Speisen sammeln sich zwischen Wangenschleim-
haut und Zähnen an und bleiben in der Kehle hängen. Vor allem ist auch das Schlucken
von Flüssigkeiten erschwert. Ist der Rachenabschluß nach oben beeinträchtigt, so läuft
die Flüssigkeit in die Nase;
3. Kaustörungen;
4. die Mimik ist hochgradig vermindert;
5. Atrophien, fibrilläre Zuckungen und Faszikulationen der betroffenen Muskeln.

Die *Pseudobulbärparalyse* wird verursacht durch eine Schädigung der kortikobulbären
Bahnen, die die Hirnrinde mit den motorischen Kernen im Hirnstamm verbinden.
Störungen hier sind aber nur dann bedeutsam, wenn die Unterbrechung der Bahnen
doppelseitig ist. Dabei können die gleichen Symptome auftreten; man findet aber keine
fibrillären Zuckungen und keine Muskelatrophie, dagegen eine Reflexsteigerung, besonders des Masseter-Reflexes. Das gleichzeitige Auftreten von Zwangsweinen und
Zwangslachen kann dabei recht kennzeichnend sein. Meist wird dies auf Thalamusstö-
rungen zurückgeführt.

19. BLASENSTÖRUNGEN

Viele neurologische Erkrankungen des zentralen wie auch des peripheren Nervensystems werden von Funktionsstörungen der Harnblase begleitet. Die Symptome der Harnblasenstörung werden oft verkannt, weil der Patient diese im Vergleich zu anderen schwerer erscheinenden Krankheitszeichen kaum beachtet. Bei der Miktion handelt es sich im wesentlichen um einen Rückenmarksreflex, der durch bestimmte Hirnzentren gehemmt oder gefördert werden kann. Wichtigste Zeichen einer Miktionsstörung sind, daß der Kranke nicht willkürlich bei der Harnentleerung innehalten kann bzw. daß er die Harnentleerung nicht aufschieben kann. In diesen Fällen handelt es sich mehr um eine motorische Störung. Es kann aber auch der Harndrang fehlen, was auf einer Störung der Sensibilität beruht.

Die Innervation der Harnblase erfolgt auf recht komplexe Weise; Sympathikusäste, parasympathische Nerven, aber auch Anteile des willkürlichen Nervensystems liefern Beiträge zur Regulation der Harnblasenfunktion. Je nach der Lokalisation der Nervenschädigung (im zentralen oder peripheren Nervensystem, im motorischen oder sensiblen Anteil) kommt es zu einem ganz bestimmten Typ der Blasenstörung.

A. INNERVATION DER HARNBLASE

Die Harnblasenwand besteht aus glatten Muskelfasern (M.detrusor vesicae), die sowohl sympathisch als auch parasympathisch innerviert werden. Ein zweifacher Spincter besorgt den Blasenschluß: der M.sphincter internus, der aus glatten Muskelfasern aufgebaut ist und von Sympathikus- und Parasympathikusfasern innerviert wird, sowie der M.sphincter externus, der aus quergestreifter Muskulatur besteht und dessen Innervation durch den N.pudendus erfolgt.

Schematisch läßt sich das Innervationsmuster der Harnblase wie folgt einteilen:

1. *Sympathikus.* Die Zellkörper der praeganglionären Fasern sind in den unteren Thorakal- und den oberen Lumbalsegmenten des Rückenmarks lokalisiert. Die meisten Fasern bilden Synapsen in den paravertebralen Ganglien, einige auch im Ganglion mesentericum inferius des Plexus hypogastricus inferior. Die postganglionären Fasern ziehen zur Harnblase, wo sie ein ausgedehntes Fasernetz in der Blasenwand bilden. Der Sympathikus bewirkt vorwiegend eine Kontraktion des M.sphincter internus und eine Erschlaffung der Blasenwand. Eine Schädigung der Sympathikusinnervation hat aber nur einen geringen Einfluß auf die Blasenfunktion: Zwar erschlafft der M.sphincter internus, aber die Bedeutung ist gering. Die Störung wird durch die Wirkung des Parasympathikus weitgehend ausgeglichen.

2. *Parasympathikus:* Die praeganglionären parasympathischen Nervenfasern kommen aus Zellkörpern, die im zweiten und dritten Sakralsegment liegen. Die Fasern ziehen als Nn.pelvici (Nn.erigentes) über den Plexus hypogastricus inferior zu den juxta- und intramuralen Ganglien der Harnblase. Die kurzen postganglionären Fasern innervieren die glatte Muskulatur. Der Parasympathikus fördert die Kontraktion der Blasen-

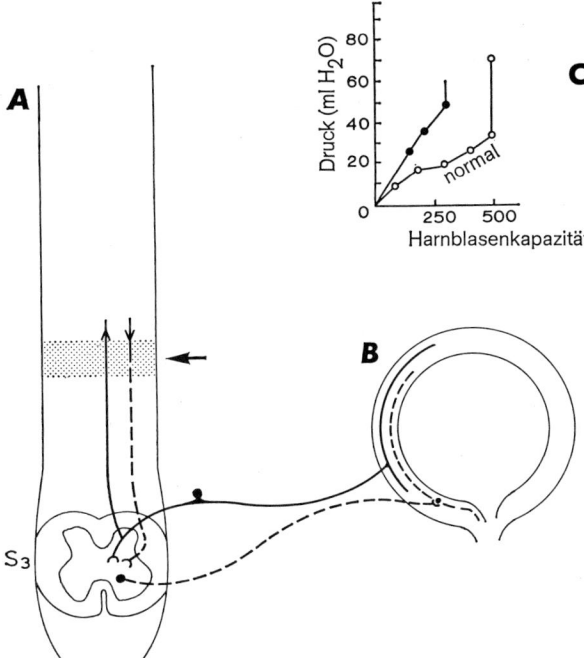

Abb. 131:
Automatische Blase:
Rückenmarksschädigung
oberhalb des sakralen
Blasenzentrums.

wand und hemmt gleichzeitg den M.sphincter internus. Eine Schädigung dieser Nervenfasern führt zu einer Blasenatonie.

3. *Willkürliche Innervation.* Die Axone des N.pudendus, deren Zellkörper im dritten und vierten Sakralsegment liegen, innervieren die quergestreiften Muskelfasern des M.sphincter externus. Dieser Anteil der Harnblaseninnervation steht unter direkter Kontrolle von bestimmten Zentren im Gehirn (u. a. auch der Großhirnrinde); die Kontrolle wird ausgeübt über die corticospinalen Bahnen, die im Seiten- und Vorderstrang des Rückenmarks liegen. Wegen der großen Bedeutung der parasympathischen Innervation für die Blasenfunktion – es muß angenommen werden, daß der Einfluß der Sympathikusfasern viel geringfügiger ist – spricht man von einem Blasenzentrum, das im Sakralteil des Rückenmarks liegt. Man nimmt weiter Zentren im lumbalen Teil des Rückenmarks (wo die Sympathikusneuronen ihren Ursprung nehmen), in der Hirnrinde (für die willkürliche Innervation) und in einem oder mehreren subcorticalen Abschnitten an.

Neben dieser motorischen Innervation besitzen auch sensible Nervenfasern bei der Regulation der Blasenfunktion eine erhebliche Bedeutung. Viele Dehnungsrezeptoren sind in der Blasenwand selbst lokalisiert; die afferenten Nervenfasern erreichen über eine Anzahl von Nerven (Nn.pelvici, Nn.pudendi, Nn.hypogastricus) das Rückenmark. Hier werden diese Nervenfasern nicht nur Teil verschiedener Reflexbögen, sie vermitteln auch Impulse über die aufsteigenden Bahnen (vornehmlich in den Hintersträngen) zum Großhirn.

Der durch den Ureter von den Nieren herantransportierte Urin tröpfelt kontinuierlich in die Harnblase. Die Harnblasenwand kann sich in gewissen Grenzen an den Inhalt anpassen. Wenn die Harnblase einen bestimmten Füllungsgrad erreicht hat, kommt es durch die Blasenwanddehnung und damit einer Reizung der Dehnungsrezeptoren zum Harndrang. Harndrang entsteht, wenn der Binnendruck in der Blase über 12 bis 15 cm Wasserdruck ansteigt. Von großer Bedeutung ist, daß die Füllung der Harnblase bei nahezu gleicher Wandspannung abhängig vom Tonus des M.detrusor vesicae zwischen 60 und 600 ml schwanken kann. Eine Zunahme der Anspannung in der Blasenwand führt zu einer Aktivierung des Parasympathikus und einer Hemmung des Sympathikus. Sensible Impulse von der Harnblase bewirken aber nicht nur diese Reflexaktivität, ihre Impulse erreichen auch das Großhirn. Das Gefühl einer vollen Harnblase wird bewußt wahrgenommen. Dadurch kann die Miktion willkürlich herbeigeführt oder aufgeschoben werden. Wird die Blasenentleerung angestrebt, so erschlafft der M.sphincter externus, und die Urinentleerung kann durch die Kontraktion des M.detrusor stattfinden.

Es sei angemerkt, daß die Regulation der Stuhlentleerung analog erfolgt. Das Rektum (Mastdarm) wird durch den Anus verschlossen, der aus einem doppelten Sphincter aufgebaut ist. Der äußere Spincter besteht aus einem quergestreiften Muskel. Rückenmarksstörungen führen zumeist sowohl zu einer Störung der Defäkation wie auch die Miktion (Incontinentia alvi et urinae).

Je nach der Lokalisation des Schadens kann man mehrere Blasenstörungen unterscheiden.

In den Abbildungen 131 bis 135 sind schematisch die neurologischen Aspekte der Harnblasenstörungen dargestellt (nach WHITE-SMETHWECK).

A Zentralnervensystem. Punkte und Pfeile deuten die Lokalisation der Schädigung an.
B Die Harnblase.
C Darstellung eines Zystogramms. Auf der Abszisse ist die Blasenkapazität, auf der Koordinate der Blasendruck eingetragen. Die Linie aus offenen Kreisen deutet die normalen Verhältnisse an, die Linie aus schwarzen Punkten zeigt die pathologischen Werte.

Folgende Blasenstörungen sind zu unterscheiden: die Reflexblase, die ungesteuerte Harnblase, die motorisch-atonische, die sensibel-atonische und die autonome Harnblase.

B. STÖRUNGEN DER HARNBLASENFUNKTION

1. *Reflexblase* (Harnblasenautomatismus). Eine komplette Querschnittlähmung des Rückenmarks oberhalb des Sakralmarks, die das wichtigste Blasenzentrum in Höhe S 2 und 3 und die dazugehörigen Rückenmarkswurzeln ausspart, führt zu einem Blasenautomatismus. Man kann auch von einer reflektorischen Harnblase sprechen, da sich die Harnblase bei einem bestimmten Füllungsgrad spontan entleert. Die Miktion kann nicht bewußt eingeleitet, noch hinausgeschoben werden. Diesen Störungstyp trifft man bei traumatischen Querschnittslähmungen, einigen Rückenmarkstumoren und bei der multiplen Sklerose an (s. Kapitel 24).

Bei Querschnittslähmungen des Rückenmarks kehrt regelmäßig ein Teil der Harnblasen- und auch der Rektumfunktion wieder. Ein regelmäßiges Harnblasentraining begünstigt die Herstellung dieses Automatismus. Der Kranke kann nach einer gewissen Zeit den Moment der Miktion ziemlich genau festlegen. Verschiedene Phänomene wie Zittern, Schwitzen, Erröten u. a. geben einen deutlichen Hinweis. Auch verursacht der Druck der gefüllten Harnblase gewisse Mißempfindungen im Unterbauch. Im allgemeinen wird die Harnblase nicht vollständig entleert. Nach und nach kommt es zu einer

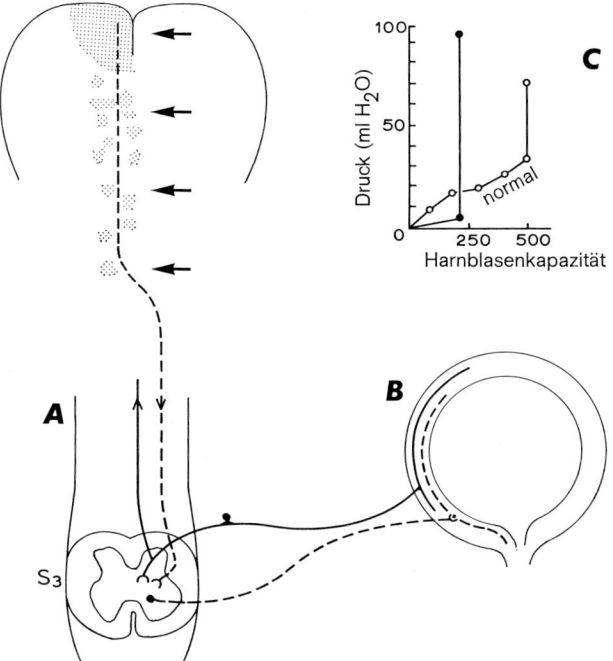

Abb. 132: Ungesteuerte Blase: Schädigung in Höhe der Mantelkante (M) oder des Hirnstamms. Die Blasenkapazität ist geringer geworden; es kommt nicht zur Retention.

gewissen Retention. Die Betroffenen lernen durch mit den Händen gesetzte Außenreize den Zeitpunkt der Miktion in gewisser Weise zu beeinflussen.

2. *Ungesteuerte Harnblase.* Die ungesteuerte Harnblase wird gekennzeichnet durch das Symptom der unkontrollierten Harnentleerung – ohne daß Restharn zurückbleibt. Dieser Störungstyp beruht auf einer Schädigung der kortikospinalen Bahnen (wie bei Hirnblutungen, Traumen, multipler Sklerose u. a.) oder auf einer Schädigung der Hirngebiete, die auf den Regelmechanismus der Harnblase Einfluß nehmen. Meist fehlt vor allem der hemmende Einfluß, so daß die Miktion nicht mehr kontrolliert wird. Die Entleerung der Harnblase kann aber bewußt herbeigeführt werden.

Dieser Typ der Harnblasenstörung ist häufig bei der multiplen Sklerose anzutreffen, wobei dann meist folgende Klagen geäußert werden: häufiger Harndrang, die Harnentleerung kann nicht aufgeschoben werden, relative Inkontinenz, Schwierigkeiten bei der Harnentleerung.

Bei manchen sogenannten Mantelkantensyndromen entwickeln die Kranken eine Art Agnosie für die Harnblasenfunktion.

Nicht selten kann man diese Symptome durch Medikamente, die die parasympathische Aktivität hemmen, adäquat behandeln. (Etwa mit Tonaton®.)

3. *Motorisch-atonische Blase.* Wenn die motorischen Neuronen im Sakralteil des Rückenmarks oder/und die sakralen Vorderwurzeln beschädigt sind, kommt es zu einem Mischbild zwischen einer peripher und zentral gestörten Blasenfunktion; die Harnblase selbst ist schlaff, der Spincter externus spastisch. Der motorische Teil des Reflexbogens

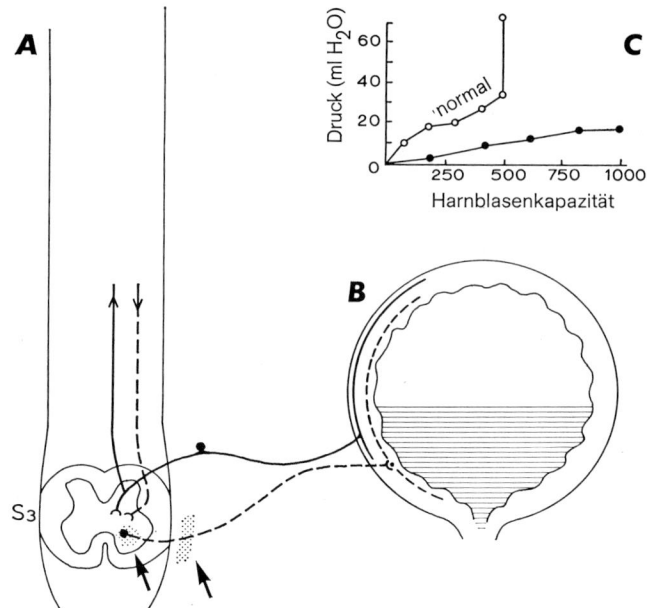

Abb. 133: Motorisch-atonische Blase: Schädigung der motorischen Vorderhornzellen oder des efferenten Nerven. Die Blasenkapazität wird größer. Es kommt zur Retention von 200–600 ml.

ist geschädigt, so daß die Harnblase nicht willentlich entleert werden kann. Es kommt zur sogenannten Überlaufblase. Das subjektive Gefühl der vollen Harnblase bleibt erhalten. Diese Störung traf man u. a. bei der Poliomyelitis. Die Harnblase ist damit in gewisser Weise deefferenziert.

Die Atonie der Harnblasenwand führt zu einer vergrößerten Harnblasenkapazität. In erheblichem Maße kann es zu einer Harnretention (200 bis 600 ml) kommen, wodurch die Möglichkeit einer Harnwegsinfektion begünstigt wird. Man gibt deshalb häufig prophylaktisch Antibiotika oder Sulfonamide. Die Harnaustreibung fördert Doryl®.

Im allgemeinen kommt es – ist erst die akute Phase überwunden – zu einer partiellen Funktionswiederherstellung.

4. *Sensibel-atonische Blase.* Durch eine Ausschaltung des sensiblen Anteils des Reflexbogens geht das Gefühl des Harndrangs verloren. Man könnte auch von einer deafferenzierten Harnblase sprechen. Die reflektorische Blasenkontraktion ist aufgehoben. Es kommt zu einer übermäßigen Füllung der Harnblase, zu einem Tonusverlust und zu einer gewissen Wandatrophie. Das gleiche ist der Fall bei Hinterstrangsyndromen (etwa der Tabes dorsalis); über eine Atonie kommt es auch hier zu einer Überlaufblase. Man trifft dieses Phänomen allerdings häufiger bei den kombinierten Strangerkrankungen (etwa der funikulären Spinalerkrankung) und bei akuten Rückenmarksschäden an.

Auch hier kommt es zu einer Harnretention (500–1000 ml). Die Gefahr einer Harnwegsinfektion ist besonders groß. Es ist wichtig, daß der Harn regelmäßig mit Hilfe eines Katheters entleert wird.

5. *Autonome Harnblase.* Wenn beide Anteile des Reflexbogens ausfallen – sei es infolge einer Rückenmarksläsion, sei es infolge einer peripheren Nervenschädigung – kommt es

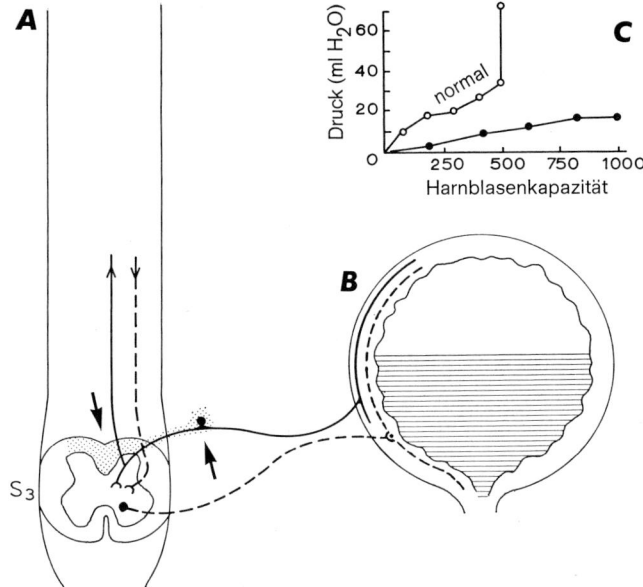

Abb. 134: Sensibel-atonische Blase: Bei Schädigung der Hinterwurzeln oder Hinterstränge kommt es zur Verhaltung von 500–1000 ml
Harn.

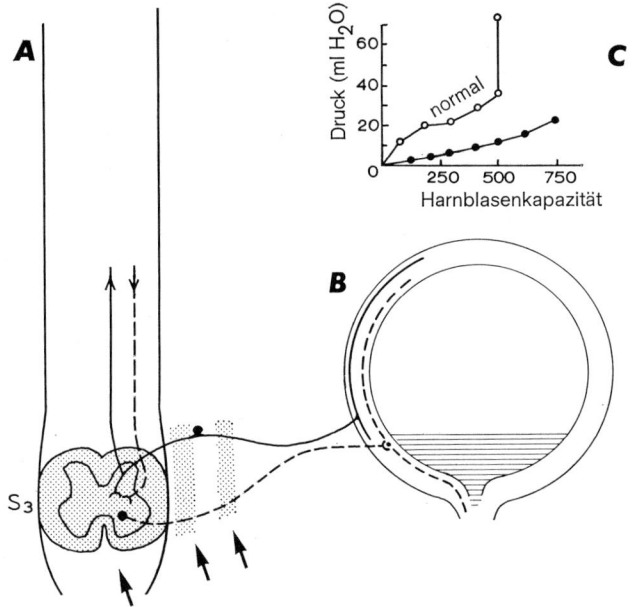

Abb. 135: Autonome Blase: Kombinierte Schäden verschiedener
Lokalisation lassen jede neurale Steuerung der Harnblasenfunktion
zusammenbrechen.

zur sogenannten autonomen Blase. Im Anfang handelt es sich um eine schlaffe, über-
dehnte Überlaufblase. Im Gegensatz zu der oben beschriebenen automatischen Blase
tritt hier kein Automatismus auf. Die autonom gewordene Blasenmuskulatur kann wohl
im Laufe der Zeit zu kleinen Kontraktionen gelangen; diese Detrusorkontraktionen sind
aber zu gering, als daß auch nur Teile der Harnblase entleert werden können. Auch
Außenreize auf die Harnblase können den Automatismus meistens nicht in Gang
bringen.

Auf die Dauer kommt es zu einer Schrumpfung der Harnblase. Die Wandmuskulatur
wird hypertrophisch.

Diese Störung kann bei einem Trauma, bei entzündlichen Erkrankungen oder tief
sitzenden Rückenmarkstumoren auftreten.

Therapie: Bei den genannten Störungen muß der Füllungszustand der Blase stets
überwacht werden. Der früher oft angewandte Dauerkatheter gilt als unvertretbar.
Einzelkatheterisierungen sind bei vorsichtiger Durchführung zweckmäßiger. Größte
Sauberkeit ist geboten. Viele Kranke lernen es sich selbst zu katheterisieren. Harnwegsinfektionen müssen, wenn eben möglich vermieden werden. Aufsteigende Infekte von
dort können schwerste Folgen (Pyelonephritis, bakterielle Nephritis, Schrumpfniere,
Uraemie!) verursachen.

20. POLYNEUROPATHIEN (Polyneuritiden)

Unter einer Polyneuropathie (Polyneuritis) wird eine meist subakut auftretende Erkrankung einer größeren Anzahl von peripheren Nerven verstanden, die durch einen ziemlich langwierigen Krankheitsverlauf gekennzeichnet ist. Da sehr oft nicht von einer echten Entzündung (-itis) gesprochen werden kann, wird vielfach von einer Polyneuropathie gesprochen, obwohl sich diese Bezeichnung noch nicht ganz eingebürgert hat. Bei einer Mononeuritis oder Mononeuropathie ist nur ein einzelner Nerv betroffen.

Ätiologie: Es gibt viele Ursachen der Polyneuritis. Genannt werden müssen vor allem die Formen, die nach oder während einer Infektion (z. B. bei Masern, Typhus, Tuberkulose, Lepra u. a.), bei Mangelzuständen (Beriberi) und nach Intoxikationen (Thallium, Arsen u. a.) auftreten. Vor einigen Jahren ereignete sich in Algerien eine tragische Polyneuropathiewelle nach dem Genuß von dazu ungeeigneten Ölen (Tri-orthokresyl-phosphat-Intoxikation). Nach einem Intervall von zwei bis drei Wochen trat bei den Kranken eine Polyneuritis auf, die sich nur sehr langsam wieder zurückbildete (und die zusätzlich in ungefähr einem Viertel der Fälle im Verlauf einiger Monate mit Pyramidenbahnausfällen kombiniert war). Es gab Hunderte von Opfern. Polyneuritiden sieht man weiter bei der Panarteriitis nodosa, bei der Porphyrie u. v. a. Weitaus am häufigsten sind die Alkoholpolyneuropathie sowie die diabetische Polyneuropathie.

Nicht weniger als nahezu hundert Ursachen der Polyneuropathien werden in den neurologischen Handbüchern angeführt; doch wird bei rund der Hälfte der Patienten keine sichere Ursache nachgewiesen. Hier wird ein Autoimmunprozeß vermutet.

Bei der Behandlung spielt die Physiotherapie eine bedeutende Rolle, weil nach Abklingen der Schmerzzustände sehr langfristig geübt und wohl auch Reizstromtherapie angewandt werden muß.

Pathologische Anatomie: Charakteristische Veränderungen zeigen vor allem die Myelinscheiden der Axonen der peripheren Nerven. Die Myelinscheide weist degenerative Veränderungen auf; es kommt auch zu einer Proliferation von Zellen der Schwann'schen Scheide. Die Axone sind dann nicht im gleichen Maße betroffen. Bei anderen Formen stehen aber gerade degenerative Veränderungen der Axonen im Vordergrund. Bei einer dritten Form überwiegen die Veränderungen des umgebenden interstitiellen Gewebes. In der Wiederherstellungsphase sieht man Zeichen der Regeneration an den peripheren Axonen und den Myelinscheiden.

Symptome: Zu Beginn der Erkrankung klagt der Kranke im allgemeinen über Paraesthesien in Händen und Füßen und häufig auch über Schmerzen in den Extremitäten. Im Anschluß an diese sensiblen Erscheinungen werden recht schnell, oft innerhalb von Tagen auch motorische Ausfälle wahrgenommen wie Schwäche, Hypotonie und später Muskelatrophien. Typisch ist:

a) die motorischen Ausfallserscheinungen stehen vielfach stärker im Vordergrund als die sensiblen;

b) die Ausfälle sind oft symmetrisch und distal gegenüber proximal betont;

c) sie sind in den Beinen deutlicher als in den Armen; nicht selten sind auch Hirnnerven (N.facialis) betroffen;

d) die Muskeln sind infolge der Hypotonie vielfach auffallend weich; das ist vor allem am Unterschenkel deutlich;

e) an den Extremitäten, besonders an Unterschenkeln und Unterarmen bzw. Füßen und Händen, findet man häufig eine Anaesthesie und Analgesie. Auch die epikritische (gnostische) Sensibilität ist gestört; beim Gang fällt dann eine Ataxie auf – soweit der Kranke überhaupt noch in der Lage ist, zu gehen; die Nervenstämme können vermehrt druckempfindlich sein;

f) die Sehnenreflexe sind meistens abgeschwächt (Hyporeflexie) oder aufgehoben (Areflexie); der Achillessehnenreflex verschwindet vor dem Kniesehnenreflex;

g) bei der elektrischen Untersuchung wird an motorischen wie an sensiblen Nerven eine deutliche bis hochgradige Verzögerung der Leitgeschwindigkeit wahrgenommen. Im EMG kann man Denervierungszeichen (Fibrillationen) beobachten. Später wird die Muskulatur in typischer Form umgebaut; einzelne intakte Nervenfasern müssen mehr Muskelfasern als gewöhnlich innervieren. Die Chronaxie ist erhöht, es kann zur Entartungsreaktion kommen.

Die *Ursachen* sind wie folgt zu gruppieren:

1. *Polyneuropathien bei Mangelzuständen.* Die Rolle von Vitamin-B-Mangelzuständen als Ursache von Polyneuritiden ist umstritten. Selbst bei der klassischen B_1-(Aneurin-)Mangelerkrankung, der Beriberi, wird die Bedeutung eines Vitaminmangels unterschiedlich beurteilt. Die Alkoholpolyneuritis wird vielfach hier dazugerechnet, weil ein erhöhter Bedarf an Vitamin B_1 einerseits, eine unzureichende und einseitige Ernährung andererseits als Teilursachen angesehen werden. Sie ist eine der häufigsten Formen der Polyneuropathien.

2. *Polyneuropathien durch Intoxikationen.* Als Ursachen seien genannt:

a) Arsen;

b) Blei (vorwiegend mit Radialislähmungen einhergehend);

c) Quecksilber (gelegentlich bei Zahntechnikern?);

d) Gold;

e) Thallium (in Rattengift!);

f) Insektizide;

g) Medikamente wie Thalidomid, Nitrofurantoin, INH, verschiedene Antibiotika, Vincristin, Disulfiram und gelegentlich Antikonvulsiva, bei zu hoher Dosis.

h) Urämie, Lebererkrankungen, Porphyrie.

Vor allem im Terminalstadium der Urämie findet man häufig eine Polyneuropathie. Man nimmt eine toxische Genese an. Man sieht sie auch bei Dialysepatienten. Die Erkrankung beginnt hier an den Beinen, wobei als wichtigste Beschwerden Paraesthesien und ein erhöhtes Bedürfnis, die Beine zu bewegen, zu nennen sind. Im zweiten Stadium entwickeln sich im Verlauf von Wochen oder Monaten sensible und motorische Ausfälle. Die motorischen Ausfälle sind am deutlichsten an den kleinen Fußmuskeln; vor allem sind die Dorsalflexoren des Fußes betroffen. Bald werden auch die Muskeln atrophisch. Motorische Ausfallserscheinungen an den Armen zeigen sich erst in einer späteren Phase. An Armen und Beinen sind Hypaesthesie und Hypalgesie kennzeichnend. Neuropathologische Untersuchungen haben gezeigt, daß eine Demyelinisation vorliegt; in geringerem Maße sind die Axone selbst von diesem Prozeß betroffen.

Die *Bleipolyneuritis* wurde vor allem bei Klempnern und Malern beobachtet. Die

Extensoren des Handgelenks und der Finger, die Mm.deltoidei, brachialis und biceps sind bei dieser Polyneuropathie vorzugsweise paretisch. Hier findet sich im allgemeinen kaum eine Störung der Sensibilität.

3. *Polyneuropathien bei Gefäßerkrankungen.* Beispiele sind die diabetische und die (umstrittene) atherosklerotische Polyneuropathie. Häufig kommt es bei der Peri (Pan-)-arteriitis nodosa zu einer Polyneuritis.

Die Häufigkeit des Auftretens neurologischer Symptome bei Diabetes schwankt zwischen 20 und 60%. Nahezu alle Diabetiker haben aber nach mehrjähriger Erkrankung zumindest geringfügige Zeichen einer Polyneuropathie, so etwa eine auffallend langsame Nervenleitgeschwindigkeit. Vielfältig vorkommende Zeichen sind:

a) *sensible Störungen:* durch sensible Reiz- und Ausfallerscheinungen (meist als Frühsymptom durch Paraesthesien) gekennzeichnet, die symmetrisch auftreten. Daneben finden sich geringe motorische Ausfallserscheinungen (Muskelschwäche), meist aber keine Muskelatrophie;

b) *ataktische Form:* kombinieren sich die sensiblen Ausfallserscheinungen, so kommt es zur Ataxie (Pseudotabes diabetica);

c) *Mononeuritis multiplex:* diese Erkrankung ist gekennzeichnet durch gleichzeitiges oder aufeinanderfolgendes Auftreten erheblicher motorischer und sensibler Störungen in verschiedenen Körperbereichen.

4. *Polyneuritiden infolge bestimmter Infektionen.* Das Krankheitsbild wird gesehen u. a. bei Diphtherie, Typhus, Fleckfieber, Lepra und ausnahmsweise auch bei Lues und Tuberkulose. Das Exotoxin des Diphtheriebazillus hat eine große Affinität zum peripheren Nerven. In der dritten oder vierten Wochen nach der Infektion wird vor allem eine Gaumensegellähmung gesehen. In der fünften bis siebenten Woche nach der Infektion kommt es manchmal zu einer generalisierten Polyneuritis, vor allem in den Beinen, die zur Ataxie führt. Gefährlich sind die Lähmungen der Muskeln von Pharynx und Larynx. Bei der hier häufigen Gaumensegellähmung fließt beim Trinken die Flüssigkeit aus der Nase. Auch bei manchen Virusinfektionen kommt es zu Polyneuritiden.
Bei Infektionen mit Borrelia Burgdorferi (Zeckenbiß, dann Erythema migrans) sieht man häufig Mono- (selten Poly-)radikulitiden und recht oft eine Fazialislähmung – verbunden mit den Zeichen einer chronischen Meningitis. Hier ist Penizillinbehandlung indiziert.

5. *Polyneuropathien* können ferner auftreten bei Erkrankungen wie beim Bronchuskarzinom, Paraproteinämien u. a.

6. Die *idiopathische Polyneuritis* (und *Polyradiculoneuritis von Guillain-Barré*). Es handelt sich hier um ein häufiges und selbständiges Krankheitsbild, bei dem Erscheinungen einer Polyneuritis und oft Polyradiculitis mit erheblichen Veränderungen im Liquor cerebrospinalis einhergehen können (starke Eiweißvermehrung: 200–300 mg%, keine Zellvermehrung). Wahrscheinlich spielen allergische Reaktionen eine besondere Rolle, obwohl eindeutige Befunde und spezifische Ursachen bisher nicht bekannt sind. Im Vergleich zu den vorerwähnten Polyneuropathien findet man folgende Unterschiede: Die proximalen Muskeln sind oft stärker oder doch gleich stark betroffen wie die distalen. Auch die Rumpfmuskulatur ist angegriffen. Eine Lähmung der Atemmuskulatur kann zu lebensgefährlichen Komplikationen Anlaß geben (Gefahr der Verschleimung und Bronchopneumonie, Tod durch Atemlähmung).
Weiterhin kann eine Anzahl von Hirnnerven bei diesem Prozeß erkrankt sein: der

N.opticus (wodurch es zu einem Papillenoedem kommt), N.vestibulocochlearis (gelegentlich zur Taubheit führend) und N.facialis (häufig mit doppelseitiger Facialislähmung einhergehend).

Der Verlauf dieser Krankheit dehnt sich meist über viele Wochen aus; wenn die akute Phase überstanden wird, ist mit einer völligen Wiederherstellung zu rechnen.

Nach schweren Lähmungen drohen aber (durch oft kaum bemerkte Beinvenenthrombosen) gefährliche bis tödliche Lungenembolien – besonders tragisch, wenn sie im Stadium der Rekonvaleszenz auftreten.

Therapie: Bei der lokalen Behandlung wird darauf Wert gelegt, Gelenk- und Muskelkontrakturen zu vermeiden und danach eine völlige Wiederherstellung der willkürlichen Bewegungen zu erzielen. Die Physiotherapie nimmt einen wichtigen Platz ein und besteht im akuten Stadium aus passiven Übungen; später geht man mehr und mehr zu aktiven Bewegungsübungen über. Da Degenerationen des Axons und der Myelinscheide auftreten, wird Elektrotherapie empfohlen; die hierbei künstlich herbeigeführten Muskelkontraktionen erhalten die Muskeln in gutem Zustand, einer Atrophie wird damit entgegengewirkt.

Wesentlich ist die Behandlung der zugrunde liegenden Erkrankungen und die Vermeidung aller toxisch wirkenden Substanzen.

Kausal sollen, wenn möglich, spezifisch wirkende Medikamente (sehr selten Präparate aus der Vitamin-B-Gruppe notwendig!) gegeben werden. Die Kranken müssen meist Bettruhe einhalten.

Bei den idiopathischen Polyneuritiden und dem Syndrom von Guillain-Barré werden Kortikosteroide angewandt; die Ergebnisse sind unterschiedlich.

Die bei der Panarteriitis nodosa nicht selten auftretenden Polyneuropathien bedürfen andererseits einer Dauerbehandlung mit Kortikosteroiden.

Bei schweren Polyneuritiden muß immer die Notwendigkeit einer künstlichen Beatmung beachtet werden. Wichtig ist weiter eine konsequente Thromboseprophylaxe.

Thrombophlebitiden und Lungenembolien sind die gefährlichsten (oft tödlichen) Komplikationen der Polyneuritis. Eine Behandlung mit gerinnungshemmenden Medikamenten ist zu überlegen.

Dies muß bei allen krankengymnastischen Maßnahmen beachtet werden! Sie dienen auch dazu lokale Störungen der Durchblutung (Stase) zu beseitigen. So müssen sie regelmäßig erfolgen. Bei zu plötzlichen und intensiven Belastungen der Extremitäten drohen – gelegentlich tödliche – Lungenembolien!

Schwerste Fälle von Polyradiculitis (Polyradiculoneuritis) werden heute auch mittels der Plasmapherese (Blutplasmaaustausch) behandelt.

Anhang:

Einige Krankheitsbilder müssen in diesem Zusammenhang erwähnt werden, obwohl dies nur andeutungsweise geschehen kann. Gelegentlich trifft man eine ganz chronische Polyneuropathie, bei der die Nervenstränge auffallend verdickt getastet werden können. Es handelt sich um die rezessiv-autosomal erbliche *hypertrophische Polyneuropathie* nach Dejerine-Sottas, der eine Stoffwechselstörung zugrunde liegt, und die die wichtigsten Symptome einer Polyneuritis mit Eiweißvermehrung im Liquor aufweist. Eine Therapie ist bisher noch nicht möglich.

Etwas häufiger ist die *neurale Muskelatrophie* (nach Schultze-Charcot-Marie-Tooth), die ebenfalls meist autosomal-dominant zu einer distal betonten Muskelatrophie mit Fußdeformität, meist schon ab später Kindheit, führt. Die Bevorzugung der Unterschenkelmuskulatur führt zum Bild der «Storchenbeine». Die Nervenleitgeschwindigkeit ist hochgradig vermindert, die Sensibilität weniger intensiv betroffen. Dank der sehr langsamen Progredienz bleiben die Kranken bis ins höhere Lebensalter hinein arbeitsfähig.

Multilokuläre Neurinome, oft an zahlreichen Stellen in der Subkutis, aber auch rückenmarknahe und sogar an der Hirnbasis gelegen, lassen die Diagnose einer *von Recklinghausen'schen Erkrankung* stellen. Sie ist recht häufig und wird autosomaldominant vererbt. Liegen derartige Neurinome an der Hirnbasis (Vestibularisneurinome vor allem) oder rückenmarknahe tritt das Krankheitsbild wie ein Hirn- oder Rückenmarktumor in Erscheinung und macht einen operativen Eingriff unumgänglich.

21. NEURALGIEN (auch Nervenwurzelirritationen)

Eine Neuralgie ist eine Reizerscheinung des peripheren sensiblen Neuron, die mit Schmerzen verbunden ist. Der Schmerz tritt oft anfallsweise im Ausbreitungsgebiet eines oder mehrerer Nerven auf; morphologische Veränderungen sind nicht (kaum) nachweisbar. Wichtigste Kennzeichen sind:

a) Schmerzen im Gebiet eines peripheren Nerven. Diese haben einen stechenden oder schneidenden Charakter und sind vielfach intermittierend;
b) der Nerv ist druckempfindlich: durch Druck auf bestimmte Stellen des Nerven kommt es zu ausstrahlenden Schmerzen;
c) die Sensibilität im betroffenen Gebiet ist dagegen kaum verändert. Gelegentlich finden wir eine Hypaesthesie kombiniert mit Paraesthesien, manchmal eine Hypaesthesie; auch kommen Kombinationen vor.

Man nimmt an, daß folgende Faktoren bei der Entstehung einer Neuralgie eine Rolle spielen:

1. das Lebensalter: Neuralgien werden meistens im mittleren und höheren Lebensalter gesehen;
2. die Konstitution;
3. äußere Faktoren, z. B. Kälte oder lokale Druckschäden;
4. häufig ist eine psychische Komponente (als psychogene Symptomverstärkung) erkennbar. Bei ähnlichem Lokalbefund klagt ein Patient kaum, ein anderer stark über Schmerzen.

Die Neuralgien können wie folgt unterschieden werden:
In der Namensgebung ist meist der betroffene Nerv erkennbar:
Am bekanntesten sind Brachialgien, Ischialgien, Trigeminusneuralgie und Glossopharyngeusneuralgie.
Eine Anzahl weniger bekannter Neuralgien wie die Occipitalneuralgie, Interkostal- und Lumbalneuralgie, sind unter C dieses Kapitels zusammengestellt.

A. BRACHIALGIEN (UND CERVICALE BANDSCHEIBENVORFÄLLE)

Man versteht darunter Reizzustände, die anfallsweise in einem oder mehreren Nerven, die vom Plexus brachialis ausgehen, auftreten. Da dabei auch unspezifische Nackenbeschwerden relativ häufig vorkommen, werden sie auch als Cervicalsyndrome zusammengefaßt. In der klinischen Praxis spricht man von Schulter–Armsyndromen, wenn wie häufig der Schmerz die Schulter mitbetrifft.

Symptome: Die allgemeinen Symptome sind:

1. ausstrahlende Schmerzen von Nacken und Schulter in den Arm, die sich mehr oder weniger plötzlich verstärken können;
2. Paraesthesien in Fingerspitzen;

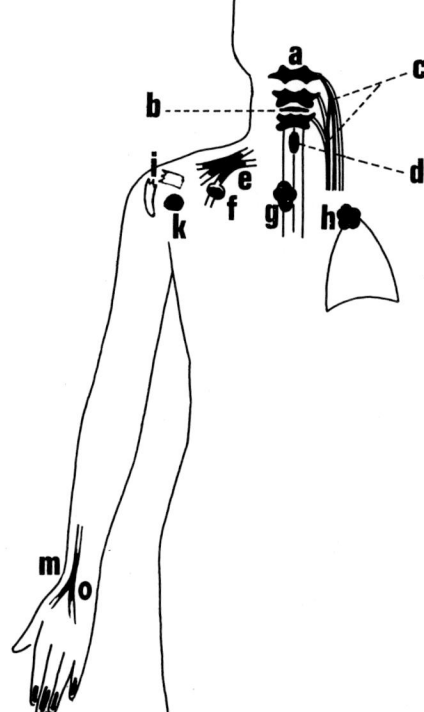

Abb. 136:
Mögliche Ursachen einer «Brachialgie»
a) Spondylarthritis
b) Bandscheibenvorfall
   (Hernia nuclei pulposi)
c) Myositis
d) Syringomyelie
e) Neuritis
f) Tumor des peripheren Nerven
g) Rückenmarksgeschwulst
h) Pleura- oder Lungentumor
   (Pancoast-Tumor)
i) Ruptur des m. supraspinatus
k) Bursitis
m) Thrombangitis obliterans
n) Raynaudsche Krankheit
o) Karpaltunnelsyndrom (s. S. 143)

3. selten kommt es zu motorischen Ausfallserscheinungen (diese treten auf bei echten Nervenwurzel- oder Nervenschäden);
4. die ausstrahlenden Schmerzen betreffen oft ein bestimmtes Innervationsgebiet.

Ätiologie: Die Ursachen der Brachialgie können eingeteilt werden in eine Anzahl von Gruppen, die von der Wirbelsäule bis zur Peripherie hin lokalisiert sind. Die Kompression des jeweiligen Nerven spielt dabei die größte Rolle.

a) Veränderungen der Wirbelsäule oder der Hinterwurzeln. Eine wichtige Ursache ist der *cervicale Diskusprolaps*, die *Hernia nuclei pulposi* zwischen C 5–C 6 oder C 6–C 7. Kennzeichnend ist, daß diese Brachialgie sich beim Drehen des Kopfes zur kontralateralen Seite verstärkt. An zweiter Stelle muß zu dieser Gruppe die *cervicale Spondylose* gerechnet werden: die Arthrosis deformans eines oder mehrerer Halswirbel. Hier tritt die Brachialgie als Wurzelsyndrom auf, meistens infolge einer Verengerung der Foramina intervertebralia. Wichtige Kennzeichen sind schmerzhafte Druckpunkte an den Halswirbeln, knapp oberhalb der Clavicula und in der Achselhöhle. Als seltenere Vertreter dieser Gruppe können *Halsmarktumoren* und *Spondylitis* angeführt werden.

Bei den Nackenerkrankungen kann man mehr neuralgische und mehr myalgische Schmerzen unterscheiden. Die Irritation der Hinterwurzeln ruft mehr neuralgische, die der motorischen Vorderwurzeln mehr myalgische Schmerzen hervor. Bewegungen, die den Druck auf die Nervenwurzeln erhöhen, verstärken den Schmerz. Auch ein Zerren am Nerv verstärkt den Schmerz, vermutlich auch über eine lokale Ischämie wenn die Druckverstärkung die örtliche Blutzirkulation beeinträchtigt.

b) Zur zweiten Hauptgruppe werden Krankheiten gerechnet, die Folge einer unmittelbaren Erkrankung am Plexus brachialis selbst sind. Wichtige Beispiele sind das *Halsrippen-* und das *Skalenussyndrom*. Eine Halsrippe findet man bei einem halben bis einem Prozent der Bevölkerung; zu Störungen kommt es meistens erst nach der Pubertät. Beim Skalenussyndrom finden wir mehr oder weniger die gleichen Beschwerden wie bei der Halsrippe. Es kommt jedoch nicht zu Ausfallserscheinungen, und röntgenologisch kann man keine Halsrippe nachweisen. Beim echten Halsrippensyndrom finden wir sensible und motorische Ausfälle im Gebiet des N.medianus, des N.ulnaris oder in den Versorgungsgebieten dieser beiden Nerven. Außer den Reizerscheinungen und den Schmerzen findet man häufig eine Herabsetzung der Kraft verschiedener Muskeln, nämlich des M.abductor pollicis brevis und des M.opponens pollicis. Durch vasomotorische Störungen kommt es zu einer Herabsetzung der Hauttemperatur der Hand. Das Halsrippensyndrom führt nämlich gleichzeitig auch zu einer Kompression der A.subclavia. Die Behandlung erfolgt durch eine Tenotomie des M.scalenus anterior.

Ein wichtiges diagnostisches Hilfsmittel ist der Adson-Test. Man prüft den Puls am Handgelenk beidseits, läßt die Arme hochheben, u. U. tief einatmen und den Kopf zur schmerzhaften Seite drehen: bei Engpässen im Skalenusbereich verschwindet der Puls an der betroffenen Seite. Dies kann auch bei Hyperabduktion auftreten (Allen-Test).

c) In der dritten Gruppe der Brachialgien finden wir Störungen, deren *Ursache in den peripheren Nerven selbst* liegt. Das kann eine Neuritis oder eine Neuralgie, z. B. des N.ulnaris, sein, oder auch beim schon genannten Karpaltunnelsyndrom eine Schädigung des N.medianus.

Echte Neuritiden des Plexus brachialis sind eher selten.

d) Zur vierten Gruppe gehören die «Brachialgien», die von Erkrankungen verursacht werden, die *nicht das Nervensystem selbst* betreffen. Sie liegen meist auf orthopädischem Gebiet, wie die Epicondylitis humeri und die Periarthritis humero-scapularis. Auch können sich Muskelerkrankungen auf den Plexus brachialis auswirken:

Als besonderes Krankheitsbild muß die sogenannte rheumatische Brachialgie, auch rheumatische Neuritis brachialis, genannt werden. Hier handelt es sich meistens um eine rheumatische Myositis, die auf den Plexus brachialis übergreift. Der Schmerz verstärkt sich deutlich, wenn der Plexus brachialis gezerrt wird.

Therapie: Vor allem muß die Beweglichkeit und die Haltung – durch Verminderung der zervikalen Lordose – behandelt werden. Die Therapie der Brachialgien ist ähnlich wie die der Nackenschmerzen. Im allgemeinen gilt für die Nackenschmerzen, daß Physiotherapie (Massage und Überwärmungstherapie) meistens der beste Weg ist, wenn die Beschwerden sich auf Schmerzen und Nackensteifigkeit beschränken, ohne daß anatomische oder neurologische Ausfälle festzustellen sind. Traktionsbehandlung, muskelentspannende Maßnahmen und Haltungstraining kommen in Betracht. Dies führt auch zu einer Entlastung der Nervenwurzeln in den Foramina intervertebralia. Liegen aber ernstere Ausfälle vor, so sollte man auch den Neurochirurgen und Orthopäden heranziehen. Das gilt vor allem bei Tumoren und Arthrosis deformans.

Die antiphlogistische Medikation muß sehr kritisch erfolgen, um keinen Arzneimittelabusus zu fördern.

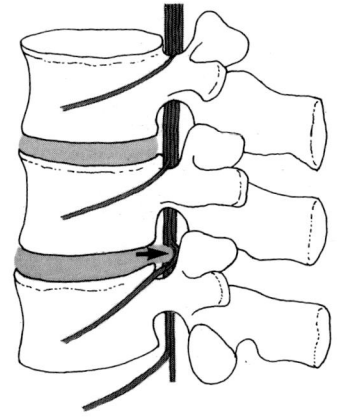

Abb. 137: Bandscheibenvorfall
im Bereich der Lendenwirbelsäule
A, B, C: Die aufeinanderfolgenden Band-
scheiben zwischen den Wirbelkörpern.
Die mittlere ist geschädigt, so daß Teile der
Bandscheibe als Hernie ausgetreten sind, die
auf die Nervenwurzeln drückt. (Meist
zwischen V. Lenden- und I. Sakralwirbel-
körper, dann in der Häufigkeit nahezu
gleich zwischen dem IV. und V. Lenden-
wirbelkörper)

B. ISCHIALGIE (UND LUMBALE BANDSCHEIBENVORFÄLLE)

Unter Ischialgie oder *Ischias* werden neuralgische Schmerzen verstanden, die vom
unteren Teil des Rückens über die Gesäßgegend, die Hinterseite des Oberschenkels und
die Außenseite des Unterschenkels bis zum Knöchel ausstrahlen.

Ätiologie: Die häufigste Ursache der Ischialgie ist der *Bandscheibenvorfall* (Hernia nuclei
pulposi), vor allem zwischen den Wirbeln LWK 4 und LWK 5 oder LWK 5 und
Sacrum 1. Sie tritt dann als Wurzelsyndrom L 5 bzw. S 1 in Erscheinung.

Die Bandscheibe (Discus intervertebralis) besteht aus einem fasrigen Knorpel und ist
aufgebaut aus dem ringförmigen Anulus fibrosus, in dem sich der Nucleus pulposus
befindet. Der Anulus fibrosus ist an der Hinterseite mit dem Ligamentum longitudinale
posterius verbunden. Der sehr kräftige Anulus fibrosus umgibt den weichen, verformba-
ren Nucleus und gibt diesem dadurch ein großes Federungsvermögen. Dem Bandscheibenvorfall können degenerative Veränderungen, selten ein Trauma zugrunde liegen,
wobei der Nucleus pulposus sich zur Peripherie hin verlagert. Durch die Mikrotraumen
des täglichen Lebens kommt es zu einer Art Materialverschleiß der Zwischenwirbel-
scheibe und vor allem des Anulus fibrosus.

Wir sprechen von einer *Protrusio* der Bandscheibe, wenn der Anulus fibrosus sich
örtlich ausdehnt und die Bandscheibe sich vorwölbt; wir sprechen von einem *Diskusprolaps*, wenn ein Einriß zustandekommt und die unter Druck stehende Bandscheibe weiter
hervorquillt; wir sprechen von einer *Ruptur*, wenn sich ein Stück der Bandscheibe löst
und in den Wirbelkanal gerät. Man spricht von einem lateralen Bandscheibenvorfall,
wobei meistens eine Rückenmarkswurzel komprimiert wird – sowie von einem medialen
Bandscheibenvorfall, wobei beide Wurzeln – bei sehr hohem Sitz auch das Rückenmark
selbst komprimiert werden können. Daneben gibt es einen mediolateralen Bandscheibenvorfall.

Hinsichtlich des Auftretens von Bandscheibenvorfällen müssen folgende ätiologische
Faktoren besonders beachtet werden:

1. eine gewisse Anlageschwäche der Zwischenwirbelscheiben und vor allem die im Lauf
   des Lebens stets eintretende Abnutzung des Bandapparates. Häufig wiederkehrende
   starke Belastungen (auch beruflicher Art) können sich auswirken.

2. die Einwirkung eines erheblichen Traumas, die allerdings zahlenmäßig ganz zurück-
tritt und in Gutachten mit Vorsicht zu diskutieren ist.

Symptome: Allgemeine Nervenwurzelsymptome sind:

a) Schmerzen im Verlaufsgebiet des N.ischiadicus, die durch Husten, Niesen und
Pressen verstärkt werden können;

b) das Lasègue'sche Zeichen – Schmerzen, die bei Anheben des gestreckten Beins
auftreten; sie entstehen durch den Zug an den Nervenwurzeln, die von dem vortreten-
den Discus komprimiert werden; bei Beugung des Fußes nimmt der Schmerz zu.
(Zeichen nach Bragard).

c) Schmerzempfindlichkeit der peripheren Nervendruckpunkte.

Bei schwereren Fällen sieht man daneben noch Ausfallserscheinungen wie

d) Fehlen des Achillessehnenreflexes (Triceps-surae-Reflexes);

e) sensible Störungen in segmentaler Anordnung, vor allem als Hypalgesie.

f) motorische Ausfälle – wie eine Beugeschwäche der Zehen, eine Streckschwäche von
Fuß und Zehen in den der Wurzelschädigung zugeordneten motorischen Segmenten
(fehlende Großzehenhebung: L 5-Syndrom; fehlende Fußhebung: eher L 4-Syn-
drom; fehlende Plantarflexion des Fußes: S 1-Syndrom).

Bei den Symptomen des Bandscheibenvorfalls können Wirbel- und Wurzelsymptome
unterschieden werden.

Wirbelsymptome:

a) Schmerz, dadurch Fixierung des Rückens im Streckzustand und Verschwinden der
Lordose;

b) lokalisierter Druckschmerz zwischen den Processus spinosi;

c) Skoliose des Rückens – womit eine reflektorische Entlastung der komprimierten
Wurzel versucht wird.

Diagnose: Die Diagnose stellt man auch auf Grund der charakteristischen Erscheinungen
und des röntgenologischen Befundes. Typisch für letzteren sind:

a) das Verschwinden der Lendenlordose;

b) die deutliche Skoliose der Lendenwirbelsäule;

c) die Verschmälerung des Zwischenwirbelraums;

d) häufig sieht man auch Wirbelkantenveränderungen und Längsbandverkalkungen;

e) die Myelographie zeigt das Negativbild des Bandscheibenvorfalls, bzw. die Einengung der entsprechenden Wurzeltaschen.

f) die CT-Untersuchung zeigt den Vorfall meist direkt, ebenso die Kernspintomographie.

Differentialdiagnose

1. Erkrankungen der Wirbelsäule selbst wie Arthrosis deformans der Lendenwirbel,
Skoliose, Spondylolyse, Spondylolisthesis und primäre oder metastatische Wirbel-
tumoren;

2. Beschwerden bei Senkfüßen, Hüft- oder Knieerkrankungen.

3. Erkrankungen, die im Becken oder Bauchraum zu lokalisieren sind, wie Störungen
des Magen-Darmkanals, des Urogenitalsystems, beispielsweise Ovarialtumoren,
Menstruationsbeschwerden u. dgl.;

4. Muskelerkrankungen wie Myositis und Lumbago;

5. funktionelle und psychisch bedingte Rückenbeschwerden.

6. Tumoren im Bereich der Wirbelsäule (Cauda equina-Tumoren und Tumoren im kleinen Becken);
7. Neuritis, Plexusneuritis und Radiculoneuritis des N.ischiadicus.

Therapie: Die Behandlung ist zunächst konservativ (Bettruhe, schmerzstillende Medikamente, Stufenbettlagerung, Übungstherapie mit Haltungskorrektur, orthopädische Hilfen), in besonderen Fällen operativ.

Eine bestimmte Zeit der Bettruhe ist notwendig. Übungsbehandlung zur Vermeidung von Kontrakturen und Atrophien, sowie zur Verbesserung der Durchblutung ist wichtig; sie können als isometrische Übungen erfolgen. Schmerzlindernde, muskelentspannende und psychisch sedierende Medikamente, oft in Kombination, sind meist nicht zu entbehren.

Traktionsbehandlung wird gelegentlich angewandt. Allerdings ist nicht zu erwarten, daß die Bandscheibe dadurch gewissermaßen auf ihren eigentlichen Platz zurückkehrt. Man kann aber die Lordose beeinflussen und die Muskelverkrampfungen vermindern.

Für operative Eingriffe nimmt man im allgemeinen folgende Indikationen an:
a) eine dringliche Indikation liegt vor, wenn Harnblasen- und Darmfunktion beeinträchtigt sind und Sensibilitätsstörungen im Gebiet um den Anus auftreten;
b) eine Indikation zum operativen Eingriff ist gegeben, wenn nach wiederholtem Auftreten einer Ischialgie Ausfälle im Bereich einer Wurzel auftreten, die sich nach Behandlung nicht schnell zurückbilden;
c) bei anhaltenden Schmerzen im Rücken mit ausgesprochener Zwangshaltung, verbunden mit Wurzelreizsymptomen, die nach ausgiebiger Bettruhe und Physiotherapie nicht verschwinden, nimmt man eine relative Indikation zum operativen Eingriff an.

Der operative Eingriff ist das letzte Mittel: Er gibt keine Garantie für eine Beseitigung von Paresen und daß kein Rezidiv auftritt. Man sollte sich nicht von Patienten dazu drängen lassen. Reoperationen erfordern eine sehr kritische Indikationsstellung.

C. LOKALE NEURALGIEN

Diese Gruppe enthält eine Anzahl weniger bedeutender Neuralgien. Von kranial nach kaudal können wir unterscheiden:
a) *Occipitalneuralgie.* Sie betrifft eine Anzahl Nerven aus dem Plexus cervicalis, meistens im Gebiet des N.occipitalis major beginnend; sie breitet sich dann auch auf eine Anzahl weiterer Nerven aus, wie den N.occipitalis minor, N.auricularis magnus und die Nn.supraclaviculares.
Wichtigste Ursache sind eine Arthrosis deformans der oberen Halswirbel und Überlastung (beim Tragen schwerer Gegenstände). Psychologische Faktoren spielen eine große Rolle.
b) *Interkostalneuralgie.* Diese kommt meistens einseitig und sehr selten vor; oft betrifft sie mehrere aufeinanderfolgende Interkostalräume. Der Schmerz wird in der Regel im seitlichen und vorderen Thoraxbereich lokalisiert. Die Eigenständigkeit der Interkostalneuralgie ist umstritten. Zumindest sollte man, bevor man sich mit dieser Diagnose begnügt, Erkrankungen der Thoraxorgane ausgeschlossen haben!
c) *Lumbale* und *abdominelle Neuralgien.* Meistens sind die kurzen Äste des Plexus lumbalis betroffen, die Äste des N.iliohypogastricus, des N.ilioinguinalis und des N.genitofemoralis. Der Schmerz strahlt vom Gesäß zur Leistengegend und weiter zum Skrotum oder den Labia majora hin aus;

d) *Meralgia paraesthetica,* die typische Erkrankung des N.cutaneus femoralis lateralis; sie kommt vor allem bei korpulenten Menschen vor und ist durch Schmerz und Paraesthesien an der Außenseite des Oberschenkels gekennzeichnet.

e) *Neuralgia femoralis,* eine verhältnismäßig seltene Störung des N.femoralis, die sich manchmal auch im Ausbreitungsgebiet der Rami cutanei anteriores und des N.saphenus zeigt.

Anhang:

D. NEURALGIEN NACH HERPES ZOSTER

(besser nur Zoster genannt, um Verwechslungen mit der andersartig verlaufenden Infektion durch das eigenständige Herpes-Virus zu vermeiden!)

Nach Zoster können schwere Neuralgien auftreten. Die Gürtelrose (Herpes zoster) ist eine akute Erkrankung, die durch ein Virus verursacht wird; es schädigt das periphere sensible Neuron und das dazu gehörende Hautareal. Sehr selten kommt es epidemisch vor. Befallen sind (meistens in dieser Reihenfolge):

a) das Spinalganglion eines Spinalnerven oder das sensible Ganglion eines Hirnnerven;
b) die Hinterwurzel oder gelegentlich auch das Hinterhorn im Rückenmark.

   Nur selten sieht man, daß zwei oder drei übereinanderliegende Ganglien betroffen sind. Wir können zwei Formen des Zoster unterscheiden, nämlich eine idiopathische und eine symptomatische Form. Die symptomatische Form kann bei Tuberkulose, bei Urämie, bei Leukämien und überhaupt Abwehrschwäche des Immunsystems vorkommen; man sieht sie auch bei anderen Erkrankungen der Rückenmarkswurzeln und bei bestimmten Vergiftungen. Die idiopathische Form tritt vor allem bei Kranken im Alter von über 50 Jahren auf. Meist handelt es sich nicht um eine echte neue Infektion, sondern um ein lokales Aufflackern eines alten bis dahin unbemerkten Virusherdes.

Pathologische Anatomie
Wir finden:

a) eine Infiltration von Monozyten;
b) meistens degenerative Veränderungen in den Nervenzellen;
c) in schweren Fällen eine Fibrose und sekundäre Degeneration der Nervenfasern;
d) an der Haut typische bläschenförmige und infiltrative Veränderungen von Cutis und Epidermis, meist nur in einem Dermatom.

Das Zostervirus ist identisch mit dem Varizellen-Virus, und oft im Organismus schon lange vorhanden. Besondere Umstände führen zur Aktivierung.

Symptome

a) Spontane Schmerzen im Hautgebiet der entsprechenden sensiblen Wurzel. Diese haben einen stechenden und brennenden Charakter; sie können durch leichte Reize, sogar durch einfaches Berühren der Haut ausgelöst werden.

b) Hyperalgesie im zugehörigen Dermatom.
c) Nach 4–6 Tagen treten Herpesblasen im Gebiet des betroffenen Dermatoms auf; sie zeigen sich, wie auch die übrigen Erscheinungen, meist einseitig. Nach einigen Tagen verschwinden die Blasen wieder; sie trocknen ein und bilden Krusten.
d) Fieber und meistens regionale Lymphknotenschwellungen.
e) Die Haut zeigt ziemlich unterschiedliche Verhältnisse: Bestimmte Gebiete können analgetisch sein, andere weisen eine Hyperpathie auf.
f) Die Schmerzen können in langsam sich abschwächender Intensität auch jahrelang bestehen bleiben. Die Zosterneuralgie ist besonders therapieresistent.

Sonderformen

a) *Zoster ophthalmicus*, eine Erkrankung eines Astes des N.trigeminus, wobei Bläschen vor allem an der Stirn und an der Cornea auftreten.
b) *Zoster oticus*, wobei das Exanthem vor allem hinter dem Ohr sichtbar wird und zugleich vielfach der N.facialis und der N.statoacusticus betroffen sein können.
Nicht ganz selten kommt es zu einer Begleitmeningitis und fokalen Störungen des Nervensystems.

Prognose: Die Prognose ist im allgemeinen gut. Vereinzelt wird ein zweiter Schub beobachtet, aber meistens sind die Kranken nach dem ersten Auftreten des Zoster immun. In einem gewissen Prozentsatz von Fällen klagen die Kranken noch jahrelang über Schmerzen. Die Schmerzen sind sehr intensiv und etwa in das Ausbreitungsgebiet einer bestimmten Nervenwurzel zu lokalisieren. Sie treten typisch neuralgisch auf.

Therapie: Sie hängt anfangs den örtlichen Verhältnissen ab. Man gibt gerne Aureomycin oder Chloramphenicol, um zumindest einer Sekundärinfektion vorzubeugen. Gegen die oft anfallsweise sich verstärkenden Schmerzen stellt man den Kranken auch auf Tegretal® oder Zentropil® ein. Im akuten Stadium Antiphlogistika.
Die frühe Anwendung von Virostatika kommt in Betracht, ist aber hinsichtlich der Möglichkeit eine Zosterneuralgie zu vermeiden, noch umstritten.

22. MYOPATHIEN

Unter einer Myopathie versteht man eine Erkrankung oder ein Syndrom, dessen Symptome durch anatomische, biochemische und neurophysiologisch nachweisbare Veränderungen an den Muskelfasern oder im interstitiellen Bindegewebe der quergestreiften Muskulatur verursacht werden. Die Symptome sind also nicht die Folge einer Funktionsstörung des peripheren oder zentralen Nervensystems.

Muskelerkrankungen sind relativ selten. Man schätzt ihre Zahl in den Benelux-Staaten auf ca. 20 000. In der Bundesrepublik mögen etwa 25 000 Kranke mit Muskeldystrophien, 3000 mit Myasthenien, 4000 mit dystrophischer Myotonie und 250 mit Myotonie leben.

Inzwischen sind über 250 verschiedene Muskelerkrankungen bekannt geworden. Die exakte Diagnostik ist schwierig und bedarf des Einsatzes einer Gruppe von Spezialisten. Sie hat erbbiologische, therapeutische und soziale Konsequenzen. Zweckmäßigerweise wird die endgültige Diagnose in speziellen Zentren gestellt, an denen multidisziplinäre Arbeitsgruppen bestehen. Hier können die Kranken kurz, aber äußerst vielseitig untersucht werden.

Einteilung
   - A. Progressive Muskeldystrophien
   - B. Myotonien
   - C. Myasthenie-Syndrome
   - D. Myositis-Polymyositis
   - E. Stoffwechselmyopathien
   - F. endokrin bedingte Myopathien
   - G. kongenitale Myopathien

Am Ende dieses Kapitels werden auch der Tetanus (H) und die Tetanie (I) besprochen. Hier handelt es sich nicht um echte Myopathien; aber diese Erkrankungen werden hier erwähnt, da sie sich in abnormen Muskelverkrampfungen äußern, obwohl die eigentliche Störung im peripheren motorischen Neuron lokalisiert ist.

Viele neue Untersuchungsmethoden des Muskelsystems haben in den letzten Jahren Eingang in die Klinik genommen. Die Elektromyographie wurde bereits erwähnt, dazu kommt die Muskelbiopsie. Diese Methode gibt dem Neurologen Gelegenheit, auch biochemische und submikroskopische Veränderungen der Muskulatur zu untersuchen. Da viele Erkrankungen des Muskelsystems erblich sind, hat auch die moderne Genetik wichtige Beiträge zur Diagnostik der Myopathien erbringen können.

A. PROGRESSIVE MUSKELDYSTROPHIEN
   (Dystrophia musculorum progressiva)

Über die allgemeinen Symptome von Myopathien hinaus haben die Muskeldystrophien eine Reihe von Merkmalen gemeinsam, deren wichtigstes die fortschreitende Degeneration einzelner Muskelfasern ist.

Muskeldystrophie Typ Duchennne	Muskeldystrophie Typ Becker-Kiener	Muskeldystrophie Typ Erb-Landouzy-Déjérine
Rezessiv-geschlechtsgebunden Übertragung durch Konduktorinnen	Rezessiv-geschlechtsgebunden Übertragung durch Konduktorinnen	Autosomal-dominant Erkrankungswahrscheinlichkeit bei Kindern und Geschwistern ca. 50%
Beginn zwischen 3. und 7. Jahr deutlich	Beginn zwischen 6. und 19. Jahr	Beginn zwischen dem 10. und 20. Lebensjahr
Anfangssymptome: Watschelgang (Entengang). Aufrichten am eigenen Körper, Hyperlordose, Beckengürtel, vor allem betroffen proximale Muskeln mehr als distale, Gnomenwaden	Zunächst Watschelgang (Entengang). Klettert an sich hoch. Gnomenwaden durch Fetteinlagerung. Beckengürtel stärker betroffen	Starrer Gesichtsausdruck, Schwierigkeit die Arme über den Kopf zu heben. Scapula alata.
Schnelle Progredienz. Gehunfähigkeit zwischen 8.–15. Lj., Tod zwischen 15. und 25. Lj.	Langsame Progredienz. Gehunfähigkeit oft erst nach 25–30 jährigem Verlauf und noch längerer Dauer	Sehr langsames, zeitweilig fehlendes Fortschreiten. Oft noch jahrzehntelang gehfähig.
Intensive krankengymnastische Behandlung, orthopädische Hilfen. Vermeidung von Infektionen (Pneumonien!).	Krankengymnastik zur Vermeidung sekundärer Inaktivitätsatrophie.	Krankengymnastik zur Vermeidung sekundärer Inaktivitätsatrophie.

Muskeldystrophie Gliedgürteltyp Leyden-Möbius	Kongenitale Muskeldystrophie	Ophthalmoplegische Form (Graefe)
Rezessiv-autosomal, häufig sporadisch	Autosomal-rezessiv	Autosomal-dominant, auch sporadisch
Beginn zwischen dem 2. und 50. Lj.	Bereits bei der Geburt manifest.	Zwischen dem 15–25. Lj.
Beginn meist an der Becken- und Oberschenkelmuskulatur, nur in 10% an den Schultern. Von proximal nach distal.	Auffallend schwach entwickelte Muskeln. Rund 50% haben Gelenkkontrakturen.	Schwäche der Augenmuskeln. Meist erst unilaterale Ptose. Entwicklung symmetrisch, daher kaum Doppelsehen.
Verlauf sehr unterschiedlich; teils sehr langsam, teils schneller. Lebensdauer insgesamt kaum verkürzt Krankengymnastik!	Schnell fortschreitend. 30% sterben im 1. Lebensjahr.	Fortschreiten langsam, Lebenserwartung nicht verkürzt. Später können auch Pharynx, Gesicht, Schulter Hals, Stamm und Beckengürtel betroffen sein.

Pathologische Anatomie: Im histologischen Querschnittsbild des betroffenen Muskels finden wir ein willkürliches Nebeneinander an hypertrophischen Fasern, normalen Fasern, Muskelfasern, die im Zerfall begriffen sind, und Resten von untergegangenen Muskelfasern mit erhaltenen Kernen. Zwischen den Muskelfasern liegt relativ viel Fettgewebe. Die zerfallenden Muskelfasern sind durch die Einwanderung von Kernen zwischen die Myofibrillen gekennzeichnet. – Einzelne Muskeln sind nahezu vollständig zu Fettgewebe umgebaut. Die proximalen Muskeln der Arme und Beine sind anfangs stärker betroffen als die distalen. Im späteren Verlauf bleibt kaum ein Muskel ausgespart. Selten sind die distalen Muskeldystrophien in einzelnen Sippen, die vor allem in Schweden (Frau WELANDER) eingehend untersucht wurden.

Man kennt eine Anzahl von Unterformen, die durch das Lebensalter des Auftretens, den Vererbungstyp und das Verteilungsmuster an der Körpermuskulatur unterschieden werden können. Die wichtigsten Unterformen sind:
1. die pseudohypertrophische Beckengürtelform; 2. die Schultergürtelform.

1. Pseudohypertrophische Beckengürtelform (Typ Duchenne)

Hier handelt es sich um eine relativ häufig vorkommende X-chromosomale (geschlechtsgebunden) rezessiv erbliche Erkrankung, die im Kindesalter auftritt. Sie betrifft nur Knaben. Im Vordergrund steht eine zunehmende Atrophie und Schwäche der Beckengürtelmuskeln. Die Erkrankung schreitet schnell fort.

Betroffen ist vor allem die rumpfnahe Muskulatur. Die distalen Muskeln sowie die Schultergürtel- und Halsmuskeln werden erst im späteren Verlauf in den Krankheitsprozeß einbezogen. BECKER und KIENER beschrieben seltenere gutartige Verlaufsformen. Zugrunde liegt ein völliger Mangel – oder doch eine hochgradige Verminderung der Substanz Dystrophin.

Symptome

1. Durch den zunehmenden Verlust der groben Kraft können die Patienten sich nur langsam bewegen, wobei sie ihre eigenen Knochen als Hebel benutzen. Beim Aufstehen aus sitzender Stellung klettern sie gewissermaßen an sich selbst hoch (Gowers'sches Zeichen).
2. Die Schwäche der Beckenmuskulatur führt zu einem watschelnden Gang (Entengang). Beim Stehen auf einem Bein sinkt das Becken zur ungestützten Seite hin ab (Trendelenburg'sches Zeichen positiv).
3. Die Schwäche der Rumpfmuskulatur führt zu einer erheblichen Lordose.
4. Schreitet die Erkrankung nach oben fort, so kann die Scapula nicht mehr am Rumpf fixiert werden: Scapula alata.
5. Einige dystrophische Muskeln werden durch erhebliche Fetteinlagerung «pseudohypertrophisch», vor allem die Wadenmuskeln («Gnomenwaden»).

2. Schultergürtelform (Typ Erb, Typ Landouzy-Déjérine)

Die beim männlichen und weiblichen Geschlecht annähernd gleich häufige Schultergürtelform ist dominant vererblich. Sie beginnt um die Pubertät herum und später. Betroffen sind vorwiegend der M.trapecius, M.serratus anterior, die Mm.rhomboidei, der M.pectoralis major sowie der M.latissimus dorsi. Die übrigen Schulter- und Oberarmmuskeln sowie die Gesichtsmuskulatur werden nach einiger Zeit auch in den Krankheitsprozeß einbezogen. Erst recht spät schreitet die Erkrankung auf andere Muskelgruppen fort. Die Erkrankung beginnt oft unbemerkt und dauert jahrzehntelang.

Neben diesen beiden Hauptformen kennen wir relativ gutartige autosomal-rezessiv erbliche sogenannte Gliedgürtelformen, die um die Pubertät herum, aber auch noch bis ins mittlere Lebensalter hinein, auftreten können. Eine ganz überwiegend den Quadriceps femoris betreffende Erkrankung wurde beschrieben, aber auch die dominant erbliche distale Muskeldystrophie im höheren Lebenalter (WELANDER). Eine andere

Form der Muskeldystrophie beschränkt sich auf die Augenmuskulatur. Eine weitere Muskeldystrophie geht mit Frühkontrakturen einher.

Diagnose: Es liegt eine fast symmetrisch auftretende Muskelschwäche bei lang erhaltenen Sehnenreflexen, ungestörter Sensibilität und normalem Verhalten bei elektrischer Reizung (keine Entartungsreaktion, Rheobase und Chronaxie ungestört, Nervenleitgeschwindigkeit nicht beeinträchtigt) vor. Im EMG sieht man kleine und niedrige Potentiale. Bei schneller fortschreitenden Formen findet man im Serum gewisse Enzyme (vor allem die Kreatinphosphokinase = CPK) erhöht. Im Urin wird vermehrt Kreatin, vermindert Kreatinin ausgeschieden. Eine letzte Sicherung der Diagnose erlaubt der bioptische Befund (s. pathologische Anatomie) und biochemische Untersuchung des entnommenen Muskelstücks.

Prognose und Therapie: Eine kausale medikamentöse Therapie dieser Erbleiden ist nicht bekannt. Die immer wieder diskutierten und versuchten Kuren mit verschiedenen Medikamenten lassen sich nicht ausreichend begründen. Wesentlich ist die krankengymnastische Behandlung (isometrische Muskelübungen): Sie sollte zu einer Hypertrophie der erhaltenen Muskeln beitragen, den Kranken mit den verbliebenen Muskeln beweglich halten und Folgeschäden (Kontrakturen u. a.) vermeiden helfen. Gezielte orthopädische Maßnahmen können die krankengymnastischen Bemühungen wesentlich fördern.

Die kindliche Beckengürtelform hat einen ausgesprochen bösartigen Verlauf: Die Kranken erliegen meist Komplikationen (Bronchopneumonie) vor Ende der Pubertät. Die anderen Unterformen der Muskeldystrophie dauern jahrzehntelang und lassen zumeist nur ein sehr langsames Fortschreiten erkennen.

B. MYOTONIE-SYNDROME

Die hier zusammengefaßten Erkrankungen werden durch das Phänomen der Myotonie gekennzeichnet: Dabei handelt es sich um eine erhöhte Erregbarkeit der quergestreiften Muskeln; diese kommen nach bestimmten Bewegungen durch Nachkontraktionen nicht zur Entspannung und es bedarf wiederholter Versuche, bis sie erschlaffen. Die Kranken kommen nur mit Mühe in Gang. Es handelt sich um erbliche Erkrankungen, wobei es sich meist um eine autosomal-dominante Erblichkeit handelt. Rund 50% der Kinder von Kranken haben die gleichen Symptome. Im allgemeinen läßt sich von der Geburt an eine Verspannung der Muskulatur nachweisen. Die Myotonie-Syndrome können als genaues Gegenteil der Myasthenie-Syndrome angesehen werden, bei denen eine abnorme Ermüdbarkeit der Muskeln vorliegt: Chinin beeinflußt die Myotonie günstig und verschlechtert die Myasthenie; Prostigmin® verstärkt die Myotonie, hebt aber vorübergehend die Myasthenie auf.

Die wichtigsten Erkrankungen sind:

1. die Myotonia congenita (Thomsen'sche Krankheit);
2. die dystrophische Myotonie (Curschmann-Steinert).

I. *Myotonia congenita*

Die Erkrankung zeigt sich bereits in der Kindheit. Wird ein ruhender Muskel bewegt, so tritt eine Nachkontraktion ein. Die Kranken können die Augen nicht schnell öffnen und schließen. Bei Beklopfen des Muskels, vor allem auch der Zunge, kommt es zur tonischen Nachkontraktion. Diese macht sich in Form eines Wulstes oder einer Delle bemerkbar. Der Kranke kann die einmal geschlossene Hand nicht öffnen. Bei der elektrischen Untersuchung der Muskeln zeigen sich myotone Entladungen, die spontan und bei willentlicher Anspannung auftreten. Die Erscheinungen verstärken sich in Kälte, bei Emotionen und nach längerer Ruhe, sie werden geringer nach Einnahme von Alkohol. Es kommt nicht zu einer Muskelatrophie; die Kranken haben im Gegenteil einen athletischen Körperbau mit einer Muskelhypertrophie («Herkulesgestalt»). Die Prognose ist nicht ungünstig: Eine deutliche Verkürzung der Lebensdauer ist nicht erkennbar und manchmal lassen die Symptome im mittleren Alter nach. Abgesehen von rein körperlichen Arbeiten bleiben die Betroffenen arbeitsfähig.

2. Dystrophische Myotonie
Dieses dominant erbliche Krankheitsbild betrifft stets mehrere Angehörige einer Familie. Die Erkrankung beginnt in der Pubertät oder im mittleren Lebensalter und kann zu einer gewissen Verkürzung der Lebensdauer führen. Typisch ist die Kombination einer Myotonie mit den Zeichen einer Muskeldystrophie. Die dystrophischen Zeichen sind am deutlichsten im Gesicht und am Hals, wobei besonders der M.sternocleidomastoideus betroffen ist; wir finden sie weiter an Unterarmen und Händen, dagegen nur in geringerem Maße an Rumpf und Beinen. Das vollständige Krankheitsbild mit schlaff atrophischen Muskeln entwickelt sich im Laufe von Jahren. Das Gesicht ist dabei ausdruckslos (myopathisches Maskengesicht), der Kranke macht einen hinfälligen Eindruck («Elendsgestalt»). Die myotonischen Symptome treten oftmals ganz zurück.

Weitere typische Erscheinungen sind: das Auftreten von Katarakten an beiden Augen, eine ausgeprägte Stirnglatzenbildung und eine Atrophie der Hoden bzw. Ovarien. Die Erkrankung ist bei Männern etwas häufiger als bei Frauen. Sie führt zur Invalidität.

(Bei beiden Erkrankungen wurde früher gerne Chinin gegeben. Heute wird Procainamid bevorzugt, jedoch sind die Möglichkeiten einer medikamentösen Therapie sehr begrenzt.)

Nach 15–25 Jahren – vom Krankheitsbild an gerechnet – kommt es hier im allgemeinen zur Invalidität. Die dystrophischen Veränderungen sind therapeutisch nicht beeinflußbar.

C. MYASTHENIEN

Die Myasthenia gravis ist das bekannteste Beispiel dieser Krankheitsgruppe. Das Syndrom ist gekennzeichnet durch eine abnorme Ermüdbarkeit der Muskulatur, wobei sogar Lähmungen auftreten können. Die Erkrankung verläuft chonisch, vielfach ist sie durch ein Kommen und Gehen von Symptomen gekennzeichnet. Im stark wechselnden Verlauf können mehrere weitgehende Remissionen auftreten; die Erkrankung kann auf eine bestimmte Gruppe von Muskeln beschränkt bleiben – vor allem handelt es sich um Muskeln des Kopfes.

Ätiologie: Bei dieser Erkrankung besteht eine Störung der Überleitung in die neuromuskulären Synapsen. Dafür spricht, daß ihre Symptome zeitweilig durch die Gabe von Prostigmin® (Neostigmin) oder anderer Cholinesterasehemmer beseitigt werden können. Ursache ist ein Autoimmunprozeß, bei dem Antikörper gegen die Acetylcholinrezeptoren nachweisbar sind. Das Krankheitsbild kann in jedem Lebensjahr auftreten. Die Erkrankung beginnt bei Frauen oft zwischen dem 20. und 30., bei Männern zwischen dem 40. und 60. Lebensjahr, doch kommt sie auch in der Kindheit und im Greisenalter zur Beobachtung.

Pathologische Anatomie: Pathologisch-anatomisch findet sich ein ziemlich wechselndes Bild. Nur gelegentlich sieht man eine gewisse Muskelatrophie; etwas häufiger findet man erhebliche Lymphozyteninfiltrate in der Muskulatur. Recht oft ist der Thymus vergrößert; vereinzelt handelt es sich um echte Thymustumoren, meist um eine Thymushyperplasie.

Symptome: Diese sieht man vor allem in der Gesichtsmuskulatur; die Ptosis eines Augenlides ist häufig das erste Symptom. Als Folge der Lähmung eines oder mehrerer Augenmuskeln kommt es zum Doppeltsehen (Diplopie). Letzteres zeigt sich vor allem bei Ermüdung. Auch die mimische Muskulatur ist betroffen. Der Patient kann Sprachstörungen (die Sprache ist tonlos und schlecht artikuliert), Störungen beim Essen (Schluckstörungen!) und Kaustörungen (Verminderung der Kaukraft) angeben.

In schweren Fällen sehen wir auch eine Schwäche der Nackenmuskulatur, der Rumpf- und Extremitätenmuskeln; die Schwäche der Interkostalmuskeln kann zu Atemstörungen führen. Kennzeichnend ist immer die abnorme Ermüdbarkeit: Die Muskelschwäche nimmt nach längerem Muskelgebrauch zu.

Nicht selten sehen wir – zumeist als Reaktion auf die stark wechselnden Symptome – psychische Auffälligkeiten.

Prognose: Die Krankheit verläuft ziemlich unterschiedlich. Wir sehen volle Remissionen, aber auch sehr ernste Zustandsbilder, bei denen der Kranke bettlägerig und weitgehend gelähmt ist. Atemstörungen führen zu akuter Lebensgefahr; der Kranke muß dann künstlich beatmet werden. Viele Kranke können bei guter ärztlicher Führung und Medikation aber ein normales Leben führen.

Therapie: Medikamentös: Tensilon® und Prostigmin® lassen die Symptome der Myasthenie schnell, aber nur kurzdauernd verschwinden. Meist ist eine Dauereinstellung mit dem langsamer, aber langdauernd wirksamen Mestinon® notwendig (bis zu 10 Tabl. à 60 mg täglich). Eine Überdosierung kann zu einer toxischen (cholinergischen) Krise führen. Dabei besteht – ebenso wie bei akuten Verschlechterungen des Grundleidens (myasthenische Krise) – Lebensgefahr. Die Gabe von immunsuppressiven Präparaten – wie Azathioprin – wird vielfach über längere Zeit hin empfohlen, und richtet sich gegen die zugrunde liegende Störung des Immunsystems.

In geeigneten Fällen führt die Thymektomie zu hervorragenden Ergebnissen. Bei sehr ausgeprägten Zustandsbildern ist eine Plasmapherese notwendig.

Die Kranken müssen langfristig ärztlich betreut werden; besondere Sorgfalt ist bei der Wahl des Arbeitsplatzes, während der Schwangerschaft und bei eventuellen Operationen notwendig.

Während einer lebensgefährlichen myasthenischen Krise soll der Kranke so wenig als möglich sprechen, kauen und schlucken. Hier müssen oft eine Sondenernährung und künstliche Beatmung (Dräger-Gerät u. a.) durchgeführt werden. Während der Remissionen erübrigt sich eine medikamentöse Therapie mit Mestinon.®

Differentialdiagnose: Eine Muskelschwäche ähnlicher Verteilung findet man bei der Polymyositis. In Betracht kommen weiter myasthenische Symptome bei der Thyreotoxikose, nach verschiedenen Medikamenten und bei anderen Erkrankungen, so bei Bronchial-Karzinomen. Die Bestimmung des Antikörperwertes gegen Acetylcholinrezeptoren (im Muskel) im Serum hilft zur Absicherung der Diagnose Myasthenie.

D. MYOSITIS-POLYMYOSITIS

Bei den Myositiden handelt es sich um eine Entzündung der Muskulatur. Bei manchen inneren Erkrankungen kann es zu einer Begleitmyositis kommen. Häufig ist:
1. die «*Myositis rheumatica*». Hierunter werden sehr unterschiedliche Krankheitsbilder zusammengefaßt. Erwähnenswert sind der sogenannte «Hexenschuß» und entsprechend auftretende Nackenschmerzen. Kennzeichnend ist, daß nur einige Muskeln betroffen sind. Wahrscheinlich spielen Veränderungen in den Kolloidsubstanzen der Muskeln, die dann verhärtet und druckempfindlich sind, eine Rolle.

Ätiologie: Gedacht wird an Kältewirkungen (Zugluft u. a.).

Symptome
1. Lokale Schmerzen; sie verstärken sich bei Bewegungen, nehmen aber bei Ruhe deutlich ab.
2. Örtliche Muskelverspannungen, die wahrscheinlich reflektorisch zustande kommen.
3. Verdickungen und Verhärtungen der Muskulatur (Myogelosen).
4. Es kommt nicht zur Atrophie, die Muskeln befinden sich in einem guten Ernährungszustand.

Lokalisation: Bevorzugt betroffen sind:
1. der untere Teil des Nackens, wobei die Schmerzen in Schulter und Oberarm ausstrahlen;
2. die Gegend zwischen den Rippen und ganz allgemein am Brustkorb; hier kann der Schmerz zur Bauchwandmuskulatur übergreifen;
3. die untere Rückengegend; der Schmerz ist hier meist beidseitig und nur bei längerem Bestehen einseitig («Hexenschuß»).

Differentialdiagnose: Vor allem muß man an Nervenwurzelschäden denken. Die Schmerzen betreffen aber bei der Myositis rheumatica bestimmte Muskeln und nicht das Ausbreitungsgebiet eines oder mehrerer Nerven oder ein Segment.

Therapie: Angewandt wird meist eine Palliativbehandlung: Bettruhe, Wärmeanwendungen (heiße Bäder haben oft eine gute Wirkung), medikamentös Salizylate, physiotherapeutische Maßnahmen.

2. Myositis ossificans. Diese Erkrankung kommt sowohl lokal als allgemein vor. Wie der Name andeutet, kommt es im Laufe dieser Krankheit zu einer Verknöcherung von bestimmten Muskeln oder Muskelteilen. Als Ursache werden örtliche Traumen und übermäßiger Muskelgebrauch (wie bei bestimmten Sportarten, etwa auch Tanzen) angeschuldigt. Es liegt ein charakteristischer pathologisch-anatomischer Befund vor: Muskelfasern und Periost sind vom Trauma betroffen. Es kommt zur Bindegewebs- und Knochenbildung. Die knöchernen Strukturen in den Muskeln lassen sich oft deutlich als dünne Linien auf Röntgenaufnahmen nachweisen.

3. Polymyositis
Betroffen sind mehrere Muskeln oder Muskelgruppen. Zwischen akut und chronisch verlaufenden Fällen gibt es alle Übergänge. Wir finden sie idiopathisch und bei malignen Tumoren. Ein Autoimmunprozeß ist anzunehmen.

Pathologisch-anatomisch sehen wir eine Infiltration vorwiegend von Lymphozyten und eine Degeneration (mit Fragmentation) der Muskelfasern; an den untergehenden

Muskelfasern kommt es zu einer lebhaften Phagozytose. Ist die Haut in den Prozeß einbezogen – wie in vielen Fällen –, so spricht man von einer Dermatomyositis. Die Haut kann dabei gerötet und oedematös aussehen. Neben einer Zunahme des kollagenen Bindegewebes findet man häufig Infiltrate unter der Epidermis und rund um die Blutgefäße. Bei chronischerem Verlauf sehen wir Muskelfasern mit Vakuolen und einer größeren Anzahl von weitgehend geschrumpften Kernen. Das Bindegewebe ist vermehrt.

Symptome: Beim akuten Krankheitsbild finden wir Fieber, eine Schwellung und Schmerzhaftigkeit der Muskulatur sowie ein Oedem des subkutanen Bindegewebes und der Haut oberhalb der erkrankten Muskeln. Bei den erkrankten Muskeln sind die Eigenreflexe nicht mehr auslösbar. Klingt die Schwellung ab, sehen wir schlaff-atrophische Muskeln, die meistens infolge der Bindegewebsvermehrung etwas verkürzt sind. Bei der chronischen Form stehen mehr oder weniger ausgeprägte Paresen von schlaff-atrophischen Muskeln im Vordergrund.

Die Polymyositis kann ganz wechselnd einmal mehr die Arm- und Beinmuskeln – besonders rumpfnahe – betreffen. Man findet sie an den Muskeln des Kopfbereiches, so an der Schlundmuskulatur und vor allem an der Schultermuskulatur.

Diagnose: Neben den örtlichen Erscheinungen fällt meistens eine gewisse Beschleunigung der Blutkörperchensenkung auf. Wichtige Hinweise gibt das EMG. Die Diagnose wird erst durch eine Muskelbiopsie gesichert. Die CPK ist erhöht.

Prognose: Die akute Polymyositis führt manchmal in wenigen Monaten zum Tode. Bei den chronischen Formen, bei denen ziemlich viele Remissionen auftreten, ist in einer Anzahl von Jahren eine völlige Wiederherstellung möglich.

Therapie: Bei der akuten Polymyositis ist Bettruhe notwendig. Die Gabe von Kortikosteroiden kann lebensrettend sein. Nach dem akuten Stadium steht die Physiotherapie im Vordergrund. Auch bei den chronischen Formen werden gerne Kortikosteroide verordnet. Die Behandlung muß oft langfristig durchgeführt werden. Gelegentlich ist eine Plasmapherese in Betracht zu ziehen.

In Betracht kommt auch eine länger dauernde Behandlung mit immunsuppressiven Substanzen (Azathioprin, Zytostatika). Oft kann man eine langdauernde Besserung erreichen.

Bei Kranken über 40 Jahren muß immer wieder sorgfältig nach malignen Tumoren gesucht werden. Wird ein Tumor gefunden und entfernt kann eine vollständige Remission auftreten. Sonst ist die Prognose der Myositis in diesen Fällen ungünstig.

E. MYOPATHIEN BEI STOFFWECHSELSTÖRUNGEN

Man versteht darunter eine heterogene Gruppe von Myopathien, die durch Stoffwechselstörungen verursacht werden. Einige Beispiele sind die Myopathien, die bei der Myoglobinurie und bei der Glykogenspeicherkrankheit vorkommen. Bekannter sind die Muskelerkrankungen, die auf Störungen im Elektrolythaushalt zurückgeführt werden, wie die paroxysmale Lähmung, die wahrscheinlich durch eine Kaliumstoffwechselstörung verursacht wird. Eine selten vorkommende erbliche Unterform der letztgenannten Erkrankung ist die periodische Lähmung, die vor allem nachts und am frühen Morgen auftritt und Anlaß zu einer ziemlich allgemeinen Muskelschwäche gibt. Im allgemeinen unterscheidet man normo-, hypo- und hyperkalämische Formen. Toxische Myopathien sind nach chronischer Resochin- und Kortikosteroidgabe sowie bei Alkoholschädigung zu beobachten. Im übrigen gibt es weitere angeborene Stoffwechseldefekte, die zu Myopathien führen. Insgesamt sind sie sehr selten. Die Diagnose ist schwierig.

F. MYOPATHIEN BEI ENDOKRINEN ERKRANKUNGEN

Diese Muskelerkrankungen beruhen auf einer Störung der endokrinen Drüsen. Besonders häufig sehen wir sie bei Schilddrüsenerkrankungen. Sowohl die Thyreotoxikose wie auch die Hypothyreose können Ursache erheblicher Muskelstörungen sein. Auch andere Erkrankungen endokriner Organe können mit Muskelschwäche einhergehen: etwa die der Hypophyse und der Nebenschilddrüsen. Bekannt sind weiter Myopathien bei der Addisonschen Krankheit und beim Morbus Cushing. Auch kennt man eine diabetische Myopathie.

G. KONGENITALE MYOPATHIEN

Hier werden unter anderem die kongenitale Myopathie, die kongenitale Hypotonie und die familiäre Myosklerose eingeordnet. Morphologisch sieht man zentrale Substanzeinlagerungen in den Muskelfasern, Einlagerungen von stäbchenartigen Strukturen oder ein Bestehenbleiben von Muskelschläuchen in den Muskel-Fasern wie bei Embryonen. Auch können Riesenmitochondrien nachgewiesen werden.

Eine ausführliche Besprechung der letzten Krankheitsgruppen (E, F und G) kann nicht Aufgabe dieses Kompendiums sein.

Anhang:

H. TETANUS (Wundstarrkrampf)

Der Tetanus ist eine Infektionserkrankung, die Spasmen bestimmter quergestreifter Muskeln zur Folge hat.

Ätiologie: Die Erkrankung wird durch den Tetanus-Bazillus (Clostridium tetani) verursacht; wirksam sind aber nicht so sehr die Bazillen selbst (diese befinden sich irgendwo im Organismus, meistens in einer oberflächlichen Wunde), als vielmehr deren Exotoxine, die sich entweder über die Blutbahn oder über die peripheren Nerven im Körper ausbreiten und das Zentralnervensystem erreichen. Dabei werden vor allem Schaltneurone, die motorischen Vorderhornzellen im Rückenmark und die motorischen Kerne im Hirnstamm in Mitleidenschaft gezogen.

Symptome: Betroffen sind besonders:
1. die Kaumuskulatur. Wir sehen dann einen Trismus (krampfartiges Zusammenziehen der Kaumuskeln); von dort breitet sich die Störung meist auf andere Muskeln aus, die

vom N. facialis innerviert werden (etwa den M. frontalis), später auch auf die Nacken- und Rumpfmuskulatur und schließlich eventuell auf die Extremitätenmuskulatur;

2. mit Ausdehnung der Störung auf die Nacken- und Rumpfmuskulatur wird der Hinterkopf stark nach hinten gezogen: Er bohrt sich dabei sozusagen ins Kissen ein. Es bildet sich ein Hohlrücken und ein deutlicher «Opisthotonus» aus.

Bezeichnend ist, daß sich die Muskelverkrampfungen durch Reize von außen verstärken lassen.

Therapie: Die Therapie des Tetanus erfolgt in bestimmten Behandlungszentren, u. a. mit Penicillin und Tetanusantitoxin. Gegen die Muskelverkrampfungen werden Barbiturate, Diazepam und Neuroleptika angewandt; die Abschirmung von Außenreizen ist wesentlich. Oft ist eine Muskelrelaxation und künstliche Beatmung erforderlich. Die Behandlung in einer hyperbaren Kammer ist möglich.

I. TETANIE

Hierbei handelt es sich um eine erhöhte Erregbarkeit der motorischen Nerven, häufig infolge einer Störung des Kalziumstoffwechsels.

Ätiologie: Wir können folgende Ursachen unterscheiden:

1. ein Mangel an Parathormon, meistens nach Schilddrüsenoperationen, bei denen die Nebenschilddrüsen (Glandulae parathyreoideae) geschädigt wurden;
2. ein Kalziummangel. Dem Organismus wird zeitweilig viel Kalzium entzogen, z. B. während der Gravidität, wenn der Embryo viel Kalzium aufnimmt oder während der Laktation, wobei dem Organismus mit der Milch viel Kalzium entzogen wird. Auch bei einer chronischen Nephritis kann es zu einer vermehrten Kalziumausscheidung kommen;
3. Vitamin-D-Anwendung. Bei Vitamin-D-Gabe wird eine Tetanie bei kleinen Kindern gesehen. Man spricht dann von Spasmophilie;
4. bei einer Alkalose, wie man sie oft nach Erbrechen und Hyperventilation sieht.

Symptome: Anfallsartiges Auftreten von schmerzhaften Muskelverkrampfungen, die bei Säuglingen manchmal hirnorganischen Krämpfen gleichen. Die Spasmen bleiben häufig auf die distalen Muskeln der Extremitäten beschränkt. Ein Gefühl von Prickeln geht vielfach den Muskelverkrampfungen voran. Bei schwereren Anfällen breiten sich die Muskelverkrampfungen auch zu den proximalen Extremitätenmuskeln hin aus. Die Arme werden in den Ellbogengelenken gebeugt und im Schultergelenk adduziert gehalten, die Finger sind im Grundgelenk gebeugt, sonst gestreckt, die Daumen eingeschlagen, das Handgelenk dorsalflektiert («Geburtshelfer-» und «Pfötchenstellung»). Die Beine sind im Kniegelenk gestreckt und im Hüftgelenk abduziert. Bei Beklopfen des Stammes des N. facialis kommt es zu einer Zuckung der gleichseitigen Gesichtsmuskulatur (Chvostek'sches Zeichen). Bei derartigen Fällen können die Zähne aufeinandergebissen und die Mundwinkel hochgezogen werden (Risus sardonicus). Bei sehr schweren Fällen kommt es zu generalisierten Krämpfen.

Therapie: Es gibt die Möglichkeit einer kausalen Therapie: Man kann Parathormon AT 10 oder Kalzium i. v. geben. Bei der häufigen Hyperventilationstetanie genügt es den Patienten seine eigene CO_2-reiche Luft mit Hilfe einer Plastiktüte zurückatmen zu lassen und ihn zu beruhigen.

23. DEGENERATIVE RÜCKENMARKS-
UND SYSTEMERKRANKUNGEN

In diesem Kapitel soll eine Anzahl von Erkrankungen besprochen werden, bei denen degenerative Veränderungen im Vordergrund stehen. Entzündungen, Tumoren, Traumen und Mißbildungen des Rückenmarks sowie die Multiple Sklerose werden zumeist in anderen Kapiteln behandelt.

Eines der wichtigsten Kennzeichen degenerativer Prozesse des zentralen und peripheren Nervensystems ist im allgemeinen der langsame Verlauf.

Bei den zunächst erwähnten Erkrankungen (amyotrophische Lateralsklerose, spastische Spinalparalyse, spinale Muskelatrophie und neurale Muskelatrophie) betrifft der degenerative Prozeß das zentrale und/oder das periphere motorische Neuron. Die Bezeichnung «degenerativ» wird hier im deskriptiven Sinn gebraucht, da man die eigentliche Ursache dieser Erkrankungen nicht kennt.

Die Tabes dorsalis ist eine luische Erkrankung des Rückenmarks, bei der die Hinterwurzeln und die Hinterstränge degenerieren. Bei der funikulären Myelose sind sowohl die sensiblen Systeme (Fasciculus gracilis und Fasciculus cuneatus), als auch die motorischen Systeme (kortikospinale Bahnen) des Rückenmarks betroffen.

Die Heredoataxien sind durch eine Degeneration einer Anzahl von Bahnsystemen in den Hinter- und Seitensträngen des Rückenmarks sowie bestimmter Bereiche des Kleinhirns gekennzeichnet.

Die Syringomyelie beruht auf einer kongenitalen Störung des Rückenmarks oder des Hirnstamms (man spricht dann von Syringobulbie), bei der eine Höhlenbildung auftritt; meistens ist die Intumescentia cervicalis betroffen.

Die degenerativen Erkrankungen des Rückenmarks sind zum Teil selten; vielfach sind Erbfaktoren nachweisbar.

A. AMYOTROPHE (ODER MYATROPHISCHE) LATERALSKLEROSE

Hier kombinieren sich eine Seitenstrangdegeneration, eine spinale Muskelatrophie und eine chronisch progressive Bulbärparalyse; betroffen sind also sowohl das zentrale als auch das periphere motorische Neuron. Die Erkrankung kommt bei Männern häufiger vor als bei Frauen (ungefähr im Verhältnis 2:1); sie beginnt meistens zwischen dem 40. und 60. Lebensjahr, nur in seltenen Fällen bereits um das 30. Lebensjahr. Eine sichere Ursache ist nicht erkennbar; in einer Anzahl von Fällen konnte man Erbfaktoren nachweisen.

Pathologische Anatomie: Die degenerativen Veränderungen finden sich in den motorischen Vorderhornzellen, den motorischen Kernen des Hirnstamms und den kortikospinalen Bahnen.

1. Degeneration des Rückenmarks und des peripheren motorischen Neurons. Die degenerativen Veränderungen der motorischen Vorderhornzellen werden vor allem im Halsmark angetroffen. Dazu kommt eine Degeneration auch der weißen Substanz: Die langen Bahnen im Rückenmark, vor allem der Tractus corticospinalis lateralis, sind davon betroffen.

2. *Degeneration der motorischen Zellen im Hirnstamm.* Diese betrifft vor allem den motorischen Trigeminuskern, den Nucleus ambiguus und die Kerne des N. hypoglossus.

3. Bei der bioptischen Untersuchung der Muskulatur findet man neben atrophischen auch hypertrophische Muskelfasern, was man als Belastungs-(Ausgleichs-)hypertrophie deuten kann. Die atrophischen Muskelfasern gehören zu bestimmten motorischen Einheiten. Eine deutliche Gruppierung nach Fasergröße ist erkennbar.

Symptome: Zu Beginn findet sich meist eine progressive Muskelatrophie, vor allem im Handbereich. Die Finger werden schwach, die Hand- und Unterarmmuskulatur schwindet; besonders häufig sind die musculi interossei (Fingerspreizer) betroffen. Später werden auch die Versorgungsbereiche von Bein- und Hirnnerven in den Prozeß einbezogen. Es kommt zu faszikulären Zuckungen.

Wir können drei Typen unterscheiden:

a) *der Armtyp.* Dieser kommt sowohl symmetrisch als asymmetrisch vor. Bei einer Anzahl von Fällen ist der eine Arm viel mehr betroffen als der andere. Wir stellen dann eine Schwäche der Fingermuskulatur und eine Atrophie der kleinen Handmuskeln fest. Die Sensibilität ist intakt. Die Muskeleigenreflexe sind gesteigert, es können auch pathologische Reflexe auftreten.

b) *der Beintyp.* Hier steht vor allem eine Peronaeuslähmung im Vordergrund; auch hier findet man neben der Muskelatrophie pathologische Reflexe, eine Hyperreflexie und eine gewisse Tonuserhöhung der Muskulatur.

c) *der Bulbärtyp.* Hier kommt es zu einer langsam progressiven Bulbärparalyse. Die Muskeln von Zunge und Rachen sind am stärksten von diesem Prozeß betroffen. Häufig sind Artikulationsstörungen ein erstes Symptom; die Kranken haben auch Schwierigkeiten, feste Speisen zu schlucken. Später bereitet das Abhusten Schwierigkeiten.

Prognose: Die Erkrankung dauert meist nicht länger als zwei oder drei Jahre. Eine gezielte Behandlung ist nicht möglich; man bemüht sich lediglich, eine Anzahl von Einzelsymptomen (Spastik, Pflegeschäden u. a.) zu bekämpfen. Überanstrengung und Aufenthalt in Kälte sollen vermieden werden. Die betroffenen Muskeln dürfen nicht galvanisiert werden.

B. SPASTISCHE SPINALPARALYSE (Lateralsklerose)

Bei dieser Erkrankung sind ausschließlich die kortikospinalen Bahnen betroffen, was zu einer spastischen Parese der Extremitäten – besonders der Beine – führt. Der Prozeß schreitet viel langsamer voran als die amyotrophische Lateralsklerose. Durch Behandlungsmaßnahmen läßt sich die Prognose verbessern. Vor allem länger dauernde physiotherapeutische Kuren wirken sich günstig aus. Das sehr seltene Krankheitsbild kann dominant, aber auch rezessiv vererbt werden.

Symptome

1. Hypertonie der Muskulatur, Hyperreflexie; Auftreten pathologischer Reflexe der Babinski- und Rossolimogruppe.

2. Die Erkrankung führt zu einem hölzernen und steifen Gang (Adduktorenspastik). Die Füße werden nachgezogen.

Es kommt zu Muskelatrophie, Bulbärparalyse oder diskreten Sensiblitätsstörungen.

Therapie: Lockerungsübungen, Massagen. In einigen Fällen ist eine günstige Wirkung von Curare-Präparaten behauptet worden; Antispastika können helfen.

Reizstrombehandlung ist nicht indiziert, sie könnte zur Zunahme der Spastik führen.

C. SPINALE MUSKELATROPHIEN

Diese haben eine gewisse Verwandschaft mit der amyotrophen Lateralsklerose. Bei der meist rezessiv vererblichen spinalen Muskelatrophie sind aber ausschließlich die motorischen Vorderhornzellen erkrankt. Klinisch erkennt man sie an einer zunehmenden Parese der Extremitäten, die langsam fortschreitet und von Muskelatrophien begleitet wird. Wir finden dann in dem betroffenen Gebiet eine Hypotonie, Areflexie und die elektrischen Zeichen einer Schädigung des 2. motorischen (peripheren) Neurons.

Es gibt eine infantile Form (WERDNIG-HOFFMANN), die in den Füßen beginnt, autosomal rezessiv ist mit meist schnellem Verlauf. Eine nicht erbliche Erwachsenen-Form (DUCHENNE-ARAN) beginnt im dritten oder vierten Lebensjahrzehnt und betrifft vor allem die Hand- und Armmuskeln. Die Krankheit schreitet oft nur sehr langsam fort und kann zum Stillstand kommen. Der Typ KUGELBERG-WELANDER ist autosomal-rezessiv vererblich, beginnt zwischen dem 10. und 20. Lebensjahr und betrifft vor allem die Beckenmuskulatur. Die Erkrankung ist langsam progredient.

Prognose: Im Gegensatz zu der amyotrophen Lateralsklerose, die schnell voranschreitet, und zur essentiellen spastischen Spinalparalyse, die sich sehr langsam entwickelt, ist bei der spinalen Muskelatrophie die Prognose schwer zu beurteilen. In der Kindheit findet man schnelle Verläufe, später manchmal auffallend langsame; gelegentlich bleibt das Zustandsbild weitgehend stationär.

Therapie: Bewegungsübungen, isometrisches Muskeltraining, leichte Massagen.

D. SPINOZEREBELLARE DEGENERATIONEN

Unter dieser Bezeichnung wird eine Gruppe eng verwandter Krankheitsbilder eingeordnet, die meist rezessiv-hereditär sind und durch eine Degeneration folgender Teile des Zentralnervensystems gekennzeichnet werden:
1. einer Anzahl von langen Bahnen im Rückenmark;
2. der Nn. optici;
3. bestimmter Teile des Kleinhirns;
4. den Kernen der Olive.

Die bekannteste spinozerebellare Erkrankung ist die Friedreich'sche Ataxie. Eine Anzahl weiterer Krankheitsbilder ist mit ihr eng verwandt.

Pathologische Anatomie
1. Das Rückenmark ist im Querschnitt verhältnismäßig klein.
2. Die dorsalen und lateralen Bereiche des Rückenmarks zeigen degenerative Verände-

rungen. Vorab müssen die Veränderungen in den Fasciculi graciles und cuneati erwähnt werden, an zweiter Stelle die der dorsalen spinozerebellaren Bahnen. Gelegentlich finden sich auch geringe degenerative Veränderungen in den seitlichen Pyramidenbahnen.

3. Die Degeneration des Kleinhirns führt zu einer manchmal auffälligen *Ataxie*.

Hinsichtlich der Art der Degeneration ist auszuführen: Die Ganglienzellen und ihre Fortsätze werden atrophisch, eine Gefäßreaktion und Wucherung der Glia ist meist nicht nachweisbar.

Symptome: Die ersten Symptome werden meistens schon zwischen dem 5. und 15. Lebensjahr wahrgenommen:

1. eine Ataxie, die vor allem zu Gehstörungen Anlaß gibt;
2. in einer späteren Phase werden die Arme ataktisch. Man kann auch einen Intentionstremor beobachten;
3. anschließend tritt eine Dysarthrie auf;
4. das Verschwinden der Achilles- und Kniesehnenreflexe ist ebenfalls kennzeichnend; dagegen tritt etwa das Babinskische Zeichen auf;
5. die Sensibilitätsstörungen betreffen vorwiegend den *Lagesinn*, das *Vibrationsempfinden* und die *2-Punkt-Diskrimination*. Die *Schmerzempfindung* ist unbeeinträchtigt, es sei denn, es tritt eine *neurale Muskelatrophie* (s. Kap. 20) hinzu;
6. daneben finden sich – den Orthopäden interessierende – Störungen an Fuß und Rücken. Ein Hohlfuß mit einem hohen Fußrücken und eine Kyphoskoliose werden häufig als degenerative Stigmata angesehen.

Der Hohlfuß wird oft auch bei anderen Angehörigen der Familie gefunden, bei denen sonst keine neurologischen Störungen festzustellen sind.

Prognose: Es handelt sich um eine langsam fortschreitende Erkrankung.

Therapie: Den Kranken läßt sich durch eine systematische Übungsbehandlung (Zielübungen, Gangübungen, Bewegungsübungen) helfen. Die Veränderungen an Fuß und Rücken machen manchmal orthopädische Maßnahmen notwendig.

Differentialdiagnose
1. Multiple Sklerose. Diese läßt sich durch Fehlen einer Kyphoskoliose, von Fußdeformierungen dem oft schubförmig fortschreitenden Verlauf und das Ergebnis der Liquoruntersuchungen von der Heredoataxie unterscheiden.
2. Tabes dorsalis. Auch hier fehlen Skoliose und Hohlfuß. Das Babinskische Zeichen ist hier fast immer negativ, der Liquor entzündlich verändert.

E. OLIVOPONTOZEREBELLÄRE ATROPHIEN

Wie der Name schon andeutet, degenerieren bei diesen seltenen Erkrankungen *die Oliven, die Brücke* und *das Kleinhirn*. Meistens tritt das Leiden sporadisch auf und beginnt jenseits des 35. Lebensjahres. Bei erblichen Fällen kann man auch Degenrationen von *Hintersträngen* und *spinozerebellären Bahnen* beobachten.

Symptome
a) *Kleinhirnataxie* von Rumpf, Extremitäten und Sprechorganen (*Dysarthrie*), manchmal verbunden mit Störungen des *okulomotorischen Systems*.

b) die Eigenreflexe sind anfangs erhalten oder gesteigert, können später aber ausfallen. Gelegentlich sieht man *Pyramidenbahnzeichen*.

c) Eine beeinträchtigte *Hinterstrangsensibilität* findet sich nur bei einigen erblichen Fällen.

d) *Autonome Störungen*, vor allem der Blase, sind häufig.

e) Es kann ein (atypisches) Parkinson-Syndrom auftreten.

f) Eine leichte Demenz kommt sowohl bei erblichen wie sporadischen Fällen vor.

Therapie: Im Vordergrund stehen Krankengymnastik, Bewegungsübungen und andere Formen der Physiotherapie. Bei Rigor und Akinese hilft manchmal L-Dopa; auch Dopaminagonisten können versucht werden.

Verlauf: Meist langsam, aber unaufhaltsam progredient.

F. KLEINHIRNSPÄTATROPHIE

In höherem Lebensalter kann es zu einer meist sporadischen, idiopathischen Kleinhirn-symptomatik kommen, die nicht von extrapyramidalen oder autonomen Störungen überlagert wird. Der Verlauf ist in der Regel langsamer als bei den olivopontozerebellä-ren Atrophien. Die Unterscheidung gelingt durch die genaue Beachtung der Symptome, des Verlaufs und das Computerprogramm. Man muß sorgfältig versuchen, symptomati-sche Formen, etwa bei Hypothyreose, Vitamin E-Mangel, Alkoholismus, Malabsorp-tion oder Medikamentenmißbrauch auszuschließen.

G. SYRINGOMYELIE UND SYRINGOBULBIE

Pathologische Anatomie: Die Syringomyelie ist eine degenerative Erkrankung, die auf einer schweren Veränderung des Rückenmarks beruht; es liegt eine Entwicklungsstö-rung in der Bildung des Zentralkanals des Rückenmarks zugrunde. Die Erkrankung wird bei Personen im Alter von 15 bis 30 Jahren erstmals beobachtet; häufig sieht man auch hier gleichzeitig andere degenerative Stigmata wie eine Skoliose, Hohlfußbildung und eine Spina bifida. Bei der Syringobulbie liegt die Störung in der Medulla oblongata (dem verlängerten Rückenmark); dabei ist besonders der N.trigeminus betroffen.

Die Hohlraumbildung findet sich vor allem im Halsmark und im oberen Teil des Thorakalmarks. Sie ist umgeben von Gliazellen. Das Rückenmark erweist sich im Querschnitt insgesamt vergrößert, kann aber nach einer Entleerung der Syrinx auch atrophisch aussehen. Mittels der Kernspintomographie läßt sich die Höhlenbildung gut darstellen. Sie stellt mit zunehmender Anwendung dieser Methode gelegentlich einen Überraschungsbefund bei relativ geringer klinischer Symptomatik dar.

Mechanische Faktoren (Erschütterung) mögen das Auftreten der Syringomyelie begünstigen, etwa infolge einer traumatischen Hämatomyelie (Einblutung in das Rük-kenmarkszentrum).

Symptome

a) Dissoziierte Sensibilitätsstörungen. In den betroffenen Segmenten liegt eine Störung der Schmerz- und Temperaturempfindung vor; sie kommt zustande durch eine Schädigung der Fasern, die von den Hinterwurzeln zum gegenseitigen Tractus

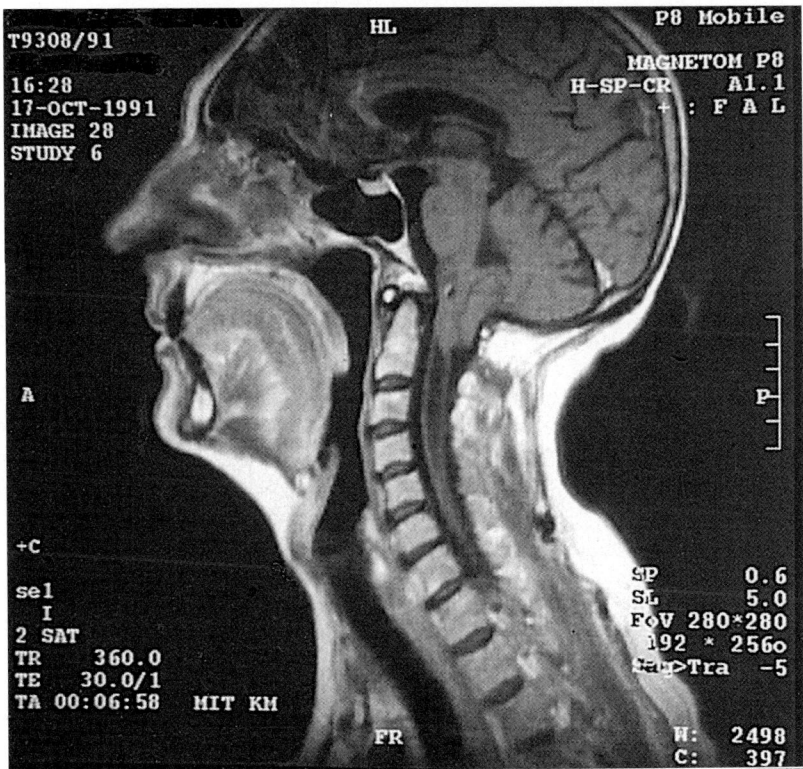

Abb. 138: Syringomyelie. Liquorintense Höhlenbildung des Halsmarks vom Dens epistrophei bis zum 5. Halswirbelkörper reichend. T1-gewichtetes Kernspintomogramm

spinothalamicus ziehen. Der Berührungssinn bleibt meistens erhalten. Die dissoziierte Empfindungsstörung hat also häufig einen segmentalen Charakter. Oft ist zuerst die Ulnarseite der Hand und des Unterarmes betroffen, dann breitet sich die Störung zur radialen Seite und anschließend zum Nacken und zum Brustkorb hin aus. Die Symptome können sehr lange Zeit bestehen und später auch die andere Extremität einbeziehen. Verletzungen sind häufig, der Nachweis von Hautnarben die Regel.

b) Areflexie der Arme. Hier handelt es sich meistens um ein relativ frühes Symptom.

c) Vasomotorische Störungen infolge einer Schädigung der Seitenhörner im Rückenmark: Es kommt

1. zu einer blauroten Verfärbung der Hände;
2. zu einem Handoedem;
3. zu einer gewissen Vergrößerung der Hand;
4. zu einer Störung der Schweißsekretion.
5. Häufig trifft man eine Ptosis, kleine Pupillen und ein tatsächliches oder scheinbares Zurücktreten des Auges (Enophthalmus). Treten diese drei Symptome zusammen auf, so spricht man von der Hornerschen Trias.

d) Spontan auftretende Frakturen und Arthropathien. Bei der Arthropathie finden wir vor allem erhebliche Gelenkdeformationen, obwohl keine Schmerzen bestehen und die Gelenkfunktion nicht grob beeinträchtigt ist.

Bei der Tabes dorsalis finden wir diese Arthropathie mehr an den Beinen, bei der Syringomyelie an den Armen – vor allem im Schulter- und Ellbogengelenk.

e) Vor allem bei fortgeschrittenen Prozessen sehen wir erhebliche Muskelatrophien in den betroffenen Segmenten.

f) Häufig sind die langen Bahnen (die gleichseitige seitliche Pyramidenbahn und der sensible Vorderseitenstrang, der zur Gegenseite zieht) betroffen. Wir finden an der Seite der Hohlraumbildung eine Reflexsteigerung, spastische Parese und ein positives Babinskisches Zeichen. An der Gegenseite treffen wir mehr oder weniger ausgeprägt eine Störung der Schmerz-, Kälte- und Wärmeempfindung.

Therapie: In manchen Fällen wird eine Röntgenbestrahlung des Rückenmarks in der Höhe der Hohlraumbildung angewandt. Sie ist allerdings von fraglichem Wert. Bei allen therapeutischen Maßnahmen muß sehr darauf geachtet werden, daß sich die Patienten infolge des Ausfalls der Schmerz- und Temperaturempfindung nicht verletzen oder verbrennen. Krankengymnastische Behandlung zur Besserung der Beweglichkeit ist ratsam. Operative Drainagen des Hohlraums im Rückenmark werden vorgeschlagen und können erfolgreich sein.

Prognose: Die Erkrankung kann besonders lange dauern, vor allem wenn die möglicherweise auftretenden Infektionen adaequat behandelt werden. Sogar zwanzig Jahre nach Beginn der Erkrankung braucht der Patient nicht vollkommen invalide zu werden. Durch die trophischen Störungen im Bereich der Finger ist gelegentlich einmal eine Amputation notwendig; auch führt die Arthropathie des Schultergelenks häufig zu einer gewissen Dislokation.

Mittels der Kernspintomographie läßt sich die Höhlenbildung gut darstellen. Sie stellt mit zunehmender Anwendung dieser Methode gelegentlich einen Überraschungsbefund bei relativ geringer klinischer Symptomatik dar.

24. MULTIPLE SKLEROSE
(Enzephalomyelitis disseminata)

Die multiple Sklerose – in Deutschland wird oft in den Anfangsstadien die Bezeichnung Enzephalomyelitis disseminata bevorzugt – ist eine, häufig chronisch fortschreitende, Erkrankung des Zentralnervensystems, bei der sich viele Herde (sogenannte sklerotische Plaques) in Hirn und Rückenmark bilden. Sie ist eine der häufigsten Erkrankungen des Nervensystems (in der Bundesrepublik leben etwa 75 000 derartige Kranke).

Die Ursache ist unbekannt. Die Forschung nach der Ätiologie der Encephalomyelitis disseminata ging in viele Richtungen: Man suchte nach Mikroorganismen, etwa eine besondere Art von Spirochäten oder – vor allem in den letzten Jahren – nach Viren, dachte an eine Autoimmunerkrankung, aber auch an eine Störung des Phospholipidstoffwechsels im Gehirn. In letzterem Fall könnte der Encephalomyelitis disseminata ein «inborn error» des Fettsäurestoffwechsels zugrunde liegen: Man hat tatsächlich deutliche Veränderungen im Fettsäuregehalt des Gehirns und des Blutes nachweisen können. Der Markscheidenzerfall (Demyelinisation) käme dann also durch einen – bisher nur vermuteten – Enzymdefekt zustande. Insgesamt wird jedoch die neuroallergische Hypothese bevorzugt.

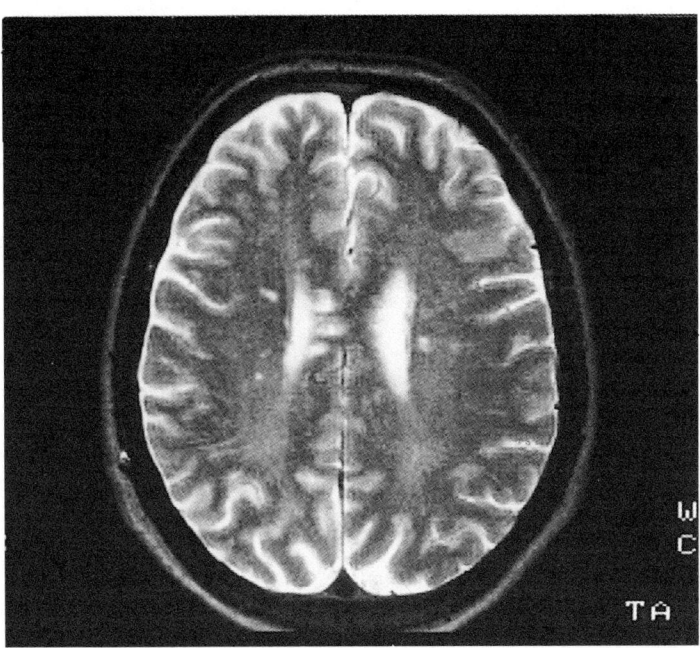

Abb. 139: Kernspintomographie des Gehirns bei Multipler Sklerose mit typischen periventrikulären Entmarkungsherden

Das wichtigste Kennzeichen dieser Erkrankung ist die Demyelinisation. Die Myelinscheide zerfällt, das Myelin wird abgebaut. Mit Hilfe des Elektronenmikroskops konnte man feststellen, daß der Abstand zwischen den Myelinlamellen zunächst weiter wird, bevor sie zerfallen. Da die Zerfallsherde in motorischen, zerebellaren, optischen und sensiblen Bahnen lokalisiert sein können – ohne charakteristische Verteilung –, kommt es im allgemeinen zu einem sehr bunten Symptomenbild.

(Störungen in der Zusammensetzung der Lipide und im Lipidstoffwechsel kommen auch bei einer Anzahl anderer Erkrankungen des zentralen und peripheren Nervensystems vor. Meistens führen sie zu einer Dysmyelinisation (wie bei den Leukodystrophien und Lipoidosen): Es kommt zu einer Desorganisation der Myelinscheiden infolge einer gestörten Lipoidsynthese.)

Für die Diagnosestellung ist entscheidend, daß die klinischen Symptome auf mehr als einen Herd hindeuten, Exazerbationen und Remissionen abwechseln, die Erkrankung in einem bestimmten Lebensalter auftritt, sowie im Liquor cerebrospinalis gewisse Veränderungen erkennbar sind.

Traumen, Schwangerschaft, körperliche oder seelische Belastungen, sowie Infektionen können sich auf den Verlauf der Erkrankung kaum auswirken. Genetische Faktoren könnten eine gewisse Rolle spielen. In den Niederlanden ergab eine Untersuchung, daß in manchen Familien siebenmal häufiger Multiple Sklerose vorkommt als üblich (60 Fälle auf 100000 Einwohner) zu erwarten wäre. Spezifische Außenfaktoren müssen jedoch hinzukommen, so auch klimatische Einflüsse, eine Bindung an gewisse Wohnorte, ein infektiöses Agens.

Die Erkrankung tritt in einem deutlichen Nord-Süd-Gefälle auf: in England, Schweden und Finnland kommen über 100 Fälle auf 100000 Einwohner vor, in Südeuropa 30–60.

Pathologische Anatomie: Makroskopisch findet man an vielen Stellen, vor allem in der Pons, gräuliche Flecken. Die Nervenfasern haben hier ihre Markscheide verloren, der Achsenzylinder bleibt zunächst erhalten. Auf die Demyelinisation folgt eine Proliferation des Gliagewebes. Man findet gewisse Beziehungen zum Gefäßsystem; perivaskuläre Infiltrate, bestehend aus Lymphozyten und Plasmazellen, sind immer wieder zu beobachten. Die Glia formt eine Art von Narbengewebe.

Das Vollbild der Encephalomyelitis disseminata ist das Ergebnis einer Summation von wiederholten Schüben. Immer wieder kommt es zum Auftreten von neuen Herden, jeder der vorangegangenen Schübe hinterläßt gewisse Resterscheinungen. Das erklärt die vielfältige Symptomatik und den Verlauf der Erkrankung, die im übrigen immer wieder eine gewisse Bevorzugung bestimmter Gegenden zeigt, so etwa der weißen Substanz des Rückenmarks, des Hirnstammes, des Großhirns – vor allem um die Ventrikel herum – und der Nn.optici. Viele dieser Herde lassen sich vor allem mit der Kernspintomographie gut darstellen.

Symptome: Die Erkrankung beginnt vielfach zwischen dem 15. und 30. Lebensjahr, sie kann jedoch auch erst zwischen dem 40. und 50. Lebensjahr erstmals auftreten. Frauen sind bevorzugt betroffen (Verhältnis 12:10 bis 2:1).
Invaliditätsgrade nach Hyllested:

1. Der Kranke kann sich noch allein versorgen, geht innerhalb und außerhalb des Hauses ohne Hilfe; seine Schrift ist unauffällig.
2. Schwierigkeiten beim Gehen; er braucht außerhalb des Hauses einen Stock. Leichte Behinderung der Arme und Beeinträchtigung der Schrift.

3. Geht nur mit Mühe und außerhalb des Hauses mit 2 Stöcken. Oft ist ein Helfer nötig. Im Haus stützt er sich auf Möbel. Benötigt Hilfe auch bei einfachen Verrichtungen.

4. Schwerbehindert. Kann nur noch im Haus einige Schritte gehen. Außerhalb des Hauses fährt er im Rollstuhl. Braucht Hilfe auch bei einfachsten Handlungen, kann aber noch ohne Risiko allein gelassen werden.

5. Schwerstbehindert. Zeitweilig im Rollstuhl, zeitweilig im Bett. Benötigt ständig Hilfe und kann nicht mehr allein gelassen werden.

6. Vollständig hilflos und ständig bettlägerig.

1. Das *Prodromalstadium* ist gekennzeichnet durch vielfältige Klagen, depressive Verstimmung, leichte Kopfschmerzen und Mißempfindungen am Körper. An weiteren psychischen Störungen finden sich ein Nachlassen des Gedächtnisses, eine gewisse Euphorie und eine Verminderung des Verantwortlichkeitsbewußtsein. Auch wird häufig eine abnorme Ermüdbarkeit angegeben.

In diesem Anfangsstadium wird gelegentlich eine vorübergehende Schwäche in einem Bein beobachtet; auch werden Paraesthesien einer der Extremitäten, die als Kribbel- und Taubheitsgefühl beschrieben werden, angegeben. Bei nahezu der Hälfte der Kranken treten an den Beinen eine verstärkte Ermüdbarkeit und Paraesthesien auf. Letztere werden aber auch im Brust- und Bauchgebiet wahrgenommen.

Meistens ist es hier noch schwierig, zwischen objektiven Störungen und bloßen subjektiven Mißempfindungen zu unterscheiden. Diese Gruppe von noch recht undeutlichen Symptomen wird von anderen Erscheinungen abgelöst, die charakteristischer und objektivierbar sind.

2. *Motorische Störungen:* Motorische Ausfälle werden durch Plaques in den kortikospinalen Bahnen verursacht. Die Störungen beginnen schleichend, sind asymmetrisch lokalisiert und betreffen in der Hälfte der Fälle meistens zunächst nur eines der Beine. Nach Ablauf einer bestimmten Zeit entwickelt sich eine spastische Parese beider Beine; die gleichen Störungen können, meist in geringerem Maße, in den Armen nachfolgen. Es liegt keine Muskelatrophie vor; jedoch sind die pathologischen Reflexe (Pyramidenzeichen) nachweisbar. Das Babinski'sche Zeichen und verwandte Phänomene sind oft auslösbar.

3. Bei drei von vier Patienten kommt es auch zu Störungen der Harnentleerung. Es kann zu imperativen Harnentleerungen, zur Harnverhaltung, aber auch zur ungesteuerten Harnblase kommen.

4. *Zerebellare Störungen:* Gangataxie und Intentionstremor sind schwerwiegende Klagen, die vor allem Herden im Kleinhirn zugeschrieben werden müssen. Der Intentionstremor kann Kopf und Gliedmaßen betreffen und kommt sowohl einseitig als beidseitig vor (Wackeltremor, Haltetremor).

5. *Hirnstammsymptome:* Eine große Gruppe wechselnder Störungen wird durch Herde im Hirnstamm verursacht. Nystagmus in vielerlei Formen (vertikal, horizontal u. a.) ist häufig. Störungen einer oder mehrerer Hirnnerven (besonders eine Abduzensparese) kommen vielfach vor. Eine charakteristische Störung ist die Dysarthrie, die zur skandierenden Sprache führt. Wörter und Sätze werden langsam und schlecht artikuliert ausgesprochen. Das führt zu einer holprigen Aussprache von kurzen Bruchstücken von Sätzen. (Zum Teil wohl auch zerebellären Ursprungs.)

6. *Sehstörungen, Hörstörungen:* Eine *Neuritis retrobulbaris* ist nicht nur häufig, sondern sogar meistens eines der frühesten Symptome. Der einseitigen Sehkraftverminderung

können Schmerzen in der Augengegend vorausgehen. Nach zwei oder drei Monaten kommt es zu einer manchmal vollständigen Wiederherstellung des Sehvermögens. (Eine Neuritis optici kann aber auch durch andere Ursachen entstehen.) Im Augenhintergrund findet sich eine oft temporal betonte Blässe der Papillen als Restsymptom. – Gelegentlich kommt es im Verlauf vieler Jahre auch zur Ertaubung. – Eine Störung im Bereich des optischen Systems läßt sich oft durch eine Untersuchung der visuellen evozierten Potentiale nachweisen. – Morphologische Ausfälle betreffen u. a. das papillomakuläre Bündel des N. opticus.

7. *Sensible Störungen:* Diese haben einen stark wechselnden Charakter. Störungen sowohl der epikritischen als auch der protopathischen Sensibilität und Paraesthesien werden beschrieben. Vollständige Sensibilitätsausfälle sind selten. Im Trigeminusbereich können diese Störungen mit kurzdauernden Schmerzen verbunden sein.

8. Die auftretende *Euphorie* wird manchmal von Verstimmungszuständen *(Dysphorie)* unterbrochen, Intelligenzdefekte (Demenz) können deutlich werden.

9. *Liquorveränderungen:* Bei einem hohen Prozentsatz der Kranken mit Encephalomyelitis disseminata werden Liquorveränderungen gefunden. Es kommt zu einer Lymphozytose (25–300 Zellen im mm^3), zu einer geringen Eiweißvermehrung und zu tiefen Ausfällen in den Kolloidkurven (z. B. Normomastixkurve). Die Kombination von nur leichter Eiweißvermehrung und schweren Kolloidkurvenänderungen wird albuminokolloidale Dissoziation genannt. Erhöhung der Immun-Gamma-Globuline und Auftreten oligoklonaler Banden! Es finden sich «immunkompetente» Zellen.

Das akute Stadium dieser Erkrankung kann wenige Stunden bis Wochen dauern. Dann bleiben die Symptome etwa drei bis sieben Wochen bestehen. In der Zeit von der achten bis zur sechzehnten Woche schreitet dann die Erkrankung weiter fort oder es kommt zu einer weitgehenden Wiederherstellung. Das klassische Krankheitsbild wird durch die Charcot'sche Trias gekennzeichnet: die skandierende Sprache, den Intentionstremor, sowie einen Rucknystagmus. – Man sieht aber auch chronisch fortschreitende Verläufe.

Prognose: Sie ist im allgemeinen um so schlechter, je jünger der Kranke ist. Es gibt sehr selten akute Formen, die in einigen Wochen tödlich enden können. Bei den meisten Fällen sieht man allerdings viele Jahre hindurch nur leichte Zeichen. Die mittlere Verlaufsdauer der Enzephalomyelitis disseminata liegt zwischen 15 und 30 Jahren. Die Hälfte der Kranken bleibt etwa acht bis fünfzehn Jahre lang gefähig, ist aber etwa die halbe Zeit bis ein Drittel der Zeit arbeitsunfähig. Die mittlere Lebenserwartung nach dem 15. Lebensjahr ist um rund zwanzig Jahre verkürzt. Gefährlich sind vor allem die Komplikationen: Zystopyelitis, Schrumpfniere und Dekubitus mit späterer Dekubitalsepsis. Hier kann man aber mit vorbeugenden Maßnahmen und Antibiotika wesentliches erreichen.

Therapie: Eine spezifische Therapie gibt es nicht. Man hat in die verschiedensten Richtungen hin therapeutische Versuche unternommen, so mit der Gabe von Kortikosteroiden, ACTH und Vitamin B 12.

Es war voreilig, Methylprednisolon als ein echtes Heilmittel gegen die Encephalomyelitis disseminata anzusehen. Auch die Wirkung von Kortikotropinen ist bis jetzt unbewiesen. Immerhin liegen Beobachtungen von Patienten vor, bei denen die Symptome einer Neuritis retrobulbaris nach Gabe von Kortikotropinen sich sehr schnell zurückbildeten. Viele Autoren nehmen an, daß die Erkrankung durch immunologische Vorgänge unterhalten wird. Man hat deshalb versucht, die Kranken durch Anwendung einer unspezifischen Vakzinetherapie zu desensibilisieren. Die Resultate dieser Behandlung waren nicht ermutigend.

Mehr verspricht die langfristige Behandlung mit Azathioprin, einer immunsuppressiven Substanz, die derzeit bevorzugt wird; als wirksam gilt neuerdings auch β-Interferon.

Die Physiotherapie liefert einen wichtigen Beitrag zur Behandlung der motorischen Ausfälle. Sie soll aber maßvoll verordnet und durchgeführt werden, um den Kranken nicht übermäßig zu ermüden.

Am wichtigsten ist es, den Patienten zu lehren, mit seinen Defekten zurechtzukommen. Die verbleibenden Möglichkeiten müssen bis zum äußersten ausgenützt werden; so haben viele Rehabilitationsmaßnahmen für den Kranken einen großen Wert.

Entscheidend für die Prognose ist aber derzeit noch die Vermeidung von Harnwegsentzündungen, Entzündungen der Atemwege und von Druckgeschwüren (Decubitus).

25. ENTZÜNDLICHE ERKRANKUNGEN

Vorbemerkungen

Auf die Einwirkung von Mikroorganismen antwortet jedes Gewebe mit einer Entzündung; dies wird im allgemeinen durch fünf Erscheinungen gekennzeichnet: Schwellung *(Tumor)*, Rötung *(Rubor)*, Wärme *(Calor)*, Schmerz *(Dolor)* und eine Funktionsstörung *(Functio laesa)*. Bei einer entzündlichen Erkrankung des zentralen oder peripheren Nervensystems steht die Funktionsstörung im Vordergrund.

Infektionen des Nervensystems können durch eine große Anzahl von Erregern verursacht werden, so durch verschiedene Bakterien, Viren, Rickettsien, Protozoen, Parasiten und Pilze. Aber auch bei den nicht durch Erreger verursachten Autoimmunerkrankungen *(Lupus erythematodes, Panarteriitis nodosa u. a.)* sowie ätiologisch unklaren Entzündungen *(Sarkoidose, Behçetsche Krankheit)* kann das Nervensystem betroffen sein.

Infektionswege

Die Mikroorganismen können das Nervensystem auf verschiedenen Wegen erreichen.

Wird die Dura mater nur von außen betroffen – also ohne wesentliche Schädigung der darunter liegenden Meningen, so kann ein epiduraler Abszeß entstehen. Meistens sind aber auch die übrigen Hirnhäute einbezogen und die Infektion breitet sich dann schnell im Subarachnoidalraum und den anderen Liquorwegen aus. Es kommt zur Leptomeningitis.

Die Erreger können bei Traumen der Hüllgebilde des Nervensystems (etwa auch aus den Nebenhöhlen) fortgeleitet ins Zentralnervensystem eintreten. Eine haematogene Ausbreitung trifft man bei Sepsis und Virusinfektionen. Bakterien gelangen häufig auch auf dem Blutweg aus dem Herz (bei Endokarditis) und Lungen (eitrige Bronchialentzündungen, Lungenabszeß) ins Zentralnervensystem.

Vor allem bei gewissen Virusinfektionen kommt es zu einer Ausbreitung der Mikroorganismen längs der axonalen und periaxonalen Gebilde – so etwa bei Poliomyelitis und der Lyssa (Tollwut).

Unterformen

Bei Entzündungen peripherer Nerven sprechen wir von einer *Neuritis*. Bei einer *Radikulitis* oder Wurzelentzündung sind die ein- und austretenden Wurzeln von Rückenmark und Hirnnerven betroffen. Im Zentralnervensystem können sowohl das Großhirn (Enzephalitis) als auch das Rückenmark (Myelitis) und die umgebenden Liquorräume (Meningitis) von dem Prozeß betroffen sein. Häufig betrifft die Erkrankung Gehirn und Rückenmark (Enzephalomyelitis) oder Hirn und Hirnhäute (Meningoenzephalitis) gleichzeitig.

Allgemeine Zeichen

Schmerzen, besonders Kopf- und Rückenschmerzen, bei mehr akuten Prozessen Fieber und Mißempfindungen sind häufig. Entzündungen im Schädelinneren führen zu Kopfschmerzen, oft psychischen Veränderungen (Reizbarkeit, Dösigkeit bis Bewußtlosigkeit), Anfällen, Lähmungen und weiteren zentralnervösen Störungen.

Im EEG kommt es zu einer Verlangsamung des Grundrhythmus oder auch zu Herdsymptomen.

Im Liquor findet sich bei den entzündlichen Hirn- und Rückenmarkserkrankungen fast stets eine Zell- und Eiweißvermehrung. Bei sehr akuten Prozessen trifft man vor allem Granulozyten an, im späteren Stadium und eher subakuten Prozessen Lymphozyten und Monozyten.

Meningitiden und Enzephalitiden sind meldepflichtig.

A. MENINGITIS

Häufig sind gleichzeitig Gehirn und Rückenmark mitbetroffen. Man spricht dann von einer *Meningoenzephalitis* oder *Meningomyelitis*.

Ätiologie:

1. Die Infektion kann durch körpereigene Erreger verursacht werden, beispielsweise wenn die Abwehrkraft im gesamten Organismus vermindert ist. Eine akute Meningitis purulenta kann durch Meningokokken, Streptokokken, Pneumokokken oder Haemophilus influenzae verursacht werden.
2. Pathogene Keime können über das Mittelohr oder über den Nasen-Rachenraum mit den Meningen in Kontakt kommen und den entzündlichen Prozeß verursachen.
3. Pathogene Keime dringen nach einer offenen Schädel- oder Wirbelsäulenverletzung in die Hirnhäute ein.
4. Die Krankheitserreger kommen über die Blutbahn (hämatogen) von anderen Entzündungsherden im Körper her in die Meningen. Bei der Borreliose, die durch Zeckenbiß übertragen wird und oft Hirnnerven oder Nervenwurzeln in Mitleidenschaft zieht, geht häufig am Ort des Zeckenbisses eine Hautentzündung (Erythema migrans genannt) voraus. Auch Tuberkelbakterien und Spirochäten kommen auf dem Blutweg ins Nervensystem.

Pathologische Anatomie: Bei der tödlich verlaufenden Meningitis ist das Gehirn ödematös geschwollen; es kann zu einer Einklemmung von Kleinhirn oder Hirnstamm gekommen sein. Die Arachnoidea ist verdickt und zeigt einen weißlich-gelblichen oder grünlichen Belag. Gelegentlich liegt ein haemorrhagisches Exsudat vor. Mikroskopisch sind die Arachnoidalräume erweitert und mit vielen neutrophilen Granulozyten und anderen Entzündungserregern angefüllt. Man sieht den entzündlichen Prozeß an der Oberfläche des Gehirns und an dem Plexus in den Ventrikeln. Bei den meisten bakteriellen Meningitiden liegt der Eiter vor allem über den Hemisphären («Haubenmeningitis»), bei Tuberkulose bevorzugt die Entzündung die Hirnbasis.

Symptome

1. Kopfschmerzen, Übelkeit und Erbrechen, oft sehr hohes Fieber, die sich vielfach außerordentlich schnell einstellen.
2. Meningeale Reizerscheinungen, die sich u. a. in Nackensteifigkeit äußern. Der Kopf wird nach hinten gebeugt (Opisthotonus), die Beine werden angezogen.
3. Neurologische Ausfallserscheinungen verschiedenster Art und motorische Unruhe.
4. Bewußtseinstrübung bis Bewußtlosigkeit.
5. Krampfanfälle.
6. Vegetative Störungen wie Bradykardie.

Diagnose: Wenn bei einem Patienten der Verdacht auf das Vorliegen einer Meningitis besteht, muß eine Lumbalpunktion ausgeführt werden; der Zellgehalt, der Eiweißgehalt und der Glukosegehalt des Liquors müssen untersucht werden. Aber auch eine serologische Untersuchung ist notwendig. Erst sie erlaubt oft die Art der Erreger zu erkennen.

Was den Verlauf und die Symptome betrifft, kann man unterscheiden:
a) die *seröse* Meningitis, die meist durch ein Virus verursacht wird;
b) die *tuberkulöse Meningitis;*
c) die *eitrige Meningitis,* die meist durch Bakterien verursacht wird;
d) die *luische Meningitis* durch Spirochaeta pallida – später oft von einer progressiven Paralyse oder Tabes dorsalis gefolgt;
e) die *Neuroborreliose* und andere.

a. Seröse Meningitis
Die Patienten sind einige Tage recht krank, sie werden im allgemeinen nicht komatös; die Erkrankung nimmt meist einen recht günstigen Ausgang. Immerhin kann es gelegentlich zu recht chronischen Verläufen kommen.

b. Tuberkulöse Meningitis
Die Erkrankung hat einen mehr chronischen Ablauf. Anfangs zeigen sich Allgemeinsymptome wie Ruhelosigkeit und vor allem auch Kopfschmerzen. Danach erst folgen die meningealen Reizerscheinungen. Häufig sind dabei die Hirnnerven geschädigt, da die Meningitis ja vorwiegend an der Hirnbasis lokalisiert ist. – Doppeltsehen (Abducensparese!) ist nicht selten. Als Spätfolgen drohen hier Synechien und ein Liquorwegverschluß (Aquaeduktstenose) mit Hydrocephalus internus. Es kann zu irreversiblen psychischen Störungen (Demenz, Wesensänderung) und auch zu hirnorganischen Anfällen kommen.

c. Eitrige Meningitis (Meningitis purulenta)
Hier sind die Symptome am deutlichsten, die Erkrankung nimmt vielfach einen stürmischen Verlauf. Im Liquor findet man oft viele Tausend Zellen; der Liquor ist trübe, sieht manchmal wie reiner Eiter aus. Ein bis drei Wochen lang besteht Lebensgefahr. Wenn die Erkrankung nicht behandelt wird, verläuft sie meist in wenigen Tagen tödlich. Der Primärherd muß aufgesucht und später ausgeräumt werden, sonst drohen Rezidive. Wichtige Erreger sind Pneumokokken, Streptokokken, Staphylokokken u. a. – Bei Kindern und Jugendlichen, seltener bei älteren Menschen trifft man auch Meningokokken. Diese Meningitis ist vor allem über der Hemisphäre lokalisiert.

d. Luische Meningitis
Die frühluische Meningitis wird oft verkannt, da Kopfschmerzen und Fieber nicht sehr ausgeprägt sein müssen. Sie tritt im Sekundärstadium der Lues auf, führt sehr selten zum Tod und ist durch die positive Luesreaktion bei geringfügigen entzündlichen Liquorver-

änderungen leicht zu erkennen. Hirnnervenausfälle sind eher selten. Aus der frühluischen Meningitis kann sich dann aber die gefährlich progressive Paralyse und wohl auch die Tabes dorsalis entwickeln, bei der vor allem die Hirnrinde, bzw. das Rückenmark umgebaut werden. Dort gehen die Ganglienzellen zugrunde. Gliazellen wuchern.

e. Neuroborreliose
In den letzten Jahren entdeckte man, daß eine chronische Hirnhautentzündung mit Nervenwurzel- und Nervenbeteiligung (vor allem der Fazialis) durch Zeckenbiß übertragen wird. Erreger ist Borrelia Burgdorferi. Einige Wochen nach der Hautentzündung kommt es zu der eher symptomarmen Meningitis. Gelegentlich kommt es auch zu einer Gelenk- und Herzschädigung. Im Liquor finden sich zahlreiche Lymphozyten. Die Behandlung erfolgt wie bei Lues. Diese Neuroborreliose ist, seit man sie zu erkennen gelernt hat, eine relativ häufig diagnostizierte Erkrankung.

Therapie: Die Meningitis erfordert die Anwendung hoher Dosen von Antibiotika, bei einzelnen Formen gelegentlich auch noch von Sulfonamiden. Bei eitrigen Meningitiden beginnt man bis zur Identifikation des Erregers mit hohen Dosen Penizillin (15–30 Mill. Einheiten täglich), bei Verdacht auf tuberkulöse Meningitis mit Streptomycin (1,0–1,5 g täglich) und anderen Tuberkulostatika. Später wird die Behandlung je nach der vorliegenden Empfindlichkeit gegen bestimmte Substanzen durchgeführt. Beachten muß man, daß die meisten Antibiotika unterschiedlich in den Liquorraum diffundieren. Eine intrathekale Gabe von Antibiotika gilt zumeist als überflüssig oder gar schädlich. – Allgemeinmaßnahmen (gute Pflege, Sorge für ausreichende Ernährung und Flüssigkeitszufuhr, Pflege der Kreislaufverhältnisse) besitzen eine erhebliche Bedeutung. Wichtig ist also die Stabilisierung aller Körpergrundfunktionen und die Vermeidung von Krampfanfällen. Krankengymnastisch kommt im akuten Stadium nur passives Durchbewegen der Extremitäten und Vermeidung von Fehllagerungen in Frage.

B. ENZEPHALITIDEN

Man kann zumindest zwei große Gruppen unterscheiden:
Die *apurulente Enzephalitis,* oft durch ein Virus verursacht und die *eitrige Enzephalitis,* die durch andere Mikroorganismen (vor allem Bakterien) hervorgerufen wird.
Die apurulente Enzephalitis kann unterteilt werden in Formen, bei denen hauptsächlich die graue Substanz betroffen ist (Polioenzephalitis) und Formen, bei denen besonders die weiße Substanz entzündliche Veränderungen zeigt (Leukenzephalitis).

1) Apurulente Enzephalitiden

Encephalitis epidemica (Polioencephalitis)
Diese Erkrankung wird auch *Encephalitis lethargica* genannt; sie wird wahrscheinlich durch ein Virus verursacht.
Beobachtet wurde die Erkrankung erstmals um 1918–1920 im Anschluß an eine Grippeepidemie. Derzeit kommt sie kaum (nicht?) mehr vor.

Pathologische Anatomie: Man findet eine Vermehrung und Wucherung von Gliazellen sowie eine Gefäßerweiterung in einer Anzahl von Kernen des Hirnstamms, vor allem in der Substantia nigra.

Symptome:
1. Die Erkrankung beginnt mit mäßigem Fieber, Erbrechen, Übelkeit und geringeren meningealen Reizerscheinungen.
2. «Lethargie» (davon erhielt die Erkrankung den Namen), also ein besonderes Schlafbedürfnis. Störungen des Schlaf–Wachrhythmus, aber auch anhaltende Bewußtseinstrübungen sowie eine motorische Unruhe mit abnormen unwillkürlichen Bewegungen kommt vor.
3. Augenmuskellähmungen können auftreten.
4. Häufig bleiben Restsymptome zurück, die sich manchmal erst spät zeigen. Ein Parkinsonsyndrom wie auch endokrine Störungen können noch Jahre danach in Erscheinung treten.
Die Erkrankung kam epidemieartig vor.

Zentraleuropäische Zeckenenzephalitis

Es gibt verschiedene Formen von Enzephalitiden, bei denen der Erreger, ein Virus, nachgewiesen werden kann. Diese Viren werden durch Mäuse, Mücken oder besonders häufig durch Zecken übertragen. In verschiedenen – vor allem waldreichen – Gegenden kommt besonders im Frühsommer die zentraleuropäische Zeckenenzephalitis (ZEE) – durch Arboviren erregt – vor.

Pathologische Anatomie: Entzündliche Veränderungen findet man auch hier in den Kernen des Hirnstamms, den Basalganglien, aber auch in der Großhirnrinde.
Symptome: Fieber, Kopfschmerzen, Benommenheit, Antriebsstörung, auch gelegentlich Euphorie, Krampfanfälle, sonstige neurologische Auffälligkeiten.

Prophylaxe: Schutz bietet eine Impfung, die vor dem Aufenthalt in davon stark betroffenen waldreichen Gegenden sehr empfehlenswert ist.

Encephalitis disseminata infectiosa (Leukenzephalitis).

Ätiologie: Im Anschluß an akute Infektionskrankheiten wie Röteln, Windpocken, Masern, Keuchhusten, Mumps und auch nach Pockenschutzimpfungen kann eine derartige Enzephalitis entstehen. Die Krankheitserscheinungen werden wahrscheinlich nicht direkt durch die Krankheitserreger verursacht, sondern können als allergische Reaktion auf die Primärerkrankung betrachtet werden. Manchmal ist auch das Rückenmark an verschiedenen Stellen betroffen; man spricht dann von einer parainfektiösen Enzephalomyelitis.

Pathologische Anatomie: Es handelt sich um eine entzündliche Reaktion der weißen Substanz mit einer starken Wucherung von Gliazellen.

Symptome: Fieber, Kopfschmerzen, Übelkeit und Erbrechen. Augenmuskellähmungen und andere Hirnnervenstörungen, eine Parese von Bein- und Armmuskeln. Bewußtseinstrübung. Epileptische Anfälle.

Prognose: Bei den gutartig verlaufenden Fällen bleiben lediglich meningeale Reizerscheinungen eine Zeitlang bestehen, bei den bösartigeren Formen findet man Restbefunde wie Mono- oder Hemiplegie sowie psychische Störungen.

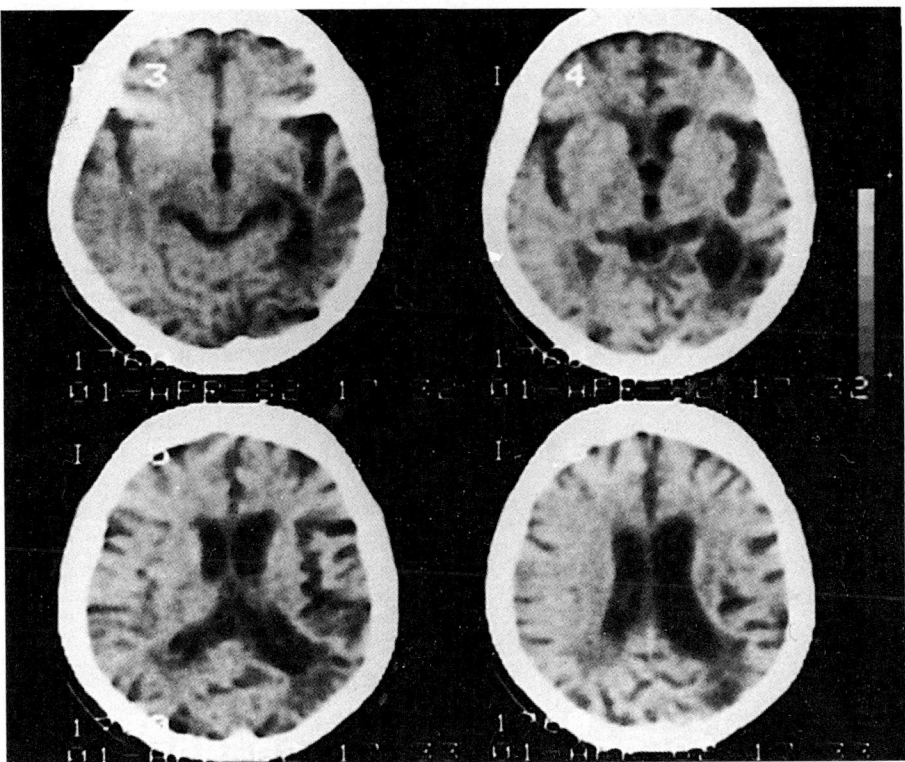

Abb. 140: Computertomographie bei subakuter Leukenzephalitis (auch SSPE genannt)

Weitere apurulente Enzephalitiden

a) Enzephalitiden werden auch durch Coxsackie-Viren, Echo-Viren und Rickettsien hervorgerufen. Die Allgemeinsymptomatik ist ähnlich wie oben angegeben.

b) Auch bei der Tollwut (*Lyssa*) liegt eine Virusinfektion vor, die allerdings vorwiegend entzündliche Veränderungen in der grauen Substanz (Ammonshornzellen, Purkinje-Zellen, Hypothalamus) hervorruft.

Die Tollwut ist unbehandelt eine stets tödlich verlaufende Erkrankung mit Fieber, Krämpfen – besonders quälend im Schlundbereich. Im Verdachtsfall muß eine Impfung erfolgen. Unbehandelt tritt der Tod in delirantem Zustand ein.

c) Die Virusgrippe kann ebenfalls mit einer Enzephalitis einhergehen. Man spricht auch von einer *Grippeenzephalitis* («Kopfgrippe»).

d) Besonders gefährlich ist die *Herpes-Enzephalitis,* bei der weite Hirnteile – etwa der ganze Schläfenlappen, betroffen ist. Es kommt zu einem mächtigen Oedem und ausgedehnten Nekrosen. Histologisch findet man zahlreiche Einschlußkörperchen. Bei dieser oft sonst tödlich verlaufenden Erkrankung ist der frühe Einsatz von Virostatika (Aciclovir, Adenin-Arabinosid) notwendig. Die schwerkranken Patienten werden oft schnell komatös.

e) Es gibt weitere seltenere Formen von Enzephalitiden, allerdings nicht nur der weißen Substanz, so die *subakute Leukoenzephalitis* (besser Panenzephalitis genannt). Sie betrifft im allgemeinen Kinder zwischen dem 5. und 15. Lebensjahr. Symptome sind eine zunehmende Verschlechterung aller psychischen Funktionen mit Hyperkinesen verschiedenster Art. Nach einigen Monaten wird der Kranke zunehmend kachektisch und verstirbt zuletzt.

Diese Erkrankung wird heute meist als Sonderform einer Masernenzephalitis angesehen («slow-virus-Erkrankung»).

f) Auch bei AIDS (durch HIV-Viren erworbener Defekt des Immunsystems) kann es früh (oft unbemerkt) und nach Jahren zu einer Enzephalitis kommen. Dabei sind direkte HIV-Wirkungen, aber auch die Förderung opportunistischer Infektionen durch Abwehrschwäche (Kryptokokkose, Zytomegalie-Infektion, Pneumocystis-Carinii-Infektion u. a.) zu erwägen. Eine gezielte Therapie dieser neuartigen Infektionskrankheit vor allem bei Homosexuellen, Süchtigen und durch Gabe infizierten Serums bei Hämophilen ist nicht in Sicht.

g) Die *Toxoplasmose-Enzephalitis* ist eine Enzephalitis, die durch ein Protozoon verursacht wird, das bei zahlreichen Tieren, wie Hunden, Kaninchen, Schafen usw. vorkommt. Bei Erwachsenen verursacht sie selten Symptome, allenfalls Fieber und eine geringe Lymphknotenschwellung, aber nur äußerst selten Zeichen einer Beteiligung des Nervensystems. Wenn aber eine schwangere Frau, etwa durch eine Katze infiziert ist, kann ein Kind zur Welt gebracht werden, das eine schwere kongenitale Enzephalitis hatte. Die wichtigsten Symptome sind dann Hyperkinesen, eine Chorioretinitis des Auges, intrazerebrale Verkalkungen und ein Hydrozephalus.

Zugrunde lag dem eine nekrotisierende Enzephalitis vor allem im Bereich der Hirnrinde, der Basalganglien und rund um den Aquaedukt.

h) Auch die in Afrika auftretende, durch die Tsetsefliege übertragene *Schlafkrankheit* wird durch ein Protozoon erregt. Es handelt sich um eine zentrale Enzephalitis, die unbehandelt im Koma zum Tod führt. Die medikamentöse Behandlung ist seit langem möglich und sollte früh einsetzen.

i) Neuerdings lernte man genauer verschiedene *Prion-Erkrankungen* kennen: Sie wer-

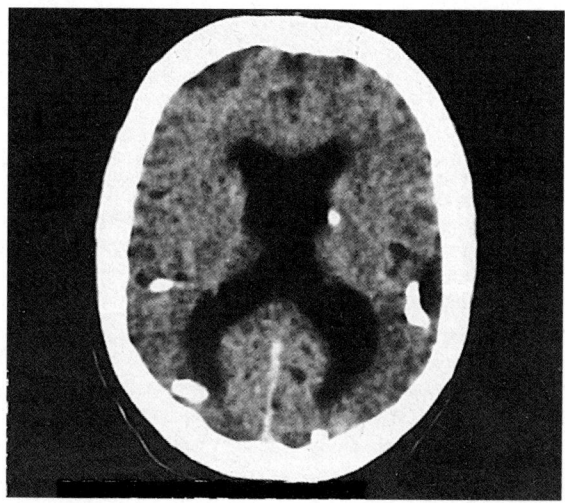

Abb. 141: Computertomographie bei Spätfolgen nach Toxoplasmose mit Hydrozephalus und verkalkten Herden

den durch Protein-Moleküle übertragen und sind, wie etwa die Creutzfeld-Jakob'sche Krankheit, bisher nicht zu behandeln. Sie können auch in Familien gehäuft auftreten.

2) *Eitrige Enzephalitiden* (Hirnabszeß)

Vorbemerkungen

Sie werden fast immer durch Bakterien verursacht. Sowohl das Hirn als auch die Hirnhäute können von diesem Entzündungsprozeß betroffen sein. Wir sprechen dann von einer *Meningoenzephalitis*. Die bakteriellen Prozesse im Gehirn haben die Neigung sich abzukapseln, wobei sich um das entzündliche Infiltrat eine Art Membran bildet. Man spricht dann von einem Abszeß. Wird der Prozeß subakut oder chronisch, so kann es auch zu entzündlichen Gefäßveränderungen (Endarteriitis) mit sekundären Kreislaufstörungen im Gehirn kommen. Im Zentrum kommt es zur Nekrose.

Ätiologie: Ungefähr der Hälfte dieser Erkrankungen liegt eine Fortleitung eines eitrigen Prozesses aus Stirnhöhle oder dem Mittelohr vor. Traumen – Schädelfraktur – bei der Haut und Knochen entzündet sind, können zugrunde liegen. Wir sprechen von *traumatischen* und *metastatischen Abszessen*. Auch eine hämatogene Aussaat (von einer eitrigen Bronchitis, aus Bronchiektasen, einem Lungenabszeß oder von einer Endokarditis) kann einen Hirnabszeß hervorrufen.

Pathologische Anatomie: Die Anwesenheit vor Erregern verursacht im Hirngewebe neben einer umschriebenen Zellinfiltration eine intensive Gliareaktion und Bindegewebsvermehrung, wodurch rund um den Eiterherd eine gräuliche fibröse Kapsel innerhalb weniger Wochen entsteht, die bis zu 3 mm dick ist. Die Ausdehnung des Abszesses wird dadurch zeitweise zum Stillstand gebracht. Er kann sich aber dann wieder ausdehnen. So können auch mehrere Abszesse gleichzeitig bestehen und miteinander in Verbindung treten. Im Zentrum besteht eine Nekrose mit vollständigem Gewebsuntergang. Durch Durchtritt des infektiösen Inhaltes ins umgebende Hirngewebe kann aus einem abgekapselten Abszeß eine ausgedehntere Enzephalitis entstehen.

Rund um den Abszeß besteht meist ein Oedem. Auch dort kann es später zu einer Gliareaktion aus Astrozyten und phagozytierender Mikroglia kommen. In der Kapsel findet man Bindegewebs- und Gliafasern sowie Fettkörperchenzellen. Die Erreger (vor allem Kokken, aber auch Pilze u. a.) sind im Eiter oft nachweisbar. Das Tuberkulom ist leicht davon zu unterscheiden: Hier kommt es zentral zur «Verkäsung». Besser erhalten bleiben die Gewebsstrukturen bei den sehr seltenen Gummen der Lues des Zentralnervensystems.

Symptome:

1. Allgemeinerscheinungen: heftige Kopfschmerzen, hohes Fieber, Erbrechen, Apathie und möglicherweise Krampfanfälle. Diese Symptome können denen einer akuten Meningitis gleichen.
2. Herderscheinungen: wenn der Prozeß die motorische oder sensible Rinde betrifft, kann es zu umschriebenen Lähmungen und Gefühlsstörungen kommen. Wenn die langen Bahnen geschädigt sind, kommt es zu einseitigen Lähmungen und Sensibilitätsstörungen.

Zeitweilig kann das klinische Bild eines Hirnabszesses dem eines Tumors gleichen.

Der Hirnabszeß stellt eine gefährliche Erkrankung dar, dessen Behandlung vor allem neurochirurgisch ist. Die Mortalität bei ungenügend behandelten Abszessen ist hoch. Die Lokalisation des Abszesses (Schläfenhirn, Stirnhirn oder Kleinhirn) erklärt sich oft durch direkte Durchwanderung aus eitergefüllten Räumen in den angrenzenden Hohlräumen des Schädels.

C. MYELITIS

Zahlreiche Erreger können auch Entzündungsprozesse im Bereich des Rückenmarks hervorrufen. Allerdings kommen hier Entzündungen im allgemeinen wesentlich seltener vor. Die wichtigste Rückenmarksentzündung war lange Zeit die *Poliomyelitis anterior acuta*, die einst berüchtigte Kinderlähmung. Virusentzündungen, allergische Entzündungen und Entzündungen durch mehr chronisch wirksame Erreger kommen vor. Unter den letztgenannten entzündlichen Prozessen – extrem chronisch – verdient die Tabes dorsalis Erwähnung. Andere Myelitiden führen zu mehr oder weniger ausgeprägten Rückenmarkssymptomen bis hin zur Querschnittslähmung (s. a. S. 273 ff.).

Poliomyelitis anterior acuta (Kinderlähmung, von Heine – Medinsche Erkrankung).

Dank der Schutzimpfung ist diese Erkrankung derzeit extrem selten. Sie soll trotzdem ausführlicher dargestellt werden, da sie früher zu den gefährlichsten (und folgenreichsten) Krankheiten, vorzugsweise im Kindesalter – aber nicht nur dann – gehörte, und sie bei Impfmüdigkeit jederzeit wiederkehren kann.

Ätiologie: Das Virus der Kinderlähmung tritt häufig im Mund-Rachenraum ein und breitet sich dann auch über den Verdauungskanal aus. Über die Lymphknoten gelangt das Virus in die Blutbahn (Virämie), aber nur ungefähr 0,2% der infizierten Personen entwickelten eine echte Poliomyelitis. Durch starke Affinität zum Nervensystem, vor allem den motorischen Vorderhornzellen, kommt es dort dann zu schweren Funktionsstörungen.

Drei Arten Polioviren wurden isoliert, sie sind als Typ I («Brunhilde»), Typ II («Lansing») und Typ III («Leon») geläufig.

Nach einem unspezifischen Stadium einer Allgemeininfektion, vor allem auch mit geringfügigen Magen-Darm-Symptomen, sowie flüchtigen meningitischen Erscheinungen kommt es schließlich in einer geringen Anzahl von Fällen zur vollständigen Entwicklung der Erkrankung.

Symptome:
Wir unterscheiden zwei Hauptstadien:

Das *praeparalytische Stadium* wird in der ersten Phase durch Fieber, Übelkeit, Kopfschmerzen und gelegentlich auch Schläfrigkeit, Schweißausbrüche und eine leichte Gastroenteritis gekennzeichnet, die innerhalb von 48 Stunden abklingt.

Dann folgt die zweite Phase mit Kopf-, Rücken- und Gliederschmerzen sowie einer Hyperpathie im Bereich tiefer und oberflächlicher Rezeptoren. Auch aus diesem Stadium ist eine völlige Wiederherstellung denkbar. Vom praeparalytischen Stadium finden wir meistens eine Zunahme der Zellen im Liquor cerebrospinalis, gewöhnlich um 50–250 mm³. In den ersten Tagen können auch Granulozyten neben Lymphozyten auftreten, danach nur Lymphozyten. Die Eiweißwerte sind erhöht.

Es folgt das paralytische Stadium.

Das *paralytische Stadium* beginnt mit einer Schmerzhaftigkeit der Muskulatur und wird von asymmetrischen, vor allem proximal ausgeprägten Paresen (bis vollständigen Paralysen) gefolgt. Vor allem der M. deltoideus, der M. triceps brachii und der M. quadriceps am Bein sind betroffen, jedoch können dies auch die Bauchmuskeln und Rückenmuskeln sein. Die gefährlichste Komplikation ist im akuten Stadium der Ausfall der Atemmuskulatur. Nicht ganz selten sah man neben den spinalen Formen auch bulbäre Formen. Dabei sind die motorischen Hirnnervenkerne und das Atemzentrum betroffen.

In einem weiteren Stadium bilden sich die Paresen dann teilweise zurück. In weiten Bereichen kann jedoch die quergestreifte Muskulatur bei entsprechend geschädigten Vorderhornzellen weitgehend zugrunde gehen.

Prophylaxe: Derzeit haben sich die meisten Kinder eine Poliomyelitis-Schluckimpfung unterzogen. Mit einer Vackzine aus abgestorbenen Poliomyelitisviren (Typ Salk) oder aus lebenden Poliomyelitisviren (Typ Sabin) konnte man diese Erkrankung nahezu ausrotten. Früher legte man auch Gewicht auf unspezifische Maßnahmen, wie große Sauberkeit, kein Kontakt mit Fäkalien, keine körperlichen Anstrengungen, keine Impfungen während einer Poliomyelitis, keine Tonsillektomie, wenn Epidemien bekannt wurden – vorzugsweise in der Sommerzeit.

Therapeutische Maßnahmen:

Akutes Stadium: Vier bis fünf Wochen Isolierung; Sorge für bequeme Körperlage wegen der Muskelschmerzen, passive Bewegungen zur Verhütung von Kontrakturen. Bei Bulbär- oder Atemlähmung: künstliche Beatmung, Freihalten der Luftwege.

Wenn eine *Rekonvaleszenz* erkennbar ist, Beginn mit aktiven Übungen. Die Übungsbehandlung kann im warmen Wasser fortgesetzt und ausgedehnt werden. Eine Reizstrombehandlung der atrophischen Muskelbezirke ist denkbar. In der Folgezeit wird man auch mit orthopädischen Maßnahmen – Anwendung und Anfertigung von Stützapparaten – versuchen, dem Kranken ein Maximum an Bewegungsfreiheit zu verschaffen.

In der Folgezeit kommt eine allgemeine roborierende Übungsbehandlung mit Schwimmen, Gymnastik und Ballspielen in Betracht. Psychologisch günstig wirkt sich diese Behandlung in Gruppen aus.

Die Poliomyelitis ist eine meldepflichtige Erkrankung; auch Verdachtsfälle müssen dem örtlichen Gesundheitsamt gemeldet werden.

Schlußbemerkungen: Die Entwicklung des Serums gegen diese schwerste Rückenmarkserkrankung hat in den letzten Jahren die Zahl von Kranken mit Rückenmarksentzündungen stark vermindert. Erkrankten etwa 1960 allein in Bayern 1182 Menschen an Kinderlähmung, so sank diese Zahl nach der Schluckimpfung im Jahre 1966 auf 2 (in den Niederlanden wurden 1956 1812 Kranke mit Lähmungen und 394 ohne Lähmungen registriert, 1965 nur 3 Fälle, von 1967 bis 1968 kein einziger Fall dieser Erkrankung). In den letzten Jahren kam es allerdings wegen der Impfmüdigkeit der Bevölkerung dort erneut zu einer kleinen Epidemie.

Tabes dorsalis

Die Tabes dorsalis ist eine Form der Lues des Zentralnervensystems, die inzwischen auch selten geworden ist. Bemerkenswert ist hierbei, daß ein langes Intervall (10 bis 20 Jahre) zwischen Infektion (Primäraffekt) und Auftreten der Erkrankung besteht.

Pathologische Anatomie: Zugrunde liegt ein degenerativer Prozeß der Hinterwurzeln und der Hinterstränge (Fasciculus gracilis und cuneatus) vor allem im Lumbosakralbereich des Rückenmarks.

Symptome:
1. Schmerzen und Paraesthesien: Die Schmerzen entsprechen nicht ganz der Ischialgie; sie treten sehr plötzlich und kurzfristig, auch an unterschiedlichen Stellen, auf.
2. Herabsetzung der Schmerzempfindung mit verkürzter und verspäteter Schmerzwahrnehmung.
3. Durch Unterbrechung des Reflexbogens im Bereich der Hinterwurzeln – Hinterhörner – kommt es zu einem Ausfall der Muskeleigenreflexe und zu einer Hypotonie der Muskulatur.
4. Durch die Schädigung der Fasern zu den spinozerebellaren Bahnen kommt es zu einer Gangunsicherheit und hochgradiger Ataxie. Ein ruhiges Stehen mit geschlossenen Augen ist nicht möglich (Rombergsches Zeichen).

Kleinere entzündliche Herde können sich auch im Bereich des Sehsystems manifestieren: dann kommt es zum Argyll-Robertsonschen Zeichen mit Lichtstarre der Pupillen bei überschießender Konvergenzreaktion. Die Pupillen sind häufig eng und oft entrundet (Miosis, Pupillenstarre). Nicht selten kann es bei der Tabes auch zu einer Optikusatrophie mit der gefürchteten Erblindung kommen.

Die Erkrankung verläuft langsam. Sie beginnt im allgemeinen mit sensiblen Ausfällen und den Schmerzanfällen (tabische Krisen). Die nadelstich- oder messerstichartigen Schmerzen («lanzinierende Schmerzen») dauern meist nicht länger als Sekunden. Erst später entwickelt sich die Ataxie. Durch Fehlbelastung der Gelenke kommt es zur tabischen Arthropathie. Die Kranken können stürzen, wobei es zu atypischen Frakturen kommt. Im allgemeinen sind die Symptome im Bereich der Beine und des Rumpfes deutlicher als an den oberen Extremitäten. Die Störungen treten weitgehend symmetrisch auf. Wenn das Sakralmark oder Sakralwurzeln betroffen sind, kann es auch zu einer Störung in der Kontrolle der Blasenfunktion mit Inkontinenz kommen.

An der Haut können wie ausgestanzt wirkende Ulzera auftreten – wohl vorwiegend durch trophische Störungen bedingt. Die Tabes kann auch nach einer Lues congenita auftreten.

Wenn die Tabes mit einer Entzündung der Hirnrinde verbunden ist, spricht man von einer Taboparalyse. (Die progressive Paralyse selbst wird zumeist innerhalb der Psychiatrie behandelt, da hier psychische Symptome ganz führen).

Im Liquor trifft man bei der Tabes nur noch sehr selten geringfügige Zellerhöhungen. Etwas häufiger trifft man eine Eiweißvermehrung, vor allem der Globuline, an. Die luesspezifischen Reaktionen sind im Liquor meistens positiv.

Therapie: Ist der entzündliche Prozeß noch aktiv, Penicillin, eventuell Fieberkur. Die Schmerzen der Kranken lassen sich im allgemeinen schlecht mit den gewöhnlichen Analgetika beeinflussen. Weiter führt eine konsequente Behandlung mit Neuroleptika oder auch Antikonvulsiva. Bei sehr schweren Fällen muß man eine Chordotomie in Betracht ziehen. Zur Beeinflussung der Ataxie wendet man Geh- und Zielübungen an.

Die entzündlichen Prozesse im Bereich der peripheren Nerven und der Nervenwurzeln, wie auch im Bereich der Spinalganglien (Herpes zoster) werden an anderer Stelle (siehe Kapitel 21) behandelt.

26. EPILEPSIEN (hirnorganische Anfallsleiden)

Unter Epilepsien (hirnorganische Anfallsleiden, früher auch Fallsucht genannt) wird das wiederholte Auftreten von Anfällen bestimmter Typen verstanden. Zwischen den Anfällen zeigt der Kranke keine wesentlichen Krankheitserscheinungen. Man bezeichnet diese Anfälle auch als Iktus oder Krampfanfälle. Es handelt sich um eine häufig vorkommende Erkrankung des Nervensystems; man schätzt, daß ungefähr ½% der Bevölkerung an dieser Krankheit leidet. Die Häufigkeit der Krampfanfälle kann in erheblichem Maße wechseln: Sie können viele Male an einem Tag auftreten oder auch nur einige Male während des ganzen Lebens.

Diagnostische Hauptkriterien sind

- plötzlicher Beginn von anfallsartig auftretenden, dann abklingenden aber rezidivierenden Hirnfunktionsstörungen, gewöhnlich mit einer Bewußtseinsstörung verbunden
- die Erscheinungen reichen von Verhaltensstörungen oder leichten Bewußtseinstrübungen bis zu generalisierten und langdauernden Muskelzuckungen mit völliger Bewußtlosigkeit
- sichtbare Hirnveränderungen können zugrunde liegen
- solche Anfälle können in Familien gehäuft auftreten.

Bereits Hippokrates wies vor 25 Jahrhunderten darauf hin, daß der «Morbus sacer» – wie man Epilepsie auch nannte – eine natürliche Ursache hat und mit natürlichen Mitteln zu behandeln ist. Ein epileptischer Anfall wird dadurch verursacht, daß ein Teil des Zentralnervensystems (gelegentlich nur eine kleine Gruppe von Nervenzellen) in einen synchronen Zustand erhöhter Erregung gerät, der sich in die Umgebung fortpflanzt, bis schließlich ein größerer Teil des Gehirns davon betroffen ist. Die Epilepsie ist kein scharf umrissenes Krankheitsbild – epileptische Anfälle können als ein Symptom bei vielen Erkrankungen vorkommen.

Die Elektroencephalographie (EEG) hat wesentlich zur Diagnostik der Epilepsie beigetragen; andererseits hat auch die Entwicklung von modernen Antiepileptika (Antikonvulsiva) einen großen therapeutischen Fortschritt gebracht.

Ätiologie: Prinzipiell können bei jedem Menschen unter besonderen Bedingungen (z. B. Elektrokrampftherapie) epileptische Anfälle ausgelöst werden. Die eigentlichen, eigengesetzlich fortschreitenden hirnorganischen Anfallsleiden können eingeteilt werden in:

a) die *genuine* oder *idiopathische Epilepsie;*
b) die *symptomatischen Epilepsien* und
c) die *kryptogenetischen Epilepsien.*

Rein situationsbezogene Anfälle bezeichnet man als *Gelegenheitsanfälle.*

Die erste Gruppe umfaßt die Formen, bei denen keine nachweisbare Ursache – wie eine Hirnschädigung oder eine Stoffwechselstörung – vorliegt. Man vermutet, daß eine angeborene, manchmal deutlich erbliche Disposition zu epileptischen Anfällen eine überragende Rolle spielt. Kindheit, Pubertät, Gravidität und Menopause werden auch als epileptogene Lebensphasen bezeichnet. Hier tritt die idiopathische Epilepsie besonders häufig auf. Bei den symptomatischen Anfallsleiden wird dagegen eine organische Ursache gefunden, obwohl es auch in dieser Gruppe Kranke gibt, die offenbar eine besondere Disposition zur Epilepsie haben. Durch die Verfeinerung unserer Diagnostik (vor allem mit Hilfe der Elektroenzephalographie) tritt zunehmend eine Verschiebung in der Diagnose von den idiopathischen zu den symptomatischen Formen hin auf. Von *kryptogenetischen Epilepsien* spricht man dann, wenn die Ursache unbekannt ist, aber auch nicht die Voraussetzungen für die Annahme einer *idiopathischen Epilepsie* vorliegen.

a) Die *genuine Epilepsie* tritt mit Vorliebe in den Kinderjahren, der Pubertät, einer Gravidität und der Menopause auf.

b) Zu den Ursachen der *symptomatischen Epilepsie* werden gerechnet:

1. organische Hirnerkrankungen wie Hirntumoren, Hirnarteriosklerose, Lues cerebri, Hirnabszesse, degenerative Hirnerkrankungen;
2. Schädeltraumen. Organische Krampfanfälle können infolge von Hämatomen oder einer Kompressionsfraktur schon sehr früh auftreten. Meist entwickelt sich kein echtes Anfallsleiden daraus. Häufiger ist die erst nach längerer Zeit, manchmal einige Jahre später, entstehende traumatische Spätepilepsie infolge lokaler Dura- oder Glianarbenbildung; nach frühkindlichen Hirntraumen;
3. akute Infektionskrankheiten. Hier können, vor allem bei Kindern epileptische Anfälle auftreten, zuerst durch das Fieber und den Einfluß von Mikroorganismen. Diese Anfälle sind im allgemeinen als harmlos zu bewerten. Eine Enzephalitis führt zu ernster zu nehmenden Erscheinungen;
4. Stoffwechselstörungen wie eine Hypoglykämie und Urämie, manche seltene angeborene Stoffwechselstörung; als Folge einer frühkindlichen Anoxie.
5. Intoxikationen (Alkohol, Blei, die Gabe von hohen Dosen Cardiazol oder bestimmter Thymoleptika).

Eine epileptische Wesensänderung kann den Anfällen vorhergehen, ist aber häufiger Folge vieler Anfälle.

Es gibt eine Anzahl von Faktoren, die das Auftreten von epileptischen Krampfanfällen provozieren, so Hyperventilation. Auch Störungen im Wasser- und Elektrolythaushalt sind von großer Bedeutung. Daneben spielen hormonelle Faktoren eine Rolle, wobei vor

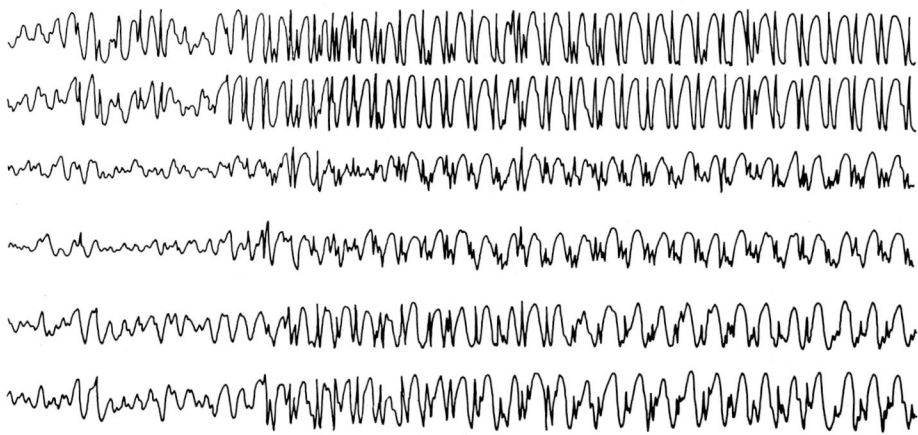

Abb. 142: EEG bei einem petit-mal-Anfall mit je einer typischen Krampfspitze und einer darauffolgenden langsameren steilen Welle («spikes and waves»)

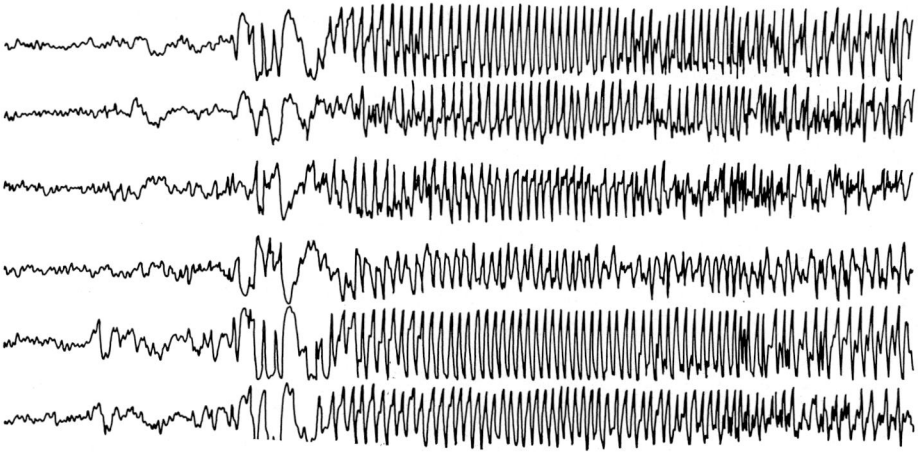

Abb. 143: EEG beim großen hirnorganischen Anfall (grand-mal-Anfall).
Serie von Krampfspitzen

allem auf den Menstruationszyklus hingewiesen werden muß. Ganz allgemein erniedrigen Schlafentzug, Übermüdung und übermäßiger Alkohlgenuß die Krampfschwelle und begünstigen das Auftreten von hirnorganischen Anfällen.

Symptome: Im allgemeinen werden zwei Gruppen unterschieden:

a) die *generalisierten Anfälle;* hier handelt es sich um Anfälle ohne Betonung einer bestimmten Seite oder eines bestimmten Körperteils;

b) *fokale Anfälle,* die meist an einer umschriebenen Stelle beginnen. Sie weisen auf das Vorliegen eines Hirnherdes hin.

Die generalisierten Anfälle kommen häufiger bei der genuinen als bei der symptomatischen Epilepsie vor, während die fokalen Anfälle auf der Schädigung eines bestimmten Hirnteils beruhen (nur bei sehr lang bestehender genuiner Epilepsie gibt es als Zeichen einer zusätzlichen lokalen Hirnschädigung fokale Anfälle, sog. *sekundäre Fokalisierung*).

A. FOKALE ANFÄLLE

Die fokalen Anfälle gehen meist von einer lokalen Hirnschädigung, dem Krampfherd, aus. Manchmal bleibt die Ursache unbekannt. Ein derartiger Anfall beginnt meist mit einer Aura, die für den betroffenen Hirnteil charakteristisch ist. Wir sprechen von einer optischen und einer Geruchsaura, wenn der Anfall in der optischen Hirnrinde (Regio optica) oder im Riechhirn beginnt. Die fokalen Anfälle können in generalisierte Krampfanfälle übergehen. Man kann nach dem Hirngebiet, in dem sie entstehen, unterscheiden.

1. *Psychomotorische* (auch *komplex-partielle*) *Epilepsie.* Meistens beginnt der Krampfanfall im Temporallappen; häufig tritt kurz vorher eine abdominelle oder Geruchsaura

auf. Es handelt sich um Anfälle von stark wechselnder Dauer; meistens dauern sie länger als die Absencen, gelegentlich stundenlang. Ein derartiger temporaler Anfall (Dämmerattacke, dreamy state) wird dadurch gekennzeichnet, daß der Kranke automatisch irgendwelche Handlungen verrichtet, sich z. B. wäscht, Schmatz- und Schluckbewegungen macht. Es kann zu einem Verziehen des Kopfes oder einem Verdrehen der Augen kommen. Hinterher kann sich der Kranke daran nicht mehr erinnern; es liegt eine Amnesie vor. Diese Anfälle beginnen häufig im frühen Erwachsenenalter. Rund ein Viertel aller Anfallskranken haben eine derartige Form der Epilepsie.

2. *Fokale* (auch *einfach-partielle*) *motorische Anfälle.* Hier treten anfallsweise Zuckungen in bestimmten Muskelgruppen als Zeichen eines veränderten Erregungszustandes von gewissen Nervenzellen der motorischen Hirnrinde auf. Am deutlichsten ist das bei den Jackson-Anfällen. Die klonischen Zuckungen beginnen hier bei einem Muskel oder einer Muskelgruppe und breiten sich dann auf andere Muskeln derselben Körperhälfte aus, wobei das Bewußtsein ungestört ist. Nur manchmal, wenn der Vorgang auch auf die andere Körperhälfte übergreift, kommt es auch zu einem Bewußtseinsverlust. Nach Ablauf des Anfalls sieht man gelegentlich Paresen der betroffenen Körperhälfte (*Toddsche Parese*). Der Anfall beginnt meistens an der Hand (evtl. am Daumen), einer Gesichtshälfte oder am Fuß (von dort aus «march of convulsion».). Sprachstörungen können auftreten. Bei anderen fokalen Anfällen, die offenbar von motorischen Supplementärfeldern einer Hirnhälfte beeinflußt werden, sieht man nur eine Kopfdrehung – meist vom Herd weg (Adversivanfälle) oder eine andere Seitenbetonung der motorischen Entladungen während Bewußtlosigkeit.

3. *Sensible fokale Anfälle.* Hier handelt es sich um anfallsweise auftretende sensible Wahrnehmungen in bestimmten Körperteilen. Es kann sich sowohl um Anfälle von Schmerzen als auch um Paraesthesien handeln.

4. *Sensorische fokale Anfälle.* Wenn der Herd im Lobus occipitalis sitzt, kommt es zu eigenartigen optischen Phänomenen. Sitzen die Veränderungen im Lobus temporalis, dann kommt es zu akustischen Phänomenen. Weiter kann es zu Geschmacks- oder Geruchswahrnehmungen kommen. Vielfach treten derartige Störungen auch als Aura am Beginn eines großen generalisierten Krampfanfalls auf.

5. *Einige besondere fokale Anfälle.* Hierzu gehören Anfälle, bei denen Sprachstörungen auftreten, und solche, bei denen vegetative Phänomene (auch Mißempfindungen in den inneren Organen) auftreten.

Als Äußerungen eines Anfallsleidens wurden Poriomanie (Zustände, bei denen der Patient bis zu tagelang herumirrt) und Pyromanie (eine Neigung zu Brandstiftungen) beschrieben. Manchmal besteht bei diesen Störungen eine Temporallappenerkrankung.

Epileptische Anfälle im Kindesalter werden oft bagatellisiert und etwa als Zahnkrämpfe angesehen, bis sich dann später ein schweres epileptisches Anfallsleiden entwickelt hat. Sie sind eine mögliche Ursache schlechter Schulleistungen.

Bei fokalen Anfällen zeigt das EEG oft einen langsamen Wellen- oder einen spezifischen (Krampfpotentiale enthaltenden) Herdbefund.

B. GENERALISIERTE ANFÄLLE

Hierunter fallen zwei Gruppen, nämlich die eigentlichen Krampfanfälle und Anfälle ohne gröbere motorische Entladungen. Die letztgenannten Anfälle werden auch *Absence* genannt, ein Beispiel dafür ist der Petit-mal-Anfall.

I. Partielle (fokale) Anfälle
  A. Anfälle mit einfachen Symptomen (im allgemeinen ohne Bewußtseinsstörungen)
    1. mit motorischen Erscheinungen (klassische motorische Jacksonanfälle)
    2. mit besonderen sensorischen oder sensiblen Erscheinungen (auch sensible Jackson-Epilepsie)
    3. mit Erscheinungen seitens des autonomen Nervensystems
    4. Kombinationen
  B. Partielle Anfälle mit komplexer Symptomatologie (im allgemeinen mit Bewußtseinsstörungen)
    1. Dämmerzustände (ausschließlich)
    2. mit kognitiven Störungen
    3. mit affektiven Störungen
    4. mit psychosensorischen Symptomen
    5. mit psychomotorischen Auffälligkeiten
    6. Kombinationen
  C. Partielle Anfälle mit sekundärer Generalisation
II. Generalisierte Anfälle (beidseits-symmetrisch)
    1. Absencen (Petit mal)
    2. Beidseitige ausgeprägte Myoklonien
    3. BNS-Krämpfe
    4. Klonische Anfälle
    5. Tonische Anfälle
    6. Tonisch-klonische Anfälle (Grand mal)
    7. Atonische Anfälle
    8. Akinetische Anfälle
III. Ausschließlich oder vorwiegend einseitige Anfälle
IV. Unklassifizierbare Anfallsformen

Internationale Klassifikation der epileptischen Anfälle (vereinfacht)

Petit mal (Absencen)
Hier kommt es lediglich zu einer kurzdauernden Bewußtseinstrübung, bei der der Patient im allgemeinen kurz in seiner Beschäftigung innehält. Die Bewußtseinstrübung dauert eine Sekunde bis ungefähr eine Minute und sie fällt so wenig auf, daß die Umgebung sie oft nicht bemerkt. Man sieht diese Anfälle, bei denen keine anatomischen Veränderungen am Gehirn zu finden sind, bei Kindern. Sie treten gehäuft beim *Petit-mal-Status* auf. Hier können die Bewußtseinsstörungen und die einzelnen Anfälle ineinander übergehen und eine Viertelstunde bis einige Tage dauern. Die Kinder können sich bei Petit-mal-Anfällen nach vorne neigen (Propulsiv-Anfälle – BNS-Krämpfe), nach hinten beugen (Retropulsiv-Anfälle) oder plötzlich zusammenzucken (Impulsiv-Anfälle). Absencen hinterlassen keine ernsteren Folgen. Kleinere Unfälle, wie das Fallenlassen von Gegenständen, sind häufiger zu beobachten.

    Die BNS-Anfälle (= Blitz-Nick-Salaam-Anfälle nach den dabei auftretenden eigenartigen Bewegungen) treten vor allem in den beiden ersten Lebensjahren auf.

Grand mal

Der zweite wichtige Anfallstyp ist der Grand-mal-Anfall, der große generalisierte Krampfanfall.

Der Anfall selbst läßt mehrere Phasen erkennen:

1. *die tonische Phase* (Dauer 15–25 sec.): Die gesamte Muskulatur erfährt eine hochgradige Tonuserhöhung, der Patient fällt mit dem schrillen epileptischen Schrei nach hinten. Alle Körpermuskeln spannen sich an, der Patient hat einen Streckkrampf und wird bewußtlos. Bei einem derartigen Sturz kann der Kranke sich ernsthaft verletzen. Die tonische Phase geht allmählich über in eine Phase mit rhythmischen Zuckungen. Durch das Anhalten der Atmung wird der Kranke oft cyanotisch.

2. *die klonische Phase* (Dauer 30–50 sec.): Nun treten sehr heftige Muskelzuckungen auf, die mit einer fast vollständigen Muskelerschlaffung abwechseln. Die Beine werden gestreckt, die Arme angebeugt gehalten. Diese ganze Phase verläuft äußerst charakteristisch, weil die Zwischenzeiten zwischen den Zuckungen immer größer werden und die Zuckungen selbst an Intensität verlieren. In diesem Stadium tritt schaumiger Speichel auf, eine Harnentleerung und es kommt zum Zungenbiß.

3. *vollständige Erschlaffung* (Dauer ungefähr eine Minute): Der Patient befindet sich jetzt in einem tiefen Koma. Die Atmung kehrt zurück auf das Ausgangsniveau und der Kranke zeigt wieder seine frühere Farbe. Infolge der muskulären Atemstörung, die zu einem Sauerstoffmangel geführt hatte, war die Hautfarbe des Kranken anfangs dunkelrot bis violett. Die Pupillen sind weit, reagieren nicht auf Licht. Corneal- und Muskeleigenreflexe fehlen, das Babinski'sche Zeichen kann nachweisbar sein.

4. *die Phase der Wiederherstellung:* Diese dauert sehr unterschiedlich lang; der Patient klagt im allgemeinen über heftige Kopfschmerzen und Benommenheit und fällt häufig in einen Nachschlaf. Er ist vorübergehend desorientiert. Beim Erwachen klagt der Kranke über Muskelschmerzen (wie «Muskelkater»).

Neben der Bewußtlosigkeit und den motorischen Äußerungen seien noch einmal besonders hervorgehoben eine Anzahl von vegetativen Phänomenen, wie – am Beginn der tonischen Phase – ein Blutdruckabfall und eine Apnoe und später – während des Anfalls – eine Blutdrucksteigerung, Absonderung zähflüssigen Speichels und Schweißausbrüche. Infolge einer Sphinktererschlaffung kommt es manchmal zu einer Incontinentia urinae und sehr selten alvi mit unwillkürlicher Urin- bzw. Stuhlentleerung.

Zusammenfassend kann man sagen, daß der große hirnorganische Krampfanfall in einer Anzahl von Stadien verläuft, die durch motorische, vegetative und Bewußtseinsstörungen gekennzeichnet sind.

Gefährlich ist der *Status epilepticus.* Man versteht hierunter das schnelle Aufeinanderfolgen von Krampfanfällen, zwischen denen der Patient bewußtlos bleibt. Es kann zur Hyperthermie kommen. Dabei handelt es sich um einen lebensgefährlichen Zustand, der schnell behandelt werden muß (Valium® oder Rivotril® und danach Phenhydan® intravenös, Hirnödembekämpfung).

Diagnose: Besonders große Bedeutung besitzt die Elektroenzephalographie zur Erkennung einer Epilepsie. Bei den *Grand-mal-Anfällen* ist im Intervall das EEG oft unauffällig, bei den *Absencen* findet man aber typische Aneinanderreihungen von Spitzen und Wellen im 3/sec-Rhythmus und für *Impulsiv-Anfälle* sind *Mehrfachspitzen* charakteristisch. Man versucht bei der EEG-Ableitung auch Anfälle zu provozieren – etwa mit Hilfe von Flackerlicht oder Hyperventilation. Die größte Bedeutung für die Diagnose hat aber die vom Kranken selbst und seinen Angehörigen erhobene Anamnese, ganz besonders die genaue Anfallsschilderung.

Differentialdiagnose: Hier müssen zunächst die synkopalen Anfälle erwähnt werden, die auf einer ungenügenden Sauerstoffversorgung oder Durchblutung des Gehirns beruhen. Sie können durch längeres Stehen provoziert (orthostatische Kreislaufstörungen), aber auch durch Emotionen hervorgerufen werden. Wichtig ist es, einen großen generalisierten Anfall von «hysterischen» Äußerungen zu unterscheiden. Die Letztgenannten treten ausschließlich in Gegenwart anderer auf. Man sieht dabei praktisch nie Verletzungen oder die charakteristischen Zeichen des großen generalisierten Anfalls (wie das Koma am Ende der motorischen Entladungen, das häufig positive Babinskische Zeichen und die während des Anfalls lichtstarren Pupillen). Sie sind meistens Ausdruck einer Lebenskrise.

Therapie: Ziel der Behandlung ist die vollständige Anfallsfreiheit, die nicht immer erreicht werden kann. Die Kranken benötigen die Medikamente viele Jahre lang. Erst nach einer anfallsfreien Zeit von 3–5 Jahren kann man die Medikation beenden, langsam ausschleichen! Heutzutage stehen sehr viele gute Antikonvulsiva (Antiepileptika) zur Verfügung. Sie dienen in erster Linie zur Herabsetzung der erhöhten Erregbarkeit der Nervenzellen. Man kann verschiedene Gruppen von Antikonvulsiva unterscheiden: Barbitursäurederivate (Luminal®, Mylepsin®), Hydantoine (Zentropil®, Phenhydan® u. a.), Carbamazepin (Tegretal®, Timonil®, Sirtal®), Clonazepam (Rivotril®), Ethosuximid (Petnidan®), Sultiam (Ospolot®) und Valproinate (Ergenyl®, Orfiril®) sind zu erwähnen. Neuerdings erwies sich auch Vigabatrin, eine GABA-erge Substanz (Sabril®) als gutes Ankonvulsivum. – Überwachung der Antikonvulsiva-Gabe durch Serumspiegelbestimmung.

Die einzelnen Präparate haben jeweils eine etwas andere Indikation. Ethosuximid z. B. hilft bei Petit-Mal-Anfällen, Valproinat bei generalisierten Anfallsformen, am universellsten ist wohl Carbamazepin einzusetzen.

Empfohlen werden weiter das Verbot von Alkohol und die Einhaltung eines möglichst gleichmäßigen Lebens mit ausreichend Schlaf. Man soll aber im allgemeinen die Anfallskranken, die ohnedies zur Hypochondrie neigen, in ihrer Lebensführung nicht zu sehr gängeln. Psychologisch ist die Erfüllung eines regelmäßigen Arbeitspensums von großer Bedeutung.

Patienten mit Epilepsie können nur unter bestimmten Voraussetzungen und Auflagen nach einer gründlichen neurologischen und psychiatrischen Untersuchung einen Führerschein erhalten.

Gewisse Sportarten, bei denen sich der Kranke sich nicht gefährden kann, sich nicht zu sehr verausgabt und im Fall eines Anfalls Hilfe zur Verfügung steht, sind wünschenswert.

Neuerdings bemüht man sich bei fokalen Anfallsleiden mit Erfolg wieder um eine operative Ausschaltung eines Krampfherdes.

27. TUMOREN DES ZENTRAL-NERVENSYSTEMS

Tumoren von Hirn und Rückenmark werden üblicherweise in biologisch gutartige und bösartige (maligne) Neoplasien eingeteilt. Auch biologisch gutartige Tumoren können aber durch ihre Lokalisation im knöchernen Schädel oder Wirbelkanal Anlaß zu gefährlichen Entwicklungen geben, weil das Zentralnervensystem nur geringe Ausweichmöglichkeiten hat. Jeder intrakranielle raumfordernde Prozeß ist gefährlich, da sein Wachstum auf Kosten einer Kompression des Nervengewebes geht! Lediglich bei kleinen Kindern besteht die Möglichkeit einer Ausdehnung des Schädels. Es kommt hier zu einer Dehiszenz (Lockerung) und Klaffen der Schädelnähte. Im Endstadium der Hirntumoren stehen die unspezifischen Zeichen einer intrakraniellen Druckerhöhung ganz im Vordergrund.

Die *primären Hirntumoren* gehen zumeist von den Neurogliazellen (Gliome), den Hirn- und Rückenmarkshäuten (Meningiome) und der Hypophyse (Adenome) aus.

Die *sekundären Tumoren* des Nervensystems kann man in zwei Gruppen einteilen: Geschwülste, die vom knöchernen Schädel oder knöchernen Wirbelkanal ausgehen und metastatische Tumoren (besonders häufig bei Bronchialkarzinom, aber auch beim Mamma-Karzinom, Magenkarzinom, Hypernephrom, Prostatakarzinom und Corpus uteri-Karzinom sowie beim Melanosarkom u. a.).

Die moderne apparativ-neurologische Untersuchung (Elektroenzephalographie, Hirnarteriographie, Szintigraphie, Kernspintomographie und Computer-Tomographie) hat zur Frühdiagnostik von Tumoren des Zentralnervensystems wesentlich beigetragen.

Neurochirurgische Eingriffe, zytostatische Chemotherapie und Strahlenbehandlung haben zu einer Verminderung der Mortalität und längerer Lebensdauer geführt.

Einteilung der Tumoren und pathologische Anatomie

A. PRIMÄRE HIRNTUMOREN

Zu dieser Gruppe gehören Tumoren, die vom Nervengewebe, von Neurogliazellen (die größte Gruppe), von den Hirnhäuten und von der Hirnanhangdrüse stammen.

a. *Gliome*

Gliome sind Tumoren, die von den Neurogliazellen ausgehen. Sie haben häufig die Neigung infiltrierend zu wachsen. Ihre zahlreichen Fortsätze machen eine vollständige operative Entfernung schwierig und oft unmöglich. Es gibt verschiedene Unterformen von Gliomen: schnell wachsende und langsamer wachsende Formen. Man unterscheidet folgende Gliome:

1. das Astrozytom,
2. das Oligodendrogliom,
3. das Medulloblastom,
4. das Glioblastom,

5. das Ependymom,
6. das Spongioblastom und andere seltenere Formen.

1. *Astrozytom*

Ein erheblicher Prozentsatz der Hirntumoren (ca. 15 %) besteht aus Astrozytomen. Man findet diese Geschwülste in verschiedenen Altersgruppen und in verschiedenen Gehirnregionen, vor allem im Großhirn (frontal, temporal und parietal). Das Astrozytom bevorzugt das mittlere Lebensalter (30 bis 40 Jahre). Häufig kommt es zu einem kleinzystischen Zerfall. Frühsymptom ist oft ein fokaler Anfall. Das Astrozytom gilt als verhältnismäßig gutartige Geschwulst; es kann jedoch maligne entarten, zwischen gutartigen und malignen gibt es häufig Übergangsformen.

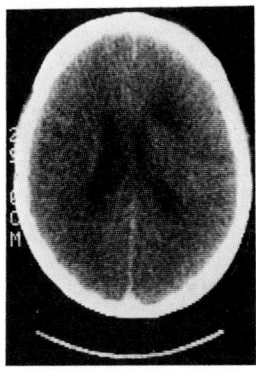

Abb. 144: Astrocytom, rechts frontal

2. *Oligodendrogliome*

(Ca. 5 %). Diese Tumoren kommen vor allem zwischen dem 35. und 45. Lebensjahr vor. Sie wachsen sehr langsam. Man findet sie besonders im Großhirn; die klinischen Symptome ähneln denen der Astrozytome. Auf den Röntgenaufnahmen des Schädels findet man oft kleine Verkalkungen. Die Überlebensdauer nach einer Operation ist meistens lange: von zwei bis zu zwanzig Jahren und mehr.

3. *Medulloblastom*

Diese Geschwülste (ca. 5 % der Hirntumoren) kommt vor allem bei Kindern zwischen dem 7. und 12. Lebensjahr vor. Sie sind meist im mittleren Teil des Kleinhirns lokalisiert, breiten sich aber auch in den Liquorräumen und gelegentlich in die Hemisphären aus. Charakteristische Symptome sind: Erbrechen, Kopfschmerzen, Benommenheit und Gangunsicherheit. Die Prognose ist im allgemeinen ungünstig. Jedoch sind Überlebenszeiten nach Operationen und vor allem nach Röntgenbestrahlung manchmal von sieben bis acht Jahren bekannt; meist allerdings dauert die Überlebenszeit viel kürzer. Diese Geschwulst kann Abtropfmetastasen setzen.

4. *Gliobastom*

Das Glioblastoma multiforme ist ein stark infiltrierender und schnell wachsender Tumor mit einer sehr schlechten Prognose. Es tritt verhältnismäßig häufig in der zweiten Lebenshälfte auf (ca. 15 % aller Hirngeschwülste). Seine biologische Bösartigkeit zeigt sich auch an seinem ganz unregelmäßigen Aufbau, der Neigung zu Nekrosen und

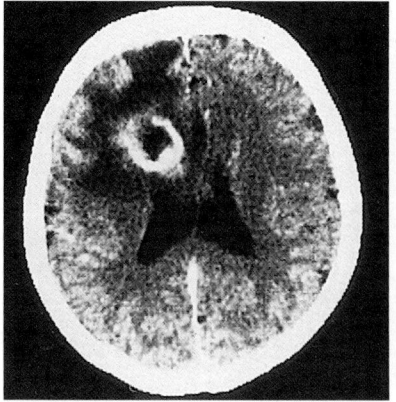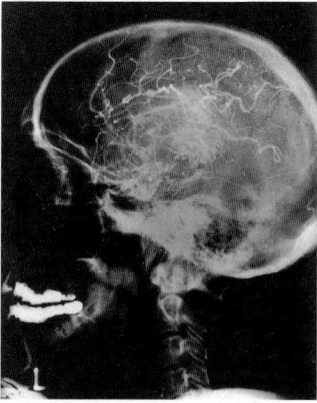

Abb. 145: Computertomogramm (a) und Angiogramm (b) bei Glioblastom

Blutungen. Letztere können zu einer ganz akuten Symptomatik führen und eine rein gefäßbedingte Hirnblutung vortäuschen. Der Krankheitsprozeß führt meist nach Monaten zum Tode.

5. Seltenere Gliome sind die von den Ependymzellen ausgehenden Ependymome und das Spongioblastom. Letztere Geschwulst, die vor allem im Jugendalter auftritt, wird von manchen Autoren auch zu den Astrozytomen gerechnet. Man findet Spongioblastome im Kleinhirn und in in der Mittellinie gelegenen Hirnstrukturen. Ihre rechtzeitige Erkennung ist besonders wichtig: Kleinhirnspongioblastome (ca. 7%) sind operativ gut zu behandeln und die Betroffenen haben dann eine lange Überlebenszeit.

b. *Meningiome* (ungefähr 15%)

Diese Tumoren kommen in allen Altersgruppen vor, jedoch besonders häufig zwischen dem 40. und 50. Lebensjahr. Sie sind biologisch gutartig und wachsen langsam; so können sie jahrelang vorhanden sein, ohne Symptome zu verursachen. Diese Neoplasien können bis apfelgroß werden; je nach ihrer Lokalisation verursachen sie dann typische neurologische Reiz- und Ausfallserscheinungen.

Die Meningiome gehen von der Arachnoidea aus, sie schieben bei weiterem Wachstum das Hirngewebe vor sich her («expansives Wachstum»). Vereinzelt trifft man auch Patienten mit multiplen Meningiomen. Der Schädelknochen oberhalb des Meningioms wird entweder atrophisch – durch den hier sich entwickelnden intensiven Tumorkreislauf – oder es entsteht eine osteosklerotische Reaktion mit einer typischen Struktur des Knochens in Form von vertikal gerichteten Knochenbälkchen. Die neurologischen Reiz- und Ausfallserscheinungen sind prinzipiell die gleichen, wie sie auch bei den anderen herdförmigen Prozessen auftreten.

Die Prognose ist gut, wenn eine Frühdiagnose gelingt und eine totale Tumorausräumung möglich ist. Es bleiben natürlich Resterscheinungen zurück, wenn das Meningiom zu einer umschriebenen Rindenatrophie oder einer anderen Hirndruckschädigung

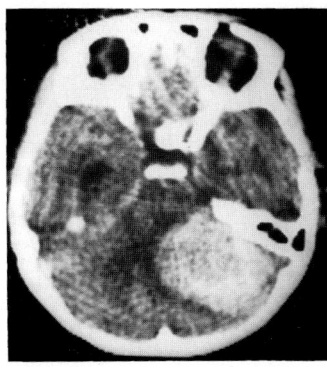

Abb. 146: Meningiom

geführt hat. Nicht ganz selten kommt es dadurch nach einer Meningiomoperation zu fokalen epileptischen Anfällen.

c. *Neurinom* (5–10%)

Neurinome sind im allgemeinen gutartige Tumoren, die von den Schwann'schen Zellen der Hirnnerven (und auch peripheren Nerven) ausgehen. Sie können also an verschiedenen Stellen des zentralen und peripheren Nervensystems vorkommen. Die meisten Neurinome trifft man zwischen dem 35. und 45. Lebensjahr an; gefürchtet ist die Lokalisation im Kleinhirnbrückenwinkel. Hier handelt es sich meist um einen Tumor des achten Hirnnervens (und zwar meist des N. vestibularis), der gelegentlich auch einmal beidseitig vorkommt. Die Geschwulst entwickelt sich in der Nähe des Meatus acusticus internus und gibt Anlaß zu einer Anzahl charakteristischer Symptome: Sie führt zu einer einseitigen Innenohrertaubung, zu Schwindelanfällen, Nystagmus und zerebellaren Erscheinungen. Wenn diese Tumoren früh genug entdeckt werden, und eine vollständige operative Entfernung möglich ist, ist die Prognose günstig. Zur Früherkennung hilft die Untersuchung der akustisch evozierten Potentiale.

d. *Adenome* (Hypophysentumoren – 5–10%)

Diese Geschwülste gehen von der Adenohypophyse aus. Sie führen zu endokrinen, aber später auch zu neurologischen Erscheinungen. Letztere treten auf, wenn die Geschwulst durch das Diaphragma sellae in das Schädelinnere vorwächst. Diese Tumoren kommen praktisch in allen Altersstufen vor, relativ selten bei Kindern. Meistens ist die Vorgeschichte mit Menstruations- oder Libidostörungen, Diabetes insipidus, Störungen des Kohlenhydratstoffwechsels, Herabsetzung der Schilddrüsenfunktion (Hypothyreoidismus) u. a. sehr lang, so daß man annehmen kann, daß der Prozeß sich sehr langsam entwickelt. Dringt der Hypophysentumor nach oben, so kann es durch einen Druck auf die Innenseite beider Sehnerven zu einer bitemporalen Hemianopsie kommen. Bei Blutung in den Tumor kann eine akute Symptomatik (mit Bewußtseinsstörungen und allgemeiner endokriner Insuffizienz (Panhypopituitarismus) auftreten. Lebensgefahr! Wächst der Tumor nach unten, droht – nach Arrosion des Sellabodens eine (aufsteigende) eitrige Meningitis.

e. *Kraniopharyngeome* (2%)

Diese Mischgeschwulste aus Plattenepithel und Bindegewebe sitzen in der Nähe der Sella turcica und wachsen sehr langsam. Sie können reichlich Zysten mit Cholesterin enthalten und verkalken. Ihre operative Entfernung ist schwierig.

f. *Angiome*

Sie werden häufig erst nach Hirnblutungen erkannt.

B. SEKUNDÄRE HIRNTUMOREN

Diese Gruppe betrifft Tumoren, die von den knöchernen Höhlen ausgehen, sowie vor allem metastatische Tumoren.

a. *Tumoren des knöchernen Schädels*

Hierzu gehört das Osteom und das Chondrom. Sie verursachen meistens lange Zeit hindurch wenig Beschwerden. Manchmal können diese Geschwülste sich zum Schädelinneren hin ausbreiten und zu einer gewissen Kompression des Gehirns führen. Vereinzelt entwickelt sich auch ein Karzinom oder Sarkom vom Rachen- und Nebenhöhlenraum her und infiltriert dann den Schädelknochen. Klinisch finden sich vor allem Hirnnervenausfälle, die vom II. bis XII. Hirnnerven reichen können, meistens aber den II. bis VI. oder den IX. bis XII. betreffen.

b. *Metastatische Tumoren*

Bösartige Geschwülste verschiedener Körperorgane können zur Metastasenabsiedlung im Gehirn führen. Manche Karzinome (vor allem Bronchuskarzinome) metastasieren häufig dorthin. Weitere Beispiele sind: das Karzinom des Magen-Darmkanals, das Mamma-Karzinom, das Nierenkarzinom, das Melanosarkom u. a. Es ist nicht immer genau zu erkennen, wie die Metastasierung zustande kam. Man vermutet, daß sie überwiegend hämatogen erfolgt, aber gelegentlich wohl auch über die Lymphwege im Halsbereich. Metastatische Tumoren haben meistens eine scharfe Grenze gegen das umgebende Gewebe und in ihrem Zentrum eine Nekrose. Um die Metastase herum kommt es allerdings zu einer ausgedehnten Ödemzone.

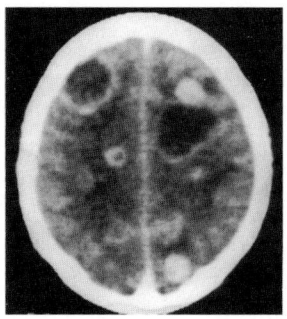

Abb. 147: Hirnmetastasen im Computertomogramm

Tabelle: Relative Häufigkeit der Hirnmetastasen nach dem Sitz des Primärtumors.

Bronchial-(Lungen)-Karzinome	67%
Mammakarzinome	13%
Magen-Darm-Karzinome	8%
Maligne Melanome	7%
Nierenkarzinome	4%
Uteruskarzinome	1%

Symptome
Bei allen intrakraniellen Tumoren lassen sich zwei Gruppen von Symptomen unterscheiden:
a. *Symptome der intrakraniellen Drucksteigerung* und
b. *Lokalsymptome.*

a. Die *intrakranielle Drucksteigerung* tritt auf, wenn der wachsende Tumor sich im Schädelinneren ausbreitet und keine Ausweichmöglichkeiten bestehen. Das Syndrom der intrakraniellen Drucksteigerung besteht aus:

1. Plötzlich auftretendem explosionsartigem Erbrechen, vor allem bei brüsken Bewegungen des Kopfes;
2. Kopfschmerzen, meistens am frühen Morgen; vor allem als Kopfdruck;
3. Pulsverlangsamung;
4. Nachlassen der psychischen Spannkraft;
5. Verlangsamung, Benommenheit, Schläfrigkeit, Wesensänderung im weiteren Sinne;
6. Stauungspapillen.
7. Im EEG Allgemeinveränderung mit Frequenzverlangsamung.

zu 1. Das Erbrechen tritt vor allem in den frühen Morgenstunden auf, manchmal im Strahl, ohne daß eine eigentliche Übelkeit vorausgeht.

zu 3. Die Bradykardie ist relativ selten.

zu 6. Die Stauungspapillen sind ein wichtiges Symptom. Man sieht ein Heraustreten der Papille, der Rand der Papille wird unscharf; es zeigt sich eine Hyperämie. Die Gefäße klettern sozusagen über den Rand der Stauungspapille. Die Stauungspapille ist auch ein Symptom andersartiger raumfordernder Prozesse mit Drucksteigerung im Schädelinneren, z.B. eines Abszesses oder eines Hämatoms. Abgesehen von Tumoren der hinteren Schädelgrube zeigt sich aber die Stauungspapille erst verhältnismäßig spät. Im Alter wird sie zunehmend seltener: Das jetzt atrophische Gehirn bietet dem Tumordruck Ausweichmöglichkeiten.

b. *Lokalsymptome*

Ein Tumor führt nicht nur zu einem Ausfall von Funktionen in bestimmten Hirngebieten, sondern zunächst zu Reizerscheinungen. Schon kleine Tumoren in der motorischen Hirnrinde können zu Krampfanfällen führen. (Bei langanhaltendem Druck kann das Gewebe in der Nachbarschaft eines Tumors allerdings derartig geschädigt werden, daß es nicht mehr erregungsfähig ist und ein vollständiger Funktionsausfall eintritt). Zu den wichtigsten Reizerscheinungen gehört also das Auftreten fokaler epileptischer Anfälle. Die meist später folgenden Ausfallserscheinungen sind recht mannigfach; so kann es zu motorischen Ausfällen auf der Gegenseite (kontralaterale Paralysen), aber auch zu sensiblen oder sensorischen Ausfällen (Störungen der Hautempfindung, Gesichtsfeldausfällen, Hörstörungen u. a.) kommen. Nach der Lokalisation des Tumors kann man charakteristische Symptome feststellen. Aber auch plötzlich auftretende Lokalsymptome sind bekannt. Sie lassen sich auf Blutungen in dem Tumor, Gefäßabklemmungen oder die Einklemmung von Hirnteilen zurückführen.

1. Großhirntumoren

a. *Frontallappen*

Typisch sind die motorischen Störungen (Hemiparesen), Ataxie und Fallneigung zur kontralateralen Seite nach hinten, Krampfanfälle, meistens ohne fokale Zeichen, manchmal jedoch durch eine Drehung des Kopfes oder Rumpfes von der Herdseite weg, eingeleitet. Psychische Erscheinungen: Manchmal Euphorie, verbunden mit einer gewissen motorischen Enthemmung, wobei unpassende Äußerungen und Handlungen vorkommen; weiter Kritik- und Urteilsschwäche und Antriebsstörungen bis hin zur vollkommenen Apathie.

b. *Temporallappen*

Motorische Störungen: Hemiparese und eine gewisse Ataxie. Die Krampfanfälle sind meist durch das Fehlen von fokalen Erscheinungen gekennzeichnet, mitunter findet sich jedoch als Aura das Wahrnehmen eines unangenehmen Geruchs oder Geschmacks (sogenannte Uncinatuskrisen, da sie vor allem bei Prozessen in Gegend des Gyrus uncinatus vorkommen). Eine plötzlich auftretende sehr intensive homolaterale Symptomatik läßt an einen Schläfenlappenvorfall mit Einklemmung im Tentoriumschlitz denken («Temporallappenhernie»).

Psychische Störungen: Manchmal anfallsweise auftretende psychische Veränderungen, bei denen der Erkrankte desorientiert ist und gelegentlich angstvoll getrieben wirkt; er kann dabei das Empfinden haben, sich in einer bereits wohlbekannten Situation zu befinden. Der Patient erscheint wie in einer Art Traumzustand. Man spricht von psychomotorischen Anfällen. Bei Erkrankungen der sprachdominanten Hemisphäre kommt es zur Aphasie. Sie ist bei langsam wachsenden Tumoren zumal Jugendlicher allerdings wegen der «Plastizität» der Hirnfunktion oft überraschend gering ausgeprägt. Offenbar werden dann sprachliche Funktionen von anderen Hirnteilen übernommen.

c. *Parietallappen*

Typisch sind fokale Krampfanfälle, oft vom Jackson-Typ, sowie eine kontralaterale Hemihypaesthesie, die vor allem die epikritische Sensibilität betrifft, während psychische Störungen selten auftreten. Bei einer Erkrankung der dominanten Hemisphäre kann man Schreib-, Lese- und Rechenstörungen, Agnosien und Apraxien beobachten. Beim Betroffensein der nicht-dominaten Hemisphäre fallen eine eigenartige Krankheitsuneinsichtigkeit (Anosognosie) und räumliche Orientierungsstörungen, sowie eine besondere Vernachlässigung («neglect») der Gegenseite auf.

d. *Okzipitallappen*

Kontralaterale homonyme Hemianopsie und Krampfanfälle, denen optische Phänomene wie das Wahrnehmen von Lichtblitzen vorausgehen. Auch hier sind psychische Störungen selten. Sie können einhergehen mit optischen Halluzinationen.

2. Tumoren des Kleinhirns

Die engen Verhältnisse in der hinteren Schädelgrube bringen mit sich, daß allgemeine Tumorerscheinungen schon früh im Vordergrund stehen: Es kommt zu Kopfschmerzen und Erbrechen. Der Patient macht durch das häufige Erbrechen einen schwerkranken Eindruck. Als Lokalsymptom müssen eine gewisse Nackensteifigkeit und eine Zwangshaltung des Kopfes nach vorne («Dromedarnacken») angesehen werden, wobei das Kinn zur Seite des Tumors hin gedreht sein kann. Im Falle einer Einklemmung im Foramen magnum wird die Liquorzirkulation unterbrochen, wodurch heftige Kopfschmerzen und Bradykardie auftreten. Es kann auch zu einem akuten Atemstillstand kommen. Weiter finden sich, abhängig von der Lokalisation, typische zerebellare Symptome wie eine Rumpfataxie oder eine Hemiataxie und andere zerebellare Zeichen.

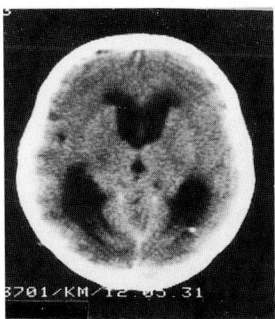

Abb. 148: Kleinhirntumor mit Ventrikelaufstau

3. Hirnstammtumoren

Hirnstammtumoren sind seltener; sie geben weniger Anlaß zu einem intrakraniellen Druckanstieg. Als typische Erscheinungen eines Hirnstammsyndroms sehen wir: die Hemiplegia alternans und die Hemianaesthesia alternans, sowie Hirnnervenausfälle. Als wichtigste psychische Störung ist die häufige Bewußtseinstrübung zu registrieren. Alle Symptome zeigen hier eine langsame, aber stetige Progredienz – ein Hinweis auf die «ölfleckartige» Ausbreitung des Tumors.

4. Kleinhirnbrückenwinkeltumoren (7,5%)

Diese Tumoren liegen zwischen Pons und Cerebellum (etwa das Neurinom des N. vestibularis, auch Akustikneurinom genannt). Das Neurinom führt zu einer zunehmenden Schwerhörigkeit bis zur vollständigen Taubheit; durch den Ausfall der Vestibularfunktion kann es zu Reizerscheinungen seitens des Labyrinths kommen. Später ist nicht nur der achte Hirnnerv betroffen, sondern man findet auch Symptome seitens des fünften, sechsten und siebenten Hirnnervs. Wenn der Tumor eine Druckwirkung auf das Kleinhirn entfaltet, so kommt es zu einer gleichseitigen (homolateralen) zerebellaren

Ataxie. Wird die Pyramidenbahn gegen die kontralateralen Schädelknochen gedrängt, kann eine homolaterale Hemiparese auftreten.

5. Hypophysentumoren (s. a. S. 239)

Als charakteristische Symptome können angesehen werden:

1. Das Chiasmasyndrom; durch Druck auf das Chiasma opticum treten eine bitemporale Hemianopsie, eine Opticusatrophie und eine Visusverschlechterung auf;
2. Vergrößerung der Sella turcica;
3. endokrine Störungen.

Kleinere Hypophysenadenome, vor allem Prolaktinome, lassen sich gut mit Bromocriptin behandeln.

Diagnose: Es gibt keine ganz typischen Symptome, die als Beweis für das Vorliegen eines Hirntumors angesehen werden können. Der Nachweis einer Kombination einer Anzahl von Einzelsymptomen erlaubt jedoch, mit einem hohen Maß von Sicherheit die Diagnose «Hirntumor» zu stellen.

Hinsichtlich der intrakraniellen Drucksteigerung hatte die Stauungspapille die größte Bedeutung; auch lassen sich schon röntgenologisch verschiedene Veränderungen wahrnehmen wie eine Nahtdehiszenz, ein Wolkenschädel und lokale Knochenveränderungen.

Viele Tumoren sind klinisch nur sehr schwierig zu diagnostizieren, weil sie entweder überhaupt zu klein, noch sehr klein sind, oder in einer sogenannten «stummen Zone» liegen.

Im allgemeinen muß eine größere Anzahl von diagnostischen Eingriffen zu einem übereinstimmenden Befund führen, will man mit Sicherheit die Diagnose «Hirntumor» stellen. Die Probleme der Tumordiagnostik im einzelnen überschreiten den Rahmen dieses Kompendiums.

Folgende diagnostische Methoden besitzen eine gewisse Bedeutung bei der Untersuchung: Röntgenaufnahme des Schädels, Elektroenzephalographie, Liquoruntersuchung (jedoch ist hier besondere Vorsicht geboten, da Gewebsverlagerungen im Schädelinneren auftreten können. Lebensgefährlich!), Arteriographie, Zisternographie und Szintigramm. Der Fortschritt in den diagnostischen Möglichkeiten ist bedeutend, so daß man heute vielfach schon bei Patienten mit beginnenden intrakraniellen Drucksteigerungen, aber ohne deutliche neurologische Herderscheinungen, zu einer Tumorlokalisation gelangen kann. Besonders deutlich werden oft auch kleine Tumoren im Computer-Tomogramm und bei der Kernspintomographie. Diese Untersuchungsmethoden besitzen heute die größte Bedeutung.

Das Elektroenzephalogramm bei Hirntumoren

Ein Tumor verursacht selbst keine Potentialveränderungen, da er elektrisch inaktiv ist. Die im EEG nachweisbaren Veränderungen sind Zeichen einer Funktionsstörung des umgebenden Hirngewebes, vielfach durch Druck auf die Umgebung verursacht. Das kann sich entweder in einer Funktionsminderung (durch das Auftreten von Wellen langsamerer Frequenz gekennzeichnet) äußern, oder auch in bestimmten Reizerscheinungen. Manche der bei einem Hirntumor nachweisbaren EEG-Veränderungen sind aber auch die Folge von Zirkulationsstörungen, weil der Druck auf die Arterien zu einer schlechteren Sauerstoffversorgung führt. So zeigen die EEG-Veränderungen bei Tumoren manche Ähnlichkeit mit denen bei zerebralen Gefäßerkrankungen.

Weiter muß betont werden, daß ein normales EEG nie eine ernste zerebrale Erkrankung ausschließt. Langsam wachsende Tumoren führen, solange keine erhebliche intrakranielle Druckerhöhung vorliegt, zu keinen oder nur geringen Veränderungen.

Differentialdiagnose

a. Der Pseudotumor

Hier handelt es sich im allgemeinen um eine Blockade der Liquorzirkulation. Bei einer Aquäduktstenose infolge einer örtlichen Entzündung kann ein Hydrocephalus internus entstehen. Eine Arachnitis, oft Folge eines Traumas, einer Mittelohrentzündung oder eines grippalen Infektes, läßt neben Symptomen eines erhöhten intrakraniellen Druckes meistens auch Kleinhirnzeichen auftreten.

b. *Enzephalitis*

Hier kann es zu herdförmigen Hirnveränderungen kommen, die mit einem örtlichen Hirnoedem verbunden sind. Dann kann auch eine Enzephalitis einem Tumor cerebri sehr ähnlich sehen. Am deutlichsten zeigt sich dies beim Hirnabszess oder granulomatösen Prozessen.

c. *Intrazerebrale und extrazerebrale Hämatome*

Infolge von Gefäßerkrankungen und bei Schädeltraumen können im Schädel Blutungen auftreten, die zu den Symptomen einer intrakraniellen Drucksteigerung führen. Ein Hämatom kann klinisch einen Tumor vortäuschen, aber auch Tumoren als Hämatom (bei Einblutung) sich erstmals bemerkbar machen.

Therapie: Wenn irgend möglich, muß der Tumor durch einen neurochirurgischen Eingriff vollständig entfernt werden. Das gelingt bei Gliomen oft nicht, jedoch häufig bei Meningiomen und Neurinomen.

Bei Gliomen begnügt man sich vielfach damit, durch Gewebsentnahme die Diagnose histologisch zu sichern und dann eine Bestrahlungsbehandlung durchzuführen. Bei kleinen Tumoren werden stereotaktisch radioaktive Isotopen örtlich eingebracht. Eine komplexe Zytostatika-Behandlung kann lebensverlängernd wirken.

Die symptomatische Therapie besteht vor allem in einer Senkung des Hirndrucks und einer Behandlung der häufigen symptomatischen hirnorganischen Krampfanfälle durch die Gabe von Antikonvulsiva (Antiepileptika). Auch eine Ventrikeldrainage mit Ableitung von Liquor in eine große Hauptvene über einen speziellen Katheter mit Ventilsystem kann längere Zeit den Zustand wesentlich bessern.

C. RÜCKENMARKTUMOREN

Im allgemeinen bewirken diese Tumoren die Symptome einer Rückenmarkskompression, außer wenn sie im untersten Teil der Lendenwirbelsäule oder in der Kreuzbeingegend vorkommen; hier führen sie nur zur Kompression von Nervenwurzeln. Eine Querschnittslähmung oder eine Schädigung einer Rückenmarkshälfte (Brown-Séquardsches Syndrom) ist häufig die Folge: Es kommt zu Störungen der Blasen-Mastdarmfunktion, zu einer einseitigen bzw. doppelseitigen Hypaesthesie für alle Qualitäten und zu einer einseitigen (Monoplegie) oder beidseitigen (Paraplegie) spastischen Lähmung. Karzinommetastasen werden in den Wirbelkörpern, seltener in den Wirbelbogen, gefunden, wobei die Primärtumoren sich meistens in Prostata, Lungen oder Mammae befinden.

Das biologisch gutartige Neurinom läßt sich sowohl innerhalb als außerhalb der Dura nachweisen. Die Meningiome, die von der Arachnoidea ausgehen, entwickeln sich an der Innenseite der Dura und können dann zunächst zu Wurzelschmerzen führen. Entscheidend für die Diagnose ist die lumbale (und subokzipitale) Liquoruntersuchung. Bei Rückenmarktumoren ist der Eiweißwert des Liquors beträchtlich erhöht («Stoppliquor»). Druck auf die Halsvenen pflanzt sich nicht nach unten, Druck durch die Bauchpresse nicht nach oben fort (Queckenstedt'sches Zeichen). Den Tumor selbst zeigt dann die Myelographie oder die Computertomographie. Noch deutlicher wird er in der Kernspintomographie. Eine schnelle Entlastungsoperation ist anzustreben, sonst droht eine irreversible Querschnittslähmung.

Die Bestimmung der somatosensibel evozierten Potentiale erleichtert die Diagnostik.

Neurinome und Meningiome können vollständig entfernt werden. Die Prognose ist hier sehr gut. Gliome und gar Glioblastome haben eine schlechtere Prognose: Sie wachsen im Rückenmark selbst und sind in den engen Verhältnissen dort operativ kaum angehbar.

28. KREISLAUFSTÖRUNGEN

Kreislaufstörungen des Gehirns und deren Folgezustände sind nach den blastomatösen Erkrankungen und Herzleiden die dritthäufigste Todesursache. Es sind Erkrankungen vorzugsweise des höheren Lebensalters. Mit Zunahme der mittleren Lebenserwartung kommen sie zunehmend öfters vor. In der (damaligen) Bundesrepublik Deutschland verstarben 1987 106851, 1989 129500 Menschen an derartigen zerebrovakulären Erkrankungen. Bei dieser Erkrankungsgruppe besitzt auch die Physiotherapie eine große Bedeutung, weil es häufig zu den verschiedenartigsten Defektzuständen – speziell Hemiplegien – kommt, die langsam ausgeglichen oder beseitigt werden.

Zwei Dinge spielen bei den Kreislaufstörungen des Gehirns eine gewichtige Rolle: der Bluthochdruck und die degenerativen Veränderungen der Gefäßwand. Beim Bluthochdruck kommt es im allgemeinen früher zu einer Arteriosklerose und zu Hirnblutungen (wie auch Retinablutungen) als bei normalen Blutdruckverhältnissen.

Die degenerativen Prozesse der Gefäßwand lassen sich in Arteriosklerose, Atherosklerose und Hyalinose unterscheiden.

Die Arteriosklerose (scleros = hart) ist ein degenerativer Vorgang in der Wand der Arterien, bei dem es zu Cholesterin- und Kalkeinlagerungen, aber auch zu einer hyalinen und fettigen Degeneration der Gefäßwand kommt. Diese verliert ihre Elastizität und das Gefäßlumen wird eingeengt. Bei der *Atherosklerose* (athèrè = Brei) bilden sich in der Wand der Arterien Atherome. Auch diese führen zu einer Einengung der Gefäße und die Gefäßwand kann durch das Auftreten von Erweichungen und Nekrosen in den Atheromen geschädigt werden. Im allgemeinen findet man die Arteriosklerose meist in den kleineren Arterien, die Atherosklerose vor allem in der Wand der Aorta, den großen Herz- und Gehirngefäßen sowie den unteren Hauptästen der Aorta. Zwischen diesen beiden pathologisch-anatomischen Bildern bestehen freilich so viele Übergänge, daß diese Differenzierung oft nicht vorgenommen wird. Die kleinsten Arterien (Arteriolen) weisen nur eine *Hyalinose* auf, die aber auch das Gefäßlumen einengt.

Neben den degenerativen Veränderungen der intrazerebralen Gefäße kann auch besonders die Atherosklerose der extrakraniellen Gefäße, die zum Schädel ziehen, häufig Anlaß schwerer zerebrovaskulärer Störungen sein. Heute ist es möglich die letztgenannte Strombahneinengung operativ gut zu behandeln.

Allgemeine Aspekte: Die Arteriosklerose der kleinen Hirngefäße verursacht in dem durch das jeweilige Blutgefäß versorgten Gebiet vor allem einen Sauerstoffmangel. Die Kranken können über Kopfschmerzen, Gedächtnis- und Konzentrationsstörungen klagen. Auf die Dauer kommt es zu kleinen bis zu erbsgroßen degenerativen Herden; die Erscheinungen einer gewissen Demenz machen sich geltend; es kommt auch zu wahrnehmbaren neurologischen Ausfällen. Die Kranken sind im allgemeinen affektlabil, schnell ermüdbar, haben vor allem eine Störung der Merkfähigkeit und sind im Intellekt insgesamt beeinträchtigt.

Bei der Atherosklerose der größeren Gefäße kann auf der Grundlage der Gefäßwandschädigung ein Thrombus entstehen. Dieser führt durch langsame Größenzunahme zu einer weiteren Lumeneinengung (Stenose). Schließlich kann es zu einem völligen Gefäß-verschluß kommen. Wir sprechen dann von einer *Hirnarterienthrombose;* sie führt zu einer Enzephalomalazie oder Hirnerweichung – auch ischämischer Insult genannt – des von der jeweils betroffenen Arterie versorgten Hirngebietes.

Andere Veränderungen treten auf, wenn die erkrankte Gefäßwand zerreißt und eine Hirnblutung (*Haemorrhagia cerebri oder Apoplexia cerebri*) eintritt. Kommt es zu einem Abreißen von Thrombusteilen in anderen Körperbereichen, vor allem vom Herzen her, oder auch an großen Hirngefäßen, so kann eine Hirnembolie (*Embolia cerebri*) ent-stehen.

Der Bluthochdruck gibt seinerseits Anlaß zu einer Reihe von typischen cerebralen Erscheinungen, die manchmal zu einer *Hochdruck-Enzephalopathie* führen. Hier findet man vorwiegend eine Hyalinose der kleinen Gefäße mit kleinsten Diapedeseblutungen («Kugelblutungen») und zeitweilig ein ausgeprägtes Hirnödem.

Ein besonderer Typ einer Hirnblutung liegt vor, wenn sie aus einem Aneurysma entsteht und etwa auch in den Subarachnoidalraum einbricht.

Hirnblutungen können in drei Gruppen eingeteilt werden:
a) Die eigentlichen Hirnblutungen (siehe oben und nachfolgend) auf der Basis degenera-tiver Veränderungen.
b) Subarachnoidalblutungen als Folge der Ruptur eines Gefäßes – meist an der Außen-seite des Gehirns und oft im Bereich des Circulus arteriosus. Diese Ruptur kommt vor allem bei Gefäßanomalien zustande (siehe später unter F).
c) Traumatische Hirnblutungen, die in epidurale, subdurale und intrazerebrale Haema-tome eingeteilt werden (siehe Kapitel Hirntraumen).

Alle Blutungen führen zunächst zu hyperdensen Bezirken bei der Computer-Tomogra-phie und können mit dieser Untersuchungsmethode besonders gut erfaßt werden. Sehr gut zeigt auch die Kernspintomographie die Ausdehnung geschädigter Hirnregionen – sowohl der zentralen Blutung wie auch des Begleitödems.

Eine besonders wichtige diagnostische Hilfe steht heute mit der Dopplersonographie zur Verfügung, mit der extra- (und zum Teil intra-!)kranielle Gefäßeinengungen gut nachzuweisen sind. Auch wird dann gelegentlich eine Strömungsumkehr im Bereich der A. supratrochlearis als Ausdruck eines besonderen Kollateralkreislaufs recht deutlich.

Das EEG zeigt bei allen größeren Blutungen und anderen zerebralen Gefäßprozessen deutliche lokale und gelegentlich allgemeine Veränderungen. An wenigen Zentren ist die Untersuchung mittels radioaktiver Isotopen (etwa Xenon 133) möglich. Sie zeigt noch genauer eine lokale Minder- oder Luxusperfusion. Sehr tiefe Einblicke in die gestörten Stoffwechselverhältnisse des Gehirns erlaubt im übrigen die Positronen-Emissions-Tomographie. In vielen Fällen ist damit Carotis- oder Vertebralisangiographie – also ein etwas mehr belastender Eingriff – überflüssig.

Nachfolgend werden besprochen:
A. Die Symptome des Hochdrucks
B. Die Thrombose
C. Die Hirnblutung
D. Die Hirnembolie
E. Transitorische ischämische Attacken (TIA)
F. Subarachnoidalblutungen.

A. ZEREBRALE ERSCHEINUNGEN BEI DER HYPERTONIE

Die wichtigsten *Symptome* eines Bluthochdrucks seitens des Gehirns sind:
1. Kopfschmerzen, oft auch im Hinterkopfbereich.
2. Schwindelanfälle – jedoch meist nicht in Form eines Drehschwindels.
3. Geringfügige und anfangs schnell vorübergehende Ausfallserscheinungen. Die neurologischen Symptome haben dabei einen wechselnden Charakter (manchmal liegt eine Hemiparese vor) und im allgemeinen eine günstige Prognose; es bleiben vielfach keine Restsymptome zurück. Dann lag oft nur ein flüchtiges umschriebenes Hirnoedem vor.
4. Nehmen die Ausfallserscheinungen langsamer zu, so spricht man von der Hochdruckenzephalopathie, weil anzunehmen ist, daß bleibende anatomische Veränderungen im Gehirn selbst eingetreten sind. Hier kann es dann zu schweren Zustandsbildern mit neurologischen und vor allem psychischen Ausfällen (bis zur Bewußtseinstrübung) kommen.
5. Der Bluthochdruck ist auch eine der wichtigsten Ursachen größerer Hirnblutungen.

Ganz allgemein stellt aber der Bluthochdruck den wichtigsten Risikofaktor bei der Entstehung aller degenerativen Gefäßerkrankungen dar. Eine intensive Bluthochdruckbehandlung ist die wertvollste Prophylaxe aller Schlaganfälle. Seitdem dies konsequent beachtet wird, hat sich die Zahl der Schlaganfälle in vielen Ländern deutlich vermindert. Hier ist eine Zusammenarbeit mit dem Internisten und ständige Überwachung der Blutdruckwerte unverzichtbar.

B. ARTERIELLE HIRNTHROMBOSEN (Enzephalomalazie)

Durch die Thrombose einer Hirnarterie oder Gefäßwandödeme kann es zu einem teilweisen oder vollständigen arteriellen Verschluß kommen. Dieser führt zu örtlichen Sauerstoffmangelzuständen und anderen Stoffwechselstörungen, welche in dem betroffenen Gefäßgebiet Funktionsstörungen, dann isolierte Nervenzelluntergänge (Erbleichungen) oder eine allgemeine schwere Gewebsschädigung (Erweichung) zur Folge hat. Es entsteht ein Hirninfarkt. Dabei kann das Randgebiet in günstig gelegenen Fällen durch einen Kollateralkreislauf noch etwas versorgt werden. Bei vollständigem Gefäßverschluß findet man einen weißen Infarkt («weiße Erweichung»), bei einem unvollständigen Gefäßverschluß häufig einen roten Infarkt («rote Erweichung»), weil hier noch Blut in das Gewebe getragen wird. Die Größe des Infarktbereiches hängt stark vom Kollateralkreislauf ab. Bei einem sehr großen Infarkt gleichen die Symptome mehr oder weniger denen einer Hirnblutung. Häufigste Ursache des Hirninfarktes ist die Arteriosklerose mit oder ohne arterielle Thrombose, gelegentlich aber auch einmal eine entzündliche Erkrankung der Gefäßwand oder ein Trauma.

Symptome
1. Der Patient ist nicht oder doch nur kurz bewußtlos. Die Erscheinungen treten vor allem nachts auf, wenn der Blutdruck niedriger ist. Oft werden sie dann erst beim morgendlichen Aufstehen bemerkt.
2. Atmung und Kreislauf sind weitgehend unauffällig. Das Gesicht ist oft blaß. Der Blutdruck kann vorübergehend etwas ansteigen, so daß man an eine primäre Hypertonie denkt. Im weiteren Verlauf normalisiert der Blutdruck sich in derartigen Fällen.
3. Der Patient macht im allgemeinen keinen sehr kranken Eindruck – abgesehen von den neurologischen Ausfällen.

4. Die auftretenden Paresen hängen im Verteilungstyp der Lähmungen von der Lokalisation der Enzephalomalazie ab. Die neurologischen Ausfallserscheinungen sind oft weniger ausgeprägt als bei einer Hirnblutung. Bei einer Thrombose der A. cerebri media findet man eine Hemiplegie mit Betonung der Gesichts- und Armmuskulatur; das Bein ist im allgemeinen kaum deutlich betroffen. Man spricht von einem brachiofazialen Typ der Störung. Bei einer Thrombose der A. cerebri anterior ist die Lähmung des kontralateralen Beins stärker ausgeprägt. Hier kommt es oft auch zu zentralen Störungen der Harnentleerung und gewissen psychischen Auffälligkeiten (Stirnhirnsyndrom?!). Eine Thrombose der A. cerebri posterior führt vorwiegend zu kontralateralen Gesichtsfeldausfällen und Sensibilitätsstörungen. Eine Thrombose der A. vertebralis oder basilaris hat Koordinationsstörungen (eine sogenannte Ataxie), Hirnnervenausfälle (eventuell mit Schluck-, Sprach- und Kaustörungen) und eine spastische Tetraparese zur Folge. Bei großen Gefäßverschlüssen hier droht oft bei Mitbeteiligung vegetativer Zentren der schnelle Tod.

Sind kleinere Arterien, die zur Hirnrinde führen, betroffen, so kann es, vor allem beim Rechtshänder und linkshirnigen Herden zu sehr deutlichen andersartigen Störungen kommen. Am bekanntesten ist die motorische Aphasie (Broca). Weniger häufig ist die sensorische Aphasie (Wernicke) und selten das sehr beeindruckende Gerstmann-Syndrom (Akalkulie, Agraphie, Fingeragnosie, Rechts–Linksstörungen u. a.). Am häufigsten sind gemischte oder Globalaphasien.

5. Diesen Symptomen gehen manchmal flüchtige Ausfälle voraus. Sie deuten darauf hin, daß eine verminderte Sauerstoffversorgung vorliegt, die aber eben noch für eine normale Funktion des Gehirns ausreicht. Wir sprechen von einer intermittierenden zerebrovaskulären Insuffizienz, die durch flüchtige Paresen, Sensibilitätsstörungen und Schwindelzustände gekennzeichnet ist (siehe auch E).

6. Vor allem wenn die Stenose im Bereich der A. carotis, dem Carotissiphon oder der A. cerebri media liegt, kommt es zu einem progredienten Schlaganfall mit zunehmenden Ausfällen. Hier kann auch ein schubförmiger Verlauf (mit gewissen Remissionen) eintreten. (Eine Sofortbehandlung mit Heparin ist zu überlegen).

Die Behandlung der arteriellen Hirnthrombosen hat vor allem das Ziel, extrakranielle Störungsfaktoren des Kreislaufs zu beseitigen, ein Hirnödem möglichst zu vermeiden

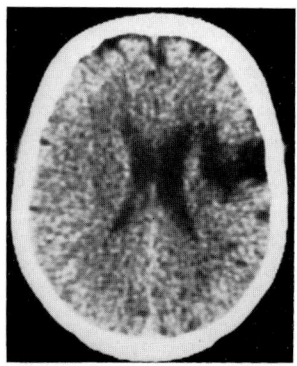

Abb. 149a: Hirninfarkt rechts im Mediabereich

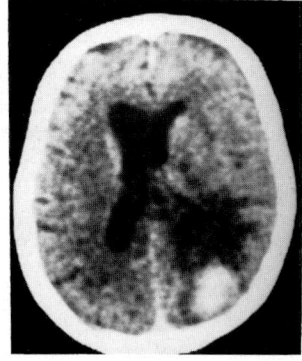

Abb. 149b: Hirnblutung rechts okzipital mit Begleitoedem

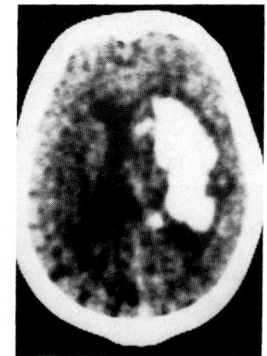

Abb. 149c: Hirnblutung rechts im Bereich der Capsula interna

und etwa eine fortschreitende Thrombenbildung mit ASS medikamentös zu verhindern. Groß ist die Bedeutung der Krankengymnastik, vor allem wenn Ausfälle eingetreten sind. Krankengymnastische Übungen können auch sekundär auf die Hirndurchblutung zurückwirken und diese verbessern. Maßnahmen zur Beeinflussung der Haemodilution sind nicht unumstritten. Komplikationen (etwa Krampfanfälle) müssen vermieden werden.

Venenthrombosen und Sinusthrombosen sind wesentlich seltener als arterielle Thrombosen. Sie werden auch durch entzündliche Prozesse in Venennähe verursacht und sind gelegentlich die Folge eines örtlichen Traumas. Auch die Symptome der Venenthrombosen hängen natürlich ganz von deren Lokalisation ab. Eine Thrombose des Sinus sagittalis superior oder großer intrazerebraler Venen führt häufig zu Kopfschmerzen, Erbrechen, Krampfanfällen, deliranten Zuständen und Stauungspapillen.

C. HIRNBLUTUNG (Haemorrhagia cerebri, früher auch Apoplexia cerebri genannt)

Grundlage ist eine pathologische Veränderung der Gefäßwand, vor allem eine Arteriosklerose, oft verbunden mit Bluthochdruck. Die Hirnblutung tritt meisten zwischen dem 40. und 55. Lebensjahr auf. Sie geht häufig von einem der senkrecht aufsteigenden Seitenäste der A. cerebri media (A. thalamostriata oder lenticulostriata) aus und liegt

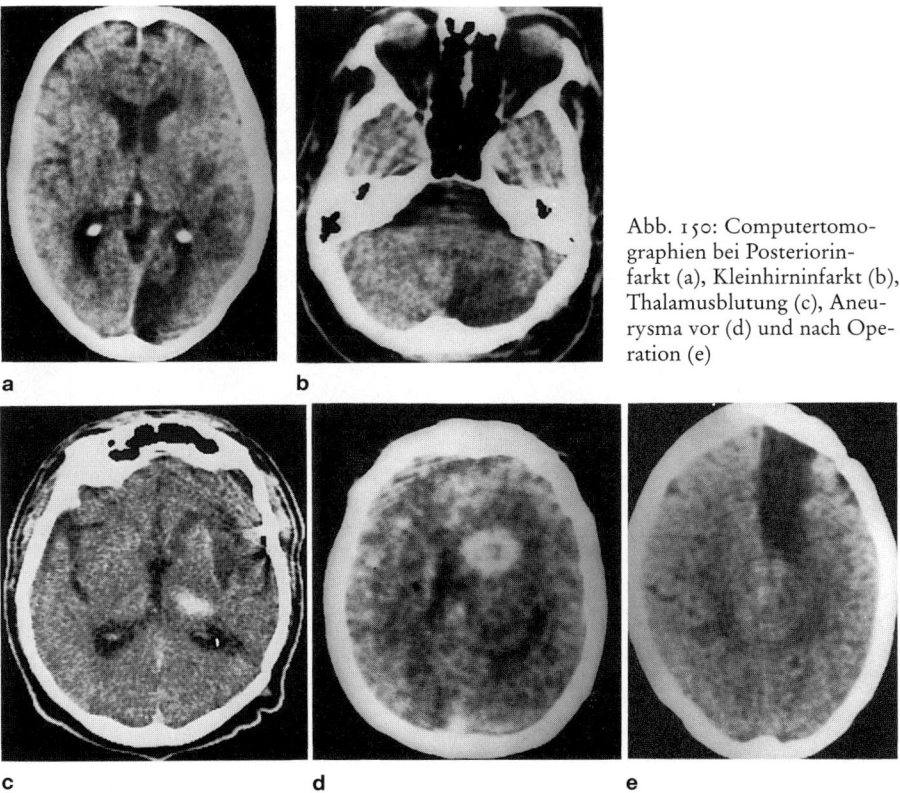

Abb. 150: Computertomographien bei Posteriorinfarkt (a), Kleinhirninfarkt (b), Thalamusblutung (c), Aneurysma vor (d) und nach Operation (e)

a   b

c   d   e

ATLAS DES HIRNKREISLAUFS

In den Abbildungen 135–139 werden die typischen Arteriogramme, in den Abbildungen 140–143 die typischen Phlebogramme der Hirngefäße dargestellt. Die Abkürzungen gelten für alle diese Abbildungen.

Erklärung der Abkürzungen:

A C	arteria cerebri anterior	OP V	vena ophthalmica
A CH	arteria chorioidea anterior	P C	arteria cerebri posterior
A COM	arteria communicans anterior	PCAL	arteria pericallosa
A C V	vena cerebri anterior	P COM	arteria communicans posterior
A I CB	arteria cerebelli inferior anterior	P C V	vena cerebri posterior
AL G	arteriae perforantes anteriores laterales	P I CB	arteria cerebelli inferior posterior
AM G	arteriae perforantes anteriores mediales	PL G	arteriae perforantes posteriores laterales
ANG	rami angulares (arteriae cerebri mediae)	PM CH	arteria chorioidea posterior
		PM G	arteriae perforantes posteriores mediales
A S	arteria spinalis anterior	PO	rami parietooccipitales (arteriae cerebri posterioris)
AS FP	rami frontoparietales (arteriae cerebri mediae)	PONT	rami ad pontem (arteriae basilaris)
A T	rami temporales (arteriae cerebri posterioris)	P P	rami parietales (arteriae cerebri mediae)
B	arteria basilaris	P T	rami temporales posteriores (arteriae cerebri mediae et arteriae cerebri posterioris)
B P	plexus basilaris		
B V	vena basivertebralis		
CALC	rami calcarii (arteriae cerebri posterioris)	S CB	arteria cerebelli superior
CAV S	sinsu cavernosus	S M C V	vena cerebri media
CM	arteria callosomarginalis	SPH S	sinus sphenoparietalis
D M C V	vena cerebri media profunda	S P S	sinus petrosus superior
FPR	arteria frontopolaris	S S S	sinus sagittalis superior
I A	arteria auditiva interna	ST S	sinus rectus
I CR	arteria carotis interna	S V	vena septalis
I C V	vena cerebri interna	TST V	vena thalamostriata
I P S	sinus petrosus inferior	TV S	sinus transversus
I S S	sinus sagittalis inferior	V	arteria vertebralis
M C	arteria cerebri media	V G	vena cerebri magna
OC S	sinus occipitalis	V L	vena anastomotica inferior
OC V	vena cerebri occipitalis	V T	vena anastomotica superior
OP	arteria ophthalmica		

Die folgenden Abbildungen sind der Darstellung von BERTEN und C. BEAN, herausgegeben von Radiography Markets Division, Eastman Kodak Company, Rochester, New York entnommen.

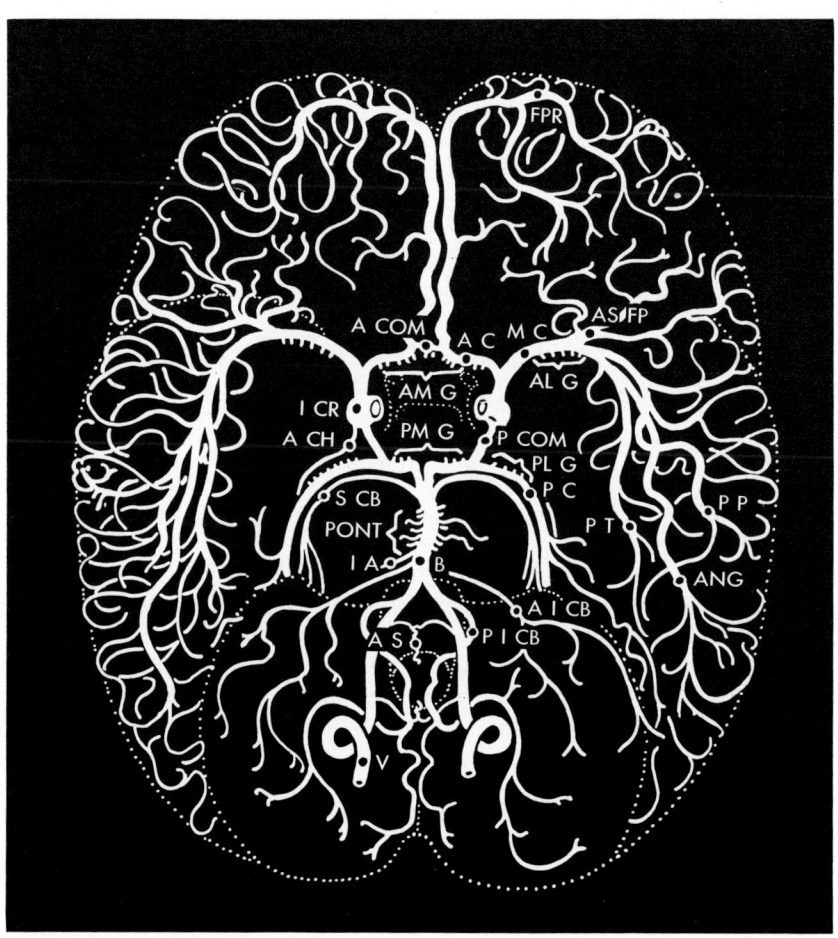

Abb. 151: Schematische Darstellung der großen Hirnarterien von unten

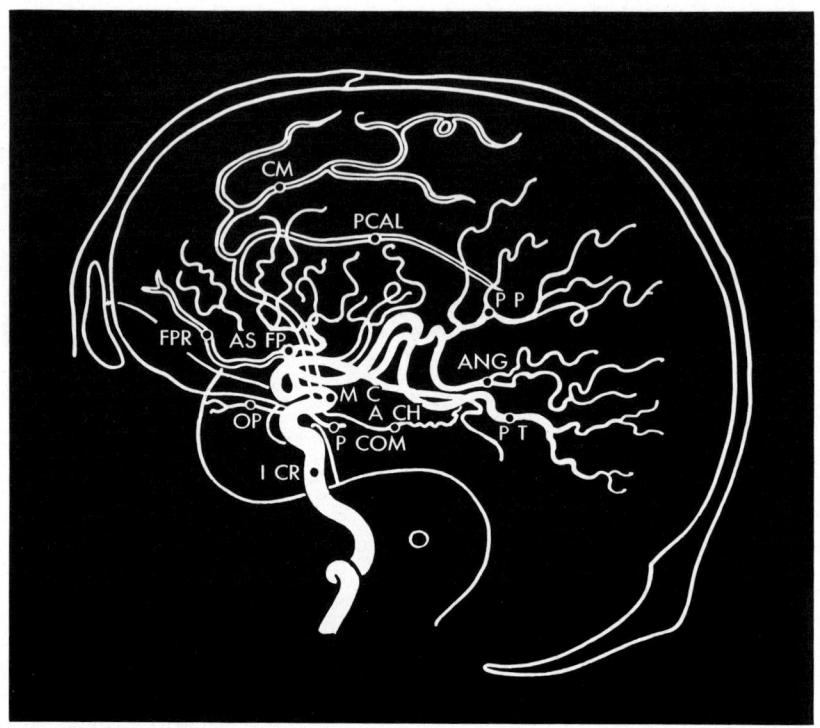

Abb. 152: Arteriogramm der a.carotis interna (Seitenansicht)

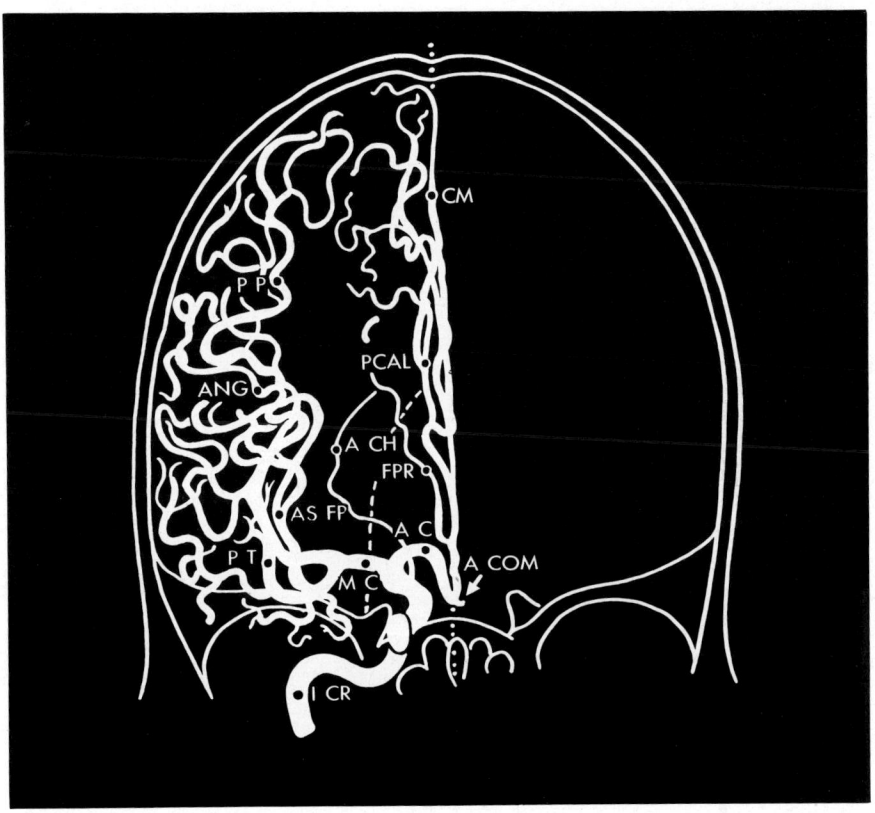

Abb. 153: Arteriogramm der a.carotis interna (Ansicht von vorne)

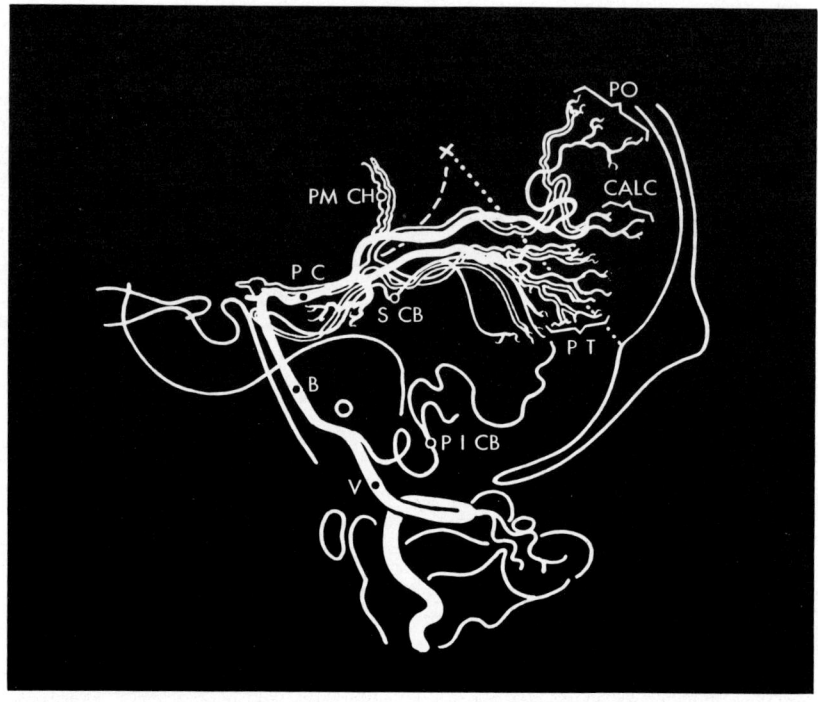

Abb. 154: Arteriogramm der a.vertebralis (Seitenansicht)

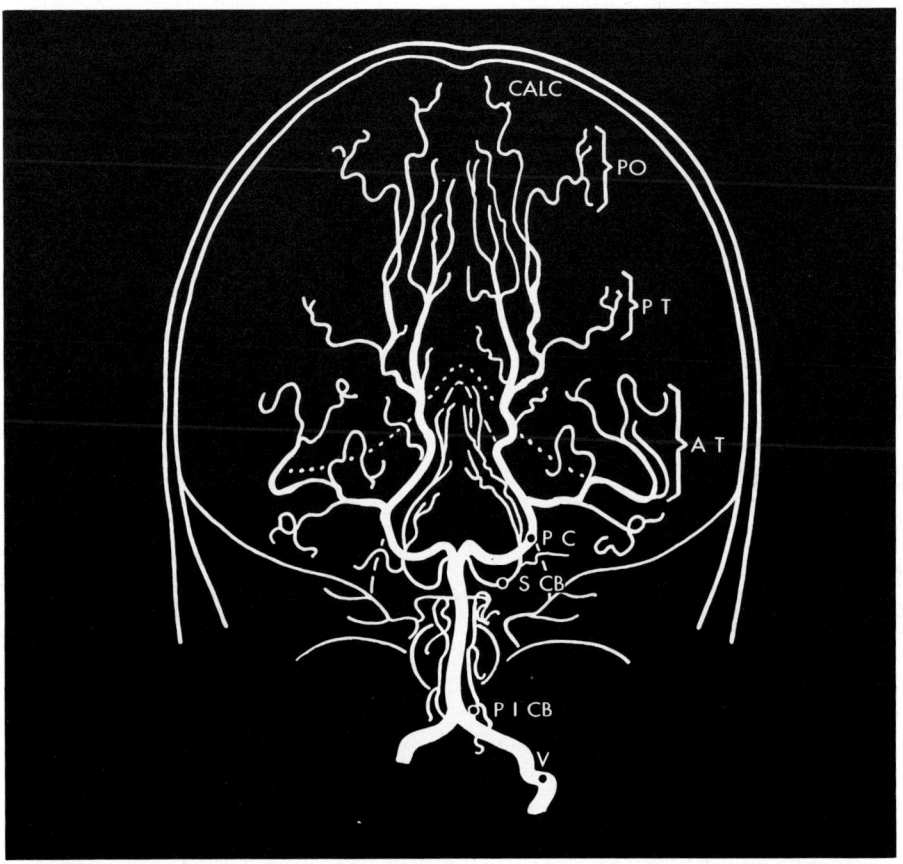

Abb. 155: Arteriogramm der a.vertebralis (Vorderansicht)

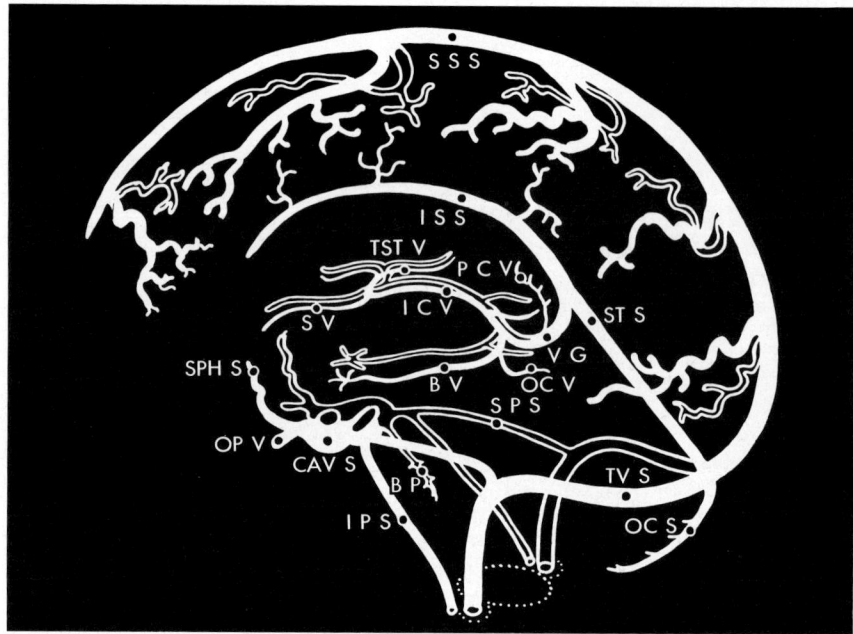

Abb. 156: Schema der Hirnnerven und Sinus (Seitenansicht)

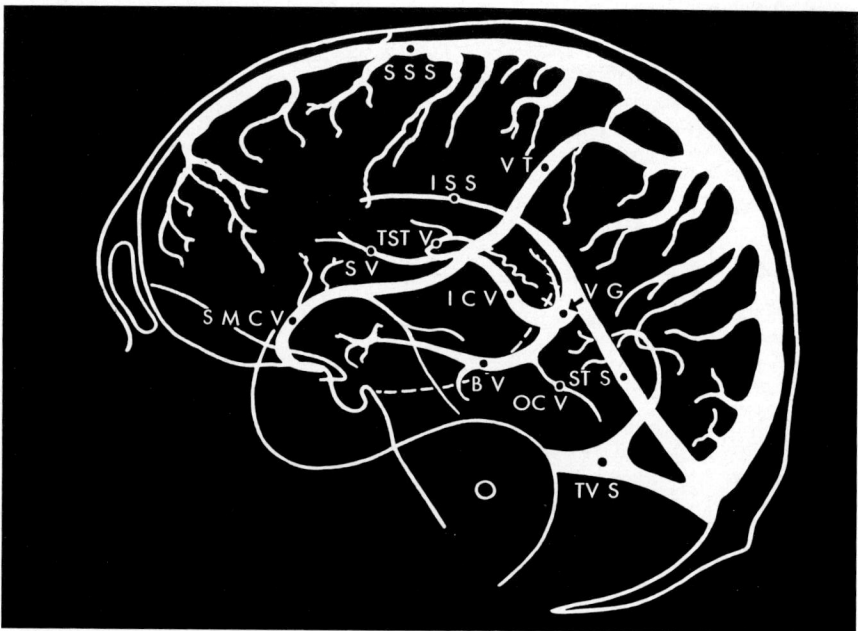

Abb. 157: Phlebogramm (Seitenansicht)

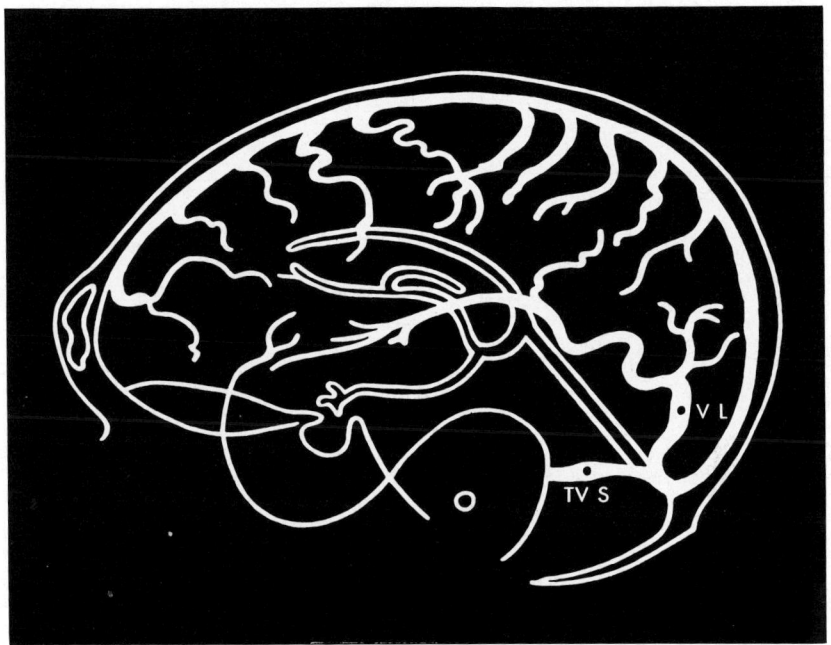

Abb. 158: Phlebogramm (Seitenansicht)

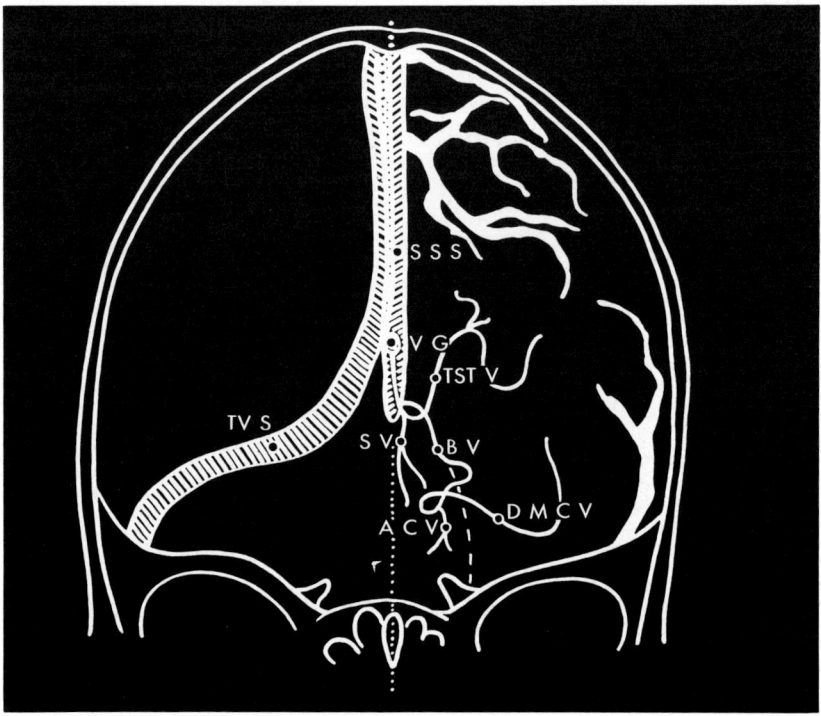

Abb. 159: Phlebogramm (Vorderansicht)

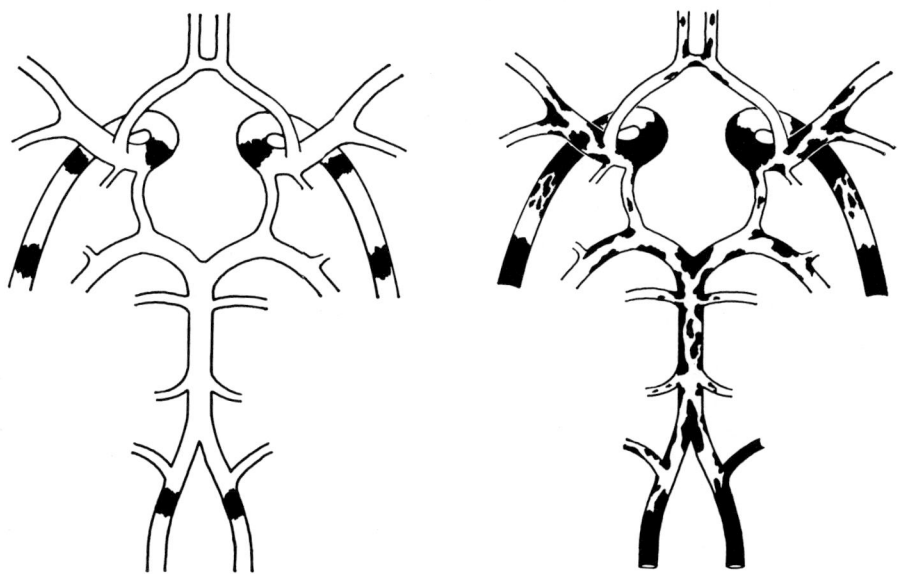

Abb. 160: Vorzugssitz von arteriosklerotischen Veränderungen im circulus Willisii
links: Zwischen dem 20. und 30. Lebensjahr
rechts: Zwischen dem 60. und 70. Lebensjahr

dann tief in den Hirnhemisphären. Dabei kommt es zu einer Schädigung der durch die Capsula interna laufenden großen Bahnen (speziell der Pyramidenbahnen) und extrapyramidaler Systeme. – Gelegentlich liegt ein Hämangiom der Blutung zugrunde.

Symptome
1. Schnell auftretende Bewußtlosigkeit, der manchmal heftige Kopfschmerzen vorausgehen. Die Hirnblutung kann zu jeder Tageszeit eintreten, besonders nach anstrengender körperlicher Tätigkeit.
2. Häufig sieht man eine blasende und schnarchende Atmung; das Gesicht ist kongestioniert (aufgedunsen) und auffallend gerötet. Bei einer Hemiparese bläst der Patient eigenartig die Luft aus der gelähmten Mundseite aus.
3. Anfangs allgemeine Hypotonie der Muskulatur und Areflexie; dabei läßt sich abhängig von der Lokalisation der Blutung eine schlaffe Hemiplegie und oft eine Hemianaesthesie auf der Gegenseite nachweisen. Wegen des plötzlichen Auftretens sprach man hier gerne von einer Apoplexie («Schlaganfall»). Später kommt es dann zur Reflexsteigerung an der gelähmten Seite und zum Auftreten sogenannter Pyramidenbahnzeichen (Babinski'sches Zeichen u. a.). Bei der neurologischen Untersuchung kann man anfangs auch gelegentlich eine Nackensteife und weitere fokale neurologische Symptome je nach Lokalisation der Blutung nachweisen.

Prognose: Die Prognose ist bei großen Hirnblutungen oft nicht günstig. Knapp 50% der Kranken versterben, vor allem wenn es zu einem großen Durchbruch der Blutung in die Ventrikel kommt. (Jedoch ist nicht jeder Ventrikeleinbruch tödlich wie man früher annahm). Der Tod tritt dann schon nach wenigen Stunden oder Tagen auf. Als Resterscheinungen findet man ausgeprägte Hemiplegien, häufig in der Form einer spastischen Hemiparese auf der Gegenseite des Herdes – aber auch extrapyramidale Störungen und psychische Auffälligkeiten. Die Kranken können dann ein eigenartiges Gangbild entwickeln, bei dem der gelähmte Arm angewinkelt gehalten wird. Die Finger sind gebeugt, der Kranke kann den Fuß nicht richtig anheben und ist zu einer Zirkumduktion gezwungen.

Seit Einführung der Computertomographie und der Kernspintomographie sah man zunehmend häufiger auch kleinere Blutungen – sogar mit Einbruch ins Ventrikelsystem, deren Ausfallerscheinungen sich bemerkenswert gut zurückbilden. Hier ist die Prognose also deutlich besser.

Langsamer stellen sich zumeist Blutungen ein, die bei der Dauerbehandlung mit Antikoagulantien – vor allem nach unzureichender Überwachung des Quick-Wertes – auftreten können.

Therapie: Bei nicht zu tief liegenden Blutungen kommt eine operative Ausräumung in Frage. Sonst nur symptomatisch: Im Stadium der Lähmungsrückbildung kommt der Krankengymnastik eine ganz besondere Bedeutung zu.

D. HIRNEMBOLIE (Embolia cerebri)

Ätiologie: Lösen sich an Herzklappen, von der Herzwand oder großen Gefäßen kleine Thromben oder Thrombenteile, so können sie zu einem Verschluß eines Hirngefäßes führen und ähnliche Erscheinungen wie die arterielle Hirnthrombose hervorrufen. Die häufigste Ursache ist eine Herzarrhythmie bei Vorhofflimmern oder ein Herzklappenfehler. Gelegentlich wird eine derartige Embolie auch durch Fettsubstanzen hervorgerufen, die bei Frakturen eines Röhrenknochens in die Blutbahn gelangen (Fettembolie); nach oberflächlichen Verletzungen kann es zu Lufteintritt in die Gefäße und zu einer Luftembolie kommen. Dies ist etwa auch bei Operationen im Bereich des Halses der Fall.

Symptome: Schneller Beginn, nur gelegentlich mit anfänglicher Bewußtlosigkeit. Die Symptomatik entwickelt sich in Sekunden oder Minuten, ohne daß wesentliche Belastungen vorausgingen. Das klinische Bild gleicht im übrigen meistens dem einer Thrombose der A. cerebri media, tritt aber eher nach Kreislaufbelastungen auf. Bei größeren Herden findet man bei der CT-Untersuchung im Gehirn hypodense Zonen.

Prognose: Die Mortalität ist verhältnismäßg gering; es kommt aber relativ häufig zu Rezidiven. Die Anwendung von Antikoagulantien konnte die Mortalität dieser Erkrankung weiter herabsetzen.

E. TRANSITORISCHE ISCHÄMISCHE ATTACKEN (TIA)

Hirnblutungen und Gefäßverschlüssen im Gehirn gehen oft flüchtige Symptome voraus, die auf transitorische ischämische Attacken zurückgeführt werden. Darunter versteht man Zustände von regionaler zerebrovaskulärer Insuffizienz, die sich in neurologischen Herdsymptomen von weniger als 24 Stunden äußern. Dauern die Symptome länger als 24 Stunden, aber weniger als 3 Wochen, so spricht man von reversiblen Attacken oder einem prolongierten reversiblen neurologischen Defizit (= PRIND). Ein irreversibler Hirninfarkt kann nach mehreren transitorischen ischämischen Attacken folgen.

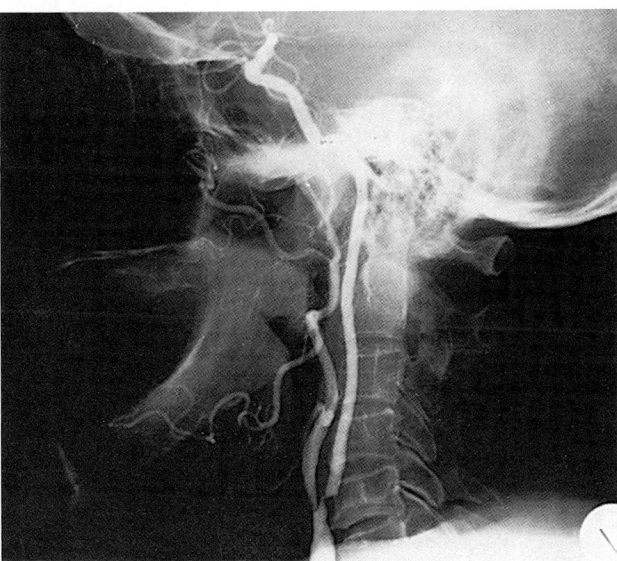

Abb. 161: Carotisangiogramm links mit hochgradiger Stenose der Arteria carotis interna und externa

(Bei irreversiblen Schlaganfällen versterben 15% der Kranken in der akuten Phase. Von den Überlebenden sind 50% schwerversehrt, 40% in geringerem Maße und 10% können ihre frühere Tätigkeit wieder voll aufnehmen).

Die TIA im Stromgebiet der A. carotis führen später häufiger zu einer Apoplexie oder arteriellen Thrombose als die TIA im Vertebro-basilaris-Bereich. Die Hauptsymptome der TIA im Carotis-Gebiet sind flüchtige einseitige Lähmungen, Gefühlsstörungen, Aphasien, Hemianopsien und kurzdauernde einseitige Erblindungen (Amaurosis fugax).

TIA im Vertebralis-Gebiet führen zu Doppelbildern, Dysarthrie und Drehschwindel. Sie treten häufiger auf, sind oft weniger charakteristisch und haben eine bessere Prognose.

Frühdiagnose und Frühbehandlung der TIA sind wichtig. Solche Kranke bekommen später zehnmal so oft als Vergleichspersonen Schlaganfälle, ein Drittel innerhalb von 5 Jahren.

Zur *Behandlung* ist zu sagen: Kardiovaskuläre Erkrankungen (Herzinfarkt, Hochdruck) müssen primär berücksichtigt werden – vor allem muß der Blutdruck reguliert werden: Weder ein zu hoher noch ein zu niedriger Blutdruck ist vertretbar. Die Autoregulation der Hirndurchblutung muß möglichst gefördert, ein Hirnödem vermieden werden. Wegen der Gefahr der Thrombosebildung gibt man gerne nach Ausschluß einer Blutung Acetylsalicylsäure (etwa Colfarit®) (= ASS). Bei rezidivierenden transitorischen Attacken ist eine Cumarin-Behandlung unbedingt zu überlegen. Bei erhöhtem oder normalem Hämatokritwert empfiehlt sich eine Hämodilutionsbehandlung, bei sehr hohem ein Aderlaß.

Prädisponierende Faktoren (zu wenig körperliche Bewegung, Nikotin, übermäßige berufliche Belastung, Streß, u. a.) müssen vermieden werden. Auf weitere Einzelheiten der medikamentösen Behandlung kann hier nicht eingegangen werden – auch nicht auf die möglichen vasochirurgischen Eingriffe.

Bei umschriebenen Stenosen an den großen, zum Gehirn führenden Gefäßen sind letztere unbedingt in Betracht zu ziehen.

Abschließend ist zu sagen, daß vor allem eine gute Prophylaxe der Risikofaktoren wichtig sind. Seit intensiver Hochdruckbehandlung sank in Kanada zum Beispiel die Zahl der Hirninfarkte um die Hälfte gegenüber vorher. Wichtig scheint auch die Vermeidung des Rauchens. Bei 1 bis 14 Zigaretten soll das Risiko des Schlaganfalls um das 2,2fache, bei mehr als 25 Zigaretten täglich um das 3,7fache, bei mehr als 45 Zigaretten täglich um das 6,2fache ansteigen (Colditz u. Mitarbeiter 1988).

F. SUBARACHNOIDALBLUTUNGEN

Mehr als 50% der nichttraumatischen extrazerebralen Blutungen sind sogenannte spontane Subarachnoidalblutungen. Sie werden fast stets durch eine primäre Anomalie der Gefäßwand mitverursacht.

Bei den Anomalien handelt es sich um *Aneurysmen,* also um örtliche Ausweitungen eines Blutgefäßes, die zu einer erheblichen Gefäßwandschwäche führen. Sie können leicht platzen (Ruptur eines Aneurysmas). Im allgemeinen sind es sackförmige Ausstülpungen auf der Grundlage kongenitaler Gefäßwanddefekte. Sie entstehen aus – bei sehr vielen Menschen nachweisbaren – Mediadefekten im Bereich des Circulus arteriosus. So finden sich auch die meisten Aneurysmen im Bereich des Circulus arteriosus oder einer der Hauptäste an der Hirnbasis, bevor die Arterien noch in das Gehirn selbst eingetreten sind. Die Gefäßwandruptur führt zu einer schnellen Verteilung des Blutes im Subarachnoidalraum. Der Kranke bemerkt heftige Kopfschmerzen, die sich schnell ausbreiten, erbricht und wird bewußtlos. Es kann auch zu Retinablutungen kommen.

Viel seltener ist das *arteriovenöse Aneurysma,* wobei große Anastomosen zwischen Arterien und Venen vorliegen. Auch hier kann es zu einer Ruptur kommen; es entsteht ein intrazerebraler Bluterguß oder eine Blutung in die Hirnhäute. Hier kommt es im allgemeinen auch zu neurologischen Ausfällen.

Auch Hämangiome können Ursache einer Subaranoidalblutung sein.

Symptome: Die Symptome der Subarachnoidalblutung gleichen in mancher Weise denen der Hirnblutung. Der Beginn ist perakut: Der Kranke kann im allgemeinen genau den Zeitpunkt des Geschehens angeben. Andererseits ähnelt die Symptomatik durch die meningealen Reizerscheinungen und die oft auftretenden, aber eher leichten Temperaturerhöhungen, der Meningitis. Gefürchtet sind die Rezidive der Subarachnoidalblutung, die bei etwa 50% der Kranken beobachtet werden. Wühlt sich das Blut in das Hirngewebe ein, dann treten Hemiplegien und Hemianaesthesien auf. Auch kommt es in der Peripherie der Ruptur vielfach zu Spasmen der Arterien und unzureichender Blutversorgung, was zu einer Enzephalomalazie führt.

Man teilt nach Hunt und Hess die Störung in 5 Grade ein: Grad I geht ohne, Grad II mit geringen, Grad III mit deutlichen neurologischen Ausfallserscheinungen einher. Bei Grad V liegt der Kranke im Koma. Es besteht eine weitgehende Dezerebration. Die Mortalität der Subarachnoidalblutung ist hoch: Sie mag bis zu 40% betragen. Ein neurochirurgischer Eingriff (Unterbindung des Aneurysmas, evtl. Abtragung) sollte nach Abklingen der akuten Erscheinungen immer erwogen werden. Blutstillende Maßnahmen (strenge Bettruhe, Eisblasen u. a.) sind bis dahin angezeigt. Vermeidung von Pressen beim Stuhlgang! Liegen keine neurologischen Ausfallserscheinungen (Pyramidenbahnzeichen u. a.) vor und ist der Kranke bewußtseinsklar, so sollte die Operation möglichst schnell erfolgen. Gelegentlich können Aneurysmen auch thrombosieren und sehr groß werden. Dies ist jedoch eher die Ausnahme.

G. SPINALE DURCHBLUTUNGSSTÖRUNGEN

Gefäßerkrankungen im Bereich des Rückenmarks können zu lokaler Ischämie und Nekrosen mit Ausfällen vom unvollständigen oder vollständigen Querschnittstyp (s. a. Kap. 29B) führen.

Besonders typisch ist das spinalis-anterior-Syndrom (bei Verschluß der gleichnamigen Arterie) mit Spastik, dissoziierten Empfindungslähmung (Berührungsempfindung bleibt über die Hinterstränge erhalten!) sowie Blasen- und Mastdarmstörungen. Beim sulco-commissuralis-Syndrom mit besserer Prognose zeigt sich die entsprechende Symptomatik nur einseitig.

29. TRAUMEN

A. KOPFTRAUMEN

Kopfverletzungen, wie sie häufig auch bei Verkehrsunfällen auftreten, führen vielfach zu schweren Hinrschäden.

Bei den *offenen Schädelhirntraumen* wird sowohl die Kopfhaut und der Schädelknochen, als auch das Gehirn mit den Hirnhäuten verletzt. Bei *geschlossenen Schädelhirntraumen* kommt es nicht zu einer direkten, sondern zu einer indirekten Schädigung des Gehirns.

Die Zahl der Patienten mit Schädelhirntraumen, die durch Auto-, Motorrad- und Mopedunfälle verursacht werden, hat erschreckend zugenommen. Eine Untersuchung in den USA über den Zeitraum von 1975 bis 1980 hat gezeigt, daß 61% aller Autounfälle zu einem Schädelhirntrauma führen; zum Glück handelt es sich in den meisten Fällen allerdings nicht um schwere Verletzungen. Es geht jedoch aus der Statistik hervor, daß in den USA in den letzten fünf Jahren durchschnittlich 36 000 Patienten jährlich an einem Schädelhirntrauma verstorben sind. In der Bundesrepublik Deutschland verstarben im Jahr 1992 10 643, davon 7302 in den alten, 3341 in den neuen Bundesländern, in Österreich 1256 Menschen an Verkehrsunfällen, zu einem hohen Prozentsatz an Schädelhirntraumen. Eine Studie einer deutschen neurochirurgischen Klinik ergab, daß von 1600 Patienten, die mit Schädelhirntraumen aufgenommen wurden, 75% leichte Kopfverletzungen hatten, von den übrigen 25% aber immerhin fast die Hälfte verstarb – 3% davon innerhalb der ersten sechs Stunden nach dem Unfall.

Bei geschlossenen Schädeltraumen unterscheiden wir die Commotio (Hirnerschütterung), die Contusio (Hirnquetschung) und die Compressio cerebri, falls eine intrakranielle Blutung eintrat. (Auch bei Rückenmarkstraumen können wir von einer Contusio – Contusio medullae spinalis – sprechen).

Allgemeine Symptome

Kranke, die eine Schädelverletzung mit einer Commotio (Hirnerschütterung) oder Contusio (Hirnquetschung) erlitten, bieten folgende Symptome:

1. Bewußtlosigkeit

Diese kann kurz (wenige Minuten) oder auch länger (bis zu Tagen) dauern; sie tritt im Anschluß an das Unfallereignis auf. Bei sehr schweren Hirnschäden kann diese Bewußtlosigkeit manchmal Wochen und länger dauern.

2. Übelkeit und Erbrechen

Häufig tritt das Erbrechen bald nach dem Unfall auf; im allgemeinen hängen diese Symptome mit der Schwere des Ereignisses zusammen. Es handelt sich um wenig spezifische Zeichen seitens des vegetativen Nervensystems.

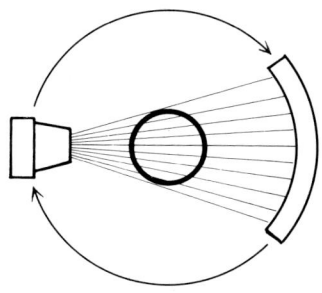

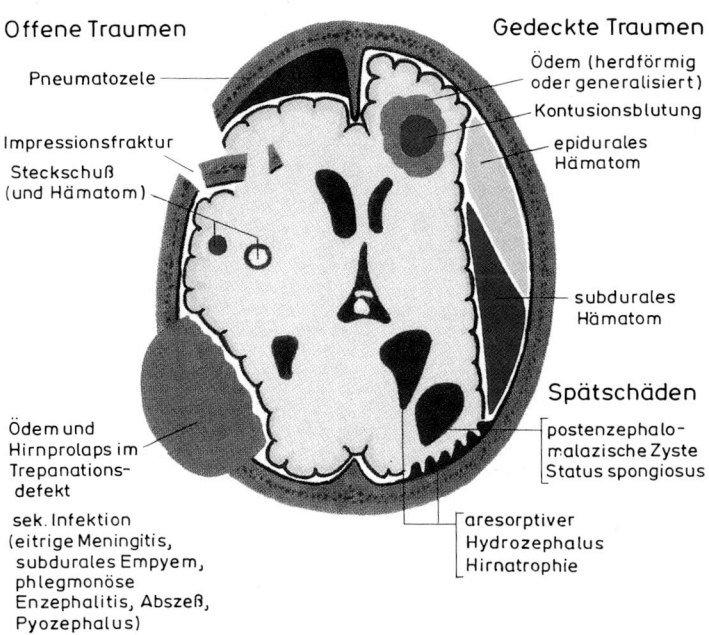

Offene Traumen

Pneumatozele

Impressionsfraktur

Steckschuß
(und Hämatom)

Ödem und
Hirnprolaps im
Trepanations-
defekt

sek. Infektion
(eitrige Meningitis,
subdurales Empyem,
phlegmonöse
Enzephalitis, Abszeß,
Pyozephalus)

Gedeckte Traumen

Ödem (herdförmig
oder generalisiert)

Kontusionsblutung

epidurales
Hämatom

subdurales
Hämatom

Spätschäden

postenzephalo-
malazische Zyste
Status spongiosus

aresorptiver
Hydrozephalus
Hirnatrophie

Abb. 162: Übersicht über die traumatischen Hirnschäden

3. Retrograde Amnesie

Wenn der Kranke wieder zu sich kommt, gibt er eine Gedächtnislücke an. Er weiß im allgemeinen nichts mehr vom Unfallereignis selbst zu berichten. Nur gelegentlich (bei ganz umschriebenen Kontusionen) bleibt der Kranke bewußtseinsklar. Die Gedächtnislücke reicht vielfach in die Zeit vor dem Unfallereignis hinein (Minuten bis Stunden, allenfalls Tage). Der Kranke kann also auch aus einer Zeit, in der er bei klarem Bewußtsein war, nichts mehr berichten (retrograde Amnesie). Bei sehr schweren Schädelhirntraumen gibt es auch tiefergehende Schäden des Gedächtnisses; sie können viele Monate zurückreichen, sind aber oft von inselhaften Erinnerungen unterbrochen.

Es kann zu Gedächtnisstörungen für die Zeit nach Rückkehr des Bewußtseins kommen (anterograde Amnesie).

Die drei Grundsymptome sind sowohl quantitativ als auch qualitativ bei den einzelnen Kranken sehr unterschiedlich ausgeprägt. (Sie können ebenso bei einer anderen Hirnerkrankung wie Blutungen, Epilepsie u. a. vorkommen).

Commotio cerebri (Hirnerschütterung)

Ätiologie: Die Commotio wird durch ein direktes oder indirektes, meist leichteres Hirntrauma verursacht. Zu letzteren können auch gezählt werden: ein Sturz aus größerer Höhe auf die Füße, den Steiß, der Schlag auf den Unterkiefer bei Boxern (k.o.-Schlag). Eine funktionelle Störung im Niveau der Formatio reticularis oder strukturelle Minitraumen könnten zugrunde liegen.

Symptome:

1. Die drei bereits genannten Grundsymptome; die Bewußtlosigkeit braucht aber nicht immer voll ausgeprägt zu sein, die retrograde Amnesie und Erbrechen fehlen selten.
2. Neurologische Ausfälle treten nicht auf.
3. Pathologisch-anatomisch lassen sich am Hirn keine Veränderungen finden.

Therapie: Eine sichere einfache Commotio bedarf keiner speziellen Behandlung. Sobald der Patient sich wohlfühlt, meistens bereits nach einigen Tagen, ist eine strenge Bettruhe nicht mehr notwendig. Die Prognose ist günstig.

N. B. Die Diagnose Commotio cerebri soll mit Vorsicht gestellt werden, um das bestehende Hirntrauma nicht zu unterschätzen. Ein ernsterer Schaden, wie eine Contusio oder Schädelbasisfraktur, muß ausgeschlossen werden. Dauert die echte Bewußtlosigkeit länger als 30 Minuten (nach anderen Autoren 2, gelegentlich findet man auch 6 Stunden), dann ist eine Contusio cerebri wahrscheinlich oder sogar sicher. Man sollte aber auch nicht bei jeder einfache Schädelprellung von einer Commotio sprechen, zumal bei Unfällen, bei denen eine Entschädigung in Betracht kommt. Psychische Fehlprägungen könnten eintreten.

Contusio cerebri (Hirnquetschung)

Ätiologie: Ursache der Contusio ist ein erheblicher Schlag oder Stoß auf den Kopf. Dieser braucht nicht immer zu einer örtlichen Verletzung am Ort der Gewalteinwirkung zu führen. Nicht selten kommt es zu einem Trauma an einer anderen Stelle, weil das Gehirn durch den Stoß gegen andere Teile der Schädelkalotte geschleudert wird (Gegenstoßherd oder Contre-coup-Erscheinungen).

Symptome

1. Auch hier kommt es zu den drei Grundsymptomen: s. oben; sie zeigen sich jedoch länger und deutlicher. Der Patient weist vielfach eine motorische Unruhe auf; er ist vorübergehend desorientiert. Die Bewußtlosigkeit ist nicht obligat, aber häufig. Sie kann tage- und wochenlang dauern.
2. Es kommt zu neurologischen Ausfällen, vor allem, wenn eine Schädigung der motorischen oder sensiblen Rinde (gelegentlich auch Bahnen) vorliegt. (Häufig kommt es zu

einer irreversiblen Riechstörung durch Zerrung oder Abriß der Fila olfactoria (Riechnerven). Dieses allein beweist aber nicht die Contusio cerebri.

3. Pathologisch-anatomische Veränderungen finden sich vor allem im Hirnrindenbereich und seltener auch im Hirnstamm.

4. Meistens kommt es zu einer gewissen Blutbeimengung im Liquor, die durch eine hellgelbe bis leicht rötliche Verfärbung erkennbar wird.

5. Es kommt zu herdförmigen oder doch umschriebenen Veränderungen im EEG.

6. Es kommt im CT zu hypodensen Zonen im Bereich der Hirnrinde, oft mit kleinen hyperdensen Einlagerungen (kleine Hirnrindenblutungen), die schüsselartig aussehen. Auch die Kernspintomographie zeigt die strukturellen Schäden (und Begleitoedeme) deutlich.

Prognose: Im allgemeinen ist die Prognose einer leichten Contusio cerebri gut. Bei schweren Komplikationen, wie einem Schock, Atemstörungen und Zeichen einer Hirnstammschädigung (Tachykardie, Hyperthermie) ist die Prognose allerdings zweifelhaft bis ungünstig. Schwerste Formen gehen mit Dezerebration einher, die später in ein oft irreversibles apallisches Syndrom übergehen. Der Kranke liegt mit offenen Augen, gestreckten oder gebeugten Armen da, ist aber aspontan und reagiert auch nicht auf Reize der Umgebung.

Therapie: Die klinischen Erscheinungen einer einfachen Contusio klingen meist in wenigen Wochen ab. Restliche anatomische Veränderungen bleiben natürlich weiterhin bestehen. Wesentlich ist bei den schweren Fällen von Contusio die Bekämpfung des bedrohlichen Hirnoedems, die Sorge für eine optimale Atmungs-, Kreislauf- und Ernährungssituation und die Vorbeugung von Komplikationen. Letztere bedingt reichlich physiotherapeutische Maßnahmen (anfangs Sorge für richtige Lagerung und regelmäßiges passives Bewegen der Gelenke, später eine zunehmende aktive Übungsbehandlung).

Traumatische Blutungen (Haematome)

Wir können von innen nach außen unterscheiden:
a. intrazerebrale Haematome,
b. subdurale Haematome,
c. epidurale Haematome.

Im allgemeinen handelt es sich hier um eine sehr schwere Komplikation. Die modernen neurologischen Untersuchungsmethoden, wie die Angiographie, die Computertomographie sowie die Kernspintomographie haben wesentliche Beiträge zur Frühdiagnose von Haematomen geliefert.

a. *Intrazerebrale Haematome*

Große Haematome kommen nur in einem kleinen Prozentsatz der Schädelhirntraumen vor. Das Haematom entsteht durch eine Ruptur eines kleinen Gefäßes des arteriellen Blutkreislaufs und führt zu einer Ansammlung von Blut im Hirngewebe. Die Blutung dauert so lange, bis der Gewebsdruck des umliegenden Hirngewebes die Gefäßöffnung verschließt. Wenn die Blutung in die Ventrikel durchbricht, kommt es zu einem besonders schweren Zustandsbild, das mit dem Leben oft kaum vereinbar ist. Die

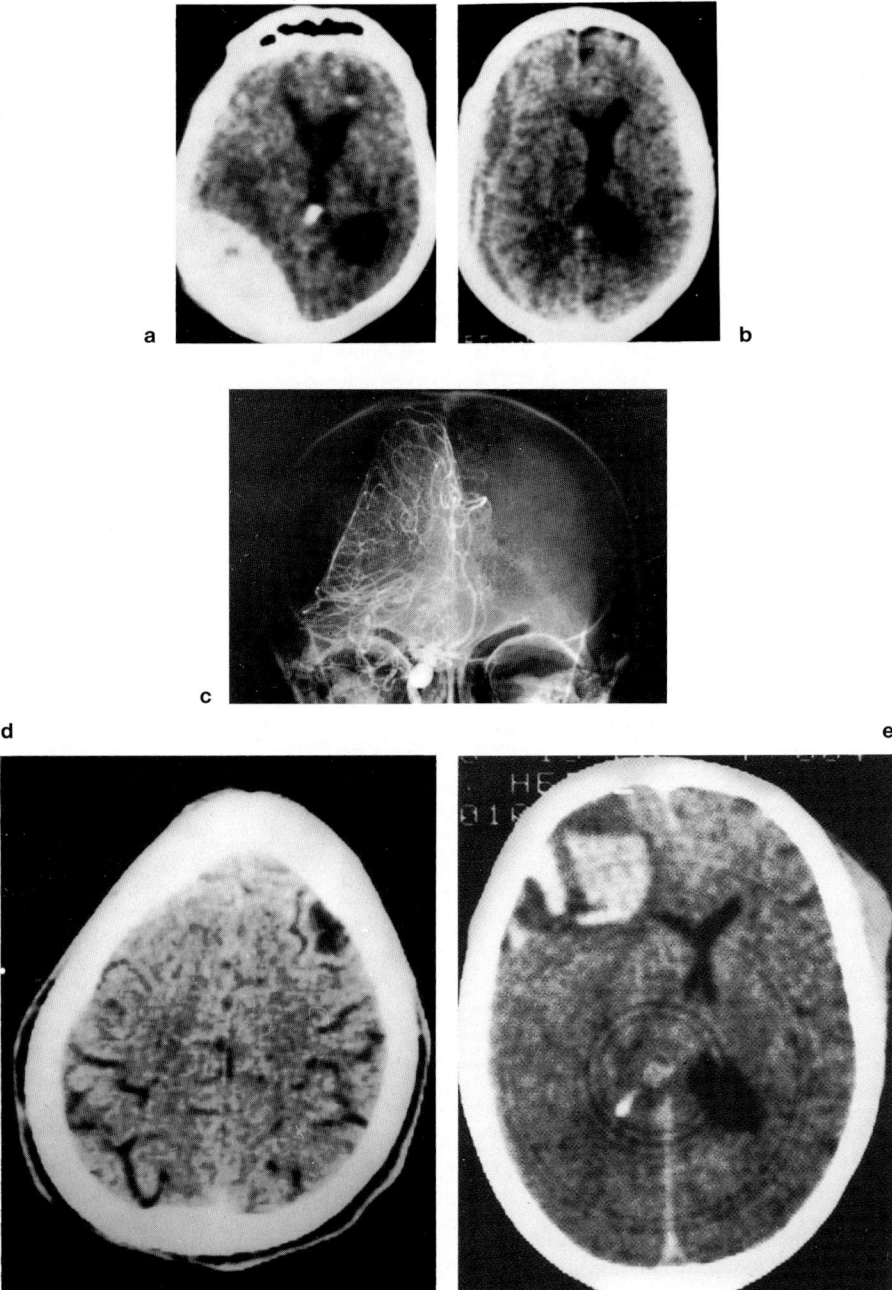

Abb. 163: Computertomographien bei epiduralem Hämatom (a), subduralem Hämatom (b), Karotisangiogramm bei subduralem Hämatom (c), Computertomogramm bei Zustand nach Contusio cerebri mit schüsselförmiger Atrophie (d), und großes traumatisches Hämatom (e).

Symptome der intrazerebralen Haematome sind die einer intrakraniellen Drucksteigerung. (Gelegentlich entstehen derartige Haematome auch spontan oder doch ohne nachweisbare Ursache; man vermutet, daß Gefäßwandveränderungen zugrunde liegen).

b. *Subdurales Haematom*

Das subdurale Haematom entsteht infolge eines Abrisses oder Abscherung kleiner Venen (meist der sogenannten Brückenvenen) an der Hirnkonvexität bei einem Schädeltrauma. Die Symptome treten vielfach erst nach Tagen, oft nach Wochen oder sogar Monaten auf. Es zeigt sich eine wechselnde Bewußtseinslage und schließlich eine zunehmende Bewußtseinstrübung. Das Haematom liegt zwischen Dura und Arachnoidea und ist zu Beginn meist nur klein. Durch Aufnahme von Flüssigkeit aus der Umgebung kann es größer werden. Vereinzelt handelt es sich nicht um eine venöse Blutung, sondern um eine arterielle. Die Prognose ist dann natürlich schlechter. Eine Haematomentfernung ist notwendig.

c. *Epidurales Haematom*

Der Einriß einer meningialen Arterie führt zu einer Blutung. Vor allem ist hier die A. meningica media oder einer ihrer Äste betroffen. Meistens liegt eine Fraktur an dieser Stelle zugrunde. Das Haematom bildet sich zwischen dem Schädelknochen und der Dura aus, wobei die Letztgenannte vom Knochen abgelöst wird. Das dauert eine gewisse Zeit. Daher bemerkt der Kranke vielfach direkt nach dem Unfall keine neurologischen Ausfälle. Die anfangs bei Hirntraumen oft auftretende Bewußtseinsstörung kann sogar weitgehend abgeklungen sein. Einige Stunden später kommt es dann erneut zu einem Bewußtseinsverlust – verbunden mit neurologischen Ausfällen. Die größte Gefahr ist die Kompression des Hirnstamms, bei der der Kranke verstirbt. Die wichtigsten Symptome sind also zunehmende Bewußtseinstrübung, eine weite und auch lichtstarre Pupille (durch Druck auf den Nervus oculomotorius) an der Haematomseite, sowie Kopfschmerzen. Die Pupillenstörungen können nach einiger Zeit auch die andere Pupille betreffen. Wichtige diagnostische Beiträge zur Erkennung der verschiedenen traumatischen Haematome lieferte früher vor allem die Echoenzephalographie, die eine Früh- und Verlaufsdiagnostik erlaubte. Wir konnten mit ihrer Hilfe eine Verschiebung der Mittelstrukturen über die Medialinie und auch häufig das Haematom selbst nachweisen. Entscheidend und heute unentbehrlich ist aber der CT- oder Kernspintomographiebefund. Hier kann man größere Haematome sofort sehen.

Bei den subduralen und epiduralen Haematomen muß der Neurochirurg schnell eingreifen, bei den intrazerebralen Haematomen sollten Vor- und Nachteile eines operativen Eingriffs stets mit einem Neurochirurgen besprochen werden.

Folgeschäden

Die *Restsymptome* einer geschlossenen Schädelverletzung liegen zwischen zwei Extremen: banalen Kopfschmerzen, vor allem als Ausdruck einer Schädigung der vegetativen Regulationen im Kopfbereich einerseits, und einem Dekortikations-(Dezerebrations-)-Zustand. Bei einer kleinen Anzahl von Kranken bleiben intellektuelle und charakterologische Veränderungen bestehen (Demenz bzw. Wesensänderung), auch aphasische, apraktische und agnostische Symptome können zurückbleiben. Vereinzelt kommt es zu einer symptomatischen Epilepsie mit fokalen oder generalisierten Anfällen. Eine große Anzahl von Kranken klagt über Kopfschmerzen, die bis zu einigen Monaten nach dem Unfallereignis dauern. Eine größere statistische Untersuchung in England ergab, daß die Kopfschmerzbeschwerden aber bei der Hälfte der Kranken psychologische Gründe, bei der anderen Hälfte vasomotorische Ursachen haben. Nicht selten kommt es auch zu einer «Unfallneurose» – vor allem, wenn die biographische Situation und Ansprüche an eine Versicherung, die geltend gemacht werden können, dazu disponieren. Der Kranke ist dann besonders auf das Unfallereignis fixiert; bestehende, oft banale vasomotorische Dysregulationen gewinnen eine übermäßige affektive Resonanz. Das ziemlich wechselnde Bild ist durch Klagen über erhöhte Ermüdbarkeit und verschiedene vegetative Störungen gekennzeichnet.

Apallisches Syndrom
Eine meist schlechte Prognose hat der Zustand der Dekortikation (auch die verwandten Zustandsbilder der Dezerebration und des apallischen Syndroms, die mit «akinetischem Mutismus» einhergehen); hier sind die Funktionen der Hemisphären weitgehend ausgeschaltet. Das autonome oder vegetative Nervensystem ist andererseits wieder intakt. Der Patient scheint wach zu sein, hat die Augen geöffnet, kann aber in keiner Weise Kontakt zur Umgebung aufnehmen. Man sieht dann auch keine ausgeformten und sinnvollen motorischen Äußerungen – sowie häufig eine Tetraparese mit ausgeprägten Kontrakturen. Sitzt die Hauptschädigung höher, überwiegt eine Beugehaltung von Armen und Beinen, sitzt sie tiefer, eine Streckhaltung. Gelegentlich kommt es zu Streckkrämpfen.

Die Kranken können manchmal jahrelang in einem derartigen Zustand sein, bis der Tod eintritt. Ihre Betreuung ist sehr schwierig. Alle körperlichen Funktionen müssen ständig überwacht und zu einem großen Teil vom Pflegepersonal gesteuert werden: Nahrungs- und Flüssigkeitszufuhr über eine Sonde, Harnblasen- und Darmentleerung. Sorgfältige Hautpflege zur Dekubitusvermeidung ist notwendig. Die Muskel- und Gelenkkontrakturen sind oft kaum mehr überwindbar. Es kann zur Myositis ossificans (durch Kalkeinlagerungen) kommen.

Manche therapeutische Probleme ähneln denen bei Querschnittslähmungen (s. S. 273).

Schädelfrakturen

Schlag, Stoß und Aufprall können sowohl an der Schädelkonvexität als an der Schädelbasis Frakturen bewirken. Eine Berstungsfraktur der Schädelkonvexität braucht als solche keine Komplikationen hervorzurufen. Bei einer Impressionsfraktur können andererseits Teile des Schädelhirnknochens ins Hirngewebe eindringen und zu einem Reizzustand der Hirnrinde mit hirnorganischen (vor allem fokalen) Anfällen führen. Die Erschütterung bei Konvexitätstraumen pflanzt sich meistens zur Schädelbasis hin fort und gibt Anlaß zu Gegenstoß- (Contre-coup-) Herden. Die Schädelbasisfraktur (meist handelt es sich um eine Fissur ohne Dislokation) ist oft mit einer Contusio verbunden. Bei rund 30% der Kranken kommt es aber nicht zu einer Bewußtlosigkeit.

Wichtige *Symptome* sind:
1. Blutung aus Nase, Ohr und Augenhöhle mit oder ohne Liquoraustritt; der Nachweis, daß die austretende Flüssigkeit Liquor ist, gelingt schnell und relativ sicher mit einem Glukoteststreifen. Bei positivem Ausfall dieser Glukosereaktion ist Liquoraustritt anzunehmen.

2. Hirnnervenausfälle (vor allem des N. opticus, N. facialis und N. vestibulocochlearis). Eine Opticusschädigung hat im allgemeinen eine schlechte Prognose. Eine Schädelbasisfraktur bedarf an sich keiner Behandlung. Eine zusätzliche Contusio erfordert selbstverständlich Bettruhe. Besteht durch die Fraktur im Ohr- und Nasenbereich eine offene Verbindung zwischen Außenwelt und Liquorraum, so droht eine aufsteigende Meningitis.

B. RÜCKENMARKTRAUMEN (mit Contusio medullae spinalis)

Rückenmarktraumen können in Zusammenhang mit Wirbelbrüchen auftreten, aber auch entstehen, ohne daß man eine Wirbelfraktur sieht. Im Halsmarkbereich trifft man Rückenmarksverletzungen oft mit einer Schädigung einer oder mehrer Nervenwurzeln – ohne daß Wirbelfrakturen vorliegen. In schweren Fällen kommt es zum Nervenwurzelausriß, der nicht mehr reparabel ist. Auch beim «Schleudertrauma» – wie es bei Auffahrunfällen auftritt – kann es gelegentlich zu mehr oder weniger intensiven Halsmarkschäden mit Wurzelreizung und Wurzelläsion kommen. Wirbelfrakturen mit Dislokation können in jeder Höhe auftreten und zu schwersten Rückenmarkschäden führen.

Die Rückenmarkkontusion ohne Wirbelfraktur tritt meistens bei einem Sturz nach vorne auf, vereinzelt dadurch, daß ein schwerer Gegenstand auf den Nacken fällt. In günstig gelegenen Fällen klagt der Patient nur über heftige Schmerzen und eine Hyperpathie in einigen Segmenten. Die Prognose ist im allgemeinen gut. Vorübergehend (Stunden bis allenfalls Tage) kann es zu Rückenmarkssymptomen kommen. (Spinaler Schock). Viel bedenklicher sind prognostisch epidurale oder spinale Blutungen, die nicht selten zu Querschnittslähmungen führen.

Kompressionsfrakturen der Wirbel (Vorzugssitz D12 und L1) haben als schwerste Komplikation eine Querschnittslähmung zur Folge, die unter anderem zur Lähmung der Beine, Harn- und Stuhlverhaltung führt. Manche bleiben allerdings klinisch nahezu symptomlos.

Querschnittslähmung

Bei der *vollständigen Querschnittslähmung* ist das Rückenmark in seiner Kontinuität unterbrochen, so daß die Reizleitung ganz und gar gestört ist.

Neben vollständigen Querschnittslähmungen gibt es
– unvollständige, bei denen noch gewisse, vor allem sensible Restsymptome erhalten sind,
– Vorderstrangsyndrome, bei denen die Sensibilität weitgehend erhalten, die Motorik aber gestört ist,
– zentrale Läsionen. Treten sie im Halsmark auf, so kann es etwa zum Ausfall der Armfunktionen bei erhaltener Beinfunktion kommen,
– Hemiplegien,
– das Syndrom von Brown-Séquard mit gleichseitigem Ausfall der Motorik, des Tastsinns und Tiefenempfindung, während kontralateral die Schmerz- und Temperaturempfindung gestört ist,
– sowie Konus-Caudaschäden mit Blasen–Mastdarmstörungen.

Ätiologie: Rund drei Viertel der Querschnittslähmungen haben ein Trauma zur Ursache; meistens liegt eine Fraktur mit Dislokation eines oder mehrerer Wirbel vor. (Querschnittslähmungen können aber auch durch andere Ursachen, nämlich Tumoren, Myelitis, Rückenmarksabszeß, medialen Bandscheibenvorfall, Kreislaufstörungen, Blutungen, Syringomyelie und Strahlenspätschäden entstehen). In den letztgenannten Fällen entsteht die Querschnittslähmung oft subakut; man findet einen chronisch fortschreitenden Verlauf des Querschnittsbildes, das reversibel ist, wenn die Rückenmarkkompression (etwa durch einen Tumor, eine Bandscheibe, einen Abszeß) operativ beseitigt wird, bevor es zur bleibenden Rückenmarkschädigung gekommen ist. (Den Strahlenspätschäden liegt ein progressiver Verschluß spinaler Gefäße zugrunde).

Prognose: Die Prognose des Krankheitsbildes hängt wesentlich von der Höhe der Rückenmarkschädigung ab. Liegt die Querschnittslähmung oberhalb C4 ist die Prognose sehr ungünstig: Die Innervation der Atemmuskulatur ist gestört. Bei einer Schädigung im Bereich von C5 und Th1 drohen auch Komplikationen seitens der Atemwege. Zwar ist das Zwerchfell intakt, nicht aber die Interkostalmuskulatur. Bei einer Rückenmarkschädigung im Thorakalbereich bleibt die Arminnervation erhalten, aber selbstverständlich ist die Funktion der Becken- und Beinmuskulatur ausgefallen. Eine Lendenmarkschädigung führt zum vollständigen Ausfall der Beinmuskeln; liegt die Störung in L3 und oberhalb davon, kann der Kranke nicht mehr gehen und stehen. Eine Schädigung des Sakralmarkes (Konus) (ab S. 51) führt nicht zu Rumpf- oder Extremitätenmuskel-Lähmungen, aber zu Ausfällen im Bereich von Blase, Enddarm und Geschlechtsorganen.

Bei der *unvollständigen Querschnittslähmung* kommt es mitunter zu einer bemerkenswert guten Rückbildung.

Unvollständige Läsionen kommen oft im Zervikalbereich des Rückenmarks vor; die meisten vollständigen Querschnittslähmungen sieht man dagegen im Thorakalbereich, weil hier die Dislokation eines Wirbels infolge der Wirkung des Brustkorbs eine besondere große Krafteinwirkung voraussetzte. Im Bereich des Rückenmarks gibt es keine Regeneration. Eine Nervenfaserregeneration wird aber an der Cauda equina beobachtet. Cauda-equina-Verletzungen haben deshalb auch eine etwas bessere Prognose.

Symptome: Bei Kranken mit Querschnittslähmungen kann man in der Entwicklung der Symptome drei Phasen unterscheiden.

1. Akute Anfangsphase

Diese Phase wird bei allen akuten Querschnittslähmungen gesehen, die eine traumatische Ursache haben. Wesentliche Kennzeichen sind:

a) Areflexie und Atonie der Muskeln, die vom Rückenmarkbereich unterhalb der geschädigten Stelle innerviert werden. Diese Symptome sind ein Teil des spinalen Schocks; er entsteht einerseits durch den Ausfall aller Impulse, die über die absteigenden Bahnen geleitet werden, andererseits dadurch, daß die longitudinale Blutversorgung ganz oder teilweise ausgeschaltet wird. (Das Blut strömt im Wirbelkanal zumeist, aber nicht immer kranial nach kaudal).

b) Blasen und Mastdarmstörungen (Retentio urinae et alvi), zusammen mit Störungen elementarer sexueller Funktionen.

c) Vasodilatation und eine Trockenheit der Haut, verursacht durch Ausfall der vasomotorischen (und sudomotorischen) Sympathikusimpulse.

Die Dauer der akuten Anfangsphase kann einige Wochen bis Monate (in seltenen Fällen Tage) währen und ist – bis auf die Höhe ein guter Hinweis für die Prognose. Bei stumpfen Traumen dauert dieses Stadium im allgemeinen länger, da Rückenmark und Blutgefäße über einen ausgedehnteren Bereich geschädigt sind.

2. Frühe chronische Phase

Der Übergang von der akuten in die frühe chronische Phase vollzieht sich nach und nach und wird an der Rückkehr der Muskeleigenreflexe und zum Teil auch des Muskeltonus bemerkt.
a) Die Willkürmotorik und die Sensibilität bleiben selbstverständlich aufgehoben.
b) Quadriceps- (PSR) und Triceps surae (ASR)-Reflex kehren zurück und zeigen sich nach einiger Zeit in verstärkter Form (Hyperreflexie). Dabei kann es, vor allem am Knie und Fuß zu Nachzuckungen (Kloni) kommen. Das Reflexmuster ist gekennzeichnet durch die Anwesenheit pathologischer Reflexe (der Babinski- und Rossolimo-Gruppe), während der Bauchhautreflex nicht oder kaum auslösbar ist.
c) Es kommt zu reflektorischen Beugesynergien. Reizt man die Fußsohle, so kommt es zur Dorsalflexion von Zehen und Fuß, verbunden mit einer Beugung im Knie- und Hüftgelenk. Man spricht von einem Abwehrreflex (reflexe de défense). Besondere Kennzeichen sind: Der Reflex vollzieht sich langsam, es folgt eine schnelle Erschlaffung. Der Reflex ist auf verschiedene Art auszulösen, er ist gelegentlich auch an der Gegenseite erkennbar, gelegentlich springt auch die Bauch- und Beckenmuskulatur (Anhebung und Verkantung des Beckens!) mit an.
d) Die Blasenfunktion erfolgt automatisch und auch der Mastdarm kann sich in regelmäßigen Zeitabständen entleeren. Reize über das vegetative System, etwa von der Fußsohle oder von der Bauchdecke können sich auswirken und etwa zu einer Entleerung der Harnblase führen.
e) Die Haut erhält wieder die normale Konsistenz und auch die Vasodilatation verschwindet nach und nach.

3. Späte chronische Phase

Nach wechselnd langer Zeit (von 3 Monaten bis zu einem Jahr) geht die frühe chronische Phase in die späte chronische Phase über, wobei sich das Reflexmuster wieder ändert.
a) Auftreten von kombinierten Streckreflexen: Bei Reiz am Fuß tritt eine Plantarflexion von Zehen und Fuß, verbunden mit einer Streckung im Knie- und Hüftgelenk auf. Sie können neben dem kombinierten Beugereflex vorkommen, treten aber schneller als dieser auf; die Muskelerschlaffung erfolgt im allgemeinen langsamer. Dieselben Reize können kombinierte Beuge- und Streckreflexe auslösen. Der Unterschied wird bedingt durch den jeweiligen Stand der verschiedenen Teilabläufe in ihrer Einwirkung aufeinander: Ist das Bein gestreckt, wenn der Reiz einwirkt, so folgt im allgemeinen die kombinierte reflektorische Beugesynergie, ist es gebeugt, so folgt die Strecksynergie. Nach einiger Zeit ist wegen des Vorherrschens der Streckmechanismen die Beugesynergie nicht mehr möglich.
Es kommt zu einer ausgeprägten Muskelhypertonie, weil die meisten Reflexaktivitäten nicht mehr durch zerebrale Mechanismen gehemmt werden. Gelegentlich

kommt es aber auch zu einer bleibenden hypotonen Lähmung, bei der Beuge- und Streckreflexe nur noch angedeutet auftreten.

b) Drei Arten von *Schmerz* können auftreten: Segmentale Schmerzen im Übergangsbereich zwischen ungestörtem und vollständig anästhetischem Gebiet, wohl durch eine örtliche Wurzelschädigung. Schmerz in den Grenzzonen sowie

c) Phantomschmerzen im Bereich der vollständig ausgefallenen Sensibilität. Die Schmerzen verstärken sich bei Inaktivität, so auch nachts. Sie können sich anfallsweise steigern und vermindern.

Blasen- und Mastdarmfunktion

Die Reflexzentren für die Regelung der Blasen- und Mastdarmfunktion liegen im Sakralmark, wo die präganglionären Fasern des parasympathischen Systems ihren Ausgang nehmen (Siehe auch Kapitel 19: Blasenstörungen). Querschnittslähmungen oberhalb des Sakralmarks bewirken einen Fortfall der kortikalen und subkortikalen Steuerung der Neuronen im Konus; der hier lokalisierte Reflexbogen bleibt aber erhalten.

Eine Schädigung der Cauda equina führt wegen des Ausfalls der Nn. pelvici zur Harnverhaltung: man spricht von einer Überlaufblase, weil der M. detrusor vesicae erschlafft, der M. sphincter internus kontrahiert bleibt. Nach einiger Zeit bildet sich eine automatische Blase aus, die durch den Plexus vesicalis vor allem gesteuert wird.

In der akuten Phase der Querschnittslähmung ist sowohl der M. sphincter ani internus als auch externus gelähmt. Im allgemeinen kommt es während der chronischen Phase zur Wiederaufnahme der Funktion. Die Kranken können erlernen durch äußere Reize (Druck auf die Harnblase) eine gewisse Steuerung der Harnblasenfunktion der automatischen Blase auszuüben. Wichtige Komplikationen: Dekubitus, Harnwegsinfektionen mit späterer Pyelonephritis und Niereninsuffizienz. Kontrakturen, gelegentlich auch einmal ein paralytischer Ileus. Es kann zum Knochenumbau im Bereich von Gelenkkontrakturen kommen. Eine Dysregulation des autonomen Systems tritt ein.

Therapie: Bei medialen Bandscheibenvorfällen, Blutungen (Hämatomen), Tumoren und Rückenmarkabszessen muß der Neurochirurg baldmöglichst eingreifen. Bei der Behandlung der Querschnittslähmung spielt im übrigen die Physiotherapie eine wichtige Rolle: Während des akuten Stadiums müssen die Extremitäten vorsichtig passiv bewegt werden, damit keine Kontrakturen auftreten. Richtige Lagerung (Bettkästen u. a.) verhindern die Überdehnung einzelner Muskeln und eine Fehlstellung einzelner Glieder. Sobald der Zustand es erlaubt, muß mit aktiven Übungen sowie einem Harnblasen- und Mastdarmtraining begonnen werden. Während der sehr langen Rehabilitationsphase gibt es drei physiotherapeutische Aufgaben:

a) Sorge für die optimale Beweglichkeit in den Gelenken distal der Verletzungsstelle;

b) Ausgestaltung der Bewegungsmöglichkeiten und Förderung der Muskelkraft oberhalb der Verletzungsstelle;

c) Wiedergewöhnung an die Verrichtungen des alltäglichen Lebens. Die Wiedererlangung dieser Fähigkeiten ist von wesentlicher Bedeutung. Sie werden ständig benötigt und daher automatisch geübt. Zugleich ermöglichen sie ein Leben unter gewohnten Bedingungen – möglichst im häuslichen Rahmen.

Besondere Beachtung verdienen:

1. *Decubitus*
Man versteht darunter eine Haut- und Unterhautnekrose. Er tritt in den Körperbereichen auf, die Druck ausgesetzt sind und wo, wie zwischen Knochen und Haut wenig Gewebe liegt (Hacken-, Knöchel-, Kniescheiben-, Hüft-, Kreuzbein- und Schulterblattgegend). Zwei Faktoren wirken sich hier ungünstig aus: Die aufgehobene Sensibilität der Haut, so daß umschriebene, auch langdauernde Belastungen eines Bereiches nicht als unangenehm empfunden werden – und die bei solchen Kranken im Hautbereich eingeschränkte Durchblutung. Decubitus kann von außen (bei kleinen Verletzungen) und von innen her aus Drucknekrosen im Unterhautfettgewebe beginnen. Druckvermeidung durch entsprechende Abpolsterung, vor allem häufig Lagewechsel – zumindest alle drei Stunden (Rückenlage ist besonders gefährlich) und die Benutzung von Spezialbetten und Spezialmatratzen (Wasserbett) ist die beste Prophylaxe.

2. *Muskelhypertonie und Kontrakturen*
Die Restfunktionen des Rückenmarks unterhalb der Schadstelle ermöglichen das Auftreten von Muskelhypertrophie und Kontrakturen. Reize der Peripherie werden über die afferenten Systeme ans Rückenmark herangebracht, dort umgeschaltet und über die efferenten Systeme wirksam. Unter normalen Umständen werden die meisten spinalen Reflexe durch kortikospinale Bahnen gehemmt. Diese Hemmung fällt bei Querschnittslähmungen weg. Auch Gesunde haben einen gewissen Muskeltonus, durch Wegfall der Hemmung wird dieser Tonus erhöht. – Man kann zwischen Beuge- und Streckspasmen unterscheiden, je nach den vorherrschend davon betroffenen Muskeln. Erstere sind hinderlich. Das Auftreten von Kontrakturen hängt von der Höhe der Schädigung ab. Bei einer Läsion unterhalb C6 kann der Kranke den Arm beugen, aber nicht strecken, wodurch langsam eine Beugekontraktur entsteht. Medikamentöse Behandlung und äußerstenfalls chirurgische Maßnahmen (Adduktorendurchtrennung, Durchtrennung der Biceps- oder Tricepssehne) kommen bei schwersten Behinderungen in Betracht. – Am Bein kommt es häufig bei mangelnder Prophylaxe zu einer Beugekontraktur im Kniegelenk und zur Spitzfußstellung.

3. *Myositis ossificans*
Viele äußere Mikrotraumen (Hämatome, übertriebene Übungen u. a.) und innere Ursachen (Hypoproteinämie, Harnwegsinfekte u. a.) begünstigen in den ersten neun Monaten das Auftreten dieser Störung. Frühe Mobilisation und maßvolle Übungsbehandlung helfen sie zu vermeiden.

C. TRAUMEN VON NERVENWURZEL, NERVENPLEXUS UND PERIPHEREN NERVEN

Bei zahlreichen Menschen werden im Unfallgeschehen (oder auch zeitlich danach) Nervenwurzeln, Nervenplexus und periphere Nerven geschädigt. Dabei kann es sich um die folgenschwere Zerreißung, bei Schnittverletzungen auch um glatte Durchtrennung oder um Druckschäden handeln. Letztere treten bei Frakturen in Nähe neuraler Gebilde durch Knochensplitter oder – besonders häufig – durch Hämatome auf. Besonders schwerwiegend wirken sich Druckschäden dann aus, wenn der Nerv in einem durch Destruktion von Knochen und Gewebe geschlossenen Raum liegt. In derartigen «Kompartimenten» kommt es zu einer erheblichen Drucksteigerung, die den Stoffwechsel der neuralen Strukturen direkt und durch Kompression der Vasa nervorum indirekt zum Zusammenbruch bringt.

Nervennaht oder Dekompressionsoperation sind ständig in Betracht zu ziehen. Eine Nervennaht später als sechs Monate nach einer Nervendurchtrennung (Neurotmesis) kann kaum mehr nützen. Bei einer Axonotmesis hilft oft ein Entlastungseingriff; bei blosser funktioneller Nervenschädigung (Neurapraxie) ist ein operativer Eingriff fast immer überflüssig. Im übrigen muß im einzelnen auf das Kapitel der peripheren Nervenschäden verwiesen werden.

30. EXTRAPYRAMIDALE STÖRUNGEN

Vorbemerkungen

Das extrapyramidale System wird aus dem *Corpus striatum* – bestehend aus dem *Nucleus caudatus* und dem *Putamen,* die voneinander durch die *Capsula interna* getrennt sind – und dem medial des Putamen liegenden kegelförmigen *Globus pallidus* gebildet. Das Corpus striatum hat viele Faserverbindungen: Afferente Fasern kommen von der Großhirnrinde; viele efferente Axone laufen über den Globus pallidus zur *Substantia nigra.* Auch diese stellt mit einer Anzahl von Zwischenhirnkernen einen Teil des extrapyramidalen Systems dar. Vom Globus pallidus gehen viele Bahnen zum Zwischenhirn (sie wurden bei der Besprechung der Anatomie des Großhirns auf S. 82 erwähnt).

Das Corpus striatum hat eine Anzahl wichtiger Verbindungen zu Zentren im Hirnstamm, wie den *Nucleus ruber,* der *Substantia nigra,* der *Formatio reticularis* und den Kernen der *Olive.* Von diesen Zentren aus zieht eine Anzahl von Bahnen zum Rückenmark (*Tractus rubrospinalis, Tractus reticulospinalis* und *Tractus olivospinalis*), um hier die Aktivität der motorischen Vorderhornzellen und der Gammaneuronen zu beeinflussen.

Man hat die Funktionen des extrapyramidalen Systems mit ihren Verbindungen im Hirnstamm zusammenfassend als das Regelsystem des unbewußten, Massenbewegungen ermöglichenden, automatisierten Teils der Motorik bezeichnet.

Bei der Erkrankung des einen oder anderen Bereichs des extrapyramidalen Systems kommt es zu den verschiedenen extrapyramidalen Störungen. Durch die Einführung stereotaktischer Operationen und die Anwendung einer Anzahl neuer Medikamente können viele extrapyramidale Störungen jetzt sinnvoll behandelt werden.

Einführung: Beeinträchtigungen des extrapyramidalen Systems, die vornehmlich durch degenerative Prozesse verursacht werden, sind wie folgt gekennzeichnet:

1. Es kommt zu einer Störung der allgemeinen motorischen Bewegungsabläufe, wobei entweder eine Hypokinesie (Bewegungsverarmung) oder eine Hyperkinesie (überschießende Bewegungen und Mitbewegungen) auftreten können;
2. wir finden Veränderungen im Muskeltonus, die sich in einer Hypertonie (Tonuserhöhung), einer Hypotonie (Tonuserniedrigung) oder einem sogenannten Spasmus mobilis (wechselnder Tonus) zeigen.

Die zwei wichtigsten Syndrome sind: A. das *hypokinetisch-rigide Syndrom,* bei dem sich Bewegungsverarmung und Hypertonie der Muskulatur kombinieren. Wir finden es vor allem bei der Parkinsonschen Krankheit; B. *hyperkinetisch-dystone Syndrome,* bei denen sich eine Dystonie der Muskulatur mit unwillkürlichen abnormen oder Nebenbewegungen verbindet.

A. HYPOKINETISCH-RIGIDES SYNDROM

Parkinson-Syndrom

Die Parkinson'sche Krankheit und das Parkinson-Syndrom sind meist langsam fortschreitende Erkrankungen des Zentralnervensystems, gekennzeichnet durch Störungen der Motorik und der Haltung, von gewissen psychischen Störungen sowie Änderungen in der Funktion des autonomen Systems. Bewegungsverarmung (Hypokinesie) und Hypertonie der Muskulatur (Rigor) stehen im Vordergrund.

Erstbeschreiber war J. Parkinson (1817). Die Erkrankung wird auch als Paralysis agitans bezeichnet.

Die Störung beginnt bei 8% zwischen dem 35. und 40., bei 20% zwischen dem 40. und 50., bei mehr als 70% nach dem 50. Lebensjahr. Bei etwa 1 von 20 Kranken besitzen Erbfaktoren Bedeutung. Ein postenzephalitisches Parkinson-Syndrom trat als Spätfolge der Enzephalitis-epidemica-Infektion 1918 auf. Die Krankheit kommt vor allem bei älteren Menschen häufig vor. Man schätzt, daß in der Bundesrepublik 100000 bis 200000 daran leiden.

Pathologische Anatomie: Zugrunde liegen degenerative Veränderungen des Striatum, vor allem des Globus pallidus und der Substantia nigra. Man kann dort die *Lewyschen Einschlußkörperchen* finden.

In den erwähnten Hirnkernen findet man eine Degeneration der Nervenzellen und eine Gliawucherung; es kommt auch zu degenerativen Veränderungen an den Axonen der zugehörigen Bahnsysteme. Die Substantia nigra ist geschwunden. Senil-atrophische Veränderungen sind auch in der Hirnrinde (Stirnhirn!) nachweisbar.

Symptome: 1. Dem Parkinson-Syndrom geht häufig ein «*pseudoneurasthenisches Vorstadium*» voraus, das durch ein allgemeines Unbehagen, Paraesthesien, eine erhöhte Reizbarkeit und Schmerzen in den Extremitäten gekennzeichnet sein kann.

2. Es folgt die *Hypokinesie*, die meistens zunächst an einer Extremität auftritt, später erst an beiden. Durch die Bewegungsarmut erweckt der Kranke den Eindruck, als ob er sich so wenig wie möglich bewegt. Auch scheint es, als ob er sich nicht entspannen kann oder will. Es kann zu einem statuarischen Bild mit einem Maskengesicht kommen, die Bewegungen werden in einer Art Zeitlupentempo vollzogen. Neben der Bewegungsarmut bei den großen Bewegungsabläufen fällt auch eine Verlangsamung der umschriebenen zweckgerichteten Motorik auf.

3. *Muskelhypertonie,* auch Rigidität oder Muskelsteifheit genannt. Diese extrapyramidale Hypertonie unterscheidet sich in vieler Hinsicht von der Spastizität. Die extrapyramidale Hypertonie hat folgende Kennzeichen: Es liegt keine Bevorzugung bestimmter Bewegungen vor, so daß es auch nicht auf die Dauer zu Kontrakturen kommt. Bei der spastischen Tonuserhöhung muß am Anfang der Bewegung ein Widerstand überwunden werden (das sogenannte «Taschenmesserphänomen»); der Rigor oder die Rigidität ist dagegen dadurch gekennzeichnet, daß während der ganzen Bewegung ein gleichmäßiger Widerstand durch die Hypertonie der Antagonisten und Agonisten fühlbar ist. Auch ist der Ruhetonus erhöht. Bewegt man ein Glied des Parkinsonkranken, so schießen immer wieder flüchtige Impulse ein, die den Ablauf der passiven Bewegung ruckartig bremsen («Zahnradphänomen»).

4. *Tremor.* Nur bei einer gewissen Anzahl von Patienten findet sich ein ausgeprägter Tremor. Hier handelt es sich um langsame, rhythmische Bewegungen mit 5–6 Schlägen in der Sekunde, die im allgemeinen im Schlaf verschwinden, sich aber bei Emotionen verstärken. Dieser Tremor unterscheidet sich deutlich von anderen abnormen Bewegungen und Tremorformen wie der Myoklonie (unregelmäßige plötzliche Muskelzuckungen) und der Basedowschen Krankheit (feinschlägiger Tremor mit ca. 10 Schlägen pro Sekunde). Er zeigt sich vor allem in den Extremitäten – etwa zunächst einem Arm. An der

Hand erinnert dieser Tremor an die Bewegungen des Geldzählens oder Pillendrehens. Bei gezielten Bewegungen bildet sich der Tremor zurück.

5. Durch die drei genannten Symptome haben die Bewegungsabläufe einen sehr typischen Charakter. Die Patienten gehen schlurfend und kleinschrittig, die Füße werden nicht am Boden abgerollt. Die Arme werden kaum oder nicht bewegt, die typischen Drehbewegungen des Rumpfes unterbleiben. Es kommt vor, daß der Patient seine Bewegungen nicht mehr bremsen kann und weitergeht, bis ihn jemand aufhält *(Propulsion)*. Dieses Symptom kann auch nach hinten *(Retropulsion)* und seitwärts *(Lateropulsion)* auftreten. Wir finden eine Beugehaltung in vielen Gelenken und eine stärkere Beugung des Rückens; der Kopf wird nach vorne gebeugt gehalten.

Oft ist die Sprache gestört: Eine Art von Dysarthrie ist auf die Bradykinesie zurückzuführen. Die Sprache ist oft flüsternd und leise. Die Stimmodulation geht verloren, oft werden einzelne Silben oder kürzere Worte mehrfach wiederholt (Palilalie). Zeitweilig kann es zu einem gewissen Mutismus kommen.

6. Weiter kommt es zu Störungen von Funktionen des *autonomen Nervensystems,* abnormer Schweißsekretion und einem abnormen Speichelfluß. Die Pupillenreaktionen können abgeschwächt sein. Gelegentlich kommt es zu einer stärkeren Talgabsonderung, zumal im Gesicht («Salbengesicht»). Der Blutdruck ist oft niedrig, es kommt zu orthostatischen Regulationsstörungen. In den Extremitäten können Durchblutungsstörungen auftreten; es kann zu leichten Ödemen und vermehrter Schweißsekretion kommen.

7. Die *psychischen Veränderungen* werden vor allem durch eine Depression geprägt; die Kranken reagieren emotional lang anhaltend. Dabei liegt sowohl eine reaktive wie auch eine organische Komponente vor. Die Kranken sind vielfach egozentrisch und in sich gekehrt. Aber auch primär können diese Menschen etwas zwanghaft-perfektionistisch sein. Häufig ist eine Bradyphrenie (= geistige Verlangsamung).

Prognose: Die Krankheit schreitet langsam fort. Immer wieder aber kommt es auch zu Stadien ohne erkennbare Progredienz. Der Kranke verstirbt im allgemeinen an einem interkurrenten Infekt oder einem Unfall, der infolge seiner schlechten Beweglichkeit eintritt. Eine Anzahl neuer Medikamente und neurochirurgische Eingriffe vermochten die Prognose in den letzten Jahren aber wesentlich günstiger zu gestalten.

Therapie

a) Da die wichtigste erkennbare biochemische Ursache der Erkrankung die Verarmung verschiedener Hirnbereiche (vor allem der Substantia nigra) an Dopamin ist, bedeutete die Einführung der Vorstufe von Dopamin einen großen Fortschritt in der Behandlung dieser Krankheit. Es handelt sich um das L-Dopa, das oral gegeben werden kann und eine Art von Substitutionsbehandlung erlaubt.

Oder man gibt Dopaminagonisten wie Bromocriptin oder Lisurid (z. B. Pravidel®, Dopergin®).

Weithin üblich und jahrzehntelang angewandt sind die Anticholinergika, die gewissermaßen den Gegenspieler des Dopamin, das Azetylcholin, dämpfen und damit für eine bessere Balance zwischen den Überträgerstoffen sorgen (z. B. Artane®, Akineton®, Cogentin® u. a.).

Ein anderes Prinzip wird bei der Gabe von Amantadin wirksam.

Alle diese Medikamente müssen jahrelang gegeben werden – am besten nach dem Prinzip soviel wie nötig, so wenig wie möglich. Nebenwirkungen sind häufig.

b) Monoaminooxydase (MAO)-B-Hemmer, die den raschen Abbau von Dopamin erschweren und möglicherweise den Verlauf der Erkrankung günstig beeinflussen können.

c) Physio- und Ergotherapie zur flüssigen Bewegungsgestaltung. Wichtigste Aufgabe ist es, den Kranken solange wie möglich beweglich zu halten. Man hat dazu eine Anzahl von Übungsschemata entworfen, bei denen Entspannungsübungen, mobilisierende Übungen und Übungen zur Haltungskorrektur mit Atem- und Gleichgewichtsübungen kombiniert sind. Eine wesentliche Hilfe können für den Kranken auch Lauf- und Koordinationsübungen bringen. Selbst mentales Training ist sinnvoll.

d) Neurochirurgische Eingriffe, bei denen ein bestimmter Teil des Thalamus oder ein anderer Hirnbereich koaguliert wird, können vor allem bei Kranken mit einseitiger Symptomatik vor dem 65. Lebensjahr in wesentlichem Maße die Prognose verbessern. Sie bessern den Rigor, lassen den Tremor verschwinden – jedoch kaum die Akinesie oder Hypokinesie. Die großen Fortschritte der Pharmakotherapie haben die Bedeutung der stereotaktischen Operationen ganz zurücktreten lassen. Allerdings hat man in jüngster Zeit die Implantation von autologem Nebennierenmarkgewebe und die Transplantation von heterologem fötalem Mittelhirngewebe ins Gehirn versucht.

Parkinsonismus

Es kommt unter anderem nach Encephalitis epidemica (hier findet man neben den erwähnten Symptomen eigenartige Schauanfälle und einen besonders starken Speichelfluß), nach Schädeltraumen, bei Tumoren, Hirnarteriosklerose und Vergiftungen (Kohlenmonoxyd- und andere Vergiftungen) vor. Nach Verabreichung höherer Dosen von Neuroleptika kommt es oft zu einem typischen Parkinson-Syndrom mit allen Hauptsymptomen. Die Kranken können dann kleinschrittig und mit Tremor eine eigenartige motorische Unruhe zeigen (Akathisie). Die Gabe einer toxischen Substanz, die als Nebenprodukt einer Rauschgiftsynthese anfiel (MPTP), löste ein dem idiopathischen Morbus Parkinson frappierend ähnliches Syndrom aus; daraufhin wurde der Stoff zu wissenschaftlichen Forschungszwecken verwendet.

B. HYPERKINETISCH-DYSTONES SYNDROM

Bei diesen Erkrankungen stehen abnorme Bewegungsabläufe (plötzliche, wechselnde zwecklose Bewegungen) im Vordergrund, die oft mit einer Hypotonie der Muskulatur einhergehen. Die wichtigsten Syndrome sind:

a) *Chorea:* Hier findet man nicht-rhythmische, schnelle, sogenannte choreatische Bewegungen, die meistens einen bestimmten Muskel oder eine Muskelgruppe der Extremitäten oder des Kopfes betreffen. Der Tonus der Muskeln ist erniedrigt; die pathologischen Bewegungsabläufe verstärken sich bei Willkürbewegungen und bei Emotionen.

b) *Athetose:* Unwillkürliche, langsame, fortwährend ineinander übergehende Dreh- und Spreizbewegungen der Finger und Zehen. Der Rhythmus dieser Bewegungen ist viel langsamer als der bei der Chorea. Während der Bewegungen sind die betroffenen Muskeln meistens hyperton, in den Zwischenzeiten vielfach hypoton.

c) *Ballismen:* Unwillkürlich auftretende rumpfnahe Wurfbewegungen eines Armes oder Trittbewegungen eines Beines von in mancher Hinsicht choreatischem Charakter. Die Ballismen breiten sich meistens von proximal nach distal aus.

d) *Torsionsdystonie:* Hier handelt es sich um eine Bewegungsform, bei der es zu einer langsamen Drehbewegung des Rumpfes oder des Halses nach einer bestimmten Seite hin kommt. Ist nur der Hals betroffen, so spricht man vom «Torticollis spasticus», sonst auch von *Torsionsdystonie*.

Alle diese Symptome werden durch Störungen in einem oder mehreren Kerngebieten des extrapyramidalen Systems hervorgerufen.

Einige Erkrankungen, die durch ein hyperkinetisch-dystones Syndrom gekennzeichnet sind, seien aufgeführt:

1. *Chorea minor* (Veitstanz, Sydenham'sche Chorea). Das Krankheitsbild tritt vor allem bei Kindern zwischen dem 5. und 15. Lebensjahr auf; man findet es häufiger bei Mädchen als bei Knaben.

Ätiologie: Ursache ist wahrscheinlich eine allergische (hyperergische) Reaktion auf hämolytische Streptokokken. Die Chorea tritt meistens im Anschluß an oder gleichzeitig mit einer Polyarthritis rheumatica acuta (Endokarditis) auf.

Symptome: Die Erkrankung beginnt langsam und häufig mit psychischen Störungen; es kommt zu abnormem Verhalten und motorischer Unruhe. Diese Unruhe in den Bewegungsabläufen (und die Hypotonie der Muskulatur) nimmt im Laufe einiger Wochen zu. Sie verstärkt sich deutlich bei Emotionen. Auch die Sprech- und Gesichtsmuskulatur werden von den choreatischen Abläufen betroffen.

Prognose: Im allgemeinen günstig. Die Erkrankung dauert ungefähr 6 bis 10 Wochen. Als Resterscheinungen sind gelegentlich eine motorische Unbeholfenheit und eine überschießende Mimik (evtl. mit ticartigen Zuckungen) wahrzunehmen.

Therapie: Schaffung einer möglichst reizarmen Umgebung, Psychopharmaka.

2. *Chorea major* (Huntington'sche Chorea). Hier handelt es sich um ein autosomal-dominant erbliches Leiden, bei dem die choreiformen Bewegungen im mittleren Lebensalter auftreten. Ein GABA-Mangel im Striatum dürfte dabei eine wesentliche Ursache darstellen.

Symptome
1. Schnelle zuckende Bewegungen einzelner Muskeln und Muskelgruppen, die an Intensität im Laufe der Jahre zunehmen. Sie treten vor allem rumpfnahe auf.
2. Deutliche psychische Auffälligkeiten wie eine Neigung zu Verstimmungen.
3. Zunehmende Erscheinungen einer Demenz.

Prognose: Ungünstig. Der Tod tritt nach einer Anzahl von Jahren meist durch eine Komplikation ein. Immerhin gibt es aber gutartigere Verläufe und – selten – jahrelangen Stillstand.

Therapie: Neuroleptika, etwa *Decentan*® oder *Haldol*®, zur Dämpfung der Hyperkinesen, aber auch *Tiapridex*® oder *Rivotril*®.

3. *Chorea-Syndrome bei einer Anzahl von Erkrankungen:* Wir kennen eine Chorea bei der Schwangerschaftstoxikose; choreiforme Symptome sehen wir weiter bei Kreislaufstörungen, entzündlichen und neoplastischen Prozessen im Bereich des extrapyramidalen Systems.

Die Choreoathetose wird bei den frühkindlichen Hirnschäden besprochen.

4. Verschiedenartige Hyperkinesen trifft man bei der Westphal-Strümpell-Wilsonschen Krankheit. Hier liegt eine erbliche Störung des Kupferstoffwechsels zugrunde, die heute

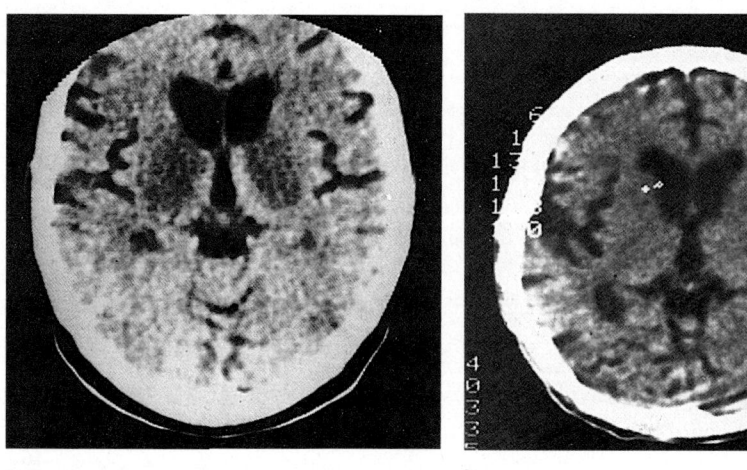

a   b

Abb. 164: Hirnatrophie und bilaterale Stammganglienschädigung bei Wilson'scher Krankheit (a) und Chorea Huntington (b)

durch *d-Penicillamin* (Metalcaptase®) und konsequente (kupferarme) Diät behandelt werden kann. Auf diese Diagnose weisen Kupferablagerungen in der Cornea (Kayser-Fleischerscher Cornealring) hin.

Besonders typisch sind hier rhythmische Hyperkinesen der Schulter-Arm-Muskulatur («Flügelschlagen»).

5. Bei schweren Lebererkrankungen (besonders nach porto-cavalem Shunt) trifft man den sog. Flapping-tremor (auch Asterixis genannt) an, der mit einer hochgradigen Bewegungsunruhe einhergeht; dabei kann eine Demenz vorliegen.

6. Nach Einnahme von gewissen Psychopharmaka kann man eigenartige periorale Dyskinesien mit Wälzbewegungen der Zunge und Schlundverkrampfungen beobachten, die sich im allgemeinen nach intravenöser Gabe von Akineton® sofort zurückbilden. – Kleinere, teilweise schmatzende Mundbewegungen stellen sich nach langem (oft jahrelangem) Neuroleptika-Gebrauch ein (Spätdyskinesien). Ihre Behandlung ist wesentlich schwieriger.

31. KONGENITALE MISSBILDUNGEN

Kongenitale Mißbildungen der Wirbelsäule, des Schädels und des Zentralnervensystems sind meistens mit erheblichen Funktionsstörungen verbunden. Obwohl die Ätiologie der meisten Entwicklungsstörungen des Gehirns unzureichend bekannt ist, können doch Schäden während der Schwangerschaft (wie beispielsweise Strahlenwirkungen, Sauerstoffmangel, Virusinfektionen, Toxoplasmose, Drogen, Alkohol und andere «teratogene» Substanzen) benannt werden, die zu einer abnormen Entwicklung von Gehirn und Rückenmark des Foetus führen. Bei einigen Krankheitsbildern liegen genetische Faktoren vor. Häufig dürfte es sich um eine multifaktorielle Genese handeln. Die Spina bifida und der Hydrozephalus sind zwei häufige Vertreter dieser Gruppe.

Die *Spina bifida* (eine Spaltbildung in einem oder mehreren Wirbelbögen) kommt dadurch zustande, daß sich bei der embryonalen Entwicklung der Wirbelkanal nur unvollständig schließt. Viele der schwereren Fälle entwickeln nach neurochirurgischen Eingriffen einen Hydrozephalus.

Beim *Hydrozephalus* sind die Liquorräume im Schädel stark erweitert. Unter Hydrocephalus internus versteht man eine Erweiterung des Ventrikelsystems, unter Hydrocephalus externus eine Vergrößerung der Zisternen und allgemein des Subarachnoidalraums. Im üblichen Sprachgebrauch versteht man unter der Bezeichnung Hydrozephalus im allgemeinen den Hydrocephalus internus.

Die modernen bildgebenden Verfahren, vor allem die Computertomographie des Schädels lassen einen Liquoraufstau bzw. einen Hydrocephalus schon früh erkennen – jedenfalls bereits in einem Stadium, in denen noch keine irreversiblen Hirnschäden vorliegen. Die Spina bifida ist oft mittels Kernspintomographie erkennbar.

Moderne neurochirurgische Verfahren, bei denen der Liquorraum mittels eines Katheters mit den extrakraniellen Venen verbunden wird, haben viel zur Behandlung des Hydrozephalus beigetragen. Das Anlegen einer derartigen Verbindung zwischen den Seitenventrikeln und der Vena jugularis interna ist aber keine kausale Therapie. Es handelt sich nur um einen symptomatischen Eingriff, der eine Ableitung übermäßig gebildeten Liquors erlaubt, wodurch eine zunehmende Druckschädigung des Gehirns vermieden wird. Obwohl immer noch viele Komplikationen das Ergebnis dieser Operation nachteilig beeinflussen können, ist die Prognose für Kinder, die an dieser Störung leiden, merklich besser geworden.

Andere kongenitale Mißbildungen wie Balkenmangel, Anenzephalie, Mikrozephalie, Porenzephalie und Anomalien im atlanto-occipitalen Übergangsbereich können in diesem Kapitel nicht berücksichtigt werden. Insgesamt kommen etwa 3 Mißbildungen auf 1000 Lebendgeborene vor. Dysrhaphische Störungen wie Spina bifida kommen am häufigsten vor.

A. SPINA BIFIDA

Diese Mißbildung der Wirbelsäule besteht meistens in einem unvollständigen Schluß des unteren Teils, besonders der unteren Lenden- und der oberen Sakralwirbel. Häufig ist das Rückenmark in die Entwicklungsstörung einbezogen. Die Mißbildung kann auch an anderer Stelle, sogar am Schädel (Cranium bifidum), vorkommen. Es ist die häufigste Entwicklungsstörung des Zentralnervensystems überhaupt (1 auf 1000 Lebendgeborene). Nach dem Ausmaß der Störung können folgende Formen unterschieden werden:

1. *Spina bifida aperta*

a) *Meningomyelozele.* Hier sind der Wirbelbogen und der Durasack nicht geschlossen. Unten am Rücken findet man ein sackförmiges Gebilde, das Liquor, weiche Hirnhäute (Pia und Arachnoidea), Rückenmarksgewebe und eine Anzahl von Spinalnerven enthält.

b) *Meningozele.* Auch hier handelt es sich um eine Spaltbildung in den Wirbelbögen, vor allem im unteren Lenden- und im oberen Kreuzwirbelbereich. In die hier vorliegende Sackbildung ist das Rückenmark nicht einbezogen. Das Gebilde enthält Liquor, die Wand besteht aus der Arachnoidea, der Pia und der Haut.

2. *Spina bifida occulta:* Auch hier liegt eine Wirbelsäulenmißbildung vor, aber die vorhandene Dura verhindert ein Austreten von Rückenmark und Rückenmarkshäuten.

Symptome: Die Meningomyelozele ist durch ein Kaudasyndrom gekennzeichnet, bei dem vor allem distal in den Beinen schlaffe Lähmungen und Atrophien gefunden werden.

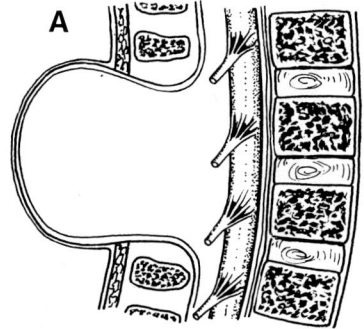

Abb. 165: Spina bifidia
A = Meningocele
B = Meningomyelocele
C = Myelocele

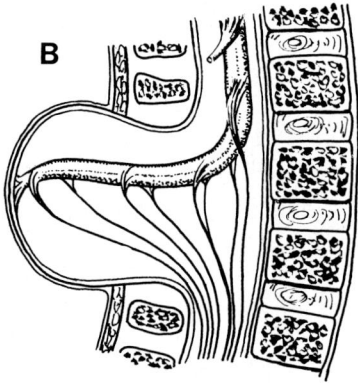

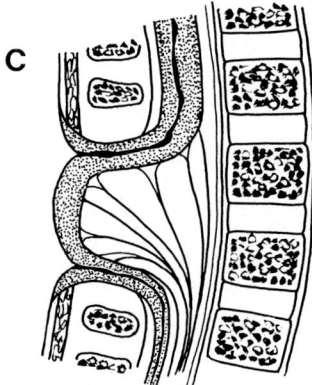

Auch andere Beinmuskeln sind paretisch, es besteht eine Sensibilitätsstörung. Außerdem liegt eine Sphinkterstörung vor, so daß die Harnblasenfunktion beeinträchtigt ist. Manchmal besteht eine Klumpfußbildung.

Bei der Meningozele finden wir kurz nach der Geburt meistens keine Störungen; erst im späteren Leben werden gelegentlich geringfügige neurologische Ausfallserscheinungen sichtbar. Der Achillessehnenreflex oder der Kniesehnenreflex fehlt manchmal; auch kann es zu einer Herabsetzung der Schmerzempfindung kommen.

Die Symptome der Spina bifida occulta äußern sich meistens nicht vor dem 15. bis 20. Lebensjahr. Auch hier kann es zu einem Fehlen des Achillessehnenreflexes kommen, dazu können leichte bis mäßige Paresen bestehen. Ferner wird manchmal eine Abschwächung der Sensibilität in den Sakraldermatomen gesehen; die Füße können kalt und zyanotisch sein.

Die letztgenannten zwei Symptome sind auch charakteristisch für die Meningozele. Hier trifft man meistens gewisse Miktionsstörungen. Supranukleäre Lähmungen, also bei Schäden oberhalb S1, führen zu einem Harnblasenautomatismus. Schäden, die die Segmente S2 bis S4 betreffen, bewirken eine autonome Blase, die praktisch nicht mehr neural gesteuert werden kann. Bei unvollständigen Schäden beider Systeme kommen Kombinationen vor.

Therapie: Neurochirurgische und orthopädische Eingriffe können in günstig gelagerten Fällen zu einer erheblichen Besserung führen. Eine Spina bifida aperta sollte 24–36 Stunden nach der Geburt operativ geschlossen werden. Die krankengymnastische Therapie ist zur Nachbehandlung unentbehrlich. Die Prognose hängt davon ab, inwieweit das Rückenmark geschädigt wurde. Liegt zugleich ein Hydrozephalus vor, so ist die Prognose ungünstiger. Bei der Spina bifida occulta kann es auch noch im späteren Leben zu einer Störung des Sphinkters der Harnblase kommen.

B. HYDROZEPHALUS

Der Liquor cerebrospinalis wird in den Plexus chorioidei des Gehirns gebildet, durch das Ventrikelsystem und den Subarachnoidalraum transportiert und über das Venensystem wieder resorbiert. Produktion, Transport und Resorption des Liquors können gestört sein. Transportstörungen des Liquors treten meistens im Aquädukt des Hirnstamms oder in den Öffnungen zwischen 4. Ventrikel und Subarachnoidalraum (Foramen Magendii, Foramina Luschkae) auf; wir sprechen dann von einem *Hydrozephalus internus occlusus*. Bei 80–90% der Fälle liegen eine Aquäduktstenose, Verklebungen oder Verwachsungen an den Foramina oder Blutergüsse durch Geburtstraumen in der hinteren Schädelgrube vor. Bei einem wesentlich kleineren Teil der Kranken handelt es sich um eine Resorptionsstörung. Wir sprechen von einem *Hydrocephalus aresorptivus communicans*. Hier bleibt die Verbindung zwischen den Liquorräumen innerhalb und außerhalb des Gehirns bestehen. Ursache ist eine Veränderung der Meningen. Dabei ist der Subarachnoidalraum erheblich erweitert. Eine vermehrte Liquorproduktion – wie sie bei und nach Meningitiden vorkommen kann – führt zu einem *Hydrocephalus hypersecretorius*. Es ist bekannt, daß viele prae-, peri- und postnatale Erkrankungen des Säuglings zu einem Hydrozephalus führen können.

Symptome: Ein fortschreitender Hydrozephalus bewirkt bei Säuglingen eine ständiges Größerwerden des Kopfes. Bei der Geburt scheint der Kopf normal zu sein. In 2–3

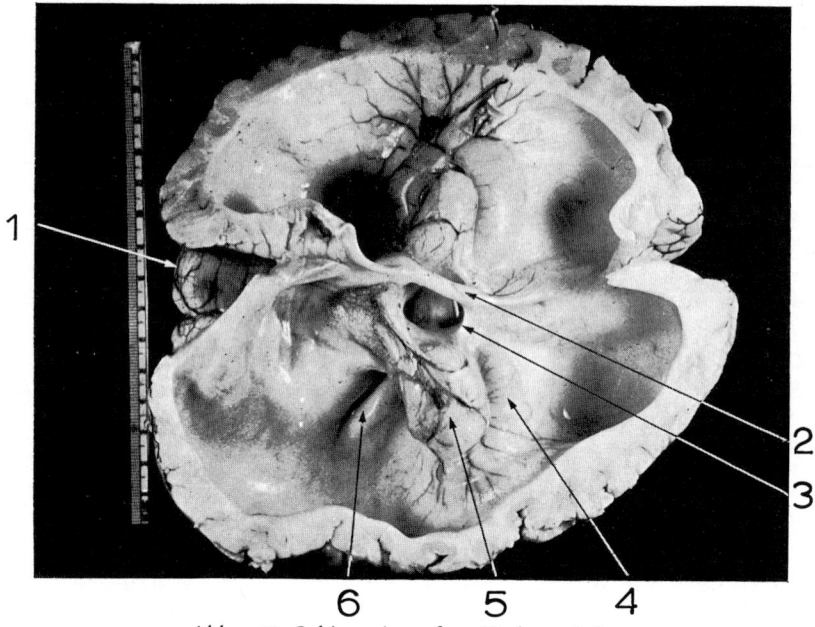

Abb. 166: Gehirn mit großem Hydrocephalus

1. cerebellum   2. septum pellucidum   3. foramen interventriculare   4. nucleus caudatus
5. thalamus opticus   6. hippocampus

Monaten wird er dann wesentlich größer. Die Fontanellen stehen unter Druck und sind deutlich erweitert. Die Schädelnähte können sich öffnen. Die Umfangzunahme des Schädels zeigt sich vertikal und seitlich, aber auch von vorn nach hinten, wodurch die Augenhöhlen nach unten rücken. Es kann zu abstrusen Schädelvergrößerungen kommen.

Das Kind ist abnorm stumpf- oder erregbar. Die Muskeleigenreflexe sind oft erhöht, woran man den erhöhten Muskeltonus erkennen kann. Bei anderen Kindern und Erwachsenen zeigen sich Symptome eines intrakraniellen Druckanstieges (Kopfschmerzen, Übelkeit, Erbrechen und Stauungspapille). Röntgenologisch findet man einen Wolkenschädel, bei jüngeren Menschen eine Nahtdehiszenz und eine gewisse Druckatrophie der Sella turcica. Computertomographie und Kernspintomographie ermöglichen heute früh die intrakraniellen Verhältnisse zu erkennen. Es können motorische und sensible Ausfallserscheinungen, ein symptomatisches Anfallsleiden und andere schwere Komplikationen bestehen.

Wird nicht rechtzeitig eingegriffen, kann bei Kleinkindern der Kopf eine abstruse Größe erreichen.

Therapie: Bei einem Fortschreiten der Symptome kann nur ein neurochirurgischer Eingriff helfen. Es wurden verschiedene neurochirurgische Verfahren entwickelt um die Liquorproduktion zu vermindern oder den Druck in den Ventrikeln durch künstliche Ableiteverfahren (Drainage) herabzusetzen. Dabei werden zwischen Ventrikeln und Vorhof oder sogar dem Peritoneum Katheter eingesetzt, durch die der unter Überdruck stehende Liquor abfließen kann. Die Prognose ist besser als früher. Spontanheilungen gibt es praktisch nicht. Ist das Gehirngewebe erst geschädigt, kann Druckentlastung nur begrenzt helfen. In der Regel kommt es zu einem intellektuellen Entwicklungsrückstand (Schwachsinn aller Grade), nicht selten auch zu einer statomotorischen Beeinträchtigung.

Geringfügige Hirnschäden dieser Art werden aber oft erst im Kindergarten oder in der Schule deutlich.

Ungezielte und gezielte physiotherapeutische Maßnahmen (s. a. S. 293) können hier zu einer Besserung des Zustandes beitragen, Medikamente versprechen kaum Hilfe.

Beim Arnold-Chiari-Syndrom handelt es sich um eine Fehlbildung mit Rückwärts-(Kaudal-)Verlagerung der Medulla oblongata mit zungenartigen Kleinhirnfortsätzen. Häufig besteht eine Mißbildung des atlanto-zervikalen Übergangs. Der Dens kann dann nach oben in das Foramen occipitale magnum verlagert sein. Kleinhirnsymptome, Pyramidenbahnzeichen u. a. Nachbarschaftssymptome können auftreten,

Beim Dandy-Walker-Syndrom, das durch einen tiefen Verschluß der ableitenden Liquorwege zustandekommt, ist vor allem auch der IV. Ventrikel erweitert. Im übrigen liegt ein typischer Hydrocephalus internus vor. Im Kleinhirn liegt eine Wurmagenesie vor.

C.

Es gibt zahlreiche andersartige Mißbildungen von Gehirn und Rückenmark. Sie treten in der Bedeutung und vor allem auch in der Häufigkeit des Vorkommens gegenüber Spina bifida und Hydrozephalus ganz zurück. Es würde zu weit führen, sie hier im einzelnen aufzulisten.

32. FRÜHKINDLICHE HIRNSCHÄDIGUNG
(zerebrale Kinderlähmung)

Definition

Unter der Sammelbezeichnung *zerebrale Kinderlähmung* wird eine Anzahl von Syndromen zusammengefaßt, die auf eine Hirnschädigung während der frühen Kindheit zurückzuführen sind. Vor allem sind es prae-, peri- oder postnatale Sauerstoffmangelzustände, die zu einer Hirnschädigung führen und charakteristische Defektsymptome hinterlassen. Man nahm früher an, daß motorische Störungen unterschiedlicher Art im Vordergrund stehen. Tatsächlich sind die Veränderungen am Bewegungsapparat nur ein Teilbereich eines größeren Symptomenkomplexes, oft nicht einmal der wichtigste. Intellektuelle Veränderungen, Sprach-, Seh- und Hörstörungen sind häufig. Koordinations- und sensible Störungen können hinzutreten. Wegen der vorherrschenden Symptome spricht man von den Kranken auch als von «Spastikern». Gelegentlich werden noch die Bezeichnungen *Diplegia spastica infantilis* (Little'sche Krankheit), atonisch-astatisches Syndrom (Foerster) und Choreoathetose für charakteristische Sonderformen der zerebralen Kinderlähmung gebraucht. Die gut abgrenzbaren Sonderformen Spina bifida und Hydrozephalus wurden bereits in Kapitel 31 behandelt. Sie sind zum Zeitpunkt der Geburt bereits vorhanden, auch wenn sich ein Teil der Auswirkungen erst später voll zeigt.

In der Bundesrepublik mag es rund 40000 Kinder mit schweren frühkindlichen Hirnschäden geben. Genaue Zahlen liegen darüber allerdings nicht vor. Eine Übersicht über 213 Fälle des H. Piepmeyer-Instituts in Münster ergab, daß bei 86 Kindern eine Tetraplegie, davon 52 mit Athetosen, bei 102 Kindern eine Diplegie (15 mit Athetosen), bei 13 eine Hemiplegie, bei 75 eine Athetose und bei 3 eine Ataxie im Vordergrund stand. Zwischen 0,9–1,5% aller Lebendgeborenen leiden an derartigen Störungen.

Ätiologie: Sauerstoffmangel in der perinatalen Entwicklungsphase ist in den meisten Fällen der wichtigste ätiologische Faktor. Bei Sturzgeburten, zu langer Wehendauer und geburtshilflichen Eingriffen (wie Zangenanwendung u. a.) ist mit Sauerstoffmangelzuständen zu rechnen. Andere Ursachen sind: Frühgeburt, kleine und größere intrazerebrale Blutungen, angeborene Stoffwechseldefekte («inborn error of metabolism» s. Kap. 33), Enzephalitis und Meningitis, Kernikterus bei hämatolytischer Anämie infolge Blutgruppenunverträglichkeit zwischen Kind und Mutter, sowie bestimmten Erkrankungen der Mutter während der Gravidität. Je nach der Lokalisation der Hirnschäden findet man motorische Störungen, teilweise einhergehend mit Intelligenzdefekten, Sprach-, Seh- und Hörstörungen.

Symptome: Die Diagnose zerebrale Kinderlähmung sollte früh gestellt werden, damit man so schnell als möglich eine Behandlung der abnormen Bewegungsabläufe und eine Vorbeugung von Kontrakturen einleiten kann. Schwere Fälle von zerebraler Kinderlähmung sind leicht zu erkennen; bei Kindern mit leichteren Formen bleibt diese Erkrankung oft jahrelang unerkannt. Manchmal ist die Abgrenzung gegen bloße genetische Varianten nicht leicht.

Zahlreiche Symptome können aber bereits früh auf eine Schädigung des Zentralnervensystems hindeuten: Manchmal fällt eine abnorme Haltung des Kindes auf, das mit

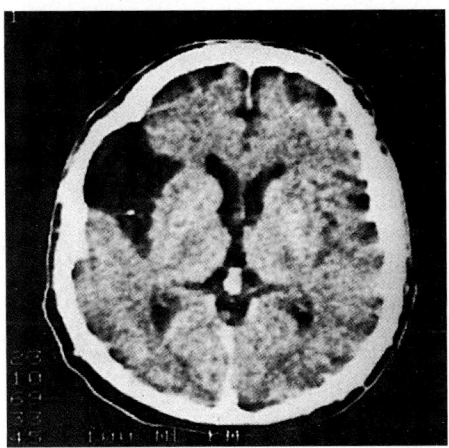

Abb. 167: Arachnoidalcyste mit Porenzephalie
als Folge frühkindlicher Hirnschädigung

hochgeschlagenen Armen auf dem Rücken liegt. In anderen Fällen beobachtet die Mutter
beim Baden eine stärkere Muskelverspannung. Einige Säuglinge wirken apathisch,
ungewöhnlich still und ruhig, andere sind überaktiv und übererregbar. Auch ist diagnostisch wichtig, auf Verkrampfungen, Stöhnen, schrille Schreie, Erbrechen, eigenartige
Augenbewegungen, einen ängstlichen Gesichtsausdruck und einen übermäßigen Speichelfluß zu achten. Vor allem sind eine Hypotonie der Muskulatur und Hypomotilität
ein wichtiges Zeichen.

Die Kombination bestimmter Symptome gibt wertvolle Hinweise. Kinder, die die
oben genannten Erscheinungen aufweisen, müssen genau beobachtet werden; bei einer
Anzahl dieser Kinder liegt eine zerebrale Kinderlähmung vor, die Mehrheit kann sich
allerdings vollkommen normal weiterentwickeln.

1. *Motorische Störungen*

Die spastische Parese ist das auffallendste Symptom. Bei der Spastik handelt es sich um
eine Tonuserhöhung eines Muskels oder einer Muskelgruppe. Die Muskeln reagieren zu
stark auf normale Reize. Das statische und dynamische Gleichgewicht zwischen Agonisten und Antagonisten ist gestört, so kommt es nicht oder kaum zu einer Entspannung
der Muskeln. Die Antagonisten werden bei der Anspannung der Agonisten ebenfalls
gereizt. Die richtige Ausführung einer Bewegung ist deshalb unmöglich: Der betroffene
Körperteil befindet sich in einer Art von Krampfzustand, der eine gezielte Bewegung
verhindert.

Je nach der Lokalisation der Ausfälle spricht man von einer *Diplegia spastica* (wenn vor
allem die Beine betroffen sind), von einer *Hemiplegia spastica* (wenn eine Körperhälfte
betroffen ist) und einer *Monoplegie* (wenn nur eine Extremität gelähmt ist).

Durch die Schädigung des zentralen motorischen Neurons kommt es zu einer Hyper-
reflexie. Man kann aber neben der Spastik gelegentlich auch eine bemerkenswerte
Hypotonie der Muskeln beobachten. Diese findet man vor allem bei sehr jungen
Kindern. Man muß dabei bedenken, daß die schlaffe Muskulatur später spastisch werden
kann. Bemerkenswert ist auch der Rigor der Muskulatur, der zu steifen und mühsamen
Bewegungsabläufen führt.

2. Dyskinesien

Diese Störungen beruhen auf Schäden der Pyramidenbahn im weiteren Sinne, der extrapyramidalen Zentren und Bahnen. Sie entstehen aus dem gestörten Zusammenspiel zwischen Agonisten, Synergisten und Antagonisten, wodurch abnorme unwillkürliche Bewegungen auftreten und Tonusstörungen zustande kommen.

In vielen Fällen stehen nicht so sehr die pyramidalen, als die extrapyramidalen Störungen des Krankheitsbildes im Vordergrund. Man spricht dann von einer Choreoathetose. Die choreiformen Bewegungsabläufe äußern sich in plötzlichen unwillkürlichen und zuckenden Bewegungen der Muskeln der Gliedmaßen und des Gesichtes; die Athetose ist durch langsame, ebenfalls unwillkürliche schraubenförmige und gespreizte sinnlose Bewegungen an den Enden der Extremitäten und im Gesicht gekennzeichnet. Nicht selten kann man auch einen Tremor und eine gewisse Ataxie finden. Andere Kranke zeigen eine langsame Drehbewegung um die eigene Körperachse, die als Torsionsdystonie bezeichnet wird.

Die oben genannten motorischen Ausfälle und Symptome kommen oft kombiniert vor, so daß wir von einem Mischbild sprechen können.

3. Störungen der Intelligenz

Rund 50% dieser Kinder haben eine normale Intelligenz. Die anderen sind schwach begabt oder sogar deutlich psychisch gestört. Intelligenzstörungen finden sich vor allem bei der Gruppe von Kranken, bei denen die Hirnrinde stärker beschädigt ist (den eigentlichen Spastikern) und seltener bei Schäden, die mehr das extrapyramidale System (Choreoathetose) betreffen. Die letztgenannte Gruppe macht jedoch durch die sonderbaren Bewegungsabläufe einen viel beunruhigenderen Eindruck auf die Außenstehenden.

Die Intelligenzstörungen können sich mehr auf den sprachlichen, oder auch auf den nichtsprachlichen Bereich beziehen. Sie sind durch Testverfahren (etwa den Hamburg-Wechsler-Test) in gewisser Weise quantitativ zu erfassen. Die früher übliche grobe Unterscheidung in 3 Grade intellektueller Minderkapazität (früher Debilität – Imbezillität – Idiotie) wurde mit anderen Bezeichnungen beibehalten: Bei leichter intellektueller Minderkapazität sind die Kinder gut, bei mittelgradiger eben sonderschulfähig. Bei schwerer intellektueller Minderkapazität besteht keinerlei Schulungsfähigkeit. Der eigentliche Fortschritt besteht darin, daß man die intellektuelle Minderkapazität besser differenzieren kann. Auch hat man gelernt die nicht seltenen Formen abzugrenzen, bei denen eine intellektuelle Minderkapazität nur vorgetäuscht wird, tatsächlich aber Persönlichkeits- oder Milieuschäden vorliegen.

Die meisten Kinder werden weiterhin durch affektive Störungen und Verhaltensstörungen u. a. behindert. Das spastische Kind ist meistens introvertiert, ängstlich und schreckhaft – während das athetotische Kind demgegenüber eher extravertiert und aufgeweckt ist. In 30–40% der Fälle kommt es zu epileptischen Anfällen, die aber mit entsprechender medikamentöser Behandlung oft zu beseitigen sind.

Ein Teil der Intelligenzstörungen kann darauf zurückgeführt werden, daß diese Kinder sich sehr schlecht konzentrieren können, stark ablenkbar sind und durch erhöhte Ermüdbarkeit wenig leisten. Eine erhebliche ständige Bewegungsunruhe («hyperkinetische Kinder») ist häufig zu beobachten.

4. Sprach- und Sinnesstörungen

Eine schwere Sprachstörung läßt vielfach eine niedrige Intelligenz vermuten, obwohl das aber keineswegs immer der Fall ist. Hör- und Sehstörungen kommen in vielen Abstufungen vor; sie können die Beziehungen zur Umwelt weiter erschweren. Diese Störungen sind auch häufig der Grund für eine mangelhafte Ausführung von Aufträgen und das Ausstoßen fremdartig klingender Laute; sie machen es schwierig, einen Eindruck vom intellektuellen Niveau des Kindes zu gewinnen. Dies kann eine intellektuelle Minderkapazität vortäuschen!

5. Ataxie

Dabei ist vor allem die Koordination und auch das Gleichgewicht gestört. Meistens beruht dies auf einer Schädigung des Kleinhirns oder der Verbindungen des Kleinhirns zum Zentralnervensystem. Störungen der Tiefensensibilität und des Gleichgewichts, Hypotonie der Muskulatur sowie eine Reihe anderer typischer neurologischer Symptome wie Gangabweichung, Dyssynergie, Adiadochokinese und Astereognosie kennzeichnen das klinische Bild. Die Frühdiagnostik ataktischer Zeichen ist oft schwer, weil die Phänomene, die wir beim Erwachsenen kennen, durch eine allgemeine motorische Reifungsstörung überlagert werden. Auffallend sind kleinschlägige Schüttelbewegungen, wenn das Kind gehalten wird. Wenn das Kind geht kann es kaum einen Moment stillstehen, weil es durch ständige Bewegungen bestrebt ist sein Gleichgewicht zu bewahren.

Therapie: Die Vielfältigkeit dieser Erkrankungsgruppe und die Vielgestaltigkeit der Symptomatik machen eine Zusammenarbeit verschiedener Fachrichtungen notwendig. Neurologen, Orthopäden und Pädagogen, aber auch Krankengymnastinnen, Logopäden, Fürsorgerinnen und vor allem die Eltern müssen mithelfen, um gute Ergebnisse zu erzielen. Die Behandlung dieser Patienten in speziellen Rehabilitationszentren (Schulen für Körperbehinderte u. a.) ist ein wichtiger Schritt in dieser Richtung. Hinsichtlich der Einzelheiten muß auf die Spezialliteratur verwiesen werden. Eine grundlegende Hilfe für die Kranken mit zerebraler Kinderlähmung stellt die Physiotherapie dar. Nachfolgend sei eine kurze Übersicht einiger angewandter Methoden gegeben.

a. Methode nach Phelps

Diese Methode wird vor allem in Amerika vielfach angewandt. Mit Hilfe leichter Massagen und genau dosierter aktiver und passiver Bewegungsbehandlung strebt man danach, das Gleichgewicht zwischen den Muskeln und die Kontrolle über die Bewegungen langsam zu verbessern. Zu Beginn wird eine Inventur der vorhandenen Muskelmöglichkeiten vorgenommen. Die Ausführung dieser Methode soll ganz den einzelnen Patienten angepaßt werden.

Die Behandlung muß notfalls mindestens zweimal wöchentlich jahrelang fortgesetzt werden. Bei der Verbesserung der Bewegungsabläufe bemüht man sich, genau der Entwicklung des normalen Kindes zu folgen. Viel Aufmerksamkeit wird bedingten Bewegungen («conditioned motion») zugewandt: Das Üben automatischer, meist reziproker Bewegungen erfolgt unter Vorsprechen einfacher Verse oder mit einem Metronom. Auch wird beim Üben bestimmter Muskeln und Muskelgruppen durch Entwickeln eines Widerstandes Mitbewegungen entgegengewirkt.

b. Methode nach Fay

Hier handelt es sich um eine Ergänzung zur Methode von Phelps, die 1942 entwickelt wurde. Nach der Meinung von Fay macht das normale Kind in seiner Entwicklung alle Bewegungsstadien der Phylogenese durch – von der Bauchlage des Reptils bis zu den

Gehbewegungen der Vierfüßer. Diese Entwicklung, die 6 bis 9 Monate lang dauern würde, schließt mit dem aufrechten Gang ab. Nach Fay läßt man das Kind im Laufe der Behandlung allmählich einige Stunden täglich sich entsprechend der verschiedenen aufeinanderfolgenden Stadien bewegen.

Das bedeutet, daß der Patient aufeinanderfolgend die Bewegungsabläufe üben soll, die für Amphibien, Reptilien, Vierfüßer und schließlich Zweifüßer typisch sind. Die Übungen werden jeweils dreißig- bis hundertmal wiederholt; man führt sie am besten in feuchtem Sand aus. Auch wird bei dieser Methode versucht, eventuelle pathologische Reflexe zur Kräftigung bestimmter Muskeln auszunützen.

c. Methode nach Deaver

Hier geht es vor allem darum, mit Hilfe von Funktionsübungen die normalen Tätigkeiten des Alltags zu lernen.

Diese Behandlung dient der Entwicklung zur Selbständigkeit. Das Kind muß lernen, ins Bett zu steigen und das Bett zu verlassen, sich in den Rollstuhl zu setzen und sich selbst anzukleiden. Die manuelle Geschicklichkeit wird geübt, besonders beim Essen. Bei dieser Methode macht man reichlich Gebrauch von Apparaten, in erster Linie um eigenes Gehen zu ermöglichen, aber auch um möglichst normale Bewegungsabläufe zu erzielen.

d. Methode nach Collins

Diese Methode bemüht sich um sinnvolle Beziehungen zwischen der intellektuellen Entwicklung, dem Körperhaltungsreflex und dem Muskeltonus. Hier wird vor allem die Entwicklung einer sicheren Haltung beachtet, um die Muskelentwicklung anzuregen.

e. Methode nach Bobath

Folgendes Prinzip liegt der Behandlung zugrunde: Durch die Hirnschädigung kommt es zu einer ungenügenden Entwicklung in der Beherrschung der Körperbewegungen. Die Körperbeherrschung wird normalerweise durch eine Art «Bremsung» erzielt. Die Möglichkeiten, Bewegungen abzubremsen, fehlen bei der frühkindlichen Hirnschädigung. So kommt es zu einem Unvermögen zu gezielten Einzelbewegungen; der Kranke behält primitive Totalsynergien bei.

Die Behandlung besteht aus zwei Hauptfaktoren:

a) Hemmung der abnormalen Haltereflexe, Reduktion und Regulierung des Haltungstonus.

b) Bahnung normaler Haltereaktionen und Bewegungsabläufe, in einem gewissen Maße der normalen Entwicklungssequenz gesunder Kinder folgend.

Die Methoden nach dem Ehepaar Bobath, die recht differenziert sind, wurden in Monographien dargestellt und sind vor allem auch im deutschen Raum sehr verbreitet.

f. Methode nach Pohl

Diese Methode geht von den Funktionsmöglichkeiten der Gelenke aus. Die Übungsbehandlung zielt vor allem auf eine Entwicklung der Gelenkfunktionen.

g. Hydrotherapie

Die Hydrotherapie wird ziemlich häufig angewandt, obwohl hinsichtlich des Nutz-
effekts keine Übereinstimmung besteht. Allerdings ist bei Bewegungen im Gehbad oder
größeren Becken zu bedenken, daß damit die Körperschwere reduziert wird, was
manche Bewegungen erleichtert.

h. Beschäftigungstherapie

Von großer Bedeutung für die Behandlung der zerebralen Kinderlähmung ist die
Beschäftigungstherapie. Man versteht unter Beschäftigungstherapie jede gezielte Tätigkeit, die dazu dient, den Kranken so schnell als möglich herzustellen; sie kann sich
sowohl körperlich als auch geistig auswirken und soll zu einer Eingliederung des
Kranken ins normale Leben führen. Dazu gehören Übungen mit Hilfe gezielter und für
den einzelnen Patienten individuell ausgesuchter Verrichtungen, die zu einer, soweit
eben möglichen, Funktionsherstellung führen und sich günstig auf die Muskelkräfti-
gung, auf die Beweglichkeit und die Koordination auswirken. Der Kranke muß lernen,
Prothesen zu gebrauchen und zu einer weitgehenden Selbständigkeit in den täglichen
Verrichtungen gelangen. Er soll lernen, sich selbst zu waschen, an- und auszukleiden, zu
essen, zu trinken, zu schreiben – unter Umständen durch Benutzung von Hilfsappara-
ten. Auch soll in der Beschäftigungstherapie gelernt werden, mit den Haushaltsgegen-
ständen und einfachen Arbeitsgeräten zurechtzukommen.

Da vor allem gezeigt und gelehrt wird, was der Kranke im praktischen Leben braucht,
ist die weiterführende Ausübung gesichert. Von hier aus gesehen, ist diese Therapie die
sinnvollste und erfolgversprechendste.

33. STOFFWECHSELSTÖRUNGEN MIT BEFALL DES NERVENSYSTEMS

Mehrfach war bereits darauf hingewiesen worden, daß Stoffwechselstörungen bestimmten neurologischen Krankheiten zugrunde liegen oder doch zumindest die Rolle einer Teilursache spielen:

Der (seltene) Mangel an Vitamin B1 (Thiamin) für Polyneuritiden, der B12 (Cyanocobalamin-)-Mangel für die funikuläre Myelose, Dopamin-Mangel in den Stammganglien für das Parkinsonsyndrom, GABA-Mangel im Striatum für die Chorea Huntington und anderes mehr.

Tatsächlich kennen wir heute zahlreiche Stoffwechselstörungen, die durch angeborenen Enzymmangel verursacht werden und schwere Stoffwechselschäden zur Folge haben. Diese betreffen aber fast immer zahlreiche Organe, nicht nur das Nervensystem. Darüberhinaus sind die genau nachgewiesenen Krankheitsbilder meist recht selten. In der praktischen Arbeit hat man nur wenig mit ihnen zu tun. Dabei muß weiter einschränkend gesagt werden, daß die Diagnostik zum exakten Nachweis dieser Krankheitsbilder sehr mühsam und kostspielig ist. Schließlich handelt es sich meist um Krankheitsbilder, die bereits im Kindesalter auftreten und – da sie viele Organe betreffen – vorzugsweise in der Pädiatrie behandelt werden. Selbstverständlich kann auch eine Vielzahl internistischer Erkrankungen, z. B. des Pankreas (Diabetes mellitus), der Nieren, der Leber, der Schilddrüse, des Darmes etc., das Nervensystem mit einbeziehen.

Es ist also unmöglich, hier auch nur mehr als eine Andeutung über diese Erkrankungen zu machen. Viele machen sich durch ein wenig charakteristisches Nachlassen der intellektuellen Funktionen und eine emotionale Störung, später auch teilweise durch Pyramidenbahnsymptome (Spastik), epileptische Anfälle und Störungen der Koordination, schließlich nicht selten durch ein vollständiges Enthirnungsbild bemerkbar. Im Lehrbuch von Merritt sind diesen Störungen über 60 Seiten gewidmet.

Hier kann man nur eine ganz kurze Übersicht geben.

Betroffen sein kann:

1. Der Kohlenhydratstoffwechsel

Das Fehlen eines Enzyms kann dabei bewirken, daß, wenn ein wesentlicher Stoffwechselweg verschlossen ist, sich hier (wie bei anderen Enzymdefekten) Stoffwechselprodukte in Zellen anhäufen, die nicht mehr weiterverarbeitet werden können. Früher sprach man dann von Speicherkrankheiten. Bei Enzymdefekten des Kohlenhydratstoffwechsels trifft man *Glykogenosen* an, von denen man inzwischen 10 Typen unterscheiden kann. Dabei gibt es erst mühsame erste therapeutische Ansätze, durch Substitution des fehlenden Enzyms einzugreifen.

2. Familiäre Hyperammonämie

Hierbei kommt es zur Einlagerung von Vorstufen des Harnstoffs als Folge eines genetischen Defekts.

3. Lipidstoffwechselstörungen

Erwähnt seien die *Gauchersche Krankheit* mit Einlagerung eines veränderten Zerebrosids, die *Gangliosidosen* (mit der amaurotischen Idiotie nach Tay-Sachs), die *Niemann-Pick'sche Krankheit* mit Sphingomyelineinlagerung, die *Refsum'sche Krankheit* mit einer Störung des Phytansäurestoffwechsels und das *Bassen-Kornzweig-Syndrom* (A-Beta-Lipoproteinämie).

4. Störungen des Eiweißstoffwechsels

Hier ist die häufige *Brenztraubensäureerkrankung* (Phenylketonurie), die *Ahornsirupkrankheit* und die *Hartnupsche Krankheit* anzuführen.

5. Die Gruppe der *mitochondrialen Enzephalomyelopathien* hat durch interessante Forschungsergebnisse in den letzten Jahren größere Bedeutung erlangt. Die Leiden sind etwas häufiger als früher angenommen. Ihnen liegt ein pathobiochemischer Defekt bestimmter Komplexe der Atmungskette zugrunde. Als Folge davon kann es zur Muskelschwäche, zu *Enzephalopathie mit Demenz, Augenbewegungsstörungen, Dystonie, Opticusatrophie, Hörstörung, Ataxie, Myoklonie* und *Epilepsie* kommen.

All diese und andere erbliche Stoffwechselerkrankungen sind sehr selten und besitzen von einigen Ausnahmen (Phenylketonurie: 1 Kranker auf 14000 Einwohner, Therapie mit phenylalaninarmer Kost möglich) abgesehen mehr akademisches Interesse.

Die Abklärung solcher Fälle ist aber nicht nur für einzelne Menschen bedeutsam, sondern möglicherweise der Einstieg zu einem besseren Verständnis häufiger unaufgeklärter Erkrankungen des Nervensystems.

Meist liegt eine erbliche Störung vor – wobei allerdings viele Individuen bereits im Kleinkindalter oder doch Kindesalter sterben.

6. Funikuläre Spinalerkrankung (Myelose) durch Vitamin B 12-Mangel

Vitamind B 12 (Cyanocobalamin) ist unentbehrlich für die Blutbildung und wahrscheinlich ein Co-Ferment von Enzymen im Nervensystem. Unzureichende Zufuhr, vor allem mangelhafte Resorption im Verdauungssystem oder übermäßiger Bedarf im Körper (etwa auch bei Befall mit dem Bandwurm Bothriocephalus latus u. a.) führt im Verlauf von Monaten zu schweren degenerativen Veränderungen an Markscheiden und Achsenzylindern. Vor allem im Rückenmark, aber auch im Gehirn kommt es zu «Lückenfeldern», hier und an den peripheren Nerven zu degenerativen Veränderungen.

Symptome: Meist symmetrisch kommt es zu

1. Kribbeln und Taubheitsgefühl (Paraesthesien) in Zehen und Fingern
2. zu weiteren Störungen vor allem der epikritischen Sensibilität zunehmend von distal nach proximal aufsteigend. Die Vibrationsempfindung (Pallästhesie) ist früh herabgesetzt.
3. Die Störungen bedingen dann auch eine Ataxie und mehr oder weniger spastische Paresen-Areflexie oder Hyperreflexie.
4. Psychische Veränderungen bis hin zu Psychosen kommen vor.

Der Schilling-Test (radioaktiv markiertes B 12 oral) sichert die Diagnose. Erscheint weniger als 5% davon im Urin, liegt eine Resorptionsstörung vor.

Therapie: Behandlung anfangs mit hohen Dosen, dann in Substitutionsdosen (2×1 µg im Monat intramuskulär) lebensnotwendig. Sonst kommt es zu irreversiblen Ausfällen und letztlich tödlichen Komplikationen.

34. KOPFSCHMERZEN

Kopfschmerzen haben sehr unterschiedliche Ursachen. In den meisten Fällen sind sie harmlos und deuten nicht auf ein schwerwiegendes, fortschreitendes oder gar tumoröses Hirnleiden hin. Es gibt aber auch Kopfschmerzen bei intrakraniellen Drucksteigerungen, Hirnhautentzündungen, intrazerebralen oder Subarachnoidalblutungen. Deshalb ist es wichtig, daß der Kopfschmerztyp genau erfaßt und auch immer eine neurologische Untersuchung durchgeführt wird. Kopfschmerzen können auch durch (entzündliche) Veränderungen des Schädels selbst oder seiner Hohlräume, durch internistische Leiden (Bluthochdruck) oder Gefäßerkrankungen (Arteriitis temporalis) zustande kommen. Dann kann die Einschaltung eines Hals-Nasen-Ohrenarztes, eines Augenarztes oder Internisten geboten sein. Gesichtsschmerzen wurden bereits in Kapitel 18 erwähnt. Hier werden nur die häufigsten und wichtigsten Kopfschmerzen besprochen.

1. *Migräne* (und vasomotorische Kopfschmerzformen)

Die *Migräne* ist eine konstitutionelle, oft erbliche, ihrem Wortsinn nach halbseitige, manchmal aber auch beidseitige, rezidivierend-remittierend auftretende und vor allem Frauen betreffende Kopfschmerzform, die sich durch rasch, aber nicht plötzlich, oft morgens auftretende und Stunden bis Tage anhaltende, drückende bis hämmernde Kopfschmerzen auszeichnet, die von Übelkeit und Erbrechen, Sehstörung (Flimmerskotome), Licht- und Geräuschempfindlichkeit begleitet sein können. Als Ursache vermutet man eine Labilität des vaso-vegetativen Systems, die spontan, aber auch durch äußere (Wetterwechsel) oder innere (Menstruation) Vorgänge angestoßen werden kann. Die Kranken sind oft sehr behindert, ziehen sich zurück, legen sich in ein abgedunkeltes Zimmer, vermeiden körperliche Belastungen oder versuchen sich durch Kälteanwendungen (Eisbeutel) Linderung zu verschaffen. Treten zentrale Ausfallserscheinungen, Halbseitenlähmung oder Sprachstörungen hinzu, spricht man von einer Migraine accompagnée oder komplizierten Migräne (nach neuer Nomenklatur auch Migräne mit Aura). Die ausschließliche oder Dauereinnahme von Schmerzmitteln hilft meist wenig, kann aber, vor allem bei koffeinhaltigen Mischpräparaten, zu einem schließlich chronifizierten, dumpfen analgetikainduzierten Kopfschmerz führen («verwilderte Migräne»). Man gibt heute zur Dauerbehandlung gerne Beta-Blocker, Kalziumantagonisten oder Thymoleptika, zur Anfallskupierung Mutterkornalkaloide, peripher wirksame Schmerzmittel oder einen Serotonin-Agonisten; die Übelkeit kann meist durch Antiemetika erfolgreich bekämpft werden und erst die Voraussetzung für eine orale Therapie schaffen.

Unter *vasomotorischen Kopfschmerzen* wird entweder die Gesamtheit von Migräne, Erythroprosopalgie und ähnlicher symptomatischer Kopfschmerzformen oder aber nur die letztgenannte Gruppe verstanden. Diese beobachtet man bei Menschen, die, – manchmal als Ausdruck ihrer Lebensführung – mehr oder weniger deutliche allgemeine vegetative Zeichen (feiner Tremor, feucht-kühle Extremitäten) aufweisen, zum Abusus (Alkohol, Nikotin) neigen und psychisch eher selbstunsicher, unstet und leicht agitiert sind. Nur fallweise auftretende Kopfschmerzen ähnlicher Prägung bezeichnet man je nach Auslösemodus als Katerkopfweh, Ice cream headache, Chinese restaurant syndrome, Anstrengungskopfschmerz etc. Hier sollen Wert auf die Vermeidung auslösender Noxen, auf eine geregelte Lebensführung und leichtes Ausdauertraining gelegt werden.

2. *Spannungskopfschmerz*

Von einem Spannungskopfschmerz, der übrigens nicht selten mit einer Migräne gemeinsam vorkommt, spricht man dann, wenn es sich um occipito-nuchale oder von dort ausstrahlende, gleichmäßig drückende Kopfschmerzen ohne Übelkeit, Erbrechen oder visuelle Reizerscheinungen handelt, als deren eigentliche Ursache man sich eine oft unbewußte, durch Streß, Anspannung und psychische Einflußfaktoren hervorgerufene Verhärtung der Schulter-, Nacken- und Halsmuskulatur vorstellt, die man manchmal auch tasten kann (Myogelosen). Auch berufsbedingte Fehlhaltungen oder -belastungen können eine Rolle spielen. Die Beschwerden nehmen oft gegen Abend zu und werden bei Entspannung und im Urlaub besser. Die Therapie stützt sich vor allem auf entspannende Maßnahmen (Physio- und Balneotherapie, autogenes Training oder konzentrative Selbstentspannung, auch Biofeedback oder Psychotherapie) und kann medikamentös (Thymoleptika, Muskelrelaxantien) unterstützt werden. Manche Autoren empfehlen auch Akupunktur oder chiropraktische Maßnahmen (Cave Vertebralis-Läsionen und Bandscheibenvorfälle, besonders bei vorgeschädigter Wirbelsäule!).

3. *Erythroprosopalgie* (Bing-Horton- oder Cluster-Kopfschmerz)

Die klassische Erythroprosopalgie beginnt mit rasch zunehmenden, äußerst intensiven, vor allem nächtlichen Schmerzen einer Gesichtshälfte (periorbital), die sich dabei, ebenso wie das Auge, rötet und hält ca. ½ bis 2 Stunden an. Anders als bei der Migräne sind mehr Männer als Frauen betroffen, die betroffene Seite wechselt nicht, die Patienten sind eher unruhig und aggressiv als ruhebedürftig, die Attacken können mehrmals täglich auftreten und ereignen sich oft fahrplanmäßig zur gleichen Tages- oder Nachtzeit an aufeinanderfolgenden Tagen, bevor ein mitunter monatelanges freies Intervall eintritt. Diese Bündelung der Attacken hat auch zur Bezeichnung Cluster-headache geführt. Kennzeichnend sind auch ein Nasen- oder Tränenfluß im Anfall, die Lidspalte kann verengt sein. Eine eindeutige Ursache ist nicht bekannt, Erblichkeit nicht gegeben. Die Klinik weist aber auf eine Fehlsteuerung eines umschriebenen Anteils des autonomen Systems hin, die vielleicht hypothalamisch gesteuert werden könnte. Als Behandlung kommen Isoptin®, Deseril® (befristet), Cortison, Dihydergot® oder Lithium in Frage. Auch Indometacin oder Beta-Blocker können helfen. Die Attacken sprechen häufig auf Aspirin®, Ergotamin, Sauerstoffinhalation oder die Injektion von Lokalanästhetika an. Die chronische paroxysmale Hemikranie (ohne freie Intervalle) ist eine Variante der Erkrankung.

4. *Arteriitis cranialis* (Horton-Syndrom)

Bei älteren Menschen sieht man manchmal eine stark hervortretende verdickte und druckschmerzhafte Schläfenarterie, die im Sinne einer (immunologisch verursachten) Riesenzellarteriitis verändert ist, was sich mit einer Biopsie nachweisen läßt. Bei jedem Verdacht muß sofort die Blutsenkungsgeschwindigkeit bestimmt werden, die sehr stark erhöht ist. Außerdem sind die Alpha-2-Globuline der Serum-Eiweiß-Elektrophorese erhöht. Bei entsprechenden Anhaltspunkten gibt man unverzüglich Kortikosteroide, um eine drohende Erblindung durch Beteiligung intrazerebraler und retinaler Arterien abzuwenden. Die Therapie muß oft lange, mitunter über Jahre fortgeführt werden, da es sonst zu einem Rückfall kommen kann.

Weitere Kopfschmerzformen:

Die inzwischen weitverbreitete Klassifikation der internationalen Kopfschmerzgesellschaft führt neben diesen häufigen und wichtigen Formen auch Kopfschmerzen ohne faßbare strukturelle Läsionen (z. B. Hustenkopfschmerz), Kopfweh bei Schädel-Hirn-Trauma, bei vaskulären zerebralen Erkrankungen (Subarachnoidalblutung!), nicht vaskulären intrakraniellen Erkrankungen (Hirndruckänderung), bei Einwirkung toxischer Substanzen oder deren Entzug, bei Allgemeininfektion, Stoffwechselstörungen (Hypoglykämie), lokalen Erkrankungen im Kopfbereich und Nervenschmerzen (Neuralgien), an. Im Rahmen einer Depression wird gelegentlich über Mißempfindungen im Kopf- und Gesichtsbereich, zumal über schmerzhaftes Zungenbrennen (Glossodynie) berichtet. Hier wäre man berechtigt, von einem psychogenen Schmerz zu sprechen. Natürlich können auch mehrere Kopfschmerzformen nebeneinander existieren.

35. STÖRUNGEN DER SCHLAF-WACH-PERIODIK

Von der Narkolepsie (die nichts mit Epilepsie zu tun hat) spricht man, wenn Kranke unter unwiderstehlichen Schlafanfällen von nur kurzer Dauer im Laufe des Tages, unter Schlaflähmungen (Wachanfällen), Kataplexie und hypnagogen Halluzinationen leiden. Bei den Wachanfällen kommt es im Übergang vom Wachen zum Schlafen bei erhaltenem Bewußtsein zur Bewegungsunfähigkeit. Die Kataplexie besteht aus einem plötzlichen Tonusverlust bei starken Gemütsbewegungen, durch den die Betroffenen hinstürzen können (affektiver Tonusverlust, «Lachschlag»). Hypnagoge Halluzinationen sind meist visuelle und auditive Trugwahrnehmungen in der Einschlafphase. Es gibt Narkolepsien mit oder ohne Störungen des REM-Schlafs (sehr tiefe Schlafphase, die mit raschen Augenbewegungen verknüpft ist). Die Krankheit tritt überwiegend bei entsprechender genetischer Veranlagung auf und wird mit zentral stimulierenden Mitteln (Analeptika) oder Antidepressiva (Thymoleptika) behandelt.

Das seltene Kleine-Levin-Syndrom besteht aus Perioden vermehrter Schlafneigung (Hypersomnie) und Heißhungers (Hyperphagie), wohl als Ausdruck einer Hypothalamus-Fehlfunktion bei Männern.

Mit dem poetischen Namen Undines Fluch hat man ein Syndrom belegt, bei dem es in der Aufwachphase zu einem periodischen Atemstillstand (Apnoe) kommt, der durch willkürliches Atmen überbrückt werden muß.

Bei vermehrter Tagesschläfrigkeit muß immer auch an ein Schlaf-Apnoe-Syndrom gedacht werden. Die Patienten hören während des Schlafes für einige Zeit zu atmen auf, um dann mit heftigem, röchelndem Schnarchen, das vielfach vom Schlafpartner registriert wird, darin fortzufahren. Begleitend treten Sauerstoffuntersättigung, Blutdruckanstieg und Herzrhythmusstörungen auf. Ursächlich ist meist eine Fehlkoordination zwischen Atem- und Hypopharynxmuskulatur oder einfach ein zu weites Zurücksinken des Zungengrundes mit nachfolgender Atemwegsverlegung. Nachweisen kann man die Störung im Schlaflabor, behandeln kann man sie mit Sauerstoffüberdruckbeatmung oder Anpassung einer geeigneten mechanischen Vorrichtung, die die Atemwegsbehinderung unterbindet.

WEITERFÜHRENDE LITERATUR

ADAMS, C. W. M., F. HALLPIKE und W. W. TOURTELOTTE: *Multiple Sclerosis.* Grune and Stratton, New York 1982

BOBATH, B.: *Die Hemiplegie Erwachsener.* G. Thieme, Stuttgart 1993/5

BRANDT, T., J. DICHGANS und H. C. DIENER (Hsg.): *Therapie und Verlauf neurologischer Erkrankungen.* Kohlhammer, Stuttgart 1993/2

CARPENTER, R. H. S.: *Neurophysiology.* Edward Arnold, London 1992/2

DIENER, H. C.: *Klinik und Therapie zerebraler Durchblutungsstörungen.* VCH Weinheim 1993/2

DUUS, P.: *Neurologisch-topische Diagnostik.* G. Thieme, Stuttgart 1990/5

HEYCK, H.: *Der Kopfschmerz.* Thieme, Stuttgart 1982/5

HOPF, H. C., K. POECK, H. SCHLIACK (Hsg.): *Neurologie in Klinik und Praxis 1-3.* G. Thieme, Stuttgart 1992/2, 1993/2

JÄNISCH, W., D. SCHREIBER, R. WARZOK: *Neuropathologie.* G. Fischer, Stuttgart 1990

JANKOVIC, J., E. TOLOSA (Hsg.): *Parkinsons's disease and movement disorders.* Urban-Schwarzenberg, München 1988

JERUSALEM, F., S. ZIERZ: *Muskelerkrankungen.* Thieme, Stuttgart 1991/2

JOERG, J.: *Rückenmarkerkrankungen.* VCH, Weinheim 1992

KANDEL, E. R., J. H. SCHWARTZ, TH. M. JESSELL: *Principles of neural science.* Appleton und Lange, East Norwalk 1991/3

KESSELRING, J. (Hsg.): *Multiple Sklerose.* Kohlhammer, Stuttgart 1993/2

KOLLER, W. C. (Hsg.): *Handbook of Parkinson's disease.* Dekker, New York 1992

KUNZE, K. (Hsg.): *Lehrbuch der Neurologie.* G. Thieme, Stuttgart 1992

LUDIN, H. P., W. TACKMANN: *Polyneuropathien.* G. Thieme, Stuttgart 1984

MATTHES, A. und H. SCHNEBLE: *Epilepsien. Diagnostik und Therapie für Klinik und Praxis.* G. Thieme, Stuttgart 1992/5

MERRITT's *Textbook of Neurology* (Ed. L. R. ROWLAND). Lea and Febiger, Philadelphia 1989/8

MERTENS, H. G., ROHKAMM (Hsg.): *Therapie neurologischer Krankheiten und Syndrome.* G. Thieme, Stuttgart 1990

MEIER-EWERT, K.: *Tagesschläfrigkeit. Ursachen, Differentialdiagnose, Therapie.* VCH Weinheim 1989

MILLNER, M.: *Neuropädiatrie.* Schattauer, Stuttgart 1992

MUMENTHALER, M., F. REGLI: *Der Kopfschmerz.* Thieme, Stuttgart 1990.

MUMENTHALER, M., H. SCHLIACK (Hsg.): *Läsionen peripherer Nerven.* G. Thieme, Stuttgart 1993/6

NETTER, F. H. (Hsg. G. KRÄMER): *Nervensystem 1, Klinische Neurologie. Farbatlanten der Medizin Bd. 6.* G. Thieme, Stuttgart 1989

NEUNDÖRFER, B.: *Polyneuritiden und Polyneuropathien.* VCH Weinheim 1987

PONGRATZ, D. (Hsg.): *Klinische Neurologie.* Urban und Schwarzenberg, München 1992

PRZUNTEK, H.: *Extrapyramidale Erkrankungen.* VCH Weinheim 1992

RAUBER-KOPSCH (Hsg. H. LEONHARDT, B. TILLMANN, G. TÖNDURY, K. ZILLES): *Anatomie des Menschen, Nervensystem–Sinnesorgane.* G. Thieme, Stuttgart 1987

SCHMIDT, D., J. P. MALIN: *Erkrankungen der Hirnnerven.* G. Thieme, Stuttgart 1986

SAMANDARI, F.: *Funktionelle Anatomie der Hirnnerven und des vegetativen Nervensystems.* de Gruyter, Berlin 1994

SCHMIDT, R. M. (Hsg.): *Multiple Sklerose. Epidemiologie, Diagnostik und Therapie.* G. Fischer, Stuttgart 1992/2

SCHENK, E.: *Neurologische Untersuchungsmethoden.* G. Thieme, Stuttgart 1992/4

SOYKA, D.: *Kopfschmerz.* VCH, Ed. Med. Weinheim 1989/2

STEFAN, H.: *Epilepsien. Diagnose und Behandlung.* VCH Weinheim 1991

STÖHR, M.: *Iatrogene Nervenläsionen.* G. Thieme, Stuttgart 1980

STÖHR, M., B. RIFFEL: *Nerven- und Nervenwurzelläsionen.* VCH, Weinheim 1988

SUCHENWIRTH, R. M. A. und G. WOLF (Hsg.): *Neurologische Begutachtung.* G. Fischer, Stuttgart 1987/2

ZWIENER, U., H. P. LUDIN und H. PETSCHE (Hsg): *Neuropathophysiologie.* G. Fischer, Stuttgart 1990

REGISTER

Lumley
Oberflächenanatomie
Anatomische Grundlagen der klinischen
Untersuchung
1993. VIII, 103 S., zahlr. meist farb. Abb., kt.
DM 59,80/öS 465,-/sFr 66,-
ISBN 3-437-00712-2

Suchenwirth/Kendel
Klinische Neurologie
Ein Bildtaschenbuch
4., neubearb. u. erw. Aufl. 1990. VI, 284 S., 186 Abb.,
davon 85 graph. Darstellungen, kt.
DM 32,80/öS 256,-/sFr 36,50
ISBN 3-437-00604-5

Suchenwirth/Büngeler
Neurologische Untersuchung
Ein Bildtaschenbuch
1982. VI, 146 S., 88 teils farb. Abb. u. ein kurzer
Leitfaden anhand des Gegenstandskataloges für die
Ärztliche Prüfung, kt.
DM 19,80/öS 155,-/sFr 22,-
ISBN 3-437-10753-4

Ebe/Homma
Leitfaden für die EEG-Praxis
Ein Bildkompendium
2., durchges. Aufl. 1994. XII, 350 S., 314 Abb., kt.
DM 59,-/öS 460,-/sFr 65,-
ISBN 3-437-00772-6

Lütschg
Evozierte Potentiale bei komatösen Kindern
Methodik und klinische Anwendung
1985. X, 109 S., 45 Abb., 16 Tab., kt.
DM 44,-/öS 343,-/sFr 48,50
ISBN 3-437-10989-8

Moser
Erbliche neuromuskuläre Erkrankungen
beim Kind
Medizinische, psychosoziale und genetische
Aspekte
1992. X, 159 S., 8 Tab., kt.
DM 58,-/öS 453,-/sFr 64,-
ISBN 3-437-11401-8

Bartolome/Buchholz/Hannig/Prosiegel/
Schröter-Morasch/Wuttge-Hannig
Diagnostik und Therapie neurologisch
bedingter Schluckstörungen
1993. XII, 204 S., 148 Abb., 4 Tab.,
geb. DM 78,-/öS 609,-/sFr 86,-
ISBN 3-437-11468-9

Schadé
Anatomischer Atlas des Menschen
8., durchges. Aufl. 1993. 192 S., 120 z.T. vierfarb.
Abb., 11 farb. Ausschlagtaf., geb.
DM 64,-/öS 499,-/sFr 70,50
ISBN 3-437-00773-4

Schadé
Die Funktion des Nervensystems
1977. 159 S., 97 teilw. farb. Abb., kt.
DM 11,-/öS/sFr
ISBN 3-437-00243-0

Graumann/Keyserlingk/Sasse
Taschenbuch der Anatomie
in drei Bänden

1 Histologie - Bewegungsapparat
Hahn von Dorsche/Sasse
1994. XVI, 508 S., 222 z.T. zweifarb. Abb., kt.
DM 34,80/öS 272,-/sFr 38,50
ISBN 3-437-00751-3

2 Innere Organe - Kreislaufsystem -
Abwehrsystem
Graumann/Holstein/Sasse/Welsch
1994. XVIII, 714 S., 278 meist zweifarb. Abb., kt.
DM 48,-/öS 375,-/sFr 53,-
ISBN 3-437-00732-7

3 Nervensystem - Sinnesorgane -
Hormonsystem
Graf von Keyserlingk
In Vorbereitung

Grundmann
Einführung in die Allgemeine Pathologie
und in Teile der Pathologischen Physiologie
entsprechend dem Gegenstandskatalog für den
Ersten Abschnitt der Ärztlichen Prüfung
9., bearb. u. erg. Aufl. 1994. XIV 312 S.,
160 meist vierfarb. Abb., 17 Tab., kt.
DM 44,-/öS 343,-/sFr 48,50
ISBN 3-437-00787-4

Grundmann/v. Rudorff
Kursus der Allgemeinen Histopathologie
Eine Mikroskopierhilfe für Studierende der Medizin
2., überarb. Aufl. 1994. XII, 196 S., 261 farb. Abb., kt.
DM 49,50/öS.386,-/-/54,50
ISBN 3-437-00739-4

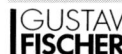

Preisänderungen vorbehalten.